上海交通大学研究生院医学院分院
2020—2021教材建设项目（YJ202003）

老年医学新概念

New Concept of
Geriatric Medicine

陆惠华　方宁远　**主编**

孟　超　金　贤　刘宝林　**副主编**

上海交通大学研究生院医学院分院　**指导**

上海交通大学医学院附属仁济临床医学院　**组编**

U0294807

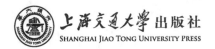
上海交通大学出版社
SHANGHAI JIAO TONG UNIVERSITY PRESS

内容提要

本书旨在提高医学研究生对我国社会老龄化现状的认识,阐述老年医学的基本概念、理念、新知识、新技能等,培养研究生提出问题、分析问题和解决问题的能力。分为上、下两篇,上篇重点阐述老年医学的新概念和共性问题,如衰老、增龄性失能、老年综合评估、老年综合征、老年人文关爱、老年康复与心理、老年营养、老年用药及护理特殊需求等;下篇从各系统具体疾病出发,重点阐述老年常见疾病的定义、病因、诊断、防治特点和有效应对策略等。本书可供研究型或临床型各医学学科硕士、博士研究生学习使用,也可供各医学学科的课程老师参考。

图书在版编目(CIP)数据

老年医学新概念 / 陆惠华,方宁远主编. —上海:
上海交通大学出版社,2021.11
ISBN 978 - 7 - 313 - 25384 - 2

Ⅰ.①老⋯　Ⅱ.①陆⋯②方⋯　Ⅲ.①老年病学
Ⅳ.①R592

中国版本图书馆 CIP 数据核字(2021)第 180424 号

老年医学新概念

LAONIAN YIXUE XINGAINIAN

主　　编:陆惠华　方宁远
出版发行:上海交通大学出版社　　　地　　址:上海市番禺路 951 号
邮政编码:200030　　　　　　　　　　电　　话:021 - 64071208
印　　刷:上海新艺印刷有限公司　　　经　　销:全国新华书店
开　　本:787mm×1092mm　1/16　　　印　　张:30
字　　数:727 千字
版　　次:2021 年 11 月第 1 版　　　　印　　次:2021 年 11 月第 1 次印刷
书　　号:ISBN 978 - 7 - 313 - 25384 - 2
定　　价:68.00 元

编委会

序

我国自 1999 年就进入了老龄化社会,目前我国老年人口已达 2.64 亿,占比达 18.7%,是全世界老年人口数量最多和老龄化速度最快的国家。随着社会老龄化程度不断加剧,老年医学也在快速发展,具体表现在:老年医学已经发展为独立的专业学科,隶属内科学和全科医学,其基本知识与技能已为多学科临床医生所具备;众多新概念、新理论、新技能被引入了老年医学,如健康老龄化、老年综合评估、老年综合征、老年共病、老年医养结合、长期照护及临终关怀等,并在实践中逐步促进和完善了老年医学相关领域的诊疗规范与指南。为了加强老年医学研究生和住院/专科医师的培训,使老年医学专科教材不断与时俱进,上海交通大学医学院附属仁济医院陆惠华教授和方宁远教授主编了这部《老年医学新概念》教材。

《老年医学新概念》读后令我深受鼓舞,这是一部充分反映老年医学前沿、重点突出、实用性强的教材。全书分为上、下两篇,共 25 章。上篇重点阐述老年医学新概念、新知识与新技能,下篇重点阐述老年各系统常见病和多发病的防治知识;同时在每章节后附有病例分析型思考题和常见考核试题,以期加强临床思维的训练。相信本书定能提高临床医生的岗位胜任力。

本书的主编陆惠华教授是我们十分敬重的老师和前辈,也是老年医学的学科带头人,半世纪杏林耕耘,严谨治学,无私奉献,桃李满天下。近 10 年来,她倾心指导临床医生毕业后教育,并荣获上海市住院医师规范化培训杰出贡献奖。多年来,我们在老年医学工作中不断得到陆教授的帮助和支持,她始终是我们心中的楷模和学习的榜样!方宁远教授是资深的老年医学专家,同时也是上海交通大学医学院全科医学系主任,在临床医生规范化培训的教学中成绩卓著。在主编的精心组织下,50 余位经验丰富的临床老年医学专家倾力写作,为本书的完成付出了心血,在此为他们点赞并向他们致敬!

鉴于老年医学的快速发展和专科医师培训的迫切需要,也鉴于我对陆惠华教授和方宁远教授的了解,我非常乐意向全国老年医学的临床工作者和教育工作者推荐本书。我相信本书的出版对提高我国老年医学科医护人员的临床诊治水平和老年医学学科的发展均具有促进作用。

2021 年 5 月 26 日

前　言

随着老龄化进程的迅猛加剧，老年医学的快速发展和研究的不断深入，老年医学已发展为独立学科，其基本理念、概念与特殊技能是 21 世纪老龄化社会各学科医生（除儿、产科外）必备的知识与技能。2015 年，全国科学技术名词审定委员会、老年医学名词审定委员分会发布了《老年医学名词》一书，规范了老年医学学科中的名词概念，包括老年医学概论，老年基础医学，老年疾病临床特点，老年用药、营养、心理等诸多方面。为此，诸多新的概念及新进展，如成功老化、老年综合征、老年综合评估、衰弱综合征、老年人文关爱（老年伦理学）等，已被引入老年医学，应用于临床，指导实践，确保老年医疗的安全，全面提升老年人群的生活质量。"健康老龄化"是人类永恒的主题，更是助力《"健康中国 2030"规划纲要》基本国策实施的必要前提，可提前激发医学生们的社会使命感与责任意识。

本教材源于上海交通大学医学院研究生院 2019—2020 年开设的"老年医学新概念"研究生选修课程的讲义，授课老师根据自己的临床经验，结合最新的老年医学研究成果，集理论与实践于一体。该课程深受学员的好评，他们都是通过"秒杀"获得听课名额，其受欢迎程度可见一斑。老龄化社会的迅猛发展势不可挡，使当今医学面临前所未有的严峻挑战，而目前的临床医师、教师，甚至是从事老年医学专科的同仁，绝大部分未系统接受规范的老年医学理论与实践专科培训，这不符合 21 世纪老龄化社会新医学时代老年医学的实际需求。为此，我们深感编写一本系统全面、简洁明了、能够凸显老年医学临床思维特点的教材势在必行，非常幸运的是，该想法得到了上海交大医学院的支持，《老年医学新概念》也获"'十四五'上海交通大学医学院研究生院创新教材"编制立项。

本书旨在提高医学研究生对我国迅猛发展社会老龄化的认识，阐述老年医学相关知识、技能等，激发医学生的使命感与责任担当意识，为练成卓越医生的岗位胜任力奠定基础；同时探索老年医学学科研究生的培养路径。此外，本书还是全体编者对建党百年的殷切献礼。

为高质量编撰本教材，上海交通大学医学院研究生院的专家对本书的编写进行了直接指导，5 位资深专家（梅文瀚、董艳、单炯、薛蔚、潘志红）参与了策划，仁济临床医学院组织编写，本人与上海交通大学医学院附属仁济医院老年医学科主任方宁远教授担任联合主编，仁济医院老年医学科长期在临床医疗和教学一线的多位专家参与编写。58 位编委成员中，有高级专家 49 位，高年资主治医师 9 位。编写严格实行指导老师负责制。

本书内容丰富，覆盖全身各系统，强调以人为本，凸显老年特点重点，简洁明了，实用性强。分为上、下两篇，共 25 章。上篇 11 章，重点阐述老年医学新概念、新知识、新技能与新进展。涵盖老年医学基本概念的新认识、老年病临床特点与有效应对策略、成功老化、健康老龄化、老年综合评估的理论与实践、老年综合征、老年人文关爱、慢病与共病管理、老年人合理用药、合理营养、康复与心理、护理的特殊需求与医养结合。下篇14章，重点阐述老年各系统常见多发病的定义、临床和实验室诊断、疾病特点与有效应对策略等。诸如口腔疾病、老年急危重症、免疫系统老化与疾病的相关性等。

  本书以创新为特色，为体现实用性，凸显老年疾病诊治的临床思维训练，相关章节配置了病例分析型思考题，专设常用各类考核试题命题模板，组编2套规范的模拟试卷，以便学生参考。

  本书内容新颖，符合老龄化时代老年医学的需求，受众面广，不只局限用作临床医学硕、博士研究生的培训教材，也可作为本科见(实)习医师、住院/专科规培医师的教材，还可作为提升广大基层全科医师为老服务胜任力的实用参考书。

  在此，谨向为本书付出心血的全体人员致以诚挚感谢和崇高敬意。

  特别致谢中国人民解放军总医院(301医院)老年医学资深临床与教育专家、中国医师协会老年分会副会长李小鹰教授，感谢她对本书出版的支持和鼓励，感谢她倾情为本书作序推荐！

  老年医学毕竟是年轻学科，发展迅速，涉及学科面广，作者背景不一，编写过程中难免有疏漏和不当之处，恳请前辈、专家和所有读者指正，不胜感激。

张惠军

2021年10月修改

目　录

上篇　老年医学总论 / 001

第 一 章　社会老龄化现状与老年医学基本概念的新认识 / 003

　　第一节　社会老龄化现状及所遇的机遇与面临的挑战 / 004
　　第二节　老年医学基本概念的新认识 / 005

第 二 章　老年医学的特殊规律及有效应对策略 / 012

　　第一节　老年临床流行病学特点 / 013
　　第二节　老年疾病的临床特点与有效应对策略 / 014
　　第三节　健康老龄化与《"健康中国 2030"规划纲要》/ 019
　　第四节　健康老人与成功老化新概念 / 027

第 三 章　老年综合评估的理论与实践 / 035

　　第一节　老年综合评估概述 / 035
　　第二节　功能评估 / 038
　　第三节　老年综合征评估 / 041
　　第四节　社会评估 / 044

第 四 章　老年综合征 / 048

　　第一节　老年综合征概述 / 048
　　第二节　阿尔茨海默病 / 052
　　第三节　衰弱 / 058
　　第四节　肌少症 / 064
　　第五节　老年吞咽障碍 / 073
　　第六节　视觉障碍 / 079
　　第七节　听力障碍 / 084
　　第八节　老年跌倒 / 091
　　第九节　老年谵妄 / 097
　　第十节　便秘 / 104
　　第十一节　尿失禁 / 111
　　第十二节　压力性损伤 / 117

第 五 章 老年人文关爱 / 122

第一节 老年医学伦理学理论与实践概要 / 122

第二节 虐待 / 128

第三节 老年临终关怀 / 135

第四节 医患沟通 / 141

第 六 章 老年慢病与共病管理 / 152

第一节 慢病概述 / 152

第二节 我国老年常见慢病的社区管理 / 155

第三节 老年慢病与共病管理 / 159

第 七 章 老年人合理用药 / 164

第一节 老年人药物代谢动力学和药效学特点 / 164

第二节 老年人用药的现状及存在问题 / 166

第三节 老年人合理用药的策略 / 168

第 八 章 老年人合理营养 / 173

第一节 老年营养代谢特点 / 173

第二节 老年人营养不良 / 176

第三节 经口膳食 / 179

第四节 人工营养支持 / 181

第 九 章 老年康复与心理 / 187

第一节 老年康复新概念与原则 / 187

第二节 老年心理健康与疏导基本技能 / 197

第 十 章 现代老年护理的特殊需求与应对策略 / 206

第一节 老年护理新理念 / 206

第二节 老年患者特殊需求与应对策略 / 207

第 十 一 章 老年医养结合 / 218

第一节 老年医养结合概述 / 218

第二节 医养结合服务内容与要素分析 / 222

下篇 老年常见病诊断与治疗 / 229

第 十 二 章 老年口腔疾病 / 231

第一节 老年人群口腔状况调查 / 232

第二节　老年人牙体病 / 232

第三节　老年人牙周病 / 234

第四节　老年人常见口腔颌面外科疾病 / 237

第五节　老年人口腔修复 / 239

第六节　牙周病影响老年人系统性疾病的研究进展 / 241

第十三章　老年高血压 / 245

第一节　老年高血压概述 / 245

第二节　老年高血压的临床诊治 / 248

第三节　老年高血压综合管理 / 258

第十四章　呼吸道疾病 / 261

第一节　新型冠状病毒肺炎防控策略 / 261

第二节　老年社区获得性肺炎 / 270

第十五章　老年消化不良的诊断思路与应对原则 / 278

第一节　消化不良概述 / 278

第二节　老年消化不良 / 281

第三节　老年器质性消化不良 / 283

第四节　老年功能性消化不良 / 285

第十六章　内分泌与代谢性疾病 / 291

第一节　老年血糖与血脂管理 / 291

第二节　老年甲状腺功能异常 / 306

第三节　高尿酸血症与痛风 / 313

第十七章　老年贫血 / 321

第一节　老年贫血概述 / 321

第二节　老年贫血的病因 / 322

第三节　老年贫血的分类 / 324

第四节　老年贫血的临床特点与诊断思路 / 325

第五节　老年贫血的综合防治 / 328

第十八章　老年肾脏病 / 333

第一节　老年肾脏病概述 / 333

第二节　老年急性肾损伤 / 336

第三节　老年慢性肾脏病 / 339

第四节　肾替代治疗在老年肾脏病中的应用 / 341

第十九章　老年急危重症 / 346

第一节　老年脑血管意外 / 346
第二节　老年心血管急症 / 353
第三节　老年急腹症 / 362

第二十章　老年多器官功能不全综合征 / 370

第一节　老年多器官功能不全综合征概述 / 371
第二节　老年多器官功能不全综合征的病因及发病机制 / 372
第三节　老年多器官功能不全综合征的临床表现 / 374
第四节　老年多器官功能不全综合征的诊断 / 376
第五节　老年多器官功能不全综合征的防治 / 379

第二十一章　免疫系统老化与疾病 / 384

第一节　免疫系统老化 / 384
第二节　免疫系统老化与疾病相关性 / 388

第二十二章　老年肿瘤 / 396

第一节　老年肿瘤特点 / 396
第二节　老年肿瘤评估 / 398
第三节　老年肿瘤治疗决策 / 400
第四节　老年癌痛 / 405
第五节　老年肿瘤心理学 / 405

第二十三章　老年骨与关节疾病 / 407

第一节　老年性骨质疏松症 / 407
第二节　老年性退行性骨关节病 / 414

第二十四章　老年妇科疾病 / 424

第一节　绝经综合征 / 424
第二节　盆腔器官脱垂 / 427
第三节　老年常见肿瘤 / 429

第二十五章　老年性皮肤疾病 / 439

第一节　老年性皮肤病概述 / 440
第二节　常见老年性皮肤病 / 442

《老年医学新概念》课程常用命题模板 / 453
模拟试卷（一） / 456
模拟试卷（二） / 462

上篇 老年医学总论

第一章　社会老龄化现状与老年医学基本概念的新认识

本章要点 ✎

1. 我国社会老龄化现状及老年医学发展所遇千载难逢的机遇和面临前所未有的挑战。
2. 老年医学若干基本概念的新认识：老年医学、衰老、老年人、老年年龄分期、增龄性失能、健康老人、成功老化、寿命、老年共病、老年综合征及老年综合评估。
3. 老年医学科医务工作者的五项特殊核心技能。

教学目的 📖

1. 掌握
   (1) 老年人、老年年龄分期及社会老龄化的界定标准。
   (2) 老年医学十大基本概念的新认识：老年医学、衰老、老年人、老年年龄分期、增龄老化性失能、健康老龄化、寿命、老年共病、老年综合征及老年综合评估。
   (3) 衰老的定义与老年医学特点的相关性。
2. 熟悉
   (1) 世界与我国社会老龄化的发展现状及老年医学发展面临的机遇与挑战。
   (2) 健康老年人与成功老化的基本概念。
   (3) 老年医学科医务工作者的五项特殊核心技能。
3. 了解
   (1) 抗衰老、延缓衰老的概念。
   (2) 全国老龄办、中组部、中宣部等 14 个部门决定联合在全社会开展人口老龄化国情教育的通知。

　　老年医学经过百余年的实践和研究，获得了长足的进步。1909 年，Nascher 将拉丁文 geras（老年）与 iatriko（治疗）创造了老年医学（geriatrics）这一名词，标志着老年医学学科的诞生。20 世纪 30 年代末，英国学者 Warren 首先提出了"老年综合评估"的概念，标志着进入现代老年医学时代。目前，老年医学已发展成为现代医学中不可缺少的重要前沿分支学科。

随着社会的进步,人口老龄化的迅猛发展,2000 年我国和全球同步进入老龄化社会,人口老龄化已经成为一个不容忽视的重大社会问题,以及重要的国情问题之一。随着老年人口数量的增加和寿命的延长,因疾病、伤残、衰老而失去生活自理能力的老年人显著增加,给国家、社会和家庭带来沉重负担,因此急需解决好社会保障问题。其中养老、疾病、康复、舒缓医疗及善终等已成为最重要且急需解决的难题。所以,应运而生的老年医学发展遇到了千载难逢的机遇和面临着前所未有的挑战。我们选择医生为职业,就是选择了责任和担当,牢记人民至上、生命至上、一个也不能少的宗旨。医生除儿科、产科外都必须掌握老年医学的基本概念、规律和特殊诊疗技能,才不会顾此失彼,不至于漏诊、误诊、误治,才能适应飞速发展的 21 世纪社会老龄化,尤其是上海特大国际城市高龄老龄化医疗的特殊需求,从而确保老年医疗的最大安全,为健康中国的建设提供保障。这也是必须将老年医学作为医学本科学生以及临床硕、博士课程教材项目之一,从而满足现代医疗需求的理由所在。

第一节　社会老龄化现状及所遇的机遇与面临的挑战

一、我国迅猛发展的社会老龄化——老年医学千载难逢的机遇

老龄化已成为 21 世纪不可逆转的世界性趋势,也是社会进步的表现,发达国家老龄化进程长达几十年至一百余年,如法国用了 115 年,瑞士用了 85 年,英国用了 80 年,美国用了 60 年,而我国只用了 18 年(1981—1999),2000 年,在未富先老的情况下我国与全球同步进入老龄化社会,且老龄化的速度还在加速。2000 年 11 月底,我国第五次人口普查显示,65 岁以上老年人口已达 8 811 万人,占总人口 6.96%,60 岁以上人口达 1.3 亿人,占总人口10.2%。以上比重按照 WHO 的界定标准均已证明中国进入老龄化,又称老龄型社会(当一个国家≥60 岁人口数所占比重达到或超过总人口数的 10%或者≥65 岁人口数所占比重达到或超过总人口数的 7%时称为老龄型社会)。与 1953 年第一次人口普查 65 岁以上老年人口为 2 620 万人相比较,47 年中老年人口数量增长了 2.36 倍,年均递增 2.6%,比全国人口增长率高 1 个百分点,老年人口数量占总人口的比重由 4.4%提高到 7.0%,提高了 2.6 个百分点。近十年我国老龄化速度加快,老年人口数量每年递增 3.4%,是全国人口增长率(1.1%)的 2 倍多。截至 2020 年底,我国老年人口数 2.64 亿,占总人口的 18.7%。预计到 2025 年,我国老年人口总数将超过 3 亿,到 2033 年超过 4 亿,平均每年增加 1000 万老年人口,预示着 21 世纪我国将成为一个不可逆转的高龄老龄化国家。为了增强全社会人口老龄化国情意识,全国老龄办、中组部、中宣部等 14 个部门决定联合在全社会开展人口老龄化国情教育的通知。人口老龄化国情教育以习近平新时代中国特色社会主义思想和党的十九大精神为根本遵循,以《老年人权益保障法》《“十三五”国家老龄事业发展和养老体系建设规划》等为基本依据,以增强全社会的人口老龄化国情意识为出发点,以开展积极应对人口老龄化行动,促进老龄事业和产业全面协调可持续发展,不断增强广大老年人获得感、幸福感及安全感为根本目的。通知明确了关于人口老龄化国情教育的五项主要内容:一是人口老龄化形势教育,二是老龄政策法规教育,三是应对老龄化成就教育,四是孝亲敬老教育,五是积极老龄化教育。到 2020 年,我国全社会人口老龄化国情意识明显增强,关爱老年人的意识和老

年人的自爱意识大幅提升,积极应对人口老龄化的社会氛围更加浓厚。

上海市 1979 年在全国率先进入老龄化社会,老龄化程度亦是全国之冠。截至 2020 年年底,上海市 60 岁及以上老年人 533.94 万人,占总人口数的 36.1%;2020 年,上海居民平均寿命超过 83.67 岁,女性为 86.20 岁,男性为 81.24 岁。全市 100 岁及以上老年人口数为 3 080 人,每 10 万人中拥有百岁老人 20.8 人,其中男性 792 人,女性 2 288 人。2013 年起,上海新增老年人口中 80% 以上为独生子女父母。人口老龄化问题在上海更为突出,给老年医学发展带来了新的前所未有的严峻挑战,由此更凸显老年医学课程的必要性和重要性。

二、我国迅猛发展的社会老龄化形势——老年医学面临前所未有的严峻挑战

人口老龄化已成为当今世界各国经济发展过程中面临的共同性热点话题,就上海而言,未来上海市人口老龄化带来的负面影响已逐渐凸显,并将在未来很长一段时间内存在。缓解人口老龄化带来的影响以及寻求可行性办法解决老龄化人口的社会保障问题。包括养老、疾病、康复、舒缓医疗及善终等已成为家庭、政府和社会必须要解决的问题。老龄问题也成为建设"健康中国"的重要问题之一。2020 年特殊的新冠肺炎疫情,老年问题同样凸显,故老年医学的发展面临前所未有的严峻挑战和考验。

庞大的老年人群尤其是高龄老人必定是各级医院,尤其是社区全科医生服务的主要对象。本课程将从当今最新理论与实践出发,深入阐述衰老的基本概念、增龄性失能等老化性特征、老年病临床特殊规律及如何制定有效的防治策略,提高各级各学科医务工作者对老年医学基本概念的认识和防治老年疾病(包括防疫与突发灾难)的实战能力与水平,以适应 21 世纪我国高龄老龄化迅猛发展对医学的紧迫需求,也是体现人民至上、生命至上的理念,确保老年医疗安全极其重要的有力保障,同时为建设《"健康中国 2030"规划纲要》做保障。通过学习让现代医务工作者充分明确和认识到老年医学科是随社会老龄化的迅猛发展而产生的在现代医学中独立的新兴分支学科,与内科其他亚专科有着截然不同的区别,要求无论是否为老年医学专科医师,首先要加强我国全社会人口老龄化的国情意识。在诊治老年患者,尤其是在诊治高龄、长寿患者时必须掌握和应用的五项特殊核心技能:①全面的老年综合评估技能;②具有防治和管理老年综合征、增龄老化性失能、共病与老年特殊问题的能力,以及老年医患沟通的特殊技巧;③掌握老年疾病需预防、康复、精神、心理、整体及连续与个性化关爱的特点;④明确老年疾病的防治必须跨学科团队合作的工作模式,充分了解国内外新进展,能独立承担老年常见病和较复杂疑难疾病的诊治以及危重症患者的抢救工作,兼有老年医学各亚专业特长;⑤能对下级医师进行业务指导,具有一定的临床科研和教学能力。

第二节　老年医学基本概念的新认识

老年医学经过百年余的实践和研究,获得了长足的进步,在其基本概念方面逐步形成了统一的共识。现将我国在 2015 全国科学技术名词审定委员会下属医学名词审定委员会,老年医学名词审定分委员会公布的《老年医学名词》和其他权威性文献中若干重要和常用的老年医学基本概念的新认识阐述如下:

一、老年学、老年社会学、老年医学

1. 老年学

老年学（gerontology）是研究老年期人的生理、心理特征和社会行为方式等方面的特点和变化规律以及如何增进老人身心健康的学科。

2. 老年社会学

老年社会学（sociology of aging）是研究与老年人有关的政治、经济、文化、教育、娱乐、环境，以及社会制度、家庭结构和风俗习惯等相关问题的学科。侧重于研究老年人的心理、智能和行为，涉及老年人的社会福利、教育、保健和护理、环境保护及合法权益的保护等问题。

3. 老年医学

老年医学（geriatrics）既是老年学的一个分支，也是医学科学的组成部分之一。老年医学探讨人体衰老的起因、发生机制和发展过程，研究影响衰老的有关因素，实施老年保健，防治老年性疾病，提高人类平均寿命和生活质量的临床医学学科，涉及流行病学、预防医学、基础医学、临床医学及康复医学等内容。现代老年医学是把患者作为一个整体进行综合评估，并给予全面全程管理的学科，目的除了预防和治疗老年相关的疾病外，更需要最大限度地维持和恢复患者的正常生理功能。

因此，老年学、老年社会学与老年医学是不同概念、不同学科，切不可混为一谈。以往将老年医学学科命名为老年科或老年病科均是不恰当的。

二、衰老

我国在2015年技术名词审定分委员会属下医学名词审定委员会公布的《老年医学名词》中将衰老及有关名词的定义如下：

（一）衰老的定义

衰老（senescence）又称老化（aging），指生物体（包括植物、动物、人类）在其生命过程中，生长发育达到成熟期以后，随着年龄的增长，在形态结构和生理功能方面出现一系列内生性、慢性进行性、退行性的变化，导致机体适应能力、储备能力日趋下降的过程。

老化是指衰老的动态过程，衰老是老化的结果。老化是随年龄增长逐渐加重，而衰老未必随年龄增长成比例地加重。这也就是人们经常见到的日历年龄（chronologic age）和生理年龄常不一致的现象。

英国牛津大学《老年医学》教科书对衰老（老化）的描述是：生物体进入成熟期后，随着年龄的递增（简称增龄），机体器官逐渐丧失了适应能力（adaptability），即机体对来自内、外环境变化所致的挑战逐步失去反应性的适应能力。外因包括损伤、感染、战争、自然灾害及精神刺激，内因包括动脉粥样硬化与血管闭塞、恶性肿瘤细胞的克隆增殖等。丧失代偿适应能力是老年医学实践至今所得出的关键性概念。老年人自身调节机制随着增龄变得不敏感、不精确、缓慢、不能持久以及不能即刻应急，到后期遭遇任何因素挑战均无法有效应对，直至死亡。这个概念让我们更具体、更形象、更深入地理解衰老（老化）。阐明了衰老影响着老年疾病的发生、发展与预后，老年人群即使有较轻的疾病或损伤，也必须得到及时的，较青壮年更审慎、更严谨、更严密的照顾和治疗。这也就是老年医学的实质与精华的根本所在。

（二）衰老的基本特点

①积累性（cumulative）；②普遍性（universal）；③渐进性（progresive）；④内生性（intrinsic）；⑤危害性（deleterious）。这 5 个特点的英语首字母依次排序则成为 cupid，恰与罗马神话中爱神丘比特（Cupid）的英文单词写法一致，因此，有人将之戏称为鉴别衰老的 Cupid 标准。⑥不可逆转性（irreversible），衰老的不可逆转的特点是绝不可忽视的。

（三）衰老征象

衰老征象（aging signs）又称衰老征，指用于判断衰老程度外部形态的表现。如头发斑白、皮肤皱纹的增多、老花眼、重听、脊柱的弯曲变形及身高下降等。

（四）衰弱

衰弱（frailty）是生物体进入成熟期后，机体生理储备的降低和多系统的失调导致的内外应急状态下保持内外环境稳定能力的受限，从而增加对应急事件易感性的一种综合征。这是衰老和躯体疾病积累的表现，当其达到生理系统阈值时就会导致不良的健康结果。

（五）延缓衰老

衰老是生物体在成熟期后发生的退化过程，是随增龄而加重的不可逆变化。逆规律而行的所谓"抗衰老"是不科学的，但实践证明，延缓衰老还是可能的，延缓衰老也是保证长寿的基础。

延缓衰老，是指在中老年期通过对健康的积极干预，达到预防疾病、延长健康寿命，这也是现在由世界卫生组织（WHO）提出的"健康老龄化"和"积极老龄化"的目标。

三、老年人

WHO 规定：老年人（the aged）一般发达国家指 65 岁及以上的人群，发展中国家 60 岁及以上的人群。我国目前通用标准为 60 岁及以上的人群。

衰老与老年是不同的概念。不同的个体其衰老出现的时间和速度是不同的。因而，不能限定一个时间点作为衰老出现的标志。而老年则是指一个阶段，到了这一阶段机体开始出现衰老的迹象。因而，老年的界定依据应是在这个年龄段大多数人开始出现明显的衰老征象。不同的历史时期，由于生产力不同，人们的生活、健康状况也是不同的，老年的定义也是在逐渐变化的。奥地利 Ignace Leon Naschex 于 1909 年首先提出"老年人"这个概念，并于 1914 年发表了有关老年保健的第一篇专著。1982 年，联合国老龄问题世界大会提出亚太地区 60 岁为老年期的开始，其依据是统计分析显示，大于 60 岁的人群开始出现明显的衰老迹象。37 年后的今天，人们的生活水平和健康水平得到了很大的提高，大多数 60 岁左右的人并非老态龙钟，而是精力充沛，因而，现在有学者提出要重新界定老年的定义，建议将 75 岁及以上定义为老年，但至今尚未被正式采纳。

四、老年期年龄的划分及社会老龄化的标准

（一）老年期年龄的划分

1982 年，WHO 将老年期的年龄划分界定标准规定如下（目前仍是我国通用标准）。

（1）老年前期（presenile）：指 45～59 岁人群。

（2）老年期（old age）：欧美发达国家≥65 岁为老年人群，亚太地区≥60 岁为老年人群。

（3）高龄老人（the oldest old）：≥80 岁人群为高龄老人。

(4)长寿老人(the longevity):≥90 岁人群为长寿老人。

(5)百岁老人(centenarian):≥100 岁人群为百岁老人。

(二)社会老龄化(aging society)的标准

当一个地区、国家≥60 岁的老年人口数占总人口数的 10% 及以上,或≥65 岁的老年人口数占总人口数的 7% 及以上,则称为老龄化地区或老龄化国家,又称为老龄型社会。

五、增龄与老化性失能

(一)增龄

增龄(age increase)指年龄不断地增加。

(二)增龄老化性失能

生物体成熟后,随着年龄增长各系统生理功能不受病理影响而因衰老相应降低,称为增龄老化性失能(age related disability)。日本曾对 45 000 名≥65 岁老年人进行调查,其增龄性失能的发生率依次为:记忆力下降为 19%,视力下降为 14%,步态障碍为 12.9%,神经性耳聋为 11.1%,老年痴呆为 4.6%,排便困难为 4.3%,非病理性进食困难为 2.4%,老年残疾人数占总残疾人数的 53.7%,老年疾病患者占家庭病床总人数的 85%。

增龄老化性失能可严重影响老年人的生活质量,并导致只有老年人才会罹患的疾病,也就是真正意义上的老年病,如老年痴呆、白内障、前列腺肥大、骨质疏松、神经性耳聋等。我们在临床实践中应重视增龄老化性失能对老年疾病罹患的风险和生活质量的影响。

六、健康老龄化

(一)健康老龄化的定义

1992 年,联合国提出健康老龄化(health aging)是指老年群体达到身体、心理和社会功能的良好状态,即群体的健康长寿。

(二)健康老年人的定义

健康老年人(health elderly)指具备形体健康、功能正常、没有疾病、心理健康、适应社会五条标准的老年人。

WHO 提出的健康标准:健康是指在身体上、心理上处于良好状态,并具有良好的社会适应能力,即身心健康,而不仅仅指没有疾病和衰老的状态。1994 年,中华医学会修订了"健康老年人的标准",包括以下 3 个方面。

1. 躯体健康

躯体健康包括以下 3 个方面:①形体健康:具有标准的体重指数,躯体无显著驼背或其他异常;②功能正常:有一定的体力,肢体活动及步态平稳,具有一定的视听能力,心、脑、肾、肝及内分泌系统功能正常;③没有疾病:经物理检查、化验检查、仪器测定未发现病理性改变,没有被确诊的器质性疾病。

2. 心理健康

心理健康是指内心世界充实、丰富、和谐、安宁的状态。心理检查的 10 条标准如下:①有充分的安全感;②对自己有自知之明,能对自己的能力给出恰如其分的评价;③生活目标切合实际,能客观地对待和处理周围所发生的问题;④与周围环境保持良好的接触,并能经常保持兴趣;⑤能保持自己人格的完整与和谐;⑥智力正常,具有较好的学习能力;⑦情绪豁达,控制适度;⑧能保持能良好的人际关系,悦纳他人,并取得集体悦纳;⑨能在集体允许范围内作出适度个性发挥;⑩能在社会规范之内,满足个人恰如其分的要求。

3. 社会健康

社会健康指人们与社会及环境处于一种和谐的状态。个人的社会健康可以从以下 10 个方面评估:①家庭教育;②社会文化;③群体关系;④社会风气;⑤社会环境;⑥婚姻和家庭状况;⑦处理人际关系;⑧个人事业的成功;⑨对社会变迁的适应能力;⑩处理角色冲突和角色转变的能力。

以上标准都过于复杂且难于做到确切评估,不利于鼓励和动员老年人群的积极性。故在 20 世纪 80—90 年代开始提出成功老化的概念。

（三）成功老化的定义

成功老化(successful aging)概念的提出是老年医学发展中的新概念,怎样帮助老年人实现成功老化也是老年医学研究的热点新课题。20 世纪 80—90 年代,美国 MacArthur Foundation 提出成功衰老路径的研究。1987 年前,科维和卡恩提出一般衰老与成功老化的区别,并将成功老化定义强调其核心是老年人保持有独立日常生活能力。若对照健康的标准,可谓维持老年人功能性健康来确保独立日常生活能力。成功老化,是每个人在面对老化时的期望和理想。1997 年,科维和卡恩进一步明确指出成功老化必须同时具备三大重要因素:①避免疾病与其造成之身心障碍;②高度的认知与身体功能良好;③积极参与生活。

七、寿命

（一）寿命

生物个体从出身开始,经过生长、发育、成长、成熟、衰老直至死亡结束时,机体所生存的时间。由于个体之间寿命(life span)有较大的差别,所以在比较某个时期、某个地区或某个社会的人类寿命时,通常采用平均寿命(average life)。

（二）期望寿命

期望寿命(life expectancy)又称平均寿命:根据一个国家、地区的一般死亡率,通过寿命表计算某一年龄段的人还能够存活的平均年数,其终点是死亡为标志。

据美国报道,不同年龄组的期望寿命如下:65 岁人群为 18 年,75 岁人群为 11 年,85 岁人群为 6 年,90 岁人群为 4 年,100 岁人群为 2 年。

（三）健康期望寿命

在健康条件下的期望寿命,即个人在良好状态下的平均生存年数。比期望寿命更重要,因为期望寿命是以死亡作为终点,而健康期望寿命(active life expectancy)是老年人能保持和维护良好的日常活动及保持正常生理功能的时间,其终点是以老年人独立日常生活能力的丧失为标志。

（四）长寿

≥90 岁人群为长寿老人。40 余年来有关长寿(longevity)的老年流行病学调查发现,主要是合理的生活方式,核心内容为"坚持活动,情绪乐观,生活规律,营养适中,戒烟限酒,讲究卫生"。人类长寿受多因素的影响,它涉及基因网络和强效环境因素之间的相互作用。

八、老年共病

老年共病(comorbidity)指 2 种或 2 种以上慢性病共存于同一老年人的现象。这不仅仅指老年人常见病(如高血压、冠心病、糖尿病及高脂血症等),还包括老年人特有的老年综合征或增龄老化性失能,如跌倒、衰弱、睡眠障碍、营养不良、尿失禁、便秘、谵妄以及药物成瘾等。

九、老年综合征

老年综合征(geriatric syndrome,GS)是指由多种疾病或多种因素导致老年人发生同样的临床表现,既不能确定其发病部位,也无法用传统的病名来概括,需要全方位的综合评估和对症治疗的一类老年特有病态。常见老年综合征包括认知障碍、跌倒、谵妄、肌少症、衰弱、多重用药、尿失禁、便秘等。老年综合征是老年人在病理状态下最常见和最重要的临床表现,不仅导致失能、生活质量降低,而且使病情复杂化和疑难化、住院时间延长、医疗费用和病死率增加,是影响老年人日常生活能力乃至生命的最重要的综合征,现已成为老年医学重点关注的热点领域。

十、老年综合评估

老年综合评估(comprehensive geriatric assessment,CGA)又称"老年健康综合评估"。采用多学科方法评估老年人的身体健康、功能状态、心理健康和社会环境的诊断过程,据此制定和启动以保护老年人健康和功能状态为目标的治疗计划,最大限度地提高老年人的生活质量。老年综合评估方法已经成为老年医学实践中不可缺失的核心技能之一。

思考题

1. 请将下列不同年龄的人群:45岁、59岁、60岁、79岁、83岁、88岁、94岁、99岁和108岁纳入不同的年龄分期:老年前期、老年期、高龄老人、长寿老人、百岁老人。

2. 为什么老年患者尤其是高龄患者是最弱的弱者?通过本章的学习,您对老年医学的实质、精华、根本特点的认识是否提高?如何应用于临床实践?谈谈您的看法。

3. 老年人无特殊疾病而出现的老花眼(屈光不正)、白内障、记忆力下降、前列腺肥大、身高变矮、脊柱正常弧度消失和器官功能降低等状况统称为什么?

4. 请简述对下列名词基本概念的新认识:老年医学、衰老、老年人、老龄化社会、增龄老化性失能、健康老龄化、成功老化、寿命、老年共病和老年综合征。

(陆惠华)

参考文献

[1] 陆惠华.实用老年病学[M].上海:上海科技出版社,2006.

[2] 全国老龄办、中组部、中宣部等14个部门联合,《在全社会开展人口老龄化国情教育通知》20180225.

[3] Lee Godman,Dennis Arthur Ausiello,et al. Civil Textbook of Medicine[M].23dr ed. Philadelphia:W.B.Saundres,2007:113 – 136.

[4] 陆惠华.重视老年医学教育的研究与学科建设——21世纪医学教育是重大历史使命[J].

中国老年学杂志,2011,31(20):4073-4074.

[5] 蹇在金.现代老年医学理念[J].中华老年医学杂志,2016,35(8):805-807.

[6] 马永兴,俞卓伟.现代衰老学[M].北京,科学技术文献出版社,2008.

[7] 黄定九.老年医学[M].上海:上海科学技术出版社,2009.

[8] 于普林.老年医学[M].2 版.北京:人民卫生出版社,2016.

[9] 李小鹰,樊瑾.老年医学进展[M].北京:人民卫生出版社,2015.

[10] 王吉耀.毕业后医学教育系列:综合知识[M].2 版.北京:科学出版社,2016.

[11] 全国科学技术名词审定委员会.老年医学名词[M].北京:科学出版社,2015.

[12] 李小鹰.老年医学高级教程,中华医学会组织编制[M].北京:中华医学电子音像出版社,2019.

第二章　老年医学的特殊规律及有效应对策略

1. 老年流行病学的特点与临床意义。
2. 老年病的定义与老年期疾病分类。
3. 老年疾病的临床特点与有效应对策略。

教学目的 📋

1. 掌握
   (1) 老年疾病的临床十大特点与有效应对策略。
   (2) 老年流行病学的特点，老年发病序列及死因序列。
   (3) 老年病的定义，何谓真正意义上的老年病。
2. 熟悉
   (1) 老年综合征的表现。
   (2) 老年药物不良反应的临床特点和处理原则。
3. 了解
   老年综合评估的实施。

　　由于衰老影响着老年患者疾病的发生、发展与预后，老年人患病有着与青壮年截然不同的、复杂而独特的临床表现，成为老年患者容易被漏诊、误诊、误治及难治的原因。为此，无论你是否是老年医学专科医师，在老龄化飞速发展的 21 世纪，要做个受人民欢迎、有温度的好医生，必须掌握老年医学的基本概念与理念，熟知老年疾病的每一个特点、规律和有效的应对策略，才不会顾此失彼，适应复杂艰巨现代老年医学需求的严峻挑战，体现尊重生命，从而尽可能确保老年医疗的最大安全，为实现健康老龄化社会，助力实施《"健康中国 2030"规划纲要》基本国策。

第一节　老年临床流行病学特点

一、老年疾病

老年疾病（age-related diseases，ARD）是指人在老年期所患的与衰老有关的，并且有自身特点的疾病。

老年疾病通常分为以下 3 类。

（一）老年人特有的疾病

这类疾病只有老年人才会罹患，其发生、发展及转归与衰老（增龄性失能）密不可分，并具有老年人的特征，可严重影响老年人的生活质量，且随着增龄发病率增高。真正意义上的老年病可冠以"老年"，如老年白内障、神经性耳聋、骨质疏松、老年性痴呆、老年期抑郁症、前列腺肥大、围绝经期综合征及部分睾酮缺乏综合征等。

（二）老年人常见的疾病

这类疾病既可在壮年、老年前期发生，也可在老年期发生，但以老年期更为常见，或变得更加严重。它与老年人的生理性老化，机体免疫功能下降，长期劳损或青中年期患病使体质下降有关。如高血压病、冠心病、糖尿病、恶性肿瘤、痛风、震颤麻痹、老年变性骨关节病、老年性慢性支气管炎、肺气肿、肺源性心脏病、老年性皮肤瘙痒症、老年肺炎、高脂血症、颈椎病及前列腺肥大等。

（三）青、中、老年皆可发生的疾病

这类疾病在各年龄段都有发生，但因老年人生理功能衰退，同样的病变，在老年人则有其特殊性。例如，新型冠状病毒肺炎等传染病各个年龄段的人都可能发生，但在老年人群中具有发病率高、症状不典型、危重及病死率高的特点。又如，青、中、老年皆可发生的消化性溃疡，但老年人易发生并发症或癌变。

二、老年流行病学

老年流行病学（geriatric epidemiology）是现代流行病学的一个重要分支，老年医学的一个带头学科。用流行病学的方法研究老年人常见病和多发病的发生、发展、病因和分布规律，制定预防和控制这些疾病、促进老年人健康的对策、措施及效果评价的一门老年医学分支学科。老年流行病学研究的资料在临床实践中已越来越广泛地被作为背景资料加以借鉴应用，指导临床实践。

1. 我国老年流行病学特点

（1）与老化有关的各种情况受遗传因素的影响似乎日趋减少，而环境因素变得日趋重要。

（2）教育水平、文化程度将直接影响期望健康寿命的长短。

（3）早期也就是青壮期的预防保健措施是否及时、合理、恰当、有效，将会在一个人生命的中后期得到回报。

这 3 个特点说明环境因素、文化教育程度、青壮年与老年前期的预防保健都会直接影响

老年期的患病率和生活质量,乃至期望健康寿命。

2. 我国老年人发病序列与死亡序列

我国老年人发病率较高的前 6 位疾病依次为:高血压、冠心病、脑血管病、恶性肿瘤、糖尿病及呼吸系统疾病,以上均为世界卫生组织规定的慢性病。我国老年人脑卒中发病率明显高于急性心肌梗死,为其 5～30 倍;脑卒中、急性心肌梗死的发病率北方比南方高 5～10 倍。

我国老年人死亡主要病因序列依次为:恶性肿瘤、脑血管疾病、心脏疾病、呼吸系统疾病、损伤和中毒。我国人口死亡近九成为慢病所致,权威杂志《柳叶刀》发表文章分析,从 1990—2019 年 282 类致死原因中找出了 2017 年中国人的死亡原因分别是:卒中、缺血性心脏病、慢性阻塞性肺疾病、肝癌、交通事故、胃癌、阿尔兹海默症、肺癌及高血压性心脏病。虽然尚无老年资料的分析,但慢病似乎是国人死亡的重要原因。

2020 年,上海调查结果显示,上海人口死亡比重最高的前 3 种病因分别是循环系统疾病、肿瘤和呼吸系统疾病,分别占老年人口死因的 44.4%、29.9% 和 6.9%。

国外报道 20 世纪末老年人死亡的主要因素依次为:心脏病、恶性肿瘤、脑血管病、肺炎、流感、慢性阻塞性肺疾病,基本与上海一致。

主要影响老年期生活质量及致残的疾病依次为:老年骨关节病、视力老化、高血压及糖尿病等。如这些患者同时伴有心脑血管疾病(尤其是认知功能降低)、慢性阻塞性肺疾病,其生活质量更差。以上说明增龄老化性失能是会直接影响生活质量,所以必须在青壮年时期采取有效的防治措施推迟和延缓增龄老化性失能的发生发展。

第二节　老年疾病的临床特点与有效应对策略

一、共病(多病共存)

一人多病,据报道,60～69 岁组的老年人平均患病 7.5 种,70～79 岁组为 7.8 种,80～89 岁组为 9.7 种,≥90 岁组为 11.1 种,没有只患 1 种疾病的患者。因病致残,病残交织,互为因果,给诊断和治疗带来极大的困难。

应对策略:①必须强调老年患者是人的整体观念,而绝非单纯治一个疾病;②必须全面如实了解和掌握患者的全部真实多病的病史资料;③抓住主要矛盾,科学综合评估,权衡轻重缓急和受益风险比后,制订多学科个体化的综合治疗方案。

二、临床表现不典型

由于老年人衰老所致增龄性失能,加之多病共存,部分患者又无法如实确切反映病情,这必然使老年疾病的临床表现复杂而不典型。

常表现为病情重而症状轻或无症状:①该有的没有、不该有的却有;②该高的不高、不该高的却高;③该低的不低、不该低的却低;④极易造成漏诊、误诊与误治。如老年心肌梗死 40% 可无心前区疼痛而仅有气急,甚至无任何症状而不被患者、家属乃至医师认识。有 25% 的老年心肌梗死是在行心电图检查时发现病理性 Q 波而做出诊断,其中 48% 为确实无临床表现的无痛型心肌梗死。无痛型心肌梗死随增龄而发生率增高,年龄75～84岁组的发生率可增高至42%,女性较男性更高。无痛型心肌梗死住院死亡率可高达64.9%。因此,无痛型老年心肌梗死更具风险性;患重症肺炎可仅表现为意识障碍谵妄,而无发热、咳嗽、咳痰,血象白细胞计数也不增高;老年甲亢可以阵发快速房颤及心衰为首要表现却无其他任何甲亢毒性症状。

老年疾病有着与青壮年不同的独特规律和特点:如我们熟知的老人无论何种疾病通常都表现为:急性意识紊乱、抑郁、气短、胸闷、乏力、头晕、跌倒、晕厥、排尿困难、便秘和(或)腹泻等综合征,这些综合征统称为"老年综合征"(geriatric syndrome,GS)。这给老年患者进行鉴别诊断带来了极大的困难,也是造成漏诊、误诊及误治医疗安全隐患的重要原因之一,同时也是老年疾病最重要的特点。

老年患者的症状是多病所致:诊断时不能应用一般成年人的理学诊断方法。如青年人"发热、视网膜动脉栓塞、心脏杂音"诊断为感染性心内膜炎。而老年人可能是服用阿司匹林导致慢性出血、胆固醇性视网膜动脉栓塞、严重的主动脉粥样硬化、病毒感染等几种疾病,警惕漏诊、误诊。

应对策略:①高度重视老年人患病时其临床表现不典型的特点;②加强和规范对症状、体征、实验室及辅助检查的监测,及时搜集诊断依据和拓展分析思路尤为重要;③熟练掌握和应用综合评估技能;④建立规范健康档案。

三、发展迅速、突发易变、猝死发生率高

老年人免疫系统老化致免疫功能降低,应急能力减退,多病共存,一旦发病,病情迅速恶化,治疗极为困难。如老年重症肺炎可很快继发呼吸衰竭、心力衰竭、脑病、多器官功能衰竭而死亡。这也说明为什么非典型肺炎、新冠病毒肺炎感染老年人的病死率最高。

老年人存在多个心脑血管意外的危险因素,故猝死发生率高,如老年急性心肌梗死的猝死率高达8%。

应对策略:①必须提高警惕,加强监护,密切观察病情变化,随时进行综合评估,调整治疗方案;②制订个体化有效防范措施;③加强持续与家属有效沟通。

四、并发症多

老年患者尤其是高龄老人患病后常可发生多种并发症,这是老年人患病的最大特点之一,新冠肺炎的老年患者也有该特点。

1. 意识障碍和精神症状

老年人患急性肺炎、急性心肌梗死、消化道大出血、败血症等危重症疾病时,主要表现为:对答不切题、淡漠、谵妄、躁狂及昏迷等意识障碍,一旦危重症控制后,以上症状消失。此外,应注意镇静剂的使用情况,个别患者在肌注12.5mg异丙嗪后也会发生严重意识障碍。老年人出现意识障碍时,要及时进行鉴别,明确诊断,以免延误治疗。

2. 水、电解质紊乱

老年人肌肉萎缩、细胞数减少、脂肪增多、水摄入量不足,患发热性疾病或腹泻时易发生失水性脱水及低钠性脱水。老年人体内含钾量减少,保钾能力降低,因此,临床上常见低钾血症,但他们又容易因肾功能减退而并发高钾血症。电解质紊乱可致严重室性心律失常,导

致心力衰竭加重、洋地黄中毒及意识障碍等。高钾血症可发生心搏骤停。故应注意老年人的皮肤弹性,加强出入量及电解质的监测,及时纠正异常。

3. 感染

下列因素是老年并发感染的危险因素:高龄、瘫痪、肿瘤、长期卧床、住院≥5d、应用化疗及抗生素者更易发生多菌种感染、多重感染。据统计,老年人各类感染的发生率依次为尿路感染、肺炎、结核、皮肤和软组织感染、带状疱疹、骨髓炎、菌血症、感染性内膜炎、胆囊炎、憩室(尤其是肠憩室)炎及腹腔脓肿。与青壮年相比,老年人感染的危险性明显增高。如肺炎的发病风险为青壮年的 3 倍,肾盂肾炎为 5~10 倍,菌血症为 3 倍,阑尾炎为 15~20 倍,胆囊炎为 2~8 倍,结核为 10 倍,心内膜炎为 2~3 倍,化脓性脑膜炎为 3 倍。

4. 血栓和栓塞

老年人常因各种疾病或手术长期卧床,易发生深静脉和肺动脉的血栓形成或栓塞,严重者可致猝死,这也是当今老年猝死的重要原因之一。这与老年人肌肉萎缩、血流缓慢、血液黏度增高及静脉曲张等有关。临床医师应提高对该并发症的认知和重视。首先应积极提高医护人员与家属对老年患者血栓和栓塞防治意识。要在常规进行患者是否存在血栓和栓塞危险因素的评估后,及时去除危险因素,卧床或久坐老年人定时做床上的主动及被动肢体活动(每 15 分钟一次)和翻身(每小时 1 次)是预防血栓和栓塞并发症的简易有效方法,及时应用低分子肝素皮下注射也是有效和安全的防治方法。

5. 多器官功能障碍综合征(MODS)

老年患者所患较为危重的疾病、各类手术及微创检查均可并发多器官功能障碍综合征,如慢性支气管炎的患者患重症肺部感染后很快出现呼吸衰竭,继之出现心力衰竭、脑功能不全、肾功能不全、弥散性血管内凝血(DIC)等,最终导致死亡。

应对策略:①必须高度重视和警惕老年人并发症多的特点;②努力提升临床医师扎实的多学科理论基础,积淀丰富的临床经验;③应用科学思维的方法,早期发现、早期干预,将并发症的发生率降到最低;④一旦发生应及时处理,将损害降到最低,避免发生严重后果。

五、受心理、精神因素影响明显

社会—心理—生物学模式与衰老的关系,已越来越广泛地被学者们认可。国内外研究表明,70%~80%的老年疾病与心理、精神因素有关。进入老年期后,由于社会地位、家庭及经济收入的改变,躯体和心理都会发生变化,心理方面就面临一个再适应的问题。据报道,在综合性医院内老年患者中心理障碍的患病率可达 60%。老年人存在着焦虑、忧郁、孤独感、急躁及多疑等状况,使一般疾病的症状加重。在老年人急性躯体疾病的发病过程中,有时精神方面的改变较体温、心率、呼吸、血压等变化更为突出。此外,老年期心理障碍往往以躯体障碍的形式出现(指患者诉躯体不适,如同冠心病心绞痛发作的症状,不断要求给予医学检查,但虽经多方检查,未发现异常,且给予解释仍不能打消其疑虑。有时患者存在某种躯体疾病,但其躯体疾病的严重程度不能解释其症状的严重程度,经心理疏导及适当应用抗焦虑或抗抑郁药物后症状明显缓解),以上情况使老年期疾病治疗更为复杂。抑郁紧张的心理也会破坏机体的免疫力,加速肿瘤患者死亡,故有学者提出"心理疾病烈于癌"的观点。

应对策略:①老年心理障碍的特点说明,开展老年心理学的研究和应用非常紧迫;②老年医学工作者应积极开展预防心理教育,开展身心关怀,争取家属的支持;③掌握心理疏导方法,合理、正确应用抗焦虑、抗抑郁的药物,从而改善老年人的生活质量,节约卫生资源。

六、用药的特殊性

老年患者一人多病,用多种药物,治疗矛盾多,且需长期应用。增龄、疾病及药物的特殊影响:由于增龄失能加病理性损害,老年患者对药物的吸收、分布、代谢、排泄和药物的相互作用等均发生不良影响,从而使药物的不良反应发生率增高,临床表现复杂、不典型、病死率高。对某种疾病有治疗作用的药物可加重、诱发另一种疾病。

药物不良反应及生活习惯影响病情:增龄使老年人患病数增多,用药数亦增多,药物不良反应(adverse drug reaction,ADR)会相互叠加,而且可以加重原有的疾病。老年药物不良反应发生率高,WHO 指出全球死亡患者中 1/3 与药物不良反应有关,我国每年 5 000 万住院患者中,至少有 250 万人入院与药物不良反应有关,其中重症药物不良反应约 50 万人。

应对策略:①老年人用药的原则:个体化、慎选、小剂量开始、控制用药数量、密切监测、随时修正、高度警惕药源性损害,以受益和安全为目标;②特别提示:一旦发生药物不良反应立即停药,紧急采取相应措施。每位临床医师必须高度重视老年患者此项特点,不能教条主义般地将指南硬套于老年患者,用药必须个体化。

七、护理的特殊需求

由于生理老化、多病的病理变化及心理障碍,绝大多数老年患者常合并不同程度的意识障碍及伤残。因此,老年病护理有其特殊性、复杂性及高难度,要求个体化程度更高的护理计划。

老年病的护理原则为"3 个结合":①优质的基础生活护理与专病专科护理相结合,体现全科护理的原则;②躯体与心理护理相结合,体现整体性老年护理;③疾病治疗与康复相结合。

老年护理的目标:①增强自我照顾能力;②延缓老化及功能衰退;③提高生活质量,帮助老人及其亲属正确面对死亡;④训练有素、操作熟练与诚挚爱心相结合的呵护。

老年护理的道德准则:①尊重老人和友善的准则。老年人的人格、自主权及作为社会成员应有的尊严,不能因病而予以否定,不能因病而受到训斥、侮辱、嘲弄及歧视,即使是老年精神病或临终老人亦然;②慎独精神的准则。在任何情况下都自觉地对老年人的健康负责,任何护理措施均应使老年人受益。

八、老年病防治同样可获益

长期临床研究发现:①运动锻炼对生存和健康有利;②如高血压的治疗,即使是高龄老人在靶器官损害的情况下同样可获益;③如急性心肌梗死时溶纤治疗和 β 受体阻滞剂在排除禁忌证的情况下应用同样可获益;④免疫增效剂(丙种球蛋白、胸腺肽)在流感、新冠肺炎病毒感染及各类重症感染的防治中明显有效;⑤老年人补钙虽然无明显增加骨密度的证据,但降低骨折的发生率是肯定的。

九、及时正确诊治难度高

正确诊治难度高的原因及应对策略如下:

（1）老年人病史的不可靠性。

（2）体检应给予特别的关注：首先要有深厚扎实的老年医学理论基础，牢记老年病的特点，掌握老年病患者某些特殊评估的方法与技能，但评估标准掌握尺度上变异度很大，如记忆症状的评估。介入性的诊治技术应慎重且尽可能避免在生命终末期应用，即使是微创性的检查，同样要进行严格的受益/风险的评估后才能进行。

（3）某种程度上医师比患者更需要家属的支持和帮助。

（4）实验室及有关辅助检查是确定诊断的主要依据。

十、掌握"适度"的原则，在老年病防治中有着极其重要的作用

因增龄性失能，老年人对内外环境变化适应能力逐渐降低，而所有的风险就相应递增，任何不恰当、过度或不足的防治均可造成严重后果。下列几方面需特别重视掌握"适度"：

（1）限食与限运动。

（2）治疗适度达标的标准与控制达标时间。

（3）适度用药的种类、剂量、途径、时间和配伍。

（4）适当的手术时间、范围、方法与麻醉的选择。

以上10个老年病的特殊临床表现，足以说明现代老年医学面临的严峻考验与挑战，真可谓使命重大，挑战空前。打铁必须自身硬，我们应该重视理论与实践相结合，夯实提升自己的临床医师胜任力，充分了解掌握老年病的特殊临床表现，从关爱老年弱者出发，在诊治老年患者全过程中予以应用，最终确保老年医疗临床安全，为建设健康老龄化社会保驾护航。

思考题

1. 老年病有着与青壮年发生的疾病截然不同、复杂而独特临床表现，导致老年病极易被漏诊、误诊、误治及难治，归根结底的原因是老年人发生了什么变化？

2. 您是否重视和了解老年流行病学的特点？请列出老年发病率前6位的疾病依次排位和老年死因前5位的原因依次排位。

3. 如何从老年病的特殊临床表现，说明现代老年医学面临的严峻考验与挑战？今后在临床诊治患者时会考虑到老年病的临床特点吗？针对老年病的临床特点，您有应对策略确保老年医疗安全吗？

（陆惠华）

参考文献

[1] Walker R F. Is aging a disease？[C]. A review of the Serono Symposia Workshop held under the auspices of the 3ʳᵈ World Congress on the Aging Male The Aging Male，2002，5（3）：147 - 169.

[2] 王婷，陈彤.成功老化影响因素的研究概况[J].中华保健医学杂志，2009，11（2）：161 -

163.

［3］马永兴,俞卓伟.现代衰老学［M］.北京：科学技术文献出版社,2008.

［4］黄定九.老年医学［M］.上海：上海科技出版社,2009.

［5］丁诚,殷少军.老年患者综合健康评估研究进展［J］.实用老年医学,2013(2)：160-162.

［6］陆惠华.重视老年医学教育的研究与学科建设——21世纪医学教育的重大历史使命［J］.中国老年学杂志,2011,31(20)：4073-4074.

［7］全国科学技术名词审定委员会.老年医学名词［M］.北京：科学出版社,2015.

［8］李小鹰.老年医学高级教程［M］.北京：中华医学电子音像出版社,2019：003-064.

第三节 健康老龄化与《"健康中国2030"规划纲要》

本节要点

1. 健康是促进人全面发展的必然要求,是经济社会发展的基础条件。
2. 加强健康公平、提高健康生活质量是新时代赋予医疗工作者的任务。
3. 加强健康管理是实现健康老龄化的重要方法。

教学目的

1. 掌握
(1)健康管理的定义。
(2)健康管理的内容与主要方法。
2. 熟悉
《"健康中国2030"规划纲要》的基本内容。
3. 了解
(1)老年健康服务难点。
(2)老年健康核心信息,老年健康六大服务体系。

人人都希望健康,那么健康是什么呢？有人说："吃得下,睡得着,没病没灾就是健康",也有人说："身体棒,工作好,家庭幸福就是健康"。这些都对,那么根据WHO的标准,什么是健康？健康管理又是什么呢？

一、健康与健康管理

（一）健康的定义

1948年生效的《世界卫生组织宪章》中就指出"健康不仅是没有病和不虚弱,而且是身体、心理、社会功能三方面的完满状态。"1990年,WHO对健康的阐述是：在躯体健康、心理健康、社会适应良好和道德健康4个方面皆健全。道德健康的内容是指不能损坏他人的利益来满足自己的需要,能按照社会认可的行为道德来约束自己及支配自己的思维和行动,具有辨别真伪、善恶、荣辱的是非观念和能力。概括来说,健康是"四位一体"的健康,即身体健康、心理健康、社会适应健康和道德健康。

(二) 健康管理的定义

健康管理是以预防和控制疾病发生与发展,降低医疗费用,提高生命质量为目的,针对个体及群体生活方式相关的健康危险因素,通过系统的检测、评估、干预等手段持续加以改善的过程和方法。健康管理是一种对个人或人群的健康危险因素进行全面管理的过程。

1. 健康管理的来源与发展

秦汉时期,《黄帝内经》明确提出与论述"治未病"思想,并进一步论述饮食、五味、起居、六气、情志等对人体的影响。古罗马的医生盖仑认为健康和疾病与人本身的意愿和行动能影响的 6 个因素有关,即空气(air)、运动和休息(motion and test)、睡眠和觉醒(sleeping and waking)、食物和饮料(food and drinks)、满足和疏泄(filling and evacuation)、情绪性兴奋(excitement)。这可以说是对健康管理的朴素的认识。

近现代,健康管理是从管理学引入的概念,或说是把管理学应用于健康管理,形成管理的一个重要方面。

健康管理是逐渐形成的。1940 年,Lewis(Ribbins)医生首次提出健康风险评估的概念。20 世纪 60 年代,美国保险公司和企业注意到当时 80% 的医疗支出用于治疗可预防的疾病。为节省大量的医疗费用,正式提出管理式医疗概念,由此美国步入管理式医疗的时代。

1978 年,美国密西根大学 Erling Town 提出健康管理(health management)一词,并成立健康管理研究中心,标志着现代健康管理的起步。我国于 2003 年开始进行相关探索,2009 年 5 月创刊《中华健康管理学杂志》,并在咨询专家后形成中国健康管理的专家共识。

2. 健康管理的科学理念与管理方法介绍

狭义的健康管理,是指基于健康体检结果,建立健康档案,给予健康评估,提出个性化健康管理方案。

健康管理的科学定义:是以预防和控制疾病发生与发展,降低医疗费用,提高生命质量为目的,针对个体及群体生活方式相关的健康危险因素,通过系统的检测、评估、干预等手段持续加以改善的过程和方法。健康管理是指一种对个人或人群的健康危险因素进行全面管理的过程。

疾病特别是慢性非传染性疾病的发生、发展过程长且其危险因素具有可干预性,这就成为健康管理的科学基础。健康管理是一套方法,更是一套完善、周密的程序。

一学,学会一套自我管理和日常保健的方法;

二改,改变不合理的饮食习惯和不良的生活方式;

三减,减少用药量、住院费、医疗费;

四降,降血脂、降血糖、降血压、降体重,即降低慢性病风险因素。

通过全面了解个体,制订健康生活处方及行动计划,长期跟踪健康,指导就医,最终达到提高个人生命质量的目的。

(三) 健康管理的意义

健康管理的意义在于,针对慢病的共同危险因素进行综合干预,优先着眼于降低这一类疾病引起的早逝、伤残和疾病负荷;改变不良生活方式,包括饮食结构、工作、睡眠、运动、文化娱乐、社会交往等诸多方面,进而改善健康状态;是"生物、心理、社会医学模式"的体现;利用现代信息技术,使得管理更系统、更完善、更有力,最终建立良好的健康生活。

二、健康老龄化

按照世界卫生组织的解释,健康老龄化分成两个方面,一是内在能力的维持,二是功能的发挥。整合整个健康领域的资源体系,通过早发现、早预防、早治疗,实现老年疾病的早康复是健康老龄化的目标。同时,健康老龄化的目标还包括努力缩小不同地区、不同种族、不同年龄人群之间的健康服务发展不平衡现象,提高全民健康生活质量。

2015年,WHO全球老年健康报告,老年健康很大程度上取决于自然社会环境与生命过程中的个人生活方式,而后者是可以调整的。因此,改变老年健康的传统观念,挖掘老年健康正性因素至关重要。促进老人健康向老、积极向老、优雅向老,促进老人积极参与社会活动,老有所乐,老有所医,老有所为,老有所学。全国老龄工作委员会办公室、国家卫生和计划生育委员会(现卫健委)2013年发布《中国老年人健康指南36条》有着积极的指导意义(详见附件1)。

三、健康中国行动介绍

(一) 背景

人民健康是民族昌盛和国家富强的重要指标,预防是最经济、最有效的健康策略。新中国医疗卫生事业大发展,居民主要健康指标总体达中高收入国家平均水平,同时工业化、城镇化、人口老龄化、疾病谱变化、生活方式变化等带来了一系列新挑战。在我国平均寿命不断延长的同时,如何改善老年生活质量成为一个新课题。2019年末,中国60岁及以上的老年人口数达到2.54亿,占总人口比例的18.1%;65岁及以上老年人口达到1.76亿人,占总人口的12.6%。截至2020年底,上海65岁及以上老年人口达382.44万,占总人口的25.9%。预测到2025年,"十四五"规划完成时,65岁及以上的老年人将超过2.1亿,约占总人口数的15%。2035年和2050年时,中国65岁及以上的老年人将达到3.1亿和接近3.8亿,占总人口比例则分别达到22.3%和27.9%。2020年,中国有超过4200万失能老人和超过2900万80岁及以上老人,合计占总老年人口的30%。我国老年人整体健康状况不容乐观,近1.8亿老年人患有慢病,患有一种及以上慢病的比例高达75%。开展老年健康促进行动,对于提高老年人的健康水平,改善老年人生活质量.实现健康老龄化具有重要意义。因此,实施"健康中国"行动,细化落实《"健康中国2030"规划纲要》,落实"预防为主"方针刻不容缓。

(二) "健康中国"行动的总体战略
1."健康中国"行动的指导思想
(1)理念——强化政府、社会、家庭、个人责任,树立卫生健康工作理念。

(2)服务方式——"以治病为中心"向"以人民健康为中心"转变。

(3)措施——建立健全健康教育体系,加强早期干预。

(4)目标——形成有利于健康的环境氛围,延长健康寿命,为全方位、全周期保障人民健康,建设健康中国奠定坚实基础。

2. 战略主题

"共建共享、全民健康",是建设"健康中国"的战略主题。核心是以人民健康为中心,坚持以基层为重点,以改革创新为动力,预防为主,中西医并重,把健康融入所有政策,人民共建、共享的卫生与健康工作方针,针对生活行为方式、生产生活环境以及医疗卫生服务等健康影响因素,坚持政府主导与调动社会、个人的积极性相结合,推动人人参与、人人尽力、人人享有,落实预防为主,推行健康生活方式,减少疾病发生,强化早诊断、早治疗、早康复,实现全民健康。

3. 战略目标

到 2020 年,建立覆盖城乡居民的中国特色基本医疗卫生制度,健康素养水平持续提高,健康服务体系完善高效,人人享有基本医疗卫生服务和基本体育健身服务,基本形成内涵丰富、结构合理的健康产业体系,主要健康指标居于中高收入国家前列。

到 2030 年,促进全民健康的制度体系更加完善,健康领域发展更加协调,健康生活方式得到普及,健康服务质量和健康保障水平不断提高,健康产业繁荣发展,基本实现健康公平,主要健康指标进入高收入国家行列。

到 2050 年,建成与社会主义现代化国家相适应的健康国家。

(三)《"健康中国 2030"规划纲要》的主要内容

《"健康中国 2030"规划纲要》共有八篇二十九章。具体内容包括普及健康生活,优化健康服务,完善健康保障体系,建设健康环境,发展健康产业等具体措施,以及政策支持、组织保障等支撑政策。据此,包含对全民的健康教育,公共卫生体系建设,养老机构建设,加快国产药品研发等各项具体措施,是一个非常具体和详细的工程。

(四)"健康中国"行动之老年健康行动、健康老龄化的中国方案

在"健康中国"行动中,对于老年健康,有明确的目标与措施:①到 2022 年和 2030 年,65～74 岁老年人失能发生率有所下降;②65 岁及以上人群老年期痴呆患病率增速下降;③二级以上综合性医院设老年医学科比例分别达到 50% 及以上和 90% 及以上;④三级中医医院设置康复科比例分别达到 75% 和 90%;⑤养老机构以不同形式为入住老年人提供医疗卫生服务比例、医疗机构为老年人提供挂号就医等便利服务绿色通道比例均达到 100%;⑥加强社区日间照料中心等社区养老机构建设,为居家养老提供依托;⑦逐步建立支持家庭养老的政策体系,支持成年子女和老年父母共同生活,推动夯实居家社区养老服务基础;⑧提倡老年人知晓健康核心信息;⑨老年人参加定期体检,经常监测呼吸、脉搏、血压、大小便情况,接受家庭医生团队的健康指导;⑩鼓励和支持老年大学、老年活动中心、基层老年协会、有资质的社会组织等为老年人组织开展健康活动;⑪鼓励和支持社会力量参与、兴办居家养老服务机构。

四、"健康中国"行动与老年医学

据有关部门统计,2020 年,中国有超过 4 200 万失能老人和超过 2 900 万 80 岁及以上老人,合计占总老年人口的 30%。这部分人如果在养老机构养老,必须要有医疗支撑。中国社会老龄化有 3 个特点:未富先老、长寿不健康、对医养结合的需求与日俱增。另一方面,供给严重不足,如医疗、康复、护理和安宁机构。此外,高龄、失能老人增加,上门健康服务不足,老人长期照护体系未建立,这些都是目前老人健康服务的难点。

根据《"健康中国2030"规划纲要》,我国将通过鼓励创办各种形成的医养结合养老机构,各级医疗卫生机构开展适老化改造,老年友善服务,老年健康促进行动,失能老人健康评估和健康服务试点工作等努力来加以改进老人健康服务。在此过程中,需要更多专业工作者的参与,对于从事老年医学临床与研究工作的医务人员来说,积极投身其中,总结经验,为老年医学发展提供理论与技术支撑,为养老服务、健康老龄化做贡献义不容辞。同时,这也是我们每一个人事业发展的新里程。

思考题

1. 简述健康管理的科学定义。
2. 简述《"健康中国2030"规划纲要》的指导思想。
3. 简述在《"健康中国2030"规划纲要》中老年健康的目标与措施。
4. 健康管理实施方法要点是什么?

(李　瑾)

参考文献

[1] 陆惠华.实用老年病学[M].上海:上海科技出版社,2006.
[2] 马永兴,俞卓伟.现代衰老学[M].北京:科学技术文献出版社,2008.
[3] 黄定九.老年病学[M].上海:上海科技出版社,2009.
[4] 丁诚,殷少军.老年患者综合健康评估研究进展[J].实用老年医学,2013(02):160-162.
[5] 陆惠华.重视老年医学教育的研究与学科建设——21世纪医学教育的重大历史使命[J].中国老年学杂志,2011,31(20):4073-4074.
[6] 健康管理概念与学科体系的中国专家初步共识[J].中华健康管理学杂志,2009,3(3):141-147.

附件1 中国老年人健康指南36条

（全国老龄工作委员会办公室、国家卫生和计划生育委员会2013年发布）

一、健康生活习惯

（1）勤洗手，常洗澡。手是疾病传染过程中重要的媒介。接触钱币后、便前便后、做完清洁后、去医院看病或接触患者后、外出归来、用餐前等情况下，都要采取正确方法用肥皂和流动的水洗手。老年人应经常洗澡，水温以38℃为宜。不与他人共用毛巾和洗漱用具。

（2）早晚刷牙，饭后漱口。坚持每天早晚刷牙，应特别重视睡前刷牙和饭后及时漱口。若使用假牙，必须每天摘下刷洗干净，然后浸泡。建议每3个月更换1次牙刷。

（3）经常开窗通风，保持空气流通。除了雾霾天气等特殊情况外，应经常开窗通风，提高室内空气质量。每天最好早、中、晚各开窗1次，每次15～20分钟。做饭时，也应及时开窗或打开抽油烟机。

（4）劳逸结合，作息规律。养成良好的生活作息习惯，劳逸结合，张弛有度。睡眠起居要有规律，每天睡眠不少于6小时，最好有午休。

（5）主动饮水。主动饮水，不要等渴了才喝，且以少量多饮为宜。一般每人每天喝水6～8杯（每杯200毫升）。运动或体力劳动时，饮水量应适当增加。

（6）坚持每天晒太阳。每天应晒太阳15～20分钟，但要避免暴晒或中暑。阳光强时，应佩戴太阳镜；或在树荫下停留较长时间，也可获得同样效果。

（7）咳嗽、打喷嚏时遮掩口鼻，不随地吐痰。日常生活中，切勿随地吐痰，也不要直接面对周围人咳嗽和打喷嚏。咳嗽和打喷嚏时，要用纸巾、手帕或衣袖遮掩口鼻。

（8）不滥用镇静、催眠和镇痛剂等成瘾性药物。镇静、催眠和镇痛剂等成瘾性药物应在医生指导下使用。长期或不当使用损害身心健康。严重时会改变人的心境、情绪、意识和行为，引起人格改变和各种精神障碍。

（9）保持大便通畅，要养成定时排便习惯。多吃富含纤维素的食物，多活动，避免久坐。每天坚持按摩腹部并做些提肛收腹运动。晨起最好饮用1杯温开水。

（10）控制体重，避免超重、肥胖或体重过低。通过吃动平衡，控制自身体重，使体重指数保持在18.5～23.9的正常范围。超重（体重指数≥24）、肥胖（体重指数≥28）、体重过低（体重指数<18.5）都不利于健康，应该避免。

> 小贴士：体重指数（BMI）＝体重（千克）÷身高^2（米^2）

（11）不抽烟，少饮酒，不酗酒。做到不抽烟、不敬烟，避免吸二手烟。吸烟者，越早戒除越好。应限量饮酒，最好不喝白酒，不劝酒。建议每天饮酒的酒精含量男性不超过25克（一般高度白酒1两或红酒200毫升或啤酒750毫升），女性不超过15克。

二、合理膳食规律

(12)食品新鲜卫生。食品应保持新鲜,瓜果、蔬菜生吃要洗干净。少吃隔顿、隔夜饭菜,不吃过期和腐败变质的食物。

(13)进餐定时、定量,细嚼慢咽。合理安排一日三餐的进餐时间及食量,也可按照自身情况,少量多餐。进餐时,一定要细嚼慢咽。三餐食物应多样化,荤素搭配,松软可口,易于消化。

(14)膳食以谷类为主,粗细搭配。一日三餐中,都要有米、面、杂粮等主食。提倡粗细搭配、粗粮细做,也可将粗细粮混合一起做。建议每人每天摄入1～2两粗粮。

(15)多吃蔬菜水果,保证"餐餐有蔬菜,天天有水果"。最好每餐都有两种以上蔬菜,每天至少进食1～2种水果,并经常更换不同品种。建议每人每天吃6两到1斤的各种新鲜蔬菜,深色蔬菜最好占一半以上。

> 小贴士:深绿、橘黄、紫色、红色蔬菜均为深色蔬菜。

(16)适量摄入肉、禽、鱼、虾及蛋类。每天摄入1～2两肉类,尽量选择瘦肉。建议每人每天摄入1.5～2两水产品和1个鸡蛋。血脂异常者,每周可吃3～4个鸡蛋。有条件者,可以多选择一些海鱼和虾类。

> 小贴士:尿酸高者,应限制摄入动物内脏、海鲜、肉汤、菌类及豆类等高嘌呤食物。

(17)经常食用奶类、豆制品和少量坚果。应经常喝牛奶,超重、肥胖或血脂异常者可选用低脂或脱脂奶、无糖或低糖奶粉。另外,每天最好吃一次豆制品和少量坚果。

(18)控制油、盐摄入,保持饮食清淡。每人每天烹调油的用量不超过半两。应少用或不用动物油,多选用植物油,并需经常更换种类。每人每天的食盐量(包括酱油、调料和其他食物中的盐)不要超过5克。某些疾病患者(如高血压、肾病、心衰等患者),每日食盐量还应适当减少。

(19)合理补充微量营养素。在医生的指导下,适当补充钙、铁、维生素D、维生素A等微量营养素。体弱者应补充适量的营养素补充剂。

(20)正确选择保健食品。保健食品适宜于特定人群使用。它不以治疗疾病为目的,不能代替药品。可根据自身需要,正确选择国家主管部门正式批准和正规厂家生产的合格产品。

三、适量体育运动

(21)选择适宜的运动项目。可根据自身的情况和喜好选择安全有效的运动项目,如步行、慢跑、游泳、太极拳、八段锦、五禽戏、六字诀、经络拍打操、门球、跳舞等。

(22)掌握合适的运动次数、时间和强度。每周运动3～5次,每次不少于30分钟,每周不少于150分钟。运动时轻微出汗、无上气不接下气的感觉,运动中最大脉搏次数不超过170－年龄数(次/分),即运动强度为适宜。

四、良好心理状态

(23)保持良好心态和稳定的情绪。不开心时要主动向家人和朋友倾诉,说说心里话。

当伤心难过时,不要过于压抑自己的情绪,想哭就哭。生气时,先静下心来想想原因,然后听听大家的意见,做些自身调整。

(24)建立良好的人际关系。应根据自身的特点和喜好,积极参加各种社会活动,广交朋友。既要尽力保持与老同事、老朋友的联系,又要努力结交一些新朋友,并以开放、谦虚和包容的心态与他人建立平等、互信、互利的交往。

(25)营造和谐的家庭关系。应以相互尊重和体谅的心态处理好夫妻关系,以相互理解和支持的心态处理好与儿女之间的关系,以相互宽容和信任的心态处理好与儿媳、女婿之间的关系,以关爱和教导的心态养育孙辈,不宜过度溺爱和干预。家庭发生矛盾时,要积极稳妥地处理和化解。

(26)积极融入社区。应积极融入社区,力所能及地为社区文明建设做贡献。积极参加志愿者活动,多做好事、善事。要主动关心、帮助他人和邻居。特别是社区中生活困难和行动不便者。

(27)谨防上当受骗。有不明之事,可先找家人和亲朋商量,不要过快、过早地做决定。平时应多学习,经常读书看报,关心法制信息,开阔视野。

五、加强健康管理

(28)保护好视力和听力。不要在强光或光线昏暗的条件下看电视、电脑和书报。连续用眼时间不宜过长,以防视觉疲劳。应注意身体姿势,不要躺着看书报。应远离噪声,尽力维护好自己的听力。发现视力下降、听力减退时应及时就医。

(29)重视脑力活动,加强认知锻炼。要重视脑力活动。每天坚持一定时间的听、说、读、写等多样化认知能力的锻炼,有助于预防老年痴呆等认知障碍性疾病。

(30)重视跌倒预防。活动时应熟悉身边的环境和障碍物,且动作宜慢。在光线暗、光滑或不平的地面行走,以及上下台阶时,要特别小心。切勿边走边看手机或书报。行动不便者,可选择辅助工具帮助。活动时,穿戴应合身、合脚、鞋底应防滑。视力不好者,应佩戴眼镜。

(31)学会自我检测脉搏、体温、血压等技能。应学会测量脉搏、体温和血压。自备一台电子血压计,高血压患者每天至少自测 3 次血压(早、中、晚各 1 次)。糖尿病患者须自备一个电子血糖仪,适时自测血糖。血糖稳定时,每周至少抽查 1~2 次血糖。将血压、血糖控制在达标范围内。

(32)随身携带医保卡、急救卡和急救盒。急救卡应写明姓名、住址、联系人、联系电话、定点医院、病历号、血型、主要疾病诊断和用药、急救盒放置的位置。急救盒应备有阿司匹林、硝酸甘油、速效救心丸等。糖尿病患者外出可备点糖果,以备发生低血糖时食用。

(33)每年至少做一次体检,加强自我健康管理。有些疾病早期没有明显症状,如"三高症"(高血压、高血糖、高血脂)被称为"无声的杀手",往往易被忽视。通过健康体检,可以做到疾病的早发现、早诊断、早治疗。老年人应每年至少做 1 次体检,并注意追踪检查结果,及时调整生活方式,采取有效的预防措施,降低疾病风险。

六、疾病自我控制

(34)警惕身体出现的各种异常变化。身体若出现以下各种异常变化,如体重无明显原因突然下降，短暂昏厥，一侧肢体麻木、无力、不灵活，咳嗽、痰中带血，心慌、心前区憋闷；食欲下降，大便次数或形状改变、便血、柏油样便，无痛性血尿，颈部、乳腺、腋下、大腿根部出现"疙瘩"或摸到肿块等，应及时去医院检查诊治，不能掉以轻心。

（35）生病及时就诊，遵医嘱治疗。疾病只有早诊断、早治疗，才可能获得良好的疗效，早日恢复健康。生病后，一定要到正规医疗机构及时诊治，配合医生，遵医嘱治疗。不要贪图便宜和听信传言，找巫医看病。也不要自作主张，盲目自行用药和擅自停药。千万不要瞒着医生采用多个治疗方案，忌用"偏方""验方""秘方"。

（36）突发急重症时，及时拨打"120"。突发急重症，需要紧急医疗救助时，立即拨打"120"电话。讲清患者的姓名、性别、年龄、联系方式、病情及准确的位置，并根据病情积极采取适当的方法进行现场救助。

> 小贴士：①中风（脑卒中）：平卧、头偏向一侧，保持呼吸道通畅；②心绞痛：坐或卧，舌下含服硝酸甘油或救心丸；③中暑：转移到阴凉处，并采取各种办法散热和降温。

（李 瑾）

第四节 健康老人与成功老化新概念

本节要点

1. 传统"健康老龄化"的理念转变为"成功老化"新理念。
2. 成功老化模式的分类和简易综合评估方法。
3. 助力"成功老化"，为落实《"十三五"健康老龄化规划》和助力实现《"健康中国2030"规划纲要》注入巨大的正能量。

教学目的

1. 掌握
（1）成功老化的理论核心，成功老化必备的三大要素。
（2）成功老化的模式分类。
（3）成功老化的简易综合评估方法。
2. 熟悉
成功老化的理念转变。
3. 了解
（1）"十三五"时期健康老龄化工作的主要任务。
（2）对于成功老化的研究意义。

一、背景

中国是世界人口大国,老龄化迅猛发展也属世界之最。我国从 1999 年进入人口老龄化社会到 2019 年,老年人口净增 1.22 亿。"十三五"期间,我国 60 岁及以上老年人口平均每年约增加 640 万,其中 2017 年新增老年人口首次超过 1 000 万。截至 2019 年 12 月 31 日,我国老年人口 2.54 亿,占总人口 18.1%。预计到 2050 年前后,我国老年人口数将达到峰值 4.87 亿,占总人口的 34.9%。伴随老龄化的不断加深,老龄问题已成为国家高度重视的国情问题,《"十三五"健康老龄化规划》的制定实施,着眼于老年群体,对我国积极应对人口老龄化,维护老年人的健康功能,提高老年人的健康水平,促进健康老龄化,助力实现健康中国 2030 的战略目标将发挥重要的作用。为了增强全社会人口老龄化国情意识,全国老龄办、中组部、中宣部等 14 个部门决定联合在全社会开展人口老龄化国情教育。但与老年人直接相关的"成功老化"的理念,对于大多数人,乃至医护人员来说仍是一个陌生的概念。

二、案例启示:她是健康老人吗? 为什么?

杨奶奶,93 岁,是一名退休高级会计师。她患有多种慢性疾病,但目前均控制良好:消化系统疾病(胃食管反流病、慢性萎缩性胃炎),2 型糖尿病,心律失常(阵发性心房颤动),外周血管疾病(双下肢动脉节段性狭窄),高甘油三酯血症(3.6mmol/L),骨质疏松[近期检查骨密度 T 值在 $-1.5 \sim -2$ 之间、血 25-$(OH)D_3$ 水平 20.6ng/mL]。

既往疾病(目前均不活动):眼部疾病(双侧老年性白内障术后);焦虑;乳腺癌根治术后(临床治愈);张力性尿失禁,坚持盆底肌锻炼,近 2 年未出现漏尿现象。

一般情况及实验检查:身高 158cm,体重 56kg,体质指数(BMI)22.4kg/m²;血清白蛋白(ALB)43g/L,总胆固醇(TC)3.85mmol/L,低密度脂蛋白胆固醇(LDL-C)2.75mmol/L,甘油三酯(TG)1.67mmol/L,空腹血糖(FBG)5.8mmol/L,糖化血红蛋白 6.1%。

该老人的综合评估(CGA):日常生活自理,积极参与社区活动,追求高品质生活,每年外出旅游 1～2 次。日常生活活动能力(ADL)评分 6 分;工具性日常活动量表(IADL)评分 8 分;一次可慢速步行 2 500 米或爬 3 层楼;1 年内无跌倒;起立—行走测试 10s(很好<12s,基本正常<20s);5 次站起测试 8.1s(正常<10s);平衡试验的全足距站立 50s(高风险<0s),为跌倒低风险;定向力、记忆力和思维能力佳,沟通良好,抑郁评分(SDS)22 分,焦虑评分(SAS)21 分(正常<50 分);视力和听力均有下降但不影响沟通与生活;无大小便失禁、便秘,无牙周炎、龋齿,未佩戴义齿;饮食品种丰富,营养良好;睡眠正常,每晚入睡 5～6 小时;与保姆同住,社会支持以及经济状况良好。

用药核查:同时服用 14 种药品、8 种维生素片。经老年医学团队给予调整后,减至 7 种药品、2 种维生素片,每月 1 次由保姆陪同到门诊诊治。

这位长者(长寿老人)从严格意义上来讲算不上健康老人,有那么多的共病,甚至多项手术病史,但是她与同年龄段,甚至比她低 20 岁的老人相比,肌力和平衡功能更好,认知和心理状态没有明显衰退,积极参与生活,还能外出旅游,她的生活质量是属于良好的。那么,如何来评价她,她属于成功老化的健康老人吗? 如果是的话,理由依据何在?

三、传统"健康老龄化"的理念转变为"成功老化"新理念

21 世纪老龄问题是最突出的社会问题,WHO 于 1990 年提出实现"健康老龄化"的目标。无论是 1946 年 WHO 在章程中给健康所下的经典式定义,即必须符合躯体、精神和社会的完整健康状况才是健康,还是 1982 年中华医学会上海老年协会提出的我国"健康老人"的定义,都存在一定的片面性和局限性,脱离现实,难以做到。更严重的是,这会严重挫伤老年人群的积极性,一直为自己的疾病焦虑甚至忧郁,导致生活质量更差。老化指自出生后在人生过程中所发生一系列退行性变化的总和,受环境、生活方式和疾病病理影响。成功老化即个体成功适应老化过程的程度,是每个人在面对老化时的期望和理想。自 1953 年,哈里希胡斯特及阿尔布雷希特首次提出"成功老化"的观点后,一直存在着争议。至 2001 年"成功老化"新定义的提出受到广泛的认可,直至 2016 年 WHO"健康老龄化"定义与保健系统的建立,才真正确立"成功老化"新理念的相关理论,肯定了其对鼓励老年人及创建"健康老龄化"社会的积极意义和实际应用的重要性。

(一)健康老人定义

1982 年中华医学会老年医学分会提出了有关健康老人标准的 5 条建议,认为健康老人是指主要脏器没有器质性病理改变的老年人。1995 年,依据医学模式从生物医学模式向社会—心理—生物医学模式转变的要求,中华医学会老年医学分会又对这一标准进行了补充,修定为 10 条,该标准侧重健康和精神心理等方面,但对健康相关危险因素,社会参与度和社会贡献以及自我满意度方面涉及不全。1996 年,中华医学会老年医学分会流行病学组正式发布了我国健康老年人的标准。

伴随社会进步和疾病谱的变化,2013 年,中华医学会老年医学分会流行病学组正式发布了我国健康老年人的新标准:①重要脏器的增龄性改变未导致功能异常,无重大疾病,相关高危因素控制在与其年龄相适应的达标范围内,具有一定的抗病能力;②认知功能基本正常,能适应环境,处事乐观积极,自我满意或自我评价好;③能恰当处理家庭和社会人际关系,积极参与家庭和社会活动;④日常生活活动正常,生活自理或基本自理;⑤营养状况良好,体重适中,保持良好生活方式。

(二)老化的定义

老化,是指人随着年龄的增长,生理、心理及社会功能的不断减退,即随着自然年龄的增长,人体细胞、组织及各器官的结构和功能日趋衰老,人的体力、智力及工作能力日趋减弱,直至生命停止,这是一种不可逆转的自然规律。据现代科学研究,人从性成熟期以后就开始老化,起初老化的速度较慢,50 岁以后老化进程加快。在不同的个体,老化开始的时间及速度快慢也不相同,同一个体的不同器官,老化开始的时间及速度也不相同,如皮肤、肌肉等老化发生得较早,而心、肺、肝、肾、脑等老化发生较迟。这种差异除决定于遗传因素外,还取决于后天因素或外界环境的影响,例如,吸烟可以加速皮肤和肺的老化,适当参加体育锻炼可以延缓人体各器官的老化等。

(三)关于成功老化的研究

1953 年,哈里希胡斯特及阿尔布雷希特提出成功老化的观点,但如何定义一直存在争议。1987 年,科维及卡恩等提出老化过程是受老化本身影响还是疾病影响的问题,并提出了成功老化的模型,即要求没有年龄相关的生理和认知功能的下降,以及有良好的社会功

能,但在老年人群中能达到该要求者非常少。此后概念不断变迁,对于无病和无残疾状况方面标准逐渐放宽,可以允许有轻度的功能下降和(或)慢性疾病的轻微表现。

1998 年,科维及卡恩将人群分为常态老化、成功老化和病态老化,修订了成功老化的模型:①在生物医学方面没有慢性病症状及其所致的功能残障,以及引起疾病的危险因素(如吸烟、肥胖);②在社会心理方面则涉及生活满意度、社会参与功能(高水平的社会角色功能、社会整体感与社会参与)和心理支持(正向的世界观和自我价值)。1998 年,约尔等将成功老化定义为:①生活在社区的老人;②良好的自我健康评价;③无日常生活能力残疾;④简易精神状态检查量表(MMSE)分数高(28~30 分)。他们由此得出的 70~74 岁成功老化比例为 44%,85~89 岁仅为 6%。萨拉等以科维及卡恩模型为标准,对纳入美国"健康与退休研究"的老年人进行了为期 6 年的调查随访。符合成功老化者,1998—2000 年检出率为 11.9%、2002 年为 11.0%、2004 年为 10.9%,在被调查者中 80%以上能达到没有功能残障的标准,但不符合没有疾病的标准。1999 年,威廉等用科维及卡恩标准与自我定义对美国阿拉米达郡 867 名 65~99 岁老人进行了调查,结果发现,自认为是成功老化的老人占50.3%,但符合科维及卡恩标准的仅占 18.8%。到 2001 年,瓦力恩特提出的成功老化定义得到较广泛的接受,包括发生疾病和疾病相关残障的概率低、高水平认知功能和躯体功能,以及对生活的积极参与。

目前,医学界对成功老化概念的统一认识即个体成功适应老化过程的程度。过去健康老人概念不能适应时代的需要,代之成功老化的概念比较适合,后者主要从老年人的疾病、功能、心理和社会活动参与方面进行衡量。评估老年人健康状况若仅以身体健康为唯一指标,则易忽略老年人的心理健康或社会健康问题,而心理健康和社会健康又与身体健康密切相关。因此,促进心理健康和社会健康,与促进身体健康同等重要。

(四) 成功老化的理论核心

老年医学研究通过实践让人们清醒地意识到,定义"成功老化"必须在老年人生活中能发挥积极的作用,这样的评估才有意义。1997 年,科维及卡恩进一步明确提出成功老化必须同时具备 3 个重要因素。

(1)避免疾病对其造成身心障碍。

(2)能维持高度的认知与躯体的生理功能。

(3)积极参与社会活动。

这明确诠释了"成功老化"的核心理念,就是用维持功能去取代彻底治愈的传统观念。这是"成功老化"的出发点,极大地为老年人正确对待自己的疾病提供了正能量,使老人们从自闭、焦虑、抑郁等痛苦中解放出来。

2016 年,WHO 通过的"健康老龄化"定义及保健系统建立,肯定了建立和保持老年人的内在能力,在自己生存的环境中能独立发挥功能直至生命结束,是最令人满意的结果。核心价值是尽可能保障老年人的生活质量,让老人有尊严地活着。

成功老化之上还有活跃老化(active aging):联合国大会在 1991 年 12 月 16 日通过《联合国老人政策纲领》,提出照顾的五大原则,即独立、参与、照顾、自我实现与尊严。为了达成这五大原则,世界卫生组织在 2002 年最先提出了"活跃老化"的概念。它是老化现象中的最优状态和最高层次。所以,"活跃"代表的不仅仅是有能力参与体育活动和生产劳作,还包括持续地参与社会、经济、文化、精神及公共事务等多方面的工作。即使是退休、体弱或失能需要照顾的老人,都能对他的家庭和社会做出持续的贡献。从这个理念上看,活跃老化是通过健康、社会参与和社会安全3个支柱来达成《联合国老人政策纲领》的五大原则的。2002年,WHO进一步提出了活跃老化的概念,这一概念延伸了成功老化概念,扩大了老年民众对社会参与的重要性,现在已成为国际组织对老年健康政策拟定的参考框架。

四、老化的模式分类

2004年,有关成功老化的研究修正了1998年科维及卡恩成功老化的模式,分为以下四种。

(一) 常态老化(usual aging)

进入老年期前后,随着增龄出现生理、社会和认知功能下降的状态。

(二) 病态老化(morbid aging)

疾病和明显功能障碍的状态。

(三) 成功老化(successful aging)

老年人同时具备日常生活功能正常、认知功能正常、无抑郁症状与良好社会支持等四项指标。

(四) 活跃老化(active aging)

老年人同时符合以下6项指标:日常生活功能正常、工具性日常活动正常、认知功能正常、无抑郁症状、社会支持及投入老年生产力活动。总之,成功老化可视为基础的健康指标,而活跃老化则应视为更高一级的健康指标。

五、成功老化的简易评估方法

要明确老年人(老年患者)是不是成功老化,要按规范要求进行综合评估后才能做出结论。

(一) 老年综合评估

老年综合评估(comprehensive geriatric assessment,CGA)是老年医学科的复杂临床核心技能之一,又称"老年健康综合评估"。它是指多学科的诊疗过程,以确定老年人在医学、精神心理、社会行为、环境及功能活动状态等方面所具有的能力和存在的问题,以此制定保护老年人健康和功能状态为目标的,个体化的身心综合治疗、康复、照护计划,从而最大限度地提高老年人的生活质量。必须通过专业训练的团队才能完成。CGA主要包括4个方面:①医疗评估;②躯体功能评估;③认知和心理功能评估;④社会/环境因素。

(二) 日常生活能力

日常生活能力(activity of daily living,ADL)主要包括自理能力、移动/平衡能力和理解/交流能力。那就是老人能独立完成洗澡、穿衣、上厕所、进食、坐椅、上下床、行走及上下楼梯的能力。

(三) 工具性日常生活活动

工具性日常生活活动(instrumental activity of daily living,IADL)表示老年人在家独立生活能力。比如,老人能独立完成做饭、洗衣、家务、使用电话、服用药物、购物、使用交通工具、财务处理等高级能力。

六、如何助力老年人实现成功老化

从成功老化的概念可以看出,影响成功老化的因素有很多,包括生理、心理以及社会各方面,三者之间紧密联系。

(一)助力影响成功老化的个人因素

1. 生理因素

生理因素是个体适应社会的最基本条件。在老化过程中,老年人会面临很多疾病,影响正常生活的疾病主要有以下几方面:神经系统随着年龄增长而衰老,反应会变得缓慢;身体老化后,心血管系统效率降低,而体育锻炼、停止吸烟等能够帮助老年人预防心血管疾病;食欲下降、吞咽缓慢、便秘等消化功能减退症状;呼吸系统功能减退,易患肺炎、呼吸衰竭等。

2. 心理因素

老年人的智力、记忆、个性、学习状态等都会影响老年人的心理,进而影响其行动变化。若在老年阶段继续学习,可以在学习中提升自尊心和自我效能感。

3. 社会因素

是否拥有社会互动和支持已被证明是衡量老年人对生活满意度和幸福感的重要标准之一。

以上3种因素既相互独立,又相互影响,在不同情况和场合下,各种因素对成功老化的影响是不同的。

(二)助力影响成功老化的客观社会因素

由于老年人特殊的身体机能状况,实现老年人成功老化,不仅需要老年人自身的努力,更重要的是需要家庭与社会的支持,需要从外界入手来帮助老年人。

(1)生理方面:预防有害因素,保持健康生活方式,控制体重,养成运动习惯,保证睡眠,饮食健康,及早发现潜在隐患,早期干预和控制慢性疾病定期针对性查体,通过老年综合评估,及早发现潜在的医学问题与风险因素。避免发生器官功能障碍。定期做针对性查体,通过老年综合评估,及早发现潜在的医学问题与风险因素。

(2)心理方面:形成良好认知,调整心态。

(3)社会交往方面:鼓励老年人积极参与社会活动,促进成功老化的实现。老年人参与实践的方式有很多种。比如,保持共同的兴趣爱好,参与社区中的志愿服务,或者组织好友继续开展工作等。朋友、邻里间的相互联系不仅能够巩固多年的友情,而且能够使老年人的生活丰富多彩,也能帮助老年人与时俱进,跟上时代步伐。

(三)助力影响成功老化的家庭因素

家庭在老年人的生活中占有举足轻重的地位。在中国,家庭养老仍然是养老的主流方式,配偶、子女不仅为老年人提供物质支持,更重要的是给老年人提供精神支撑。尤其是对于生活圈子小的老年人来说,可以说家庭是其唯一的生活范围,甚至配偶、子女就是其全部的生活主题。因而,提高子女尊老、养老、孝敬老人的意识非常重要,这对维持家庭和谐,帮助老年人实现成功老化有重要作用。

(四)助力影响成功老化的社会支持网络

发展社会支持网络,帮助老年人实现成功老化。老年人积极参与社会,仅仅靠老年人自己很难实现,需要调动社会各方面的力量,在老年人自身外部形成一个社会支持网络。包括国家、社区和服务机构的支持,三者支持老年人的范围不同。

国家支持,主要表现在法律法规及政策方面,可以引导和宣传舆论,对老年事业给予宏观管理和干预。社区和服务机构是国家法规政策的执行者,可以组织老年人开展各种形式有意义的活动。比如,鼓励身体健康的老年人进行老年人互助服务、关心下一代和精神文明建设等公益活动,鼓励经验丰富、身心健康的老年人提供社会咨询服务、参与经济建设和社区管理等各项社会活动。宣传老年人在改革发展和维护社会稳定中的积极作用,形成全社会尊老、爱老、助老的良好社会风气。在社会安全方面,健全社会养老保险制度、最低生活保障制度等经济安全制度。在老年住宅、公共交通和居家安全等关乎老年人生活质量的问题上,要人性化地设计安全、舒适、卫生和无障碍的环境。在保护老年人权益问题上,要推动司法服务进社区,培育社区老人接受法律教育以及自我保护意识、维权意识。通过以上这些制度建设和措施推进,实现成功老化在健康、社会参与、社会安全方面的目标,促成老年人的成功老化甚至活跃老化。

综上,让我们领悟到"成功老化"这个概念在真实世界的应用价值,让老年人同样能感受到生活在温馨世界之中,可以分享改革开放的成果,为落实《"十三五"健康老龄化规划》和助力实现《"健康中国2030"纲要规划》注入了巨大的正能量,故助力"成功老化"将成为应对人口老龄化问题的一把金钥匙。老年人无需为疾病而烦恼,要积极走"成功老化"之路,争取加入健康老人的队伍之中。

WHO在2002年的老龄问题世界大会上提出了"尊重、照顾、参与"口号,积极宣传成功老化的观念。未来,我们需要根据较大规模的老年人群研究,制定更为明确、可操作性标准,并使之符合中国国情,以便更好地帮助我国老人成功老化。成功老化是近些年老龄化研究的一个新课题。对成功老化(主要是影响因素)的研究,能够帮助老年人改变对自身的认识,积极面对人生最后阶段的生活,改善其自身生活质量,能够为子女减轻负担,建立幸福美满的家庭以及真正的和谐社会,同时老年人丰富的生活阅历也将是社会的一笔巨大的财富。

思考题

1. 老化的模式分为哪几类?

2. 活跃老化的老人需要具备哪些条件?

3. 病例分析型思考题:

请选择病区中或你熟悉的一位高龄老年人。

思考要点:

(1)总结病史特点。

(2)进行老化综合评估。

(3)他(她)属于哪一种老化模式?理由何在?

(周 艳)

参考文献

[1] 陆惠华.实用老年病学[M].上海:上海科技出版社,2006.

［2］Rowe J W，Kahn R L. Successful aging［J］. Gerontologist，1997，37：433－440.

［3］陆惠华.重视老年医学教育的研究与学科建设——21世纪医学教育是重大历史使命［J］.
中国老年学杂志,2011,31(20):4073－4074.

［4］徐惠娟,张明正.台湾老人成功老化与活跃老化现况:多层次分析［J］.台湾社会福利学
刊,2009,3(2):1－36.

［5］中华医学会老年医学分会,中华老年医学杂志编辑部.中国健康老年人标准2013［J］.中
华老年医学杂志,2013,32(8):801.

［6］于普林,孟丽,王建业,等.对《健康老年人标准》的再认识［J］.中华老年医学杂志,2013,
32(8):802－803.

［7］于普林.老年医学［M］.2版.北京:人民卫生出版社,2016.

［8］李小鹰,樊瑾.老年医学进展［M］.北京:人民卫生出版社,2015.

第三章 老年综合评估的理论与实践

本章要点 ✎

1. 老年综合评估的定义、目的和意义。
2. 老年综合评估的内容及程序。
3. 老年人功能评估、老年综合征评估、社会评估。

教学目的 ▤

1. 掌握
   老年医学评估的内容及进行老年医学评估的策略方法。
2. 熟悉
   综合性老年医学评估。
3. 了解
   为何做老年医学评估。

第一节 老年综合评估概述

一、老年综合评估的定义和发展史

老年综合评估是采用多学科的方法,对老年人的生理健康、心理健康、社会支持、功能状态和环境状况等多维度进行全面评估,并制订以保护老年人健康和功能为目的的预防及诊疗计划,最大限度地提高老年人的生活质量。

20 世纪 30 年代,英国学者 Marjory Warren 首次提出老年综合评估的概念并应用于临床实践,标志着现代老年医学的形成。他对一所疗养院中卧床不起的老年人进行评估后,制定综合的康复治疗措施,结果多数老年人摆脱了卧床状态,其中 1/3 的老年人出院回家。20 世纪 70 年代,美国退伍军人医院应用老年综合评估技术来评估和治疗功能衰弱或丧失的老年退伍军人,后来范围延伸到门诊患者。与传统的医学评估对比,人们发现老年综合评估可改善老年人日常生活能力和认知功能,提高生命质量,同时还可降低医疗需求和费用,节约卫生资源。因此,在 1987 年美国国家健康研究院组织相关专家共同制定了老年综合评估并在全国加以推广,现在美国的社区医疗服务机构广泛使用老年综合评估。

老年人在衰老的基础上常合并多种慢性疾病、老年综合征、不同程度的功能障碍和接受多种药物治疗,还有复杂的心理、社会问题。传统的医学评估已不能满足老年人的评估需要,因此我们在探索中前进,慢慢摸索出更适合当今社会的老年医学评估。

综合性老年医学评估(comprehensive geriatric assessment,CGA),是一个医疗专业团队基于对衰弱的老年人的系统性评估为前提,揭示可处理的健康问题,有益于改善健康状态的医学评估。综合性老年医学评估包括 4 个方面:①体格健康;②功能状态;③精神健康,包括认知和情感状态;④社会环境因素。综合性老年医学评估是一个分为 3 步的程序:①筛选或寻找合适的患者;②评估和发展建议;③完善建议,包括医生和患者对建议的执行。每一步对于最终是否能成功地增进身体功能的健康非常重要。

综合性老年医学评估第一步是将合适的能从 CGA 中获益的目标老年患者区分出来。一般来说,CGA 的目标人群是有多种慢性疾病、老年综合征、同时有功能损害且伴随心理、社会问题但也有相当恢复潜力的老人。CGA 项目筛选合适的老年人所使用的特别策略包括生理年龄、功能残疾、躯体疾病、衰老状态、精神状态和既往的或可预测的使用高级卫生保健的需要。

综合性老年医学评估的第二步是评估本身,在评估过程中有较大的可变性。包括在评估团队中卫生保健专业人员的类型,搜集信息的内容,所提供服务的类型和密度在许多CGA 有效性研究中都不一致。综合性老年医学评估的过程依赖于包括医生、护士、社会工作者为核心的团队。适当的时候,可以是一个包括各种理疗和职业治疗师、营养师、药剂师、精神科医生、心理学家、牙科医生、耳鼻咽喉科医生、足病医师和眼科医生的扩展团队。

综合性老年医学评估在不同的卫生保健机构以不同的模式进行应用(见表 3-1-1)。

表 3-1-1　综合性老年医学评估干预的范围

	最强	最不强
环境	CGA:老年评估和管理,康复机构社区和居家外展计划	CGA:咨询住院患者或门诊患者
目标	特别限制	不限制
过程	大团队,广泛评估	专家筛查和推介
费用	非常昂贵	相对便宜

CGA 可以分为以下 5 个模式:①老年医学研究评估和管理;②住院患者咨询;③出院后评估和管理;④门诊患者咨询;⑤家庭评估。从老年医学研究评估和管理的结果来看,CGA的医院和疗养院模式对于居家和功能状态有最强和最一致的益处。从住院患者咨询的结果来看,CGA 的这种模式效果不佳。同样,CGA 的出院后评估和管理模式,在荟萃分析中显示不能减少死亡率、功能下降或再入院率,后续的随机临床试验也确认了这些阴性结果。门诊患者 CGA 咨询项目也未显示出有任何的效果。近来,有一种模式将 CGA 与坚持干预方式相结合,这个项目为有功能残疾、尿失禁、跌倒或有抑郁症状的社区老年人提供门诊 CGA服务。一项随机临床试验显示这项方案与很多其他普通的治疗相比减少了功能下降、疲劳,改善了社会功能而且经济有效。家庭评估项目是 CGA 的一个变异类型,重点在预防而不是

康复,目标是低危而不是高危的疗养所患者。这一项目能有效地减少疗养院入院率。而只有在多方面评估项目中的人群中,功能下降的发生才能显著减少。

尽管关于 CGA 的有效性存在一些尚未解决的问题,但 CGA 的原则已被纳入很多行之有效的项目中。老年医学评估和医疗服务的连续性是 CGA 的直接产物。随机试验表明,这种连续性医疗服务,可使患者得到更好的健康感、生活满意度、精神状态、健康质量和社会责任感。总之,老年人评估的不断发展已成为老年人医疗护理一个密不可分的组成部分。

二、老年综合评估的目的和意义

老年综合评估利用多学科方法评估老年人的躯体情况、功能状态、心理健康和社会环境状况等,是筛查老年综合征的有效手段。老年综合评估适合 60 岁以上,已出现生活或活动功能不全(尤其是最近恶化者),已伴有老年综合征、老年共病、多重用药、合并有精神方面问题、合并有社会支持问题(独居、缺乏社会支持、疏于照顾)及多次住院者。对于合并有严重疾病(如疾病终末期、重症患者),严重痴呆,完全失能的老年人及健康老年人酌情开展部分评估工作。

老年综合评估旨在发现、量化评估及合理管理老年人群的健康及相关问题,不仅包括评估和诊断,也包括治疗和干预方案。首先,通过老年综合评估可以发现问题,发现被忽略的症状,老年人功能的丧失常常为某些疾病的初发阶段。其次,老年综合评估可以发现患者感染、摔倒、死亡、尿失禁及恶性心律失常等疾病的风险,并进行危险分级。通过检测疾病进展和治疗反应确定治疗或康复的临床目标,并通过各专业团队的交流设计、实施一个综合协调的护理计划。

三、老年综合评估的内容

老年群体的健康问题较为复杂,老年综合评估用于描述对老年患者的健康评估,已延伸超出了传统的以疾病为导向的老年人健康医疗评估。目前,国内外尚无针对老年综合评估全球标准化的共识或指南,虽然老年综合评估在国内外临床和研究机构中的内容不尽相同,但主要评估内容基本一致,包括一般情况、躯体功能状态、营养状态、精神心理状态、衰弱、肌少症、疼痛、共病、多重用药、睡眠障碍、视力障碍、听力障碍、口腔问题、尿失禁、压疮及居家环境的评估。其中,功能状态评估为老年人健康评估的主要部分。

四、老年综合评估的程序

由于老年人问题的复杂性,如何更好地评估老年人身体健康状况是一个复杂且冗长的过程。为了使评估高效化、完整化、合理化,一般可将评估分为几个步骤进行。

(1)拜访前问卷(患者或者代理人在遇到临床问题之前完成)。收集的信息包括既往的病史用药、预防措施和功能状态,以及在患者不能独立生活时是谁给予帮助。所以,它能显著减少询问和首次评估的时间,也能对所有的患者保持一个相对稳定的水平。拜访前问卷已被证实为有效的筛查工具,可用于筛查出现一般的老年病症状的老年患者。

(2)将重要的老年人问题筛查表的管理委派给受过专业训练的员工。医生可以用很短的时间回顾一下这些筛查表的结果,然后决定是否还有某个方面需要进一步评估。这可能是老年患者各方面健康需求得到全面保障唯一可行的方法。

（3）将衰老状态筛查表整合入诊所流程,然后使用结构式的临床拜访记录来指导更细致的评估,指导临床采取适当的处理方案。这种方法被证明能够改善跌倒后老人的看护质量和尿失禁的情况。

第二节　功能评估

功能状态评估是老年人健康评估的主要部分,传统的医学评估对急慢性疾病的诊疗十分有用,但临床诊断有时无法体现老年人内在的能力和外在的行为表现,不能反映功能状态。患者的功能状态可以被看作是生存环境和社会支持对他/她的整个健康状况作用的综合测量。因此,功能状态的变化提示患者需要进行医学诊断和干预治疗。功能状态的评估对治疗效果的评价也有一定的价值,可为长期护理提供预后信息。

一、日常生活能力评估

日常生活能力可分为日常生活基本活动、中等水平日常生活活动和高级日常生活活动。

（一）日常生活基本活动

日常生活基本活动:洗澡、穿衣、如厕、梳洗、进食和使用交通工具等自理活动(见表3-2-1)。

表3-2-1　Lawton氏日常生活能力量表(范围0~6)

如厕	独立,无尿失禁现象:1 其他方式:0
进食	独立进食:1 其他方式进食:0
穿衣	穿衣、脱衣、从自己衣柜中挑选:1 其他:0
梳洗	常独立保持整洁(头发、指甲、手、面、着装):1 依靠他人帮助完成:0
行走	独立行走,距离超过一个街区:1 在他人的帮助下行走少于一个街区:0
洗澡	自己洗澡(浴盆、淋浴、用海绵擦洗沐浴):1 依靠他人帮助:0

（二）中等水平日常生活活动

中等水平日常生活活动:是指能够保持独立的家庭状态,如购买杂货、驾驶或使用交通工具、使用电话、准备食物、家务劳动、修理房子、洗衣服、服药、理财(见表3-2-2)。

表3-2-2　Lawton氏中等水平日常生活能力量表(范围0~8)

打电话	独立拨电话号码,简单回答:1 不能使用电话:0

购物	独立购物：1
	不能：0
备餐	独立备餐：1
	无法独立完成：0
做家务	只独立做简单家务，简单但把厨房搞得很脏：1
	不能：0
洗衣	清洗小件物品：1
	不能：0
使用交通工具	独立安排出租，在他人帮助下乘坐公共交通：1
	无法自己乘坐出租，或当他人帮助时仅乘坐私家车：0
服药	实时、适量服药：1
	需要他人帮助，如日常药物的拿取：0
自理钱财	独立理财，或在银行帮助下，购买较大的产品：1
	不能：0

（三）高级日常生活活动

高级日常生活活动：是指能够完全满足社会的、公共的和家庭角色，参与休闲和职业工作的功能都很好。

（四）视力

在老年人中，视力缺损是一个常见而被低估的问题。视力筛查的标准方法是 Snellen 视力检查表。行该项检查时，要求患者站在距检查表 20 英尺（1 英尺≈0.3 米）的地方，并且读字母，如需要使用矫正镜片。如果戴上眼镜（最佳矫正视力）不能读出 20/40 行的所有字母，则提示筛查没有通过。

（五）听力

听力减退是老年人最常报告的医疗问题之一，大约影响 1/3 的 65 岁以上老年人。听力减退的筛查有许多方法，老年听障调查表对鉴定老年人听力缺失的准确性较高（见表 3-2-3）。

表 3-2-3　老年听障调查表

①听力不好会使你与人交流感到尴尬吗？

②听力不好使你与家人谈话感到失落吗？

③有人跟你低声说话你会觉得困难吗？

④听力问题使你感觉有缺陷吗？

⑤听力造成了拜访朋友、亲戚时困难吗？

⑥听力妨碍你出席宗教活动吗？

⑦听力也常造成与家人的争执吗？

⑧听力使得你难以看电视、听广播吗？

⑧听力限制或妨碍你的个人或社会生活吗？

⑩听力使得你难以和朋友一起在餐厅就餐吗？

评分与说明：回答是＝4 分；回答有时＝2 分；回答没有＝0 分；0～8＝正常；10～24＝50%的损伤；26～40＝84%的损伤。

（六）吞咽功能评估

吞咽功能评估对老年人尤其是脑卒中患者来讲是非常重要的,常用的评估方法有饮水试验、医疗床旁吞咽评估量表和吞咽困难分级量表等。

饮水试验具体做法为:患者端坐,喝下30毫升温开水,观察所需时间以及呛咳情况。1级(优)能顺利地1次将水咽下;2级(良)分2次以上,能不呛咳地咽下;3级(中)能1次咽下,但有呛咳;4级(可)分2次以上咽下,但有呛咳;5级(差)频繁呛咳,不能全部咽下。正常:1级,5秒之内;可疑:1级,5秒以上或2级;异常:3～5级。疗效判断标准:治愈,吞咽障碍消失,饮水试验评定1级;有效,吞咽障碍明显改善,饮水试验评定2级;无效,吞咽障碍改善不显著。

二、活动平衡能力评估

平衡是指身体所处的一种姿势状态或在运动或受到外力作用时人体自动调整并维持姿势稳定性的一种能力,是一种自动反应,是人体维持正常体位及完成各项日常生活活动的基本保障。目前,平衡功能评定方法主要有观察法、量表法等。

观察法常用的方法有Romberg法,又称闭目直立检查法。嘱受试者双足并拢直立,观察其睁眼、闭眼情况下身体摇摆情况;单腿直立检查法,受检者单腿直立,观察其睁眼、闭眼情况下维持平衡时间的长短;强化Romberg法,嘱受检者两足一前一后、足尖接足跟直立,观察其睁眼、闭眼时身体的摇摆等。观察法主要用于怀疑平衡功能障碍患者的快速筛选,比较简便,但只能对患者平衡功能进行简单的评定,敏感性及准确度均不高。

门诊常用的初筛量表有计时起立-行走测试法(timed up and go test,TUGT)、Berg平衡量表及Tinetti量表等。此外,用于脑卒中患者平衡功能评估的常用量表有Barthel指数、Fugl-Meyer平衡功能评定表及Lindmark平衡评估等。目前,国际上广泛使用、信效度更高、可更好评定受试者平衡功能的是Tinetti量表(Tinetti assessment tool),该量表包括平衡与步态两部分。平衡和步态评估前均需要准备:①评估环境干净、明亮,行走的路面防滑平整;②一把结实无扶手的椅子;③测评表、笔、秒表、步态带等工具;④提前告知患者穿舒适的鞋子和轻便的衣服。测评前要先将整个流程告知患者,测试时尽可能紧跟患者,以便提供必需的支持。评估时注意事项:①始终站在患者的身边,准备好随时帮助患者稳定身体,防止跌倒,如果一旦患者跌倒应及时扶住他并帮助他坐在椅子上;②根据患者的情况适当使用步态带;③每个项目测评过程当中尽量不使用步行辅助器。

三、理解交流能力评估

近年来,老年人随着年龄增加发生阿尔茨海默症、其他痴呆和认知障碍的患病率提高。因此,对老年人来说,对其认知障碍的筛查也应该相应增加。一般可以采用简易智能状态检查(MMSE)、临床痴呆评定量表(CDR)、痴呆简易认知评价(迷你认知评估,Mini-Cog)等方法,其中Mini-Cog较常用(见表3-2-4)。

表3-2-4　痴呆简易认知评价(mini-cognitive assessment for dementia,Mini-Cog)

测试方法:
① 指导患者认真听并记住3个没有关联的词,然后复述出来
② 指导患者画一个时钟的钟面

（续表）

③ 患者将数字画在时钟的面上后，要求他将时钟指针指向 8 点 20 分。不再给出其他指令，如果 3 分钟后，这个画钟测试没有完成，继续下一个步骤

④ 要求患者重复刚才念给他听的 3 个词

评分—画钟测试（先画表盘，再填上数字，然后标出 8 点 20，正确记 2 分，有一处不正确为 0 分），然后复述 3 个名词（3 分）。总分 5 分，0~2 分为阳性，3~5 分为阴性。

第三节　老年综合征评估

通常来说，老年综合征是由于多种纯老化的预期危险因素相互作用而引起的，发现每一种综合征都有多种风险因素，其风险因素决定风险的水平。识别风险因素、干预哪些可改变的因素可以预防老年综合征的发展。当出现老年综合征时，干预是必要的、起作用的，但对身体已经造成伤害，所以预防至为重要。

老年综合征常见的风险因素有跌倒病史、认知损害、视觉缺陷、药物（镇静剂、低血压药）下肢无力、平衡或步态异常、ADL 受损、>80 岁、环境危险等。针对危险因素进行相应的干预对预防老年综合征的发展至关重要。

一、抑郁

虽然抑郁症在老年人中的发病率远远低于年轻人，但由于抑郁症与躯体疾病和精神心理密切相关，因此，抑郁和其他情感障碍性疾病在老年人中更普遍，患病率更高。为了对老年人的情感状态进行评估，患者健康状况调查表越来越多地被应用于筛查和监测抑郁症状。该表是一种简短的患者自测抑郁量表，它可以为抑郁的严重程度提供可靠、有效的测量（见表 3-3-1）。

表 3-3-1　患者健康状况调查表

方法：根据你过去一周的情况选择最佳答案

①你基本满意你的生活吗？ 是的/不是

②你减少了你的活动或兴趣爱好吗？ 是的/不是

③你是否觉得生活枯燥无味？ 是的/不是

④你经常感到无聊吗？ 是的/不是

⑤你更多的时间精神状态饱满吗？ 是的/不是

⑥担心有什么不好的事要发生在你身上？ 是的/不是

⑦你大多数时间感到幸福吗？ 是的/不是

⑧你常感到无助，对吗？ 是的/不是

⑨你更喜欢待在家里，而非外出做一些新鲜事？ 是的/不是

⑩你感觉记忆力问题更多？ 是的/不是

⑪你现在感到活着是多么美好？ 是的/不是

⑫你现在这种状态感觉很不值得？ 是的/不是

⑬你觉得精力充沛吗？ 是的/不是

⑭感觉像你这种情况无救，是的/不是

⑮感觉大多数人都比你强，是的/不是

评分和说明：每得到一个负面答案得1分，大于5个表明有抑郁症。

二、营养不良

近年来，营养不良已经成为一个全球性的问题，它包括多种不同的营养问题，这些营养问题又可导致不同的健康结果。肥胖或者过瘦这两种极端的体重会增加老年人功能障碍、疾病和死亡的发生率。目前，临床上提倡应用系统评估法，结合多项营养指标评价患者营养状况。系统评估法包括营养风险筛查（nutrition risk screen 2002，NRS2002）、简易营养评价法（mini nutritional assessment，MNA）等。MNA是一种专门评价老年人营养状况的方法，已在国内外广泛应用。但MNA的项目多，调查较繁琐，而微型营养评定法（short for mini nutritional assessment，MNA-SF），因与MNA有很好的相关性，较高的灵敏度、特异度及指标容易测量，可作为老年人营养不良的初筛工具。《2013年中国老年患者肠外肠内营养支持专家共识》推荐老年患者使用的营养筛查工具主要为MNA-SF，住院患者可采用NRS2002。采用MNA-SF时注意：优先选测体质指数，如无法测得体质指数值则用小腿围代替。营养不良风险患者如需深入评估，需要完成完整版MNA。

三、衰弱

目前，关于衰弱的评估方法尚无统一标准，较常用的有美国Fried等提出的衰弱模型，加拿大Rockwood和Mitniski提出的衰弱指数（FI），国际老年营养和保健学会提出的衰弱筛查量表（the FRAIL scale）和临床衰弱量表等。所有衰弱评估手段不适用于依赖辅具、不能步行4米、跌倒高风险、严重的心力衰竭、恶病质及严重残疾患者。目前，国内常推荐的评估方法是美国Fried等提出的衰弱表型评估，有5项标准，包括①体重下降：过去1年，出现不明原因体重下降>4.5kg或>5%体重；②疲劳：抑郁症流行病学研究中心抑郁量表（CES-D）的任一问题得分为2~3分；③握力下降：应用握力计分别测双手的握力，测3次，取最大值，并与性别和体重指数（BMI）相对应的握力值比较（男性握力力下降的标准：BMI≤24.0kg/m²，握力≤29.0kg；BMI 24.1~28.0kg/m²，握力≤30.0kg；BMI>28.0kg/m²，握力≤32.0kg。女性握力下降的标准：BMI≤23.0kg/m²，握力≤17.0kg；BMI 23.1~26.0kg/m²，握力≤17.3kg；BMI 26.1~29.0kg/m²，握力≤18.0kg；BMI>29.0kg/m²，握力≤21.0kg）；④行走速度减慢：测患者4.57米的行走时间，测3次，取最小值计算行走速度（行走速度减慢的标准为：身高>173cm男性或身高>159cm女性，时间≥6秒；身高≤173cm男性或身高≤159cm女性，行走时间≥7秒）；⑤体力活动减少：采用明达休闲时间活动问卷（MLTA），根据1周活动消耗的热量评价，男性：<592.5kJ/周为体力活动减少，女性<1129.68kJ/周为体力活动减少。具备3条及以上者为衰弱综合征，<3条者为衰弱前期，0条者为无衰弱健康老人。

四、肌少症

肌少症的定义为与年龄相关的全身肌肉质量减少，同时，存在肌肉力量和（或）躯体功能下降,导致身体活动性下降的一种退行性疾病。2016 年 10 月肌少症已经被正式纳入国际疾病分类 ICD-10 疾病编码中,标志着医学界将其视为一种有其独立特征的、独立的疾病。事实上,肌少症是一种常见的疾病,我国 60 岁以上老年人中,肌少症发病率为 6.8%～18.5%,意味着平均每 8 个老年人中,就有 1 个人患有肌少症。肌肉减少,基础代谢率会降低,中年后很容易出现肥胖和三高的代谢问题;同时肌少症会使跌倒、骨折、身体残疾和死亡等不良事件发生的可能性增加,不予以干预导致的后果严重。因此,肌少症的早发现、早诊断及早干预极为重要,这有赖于有效的筛查及评估工具。

在肌少症的病例筛查时可使用小腿围测量、SARC-F 量表、SARC-CalF 量表、Ishii 评分、MSRA 问卷及 YU 人体测量预测方程等筛查工具(见表 3-3-2)。肌少症患者的肌肉力量可以通过握力、伸膝/屈膝实验、最大呼气流速等检测进行评估。肌少症患者的躯体功能可以通过 6 米步速、椅立测试(5 次起坐时间)或简易体能测量表(SPPB)起立-行走计时测试、400 米步行试验等检测进行评估。肌少症患者肌量的评估可以用到生物电阻抗检测、双能 X 线吸收法、CT、MRI、超声以及肌酸试验等。

表 3-3-2 SARC-CalF 量表

项目	评分标准
力量 (搬运 5kg 重物)	无困难:0 有一点困难:1 很困难或不能:2
行走 (步行走过房间)	无困难:0 有一点困难:1 很困难或不能:2
起身 (从床上或椅子起身)	无困难:0 有一点困难:1 很困难或不能:2
爬楼梯 (爬 10 层楼梯)	无困难:0 有一点困难:1 很困难或不能:2
跌倒 (过去一年跌倒次数)	无跌倒:0 跌倒 1-3 次:1 跌倒≥4 次:2
小腿围测量	女性≤33cm:10 分;>33cm:0 分 男性≤34cm:10 分;>34cm:0 分

评分≥11 分为可疑肌少症患者,评分<11 分为正常。

五、跌倒

超过 1/3 的 65 岁以上社区老年人每年均出现跌倒,跌倒与功能和灵活性下降独立相关。跌倒的风险可由询问老年人近 1 年内的跌倒情况进行评估,然后进行一项多因素的跌倒评估,可评估平衡性、步态和下肢力量。对于筛查出的跌倒高危患者进行相关危险因素干预可降低跌倒发生率 30%～40%。此外,还可以对跌倒进行适当的干预措施,包括以下方面:锻炼或物理疗法,降低家中跌倒风险的存在,减药或调整药物,营养或维生素补充,修正视觉缺陷推荐,与晕厥相关摔倒的心脏起搏器,多学科、多因素、健康及环境危险因素筛选与干预,认知行为介入;防止高危患者跌倒;对 CT 医师进行常规教育。

起立行走测试为患者坐在无扶手的椅子上,要求患者不使用手扶站起,走 10 英尺(3.0 米)远,转身走回椅子,再坐下,并告诉患者这是计时测试。这是一个经过验证的测量方法,大于 9 秒钟表示有 2 倍的摔倒风险。

Morse 跌倒评估量表是专门用于评估住院老年患者跌倒风险的量表。评估注意事项:①询问跌倒史时,患者不愿叙述,合并认知功能障碍下降、精神障碍者,应询问与患者长期一起生活的家属或照顾者;②询问现病史和既往史时,可按照老年常见系统疾病询问,或通过查阅患者病案,了解疾病和服药史;③行走辅具的使用,可通过观察和询问结合的方式。

六、尿失禁

尿失禁已经被认为是老年人的常见现象,老年人常常由于不好意思而不重视这个问题,或者认为这是年龄增大的正常表现,因此尿失禁经常被忽视。问两个问题就可以筛查尿失禁。①去年,你是否有过无意识的尿湿床? 如果答案是肯定,继续问;②你是否有超过 6 次的尿湿床? 那两个问题答案都是肯定的人群在临床评估方面就存在患有尿失禁的高风险(女性 79%,男性 76%)。目前,多采用《国际尿失禁咨询委员会尿失禁问卷简表》(International Consultation on Incontinence questionnaire short form,ICI-Q-SF)评估尿失禁的发生率和尿失禁对患者的影响程度。

第四节　社会评估

一、社会支持

社会支持是指个体从社会获得的物质及心理上的资源,可以是物质上也可以是情感上的。良好的社会支持可以为个体提供足够的保护,帮助个体应对压力,更好地适应环境。可以通过一些提问来评估老年人的社会支持的结构,同时还应确定这些社会关系的紧密程度。结合社会支持评定量表,早期明确这些社会支持的问题,可以提早进行计划,对治疗的长期有效管理非常重要。

目前,国内应用最广泛的、更适应我国人群的测量社会支持的量表为社会支持评定量表(social support ratings cale,SSRS),适合神志清楚且认知良好的老年人。该量表有 3 个维度共 10 个条目:客观支持(即患者所接受到的实际支持)、主观支持(即患者所能体验到的或情感上的支持)和对支持的利用度(支持利用度是反应个体对各种社会支持的主动利用,包括倾诉方式、求助方式和参加活动的情况)3 个分量表,总得分和各分量表得分越高,表明社会支持程度越好。

二、居家环境

居家环境评估只针对接受居家护理的低分老年患者,其重点在于预防而非康复。环境评估包括两方面：家庭环境的安全性及患者是否充足地获得需要的私人和医疗服务。家庭环境的安全性主要包括房屋的周边环境、出入口、楼层、电梯、居室内的电路、电器、燃气、水源、温度、台阶、扶手及浴盆等的评估，可以使用常用家庭危险因素评估工具（home fall hazards assessments，HFHA）进行评估。私人和医疗服务包括子女的关心及社会提供的养老服务等，良好的环境氛围可以显著降低老年人身心疾病的发生。健康老年人的家庭评估，可延迟功能残疾和去养老院的需要。

三、照护者负担

家庭照顾者为在相当长一段时间内，为身心功能障碍者提供医疗、保健、生活、心理照顾及支持的人。家庭照顾者不仅要为患者提供情感支持，承担照顾患者的责任，还要承担沉重的医疗费用，这些因素不仅影响照顾者及患者的身心健康，还会影响照顾者对患者的照顾质量。国内外对照顾者负担的测评工具尚未统一。目前，测评工具主要包括：Zarit 照料者负担量表（Zarit Caregiver Burden Interview，ZBI）（见表 3-4-1）照顾者负担问卷（Caregiver Burden Inventory，CBI），照顾者压力量表（Caregiver Strain Index，CSI），照顾者反应评估量表（Caregiver Reaction Assessment，CRA），照顾者负担评估量表-16（Assessment Burden of Caregiver-16，ABC-16）等。

ZBI 照顾者负担量表有 4 个维度，包括照顾者健康情况、精神状态、经济生活及社会生活，共 22 条目，是目前国内研究者使用最多的一个量表（见表 3-4-1）。

表 3-4-1　ZBI 照顾者负担量表

回答问题，没有 0 分，偶尔 1 分，有时 2 分，经常 3 分，总是 4 分

① 您是否认为，您所照料的患者会向您提出过多的照顾要求？

② 您是否认为，由于护理患者会使自己的时间不够？

③ 您是否认为，在照料患者和努力做好家务及工作之间，你会感到有压力？

④ 您是否认为，因患者的行为而感到为难？

⑤ 您是否认为，有患者在您身边而感到烦恼？

⑥ 您是否认为，您的患者已经影响到了您和您的家人及朋友间的关系？

⑦ 您对患者的将来感到担心吗？

⑧ 您是否认为，患者过于依赖您？

⑨ 当患者在您身边时，您感到紧张吗？

⑩ 您是否认为，由于护理患者，您的健康受到影响？

⑪ 您是否认为，由于护理患者，您没有时间办自己的私事？

⑫ 您是否认为，由于护理患者，您的社交受到影响？

⑬ 您有没有由于患者在家，放弃请朋友来家的想法？

⑭ 您是否认为，患者只期盼着您的照料，您好像是他/她唯一可依赖的人？

⑮ 您是否认为，除您的花费外，没有余钱用于护理患者？

⑯ 您是否认为，您有可能花更多时间护理患者？

⑰ 您是否认为，开始护理以来，按照自己的意愿生活已经不可能了？

⑱ 您是否希望，能把患者留给别人来照料？

（续表）

⑲ 您对患者有不知如何是好的情形吗?

⑳ 您认为应该为患者做更多的事情是吗?

㉑ 您认为在护理患者上您能做得更好吗?

㉒ 综合看来您怎样评价自己在护理上的负担?（无、轻、中、重、极重）

评分和说明:21~40分:无负担或轻度负担;41~60分:中到重度负担。

四、经济状况

虽然很多患者对自己的经济状况讳莫如深,但作为医生还是非常有必要对患者的经济状况进行评估,包括患者的收入情况、家庭负担、子女赡养情况、养老保险及社会医疗保险等,因为这与患者选择治疗方案密切相关。而对于衰弱和功能受损的老年人,医生应该开始进行计划动用储备金和其他资源来提供私人看护照顾的讨论。

五、生活质量

WHO对生活质量的定义为:一个人在其生活的文化和价值体系背景下,对所处地位和状态的一种感觉,它与个人的目标、期望、标准和所关心的事物密切相关。目前,国内外对生活质量的评估量表主要有生活质量量表（LEIPAD量表）简明健康测量量表（Medical Outcomes Study 36-Item Short-Form Health Survey,MOSSF-36量表）、中文版SF-36量表、WHO生存质量评估量表（World Health Organization Quality of Life,WHOQOL）等。LEIPAD量表主要评估范围包括躯体、社会、认知、经济状况、环境、性功能等,共49个问题。2005年,我国学者在WHO生存质量测定量表（WHOQOL）基础上编制了老年人生存质量量表（WHOQOL-OLD）,涉及6个方面33个条目,该量表评估老年人生活质量的特异性较好。浙江大学医学院社会医学教研室完成了中文版SF-36量表的研制,中文版SF-36量表包含36个条目,涉及8个方面的生活质量因素,具体包括:生理功能（physical function,PF）、生理职能（role-physical,RP）、躯体疼痛（bodilly pain,BP）、总体健康（general health,GH）、活力（vitality,VT）、社会功能（social function,SF）、情感职能（role-emotional,RE）和精神健康（mental-health,MH）等,目前应用较广泛。

思考题

1. 什么是老年医学评估?
2. 老年医学评估包括哪些方面?
3. 简述老年医学评估的常用方法及步骤。
4. 病例分析型思考题:

案例一

男性,78岁,高血压28年,最高血压186/110mmHg,长期服用非洛地平5mg/d,未自我监测血压。6年前因急性下壁心肌梗死住院治疗,右冠状动脉植入支架1枚。近6个月间断出现活动后气促,无胸痛,稍事休息后可缓解。近1个月,活动后气促逐渐加重,步行不足100米即气促,伴乏力,遂来门诊就诊,收入院。体检:神清,R 20次/分,BP160/108mmHg,颈静脉充盈,两肺呼吸音粗,两下肺闻及细湿啰音。心律齐,HR102次/分。肝肋下1指,肝颈反流征(+),双下肢水肿(++)。

(1)为完成对患者的临床诊断,初步检查的项目包括哪些内容?

(2)除了对患者躯体状况进行评估外你认为还应有哪些方面需纳入综合评估内容?

(3)对该患者进行综合评估的目的和意义何在?

案例二

患者,74岁老年女性,主诉因"入睡困难,频繁觉醒、多梦6个月"入院。该患者老伴去世后情绪低落,出现入睡困难,卧床后无睡意。间断入睡后做梦频繁,醒后难以再次入睡,总睡眠时间少于4小时。白天头昏、乏力、精神不足、疲劳、注意力不集中。患者有高血压病史30余年,糖尿病10年。

(1)该患者在躯体疾病评估时重点要关注哪些方面的问题?

(2)就患者睡眠障碍而言,应如何进行评估?

(3)对该患者治疗原则和方案包括哪些内容?

(方宁远)

参考文献

[1] 陆惠华.实用老年病学[M].上海:上海科技出版社,2006.

[2] 骞在金.老年综合评估[J].中华老年医学杂志,2012,31(3):17-181.

[3] Hickman L D, Philips J L, Newton P J, et al. Multidisciplinary team interventions to optimize health outcomes for older people in acute care settings: A systematic review [J]. Arch Gerontol Geriatr, 2015,(3): 322-329.

[4] Graf C E, Zekry D, Giannelli S, et al. Efficiency and applicability of comprehensive geriatric assessment in the emergency department: a systematic review[J]. Aging Clin Exp Res,2011,23(4):244-254.

[5] Maurer D M. Screening for Depression[J]. Am Fam Physician, 2012,85(2):139-144.

[6] 宋岳涛.老年综合评估[M].北京:中国协和医科大学出版社,2012.

[7] 陈旭娇,严静,王建业,等.老年综合评估技术应用中国专家共识[J].中华老年医学杂志,2017,36(5):471-477.

[8] 高业兰,杨玉佩.失能老人主要照顾者负担及影响因素[J].中国老年学杂志,2020,40(22):4913-4917.

第四章　老年综合征

第一节　老年综合征概述

1. 老年综合征的概念与范畴,我国老年综合征的现状。
2. 对老年综合征的认知与警惕性,明确医护人员的社会责任及定位。
3. 寻求社会资源短缺的源头,探索解决途径。

1. 掌握
   老年综合征的概念与范畴,我国老年综合征的现状。
2. 熟悉
   对老年综合征的认知与警惕性,明确医护人员的社会责任及定位。
3. 了解
   寻求社会资源短缺的源头,探索解决途径。

一、老年综合征的概念、范畴及现状

(一) 什么是老年综合征?

老年综合征(geriatric syndrome,GS)的概念不同于以往的疾病或综合征,是指随着年龄增加,老年人的各部分器官系统功能出现退化,同时由于多种疾病或原因造成的同一种临床表现或问题,从而导致老年人出现一系列非特异性的症状和体征,这些症状可能会严重损害老年人的生活功能,影响老年人的生活质量,显著缩短预期寿命。由于损害的累积影响,引起老年人多个系统对环境应激表现出脆弱性。这些老年人群中的非特异性的症状体征统称为老年综合征,综合表现为老年人群功能衰退。

随着全球老龄化日趋严峻,老年综合征这一概念得到了更多的关注。随着研究的深入,医务工作者、医疗与养护机构、老年患者及家属也对这一概念有了更深的认识。

（二）老年综合征的范畴

GS 关注的重点是症状，而不是疾病，这与传统医学的概念存在较大的差异，所以，至今国际尚无统一的指南。

Inouye 等在 2007 年提出 GS 仅包括尿失禁、跌倒、谵妄、压力性溃疡和功能下降，而美国老年医学会提出的 GS 则包括痴呆、多重用药、抑郁、失眠障碍、功能衰退、压疮、老年营养不良等 13 个症状。亚太地区老年医学会于 2013 年发表共识，指出常见的 GS 包括痴呆、尿失禁、谵妄、跌倒、听力受损、视力受损、肌少症、营养不良、衰弱、卧床、步态不平衡和压力性溃疡 12 个种类。

（三）我国老年综合征的现状

有关数据统计显示，2019 年，我国 60 岁及以上的人口数为 2.5288 亿人，占总人口的 18.1%，其中 65 周岁及以上的人口为 1.7603 亿人，占总人口的 12.6%。此数据显示了我国人口老龄化加速到来，中国正时刻准备接受人口老龄化带来的严峻挑战，同时对医疗卫生的需求也是极大的挑战。

传统医学专科关注更多的是老年躯体疾病患病情况，对 GS 的关注较少，忽视了 GS 对老年人群生活质量和健康的影响。由于国内对 GS 的认识较晚，仍处于研究的初步阶段，对于 GS 的定义、诊断、应用等问题尚未明确，这将是未来我国老年医学研究的重要方向。

二、医护人员面临的社会责任

（一）重视对老年综合征的认知与警惕性

老年综合征是导致老年人失能和入院的重要原因之一，随着年龄的增长，老年人大多不止存在一种疾病，甚至可达到 3～4 种或更多。日常生活能力缺陷、跌倒和尿失禁是住院、养老机构和社区中的老年人最常见的问题，GS 已严重影响老年人健康预后和生存质量。

GS 的危害不容忽视，医护人员面对 GS 患者要时刻保持警惕性，不断加深对该疾病的认识。

（二）社会责任的定位

在临床工作中，我们认识到对于 GS 的认识和防治还存在诸多问题，医护人员、患者家属，甚至是患者本人对 GS 的重视程度远未达到应有水平。由于目前缺少标准化的管理流程，对社区、养老院的专业化指导和干预方式及评估机制还需要在摸索中不断完善，这也是对于老年医学专业医护人员的挑战。

GS 对老年人身心健康产生了严重的影响，也占据了大量的医疗资源。在医院、护理院、社区及家庭中，积极开展规范评估、合理干预、及早发现 GS 已经成为共识，还能加速解决目前老龄化带来的医学问题，真正实现健康老龄化的目标。

GS 应用于社区老年人群的评估已成为研究热点之一，期望合理地利用基层医疗服务在社区老年人群中开展 GS 评估及其效果评价，来更好地应对我国老龄化所带来的问题与挑战。

（三）医患沟通的实施

老年综合征患者因病程长，病情反复，容易造成情绪波动，常伴有孤独、焦虑、抑郁等负面心理情绪，所以心理护理越早，患者精神状态向正改变的可能性越大，尽早地建立良好的医患关系，促进患者产生安全感和加强对医护的信任感，也就能使患者对疾病康复产生信心,进而促进疾病的稳定和康复。

GS 患者的护理和沟通可以从以下几方面着手:

(1)减少患者对于死亡的恐惧。

(2)控制各种疾病对情绪的影响。

(3)倾听、共情、关注,解除心理负担。

(4)医护人员与患者、家属沟通时要注意言辞。

(四)社会资源短缺与寻求解决途径探索

当老年人出现 GS,往往涉及多个系统或器官的病变,而传统的疾病诊断或治疗策略存在一定的局限性,治疗效果差强人意,传统医学及专科治疗容易出现短板与一定缺陷。在此基础之上,对于 GS 治疗的解决途径需要社会各界共同努力,协同合作,需要进行多学科和(或)老年医学专科、全科医学的综合治疗。目前,国内外已经开展多个临床干预性研究,对比了老年病房或老年综合评估和常规病房或常规社区管理的效果,更加肯定了 GS 早期筛查、治疗和预防对于提高老年人群生活质量、降低死亡率的显著作用。

老年综合征评估是目前寻求解决途径之一,以期待改善老人日常生活能力,减少不必要的用药,缩短住院时间,减少再住院率,减少住院费用,提高老人生活质量,更好维护老人功能,减少失能发生,让老人或家属对所患疾病、心理状态、躯体功能、社会功能有全面的认识。

三、治疗老年综合征可采取的有效防控途径

(一)掌握老年患者所患各类疾病的特点

随着年龄增长,老年人出现机体功能退化、衰老等表现,老年人日常生活能力缺陷、跌倒、尿失禁、睡眠障碍和认知功能障碍的发生率均呈逐渐升高趋势。有研究显示,GS 的发生率存在明显的性别差异,男性日常生活能力缺陷、跌倒和尿失禁的发生率高于女性;各年龄段的老年人最常见的老年综合征常表现为生活能力缺陷、跌倒和尿失禁;独居、家庭不和谐是老年人群痴呆、抑郁发生的重要危险因素。

(二)加强人文关爱,尊重生命价值,遵循伦理原则

老年综合征评估是以人为中心的一种诊疗模式,目的在于全面评价老年人的身心功能状况和社会环境影响因素,以便有针对性地制订全面的预防、保健、治疗、康复和护理计划,更多关注的是老年人的全面功能状况和生命质量。

由于老年疾病绝大部分是无法治愈的,因此,在老人的医疗照护实践中,怎样综合地、全面地评估老年人的功能状况,如何准确地对症干预,从而使老人"老而不病或老而少病、病而不残、残而不废"才是至关重要的。

通过老年综合征评估,可为老年患者制定科学、合理和有效的预防、保健、治疗、康复和护理计划,促进老年患者各种功能状态的改善,从而提高老年患者的生命质量和健康期望寿命

(三)目前可采取的主动、被动治疗模式

(1)关于 GS 的评估:国外的研究开展较早,有较为成熟的量表,而我国在这一领域发展相对较晚,对 GS 重视程度有所欠缺,目前仍缺乏适宜在医院和社区使用的统一 GS 评估工具。目前使用的多数为针对单一 GS 的评估工具,种类繁多,缺乏系统、全面的 GS 整体评估工具或者量表。对于评估量表的选择,还需要结合我国老年人群的实际情况、患病率发生情

况等综合因素,同时需要提供相关基础数据作为依据,选取并修订一套简便、客观、有效、适用于我国老年人群的 GS 评估工具。

(2) 重视和加强对 GS 的认知:要改善传统医疗对于 GS 不够重视的局面,就要加强对 GS 的认知。①开展针对医护人员的 GS 知识教育,提高对老年人群中患有 GS 的认知和重视;②要开展针对一般老年人群和住院人群 GS 知识的健康教育,使之在重视疾病的基础上,加强对自身 GS 的关注和管理;③将对 GS 的评估和管理纳入医院、康复院、养老机构及社区卫生服务中心的日常工作中,也会加速推动 GS 的治疗,把此类疾病的认知与治疗变成常规化和系统化的工作,将医疗工作的重心从疾病治疗扩大到影响生活质量的症状防治。

(四) 个体化治疗方案的重要性

老年综合征的主要评估内容包括:老年病急性期的诊治、亚急性和急性后期的中期照护、失能老人的长期照料、生命末期的临终关怀以及社区老年慢病防控等。

在医疗工作中采取老年综合征评估,可以方便地进行功能、认知和步态等评估,发现潜在的疾病及危险因素;在社区工作中可以充分利用、协调社区内的资源来满足老年人的各种保健需求,减少医疗费用、改善并维持老年人健康功能水平。

老年综合征评估有助于早期识别和治疗社区老人 GS 的发病情况,提高老人生存率和生活质量。

思考题

1. 如何理解老年综合征? 简述我国老年综合征的现状。

2. 简述面对 GS 问题,医护人员面临的社会责任。

3. 如何进行多方位的 GS 评估,结合我国国情,如何制定主动和(或)被动治疗模式,达到理想治疗效果?

(李雯妮　刘建平)

参考文献

[1] 陈峰.老年综合征管理指南[M].北京:中国协和医科大学出版社,2010.

[2] 老年医学专科医师教育委员会. 老年医学专科医师必备的临床知识与技能[J].中华老年医学杂志,2016,35(6):569 - 571.

[3] 陈旭娇,严静,王建业,等.老年综合评估技术应用中国专家共识[J].中华老年医学杂志,2017,36(5):471 - 477.

[4] Zhang Y, Gu Y H. Research progress of the related tools of the comprehensive geriatric assessment[J]. Chinese General Practice,2017,20(17):2150 - 2154.

第二节　阿尔茨海默病

1. 阿尔茨海默病的病因、病理及危险因素。
2. 阿尔茨海默病的临床特点及诊断。

1. 掌握
   阿尔茨海默病的临床特点。
2. 熟悉
   阿尔茨海默病的诊断及鉴别诊断。
3. 了解
   引入生物标记物的阿尔茨海默病诊断框架。

一、老年认知障碍概述

老年认知障碍是指患者的大脑发育成熟,智能发育正常,但以后由于各种有害因素引起大脑器质性损害,造成持续性智能障碍。通常按引起认知障碍的原因分为两大类:①变性病性,主要包括阿尔茨海默病、额颞叶变性、路易体变性等;②非变性病性,后者包括血管性痴呆、自身免疫性脑炎、感染性痴呆、代谢性脑病及中毒性脑病等。目前,我国处于老龄化社会,伴随而来的老年性认知功能损害也日渐增多。阿尔茨海默病(Alzheimer's disease,AD)是最常见的原发性神经退行性病变,严重影响患者及家庭的生活质量,增加社会负担。根据我国流行病学调查显示,65 岁及以上人群神经认知障碍(痴呆)总患病率为 5.14%～7.3%,其中阿尔茨海默病占 50%～75%。国家统计局数据显示,到 2019 年末,我国 65 岁及以上人口为 17 603 万人,由此推算,我国目前 AD 患者约为 750 万。而且随着年龄的增长,AD 的患病率也随之增高。到 2050 年,我国 80 岁以上老年人约 1 480 万,AD 患者总数将接近1 000 万人。目前,对于阿尔茨海默病的治疗只能暂时改善症状,并不能延缓或逆转疾病发展,更不能治愈,关于阿尔茨海默病治疗的新药研发也屡屡失败。因此,积极控制危险因素对于阿尔茨海默病的防治至关重要。

二、阿尔茨海默病的临床特点

(一) 阿尔茨海默病的定义、病因及病理

阿尔茨海默病是老年人最常见的神经系统变性疾病,主要侵犯大脑皮质,尤其是海马和

前脑基底核,以进行性痴呆为突出临床表现。其患病率随年龄增高而增加,女性发病率高于男性(3∶1)。

阿尔茨海默病的病因及发病机制不明确,目前认为主要有以下几种学说。

(1)遗传因素:分子遗传学研究发现淀粉样蛋白前体、早老素-1、早老素-2基因突变可能通过增加β-淀粉样蛋白的生成沉积形成老年斑而致病。

(2)神经递质障碍:中枢胆碱能系统与学习、记忆密切相关,胆碱能系统的缺损与痴呆程度呈正相关。其他神经递质如5-羟色胺、生长抑素、去甲肾上腺素及其受体在皮质及海马中也有不同程度的减少,递质改变在AD发病中的意义有待进一步研究。

(3)细胞骨架改变:AD的特征性病理改变之一为神经原纤维缠结,其主要的蛋白质成分为变异的tau蛋白,AD患者脑中异常磷酸化的tau蛋白可以减低微管组装的能力,损害神经细胞。近年来,有证据表明早老素基因突变有可能造成细胞骨架发生病变。

(4)其他因素:高血压、糖尿病、高脂血症、高同型半胱氨酸、房颤、脑外伤、病毒感染、文化程度低、独居、吸烟及重金属暴露史等因素也可能参与AD的发病。由于正常老年人脑中也可见到少许老年斑和神经原纤维缠结,因此AD也可能是正常衰老过程的加速。

已有的研究发现AD的主要病理表现包括β淀粉样蛋白(Aβ)形成与清除失衡所致神经炎性斑、过度磷酸化的tau蛋白影响神经元骨架微管蛋白稳定所致神经纤维缠结形成、淀粉样血管生成、神经元变性及突触功能异常等。

(二) 阿尔茨海默病的风险因素

从目前研究来看,AD或是一种多因素所致神经变性疾病,其可干预的危险因素主要包括血压异常、糖尿病、血脂异常、睡眠障碍、金属离子代谢异常、抑郁症、教育缺乏及不良生活方式等。此外,还有颅脑外伤、病毒感染、雌激素水平异常、甲状腺功能紊乱、高同型半胱氨酸血症、听力丧失及精神障碍等因素。还有不可干预的危险因素如AD家族史、载脂蛋白(APOE)4基因携带、高龄、母亲生育年龄过低或过高、免疫系统异常等因素。

(三) 阿尔茨海默病的临床特点

阿尔茨海默病的临床特点可归纳为CBA 3个核心症状。

1. 认知功能障碍(C)

AD患者认知功能障碍包括记忆、学习、语言、执行能力、复合性注意、视结构-知觉能力、社会认知能力受损。常见的首发症状是近事记忆损害,表现为遗忘和学习新信息能力受损,如重复发问,乱放物品,甚至忘记重要的事件等。语言障碍包括命名和(或)找词困难,语法和(或)句法错误,语言连贯性和逻辑性受损等,还包括理解困难、书写错误等沟通障碍,导致不愿与外界交流。执行功能障碍可早期出现,包括推理、处理复杂任务能力受损,判断力、管理财务和决策能力下降,社会交往和工作能力减退。复合性注意障碍轻度表现为比既往需更长时间完成常规任务,工作中出现失误等,加重时会无法心算、回忆复述信息等。视结构空间障碍表现为对周围环境(时间、地点、人物)及自身状态(姓名、年龄、职业等)的认知能力缺失,在熟悉的地方迷路,不会辨别时钟,不能识别面孔或常见物品等。社会认知受损表现为性格改变、日常行为不考虑他人感受或明显超出可接受的社交范围。

2. 精神症状和行为改变(B)

AD患者精神症状和行为改变包括淡漠、易激惹、抑郁、幻觉、妄想、激越、游荡及尾随等行为表现。中度AD患者激越、焦虑、妄想及异常行为发生率较轻度AD患者更高,是此阶段照料者最关注的症状,需要正确识别和及时有效地处理。临床前期 AD 轻度行为损害包括动机缺乏、情绪不稳定、冲动控制障碍、社交不适、异常的信念和观念等。这些症状均可增加 AD 的发病风险。

3. 日常生活能力下降(A)

日常生活能力(ADL)包括基本 ADL(BADL)和工具性 ADL(IADL)。BADL 主要包括如厕、进食、穿脱衣、梳洗、行走和洗澡。IADL 主要包括使用电话、购物、备餐、做家务、洗衣、独自搭公交车、遵嘱服药和经济自理。AD 患者早期即可出现 IADL 的下降,执行功能和性格改变可能是导致 IADL 下降的独立危险因素。

除上述核心症状外,阿尔茨海默病还可以有一些其他表现,如后部皮层萎缩,患者无视觉原因出现的视空间、视知觉功能异常;Logopenic 型进行性失语症患者词语输出能力减退,而语法、发音及运动语言功能相对保留。语速慢,常因找词出现停顿,语法结构简单但用词准确。命名功能可有损害,对复杂句子理解复述存在困难;额叶变异型 AD 患者病程早期就开始出现额叶症状如淡漠、行为脱抑制等行为异常,甚至有妄想等精神症状,执行功能受损明显,之后出现记忆力下降、计算力下降、空间能力下降等颞顶叶症状。这些类型的 AD 虽然临床表现有所差异,但其病理学均属 AD 范畴。AD 患者多采用 CBA 的顺序进行评估。

当前,ABC 综合征的评估主要依靠神经心理量表来实现。因此,选择合适的量表是 AD 早期干预、全面管理的关键。适合 AD 早期筛查的量表应具有以下特点:①尽可能覆盖 ABC 三大症状领域;②具有良好的敏感性、特异性和可重复性;③便捷、耗时短,最好控制在 10 分钟内,便于老年人独立完成或知情者填写。适用于社区筛查常用量表有痴呆知情者问卷(如 AD8)、老年认知功能减退知情者问卷(IQCODE)等。常用的认知功能筛查量表主要有 MMSE、蒙特利尔认知功能评估量表(MoCA)、画钟试验(CDT)。确诊量表常用记忆、语言、注意、视空间、执行功能等不同认知领域的组合。AD 的疗效评估常采用阿尔茨海默病评估量表(ADAS)。精神行为症状评估常使用神经精神调查(NPI)。日常生活能力主要通过 ADL 进行评估。综合性评估量表包括临床痴呆评定量表(CDR)、ABC 痴呆量表(ABC-DS)等。轻度认知功能障碍(MCI)是介于正常认知和痴呆间的一种过渡状态。MCI 是指记忆力或其他认知功能进行性减退,日常生活能力基本不受影响,且未达到痴呆的诊断标准。早期识别和诊断 MCI 有助于进行早期干预,延缓其进展为痴呆,同时帮助患者家庭尽早建立应对措施。MCI 的评估常用听觉词语学习测验(AVLT)、动物流畅性测验、Boston 命名测验及连线测验等。随着疾病进展,受累脑部区域逐渐增加,ABC 症状不断加重或出现改变。

建议:①对于 AD 患者应进行认知功能、日常生活能力、精神行为症状全面系统的评估;②日常生活能力评估推荐 ADL 量表,总体认知水平评估推荐 MMSE 量表,精神行为症状评估推荐 NPI 量表;③可根据实际情况,选择其他适当的评估量表;④应尽早建立中国 AD 患者 ABC 综合征数据库,建立相关量表的中国人群诊断标准和信效度检验。

(四)阿尔茨海默病的诊断

1. 诊断标准

AD 的临床诊断主要根据患者完整准确的病史,结合 ABC 综合征进行全面系统的评估及依据有关的辅助检查、实验室资料进行诊断。首先确定是否存在痴呆,其次为痴呆是由何种疾病引起。通常经过4个步骤进行诊断。

(1)病史和体检：由于患者的记忆力进行性下降，尤其是近期记忆力下降明显，病史通常由照料者提供。通过对患者定向力、判断力检查，显示患者记忆力下降已影响到其日常生活功能或工作能力。体检应排除神经系统的偏瘫、偏盲及颅神经受损等局灶性神经定位体征。

(2)量表检查支持患者有一个以上认知功能减退，如语言、定向力等。常用量表如MMSE<20分。

(3)进行性病程至少6个月以上。

(4)选择必要的实验室检查或影像学检查，排除颅内肿瘤、脑梗死、正常颅压脑积水以及硬膜下血肿等。

自1984年美国国立神经病、语言障碍和卒中研究所-阿尔茨海默病及相关疾病协会发布首个诊断标准以来，相继出现至少7版有影响力的诊断标准。近年来，有关生物标记物的诊断标准引起人们的普遍关注。2011年，美国国立老化研究所和阿尔茨海默病协会（National Institute on Aging-Alzheimer Association，NIA-AA）版AD诊断标准将其生物标记物分为两大类：①Aβ积聚的生物标志物，即淀粉样蛋白PET显像中的异常示踪剂滞留和脑脊液Aβ42水平降低。②神经元变性或损伤的生物标志物，包括脑脊液总tau蛋白和磷酸化tau蛋白升高。颞顶叶皮层FDG-PET上FDG摄取减少。结构磁共振在特定的脑区如内侧和外侧颞叶以及内侧和外侧顶叶皮层的萎缩。2018年，NIA-AA根据A/T/N分类系统提出了AD的研究框架。该研究框架主要用于指导AD的观察性和干预性研究，体现的是AD的生物学定义。A指Aβ沉积相关的生物标记物，包括脑脊液Aβ1-42下降，Aβ42/Aβ40比例下降或Aβ-PET阳性；T指tau相关的生物标记物，包括脑脊液磷酸化tau升高，tau-PET阳性；N指反映神经退行性变/神经元损伤相关的生物标记物，包括结构磁共振特定脑区萎缩，FDG-PET摄取减少，脑脊液总tau升高。只有A的证据，没有T的证据，被称为AD病理改变；同时具备A和T的证据，则被定义为AD。诊断标准的不断更新，提示AD是一个连续的疾病谱，生物标记物的纳入使得疾病的诊断不断前移。在AD临床前期早发现、早诊断、早干预，必将为AD的研究带来新的希望。

建议：①病史采集和全面系统评估ABC综合征是AD诊断的基础；②MRI结构像及脑PET、SPECT等影像检查辅助诊断AD；③有条件可开展载质蛋白（ApoE）ε4基因筛查和Aβ、Tau蛋白等生物标志物检查。

2. 与其他认知障碍的鉴别

(1)额颞叶痴呆：该组疾病常隐袭起病，渐进性发展，女性多于男性。早期人际交往能力下降，行为障碍，突出的额叶症状包括欣快、情感迟钝、粗鲁的社交行为、情绪抑制以及淡漠或不能静止。随后出现智能、记忆和语言功能的损害，异常的行为表现常在明显的记忆损害之前出现。

(2)路易体痴呆：一种以波动性认知障碍、持久的注意障碍、视空间障碍、持久复杂的视幻觉及锥体外系表现为特征的疾病，反复跌倒、晕厥、短暂意识丧失、对神经安定剂敏感及各种形式的幻觉等均是支持路易体痴呆诊断的条件。

(3)血管性痴呆：多数起病较急，病程呈波动性、阶梯样恶化。早期自觉症状明显，如头痛、眩晕、肢体麻木、记忆力下降、失眠等，往往伴有焦虑或抑郁心境，自知力、判断力、理解力以及抽象思维能力、人格均能较长时间保持良好，可因不同病变部位而出现不同的局灶症状和体征,如偏瘫、步行障碍、假性球麻痹等。

三、阿尔茨海默病的治疗

(一)治疗原则

改善症状、阻止痴呆的进一步发展、维持残存的脑功能、减少并发症。

(二)具体措施

(1)胆碱酯酶抑制剂(ChEIs):增加突触间隙乙酰胆碱含量,是现今治疗轻中度 AD 的一线药物,主要包括多奈哌齐、卡巴拉汀、加兰他敏和石杉碱甲。应用某一胆碱酯酶抑制剂治疗无效或因不良反应不能耐受时,可根据患者病情及出现不良反应程度,调换其他 ChEIs 或换作贴剂进行治疗,治疗过程中严密观察患者可能出现的不良反应。

(2)兴奋性氨基酸受体拮抗剂:美金刚对中重度 AD 患者妄想、激越等精神行为异常有一定治疗作用,对于明确诊断的中重度 AD 患者可以选用美金刚或美金刚与多奈哌齐、卡巴拉汀联合治疗。

(3)与患者交代治疗益处和可能风险后,可以适当选用银杏叶、脑蛋白水解物、奥拉西坦或吡拉西坦等作为 AD 患者的协同辅助治疗药物。

(4)国外备受瞩目的几项临床试验正在进行中,这些药物总体上有 3 种不同的作用靶点,分别为直接拮抗 Aβ 的单克隆抗体或是作用于 APP 裂解的 β 或 γ 分泌酶,大部分药物均未能显示出减缓认知衰退或改善认知功能的作用,或是出现较重的不良反应而终止临床试验。甘露特钠胶囊于 2019 年在中国批准上市,主要针对轻、中度阿尔茨海默病患者,其可能通过减轻肠道菌群的失调和神经性炎症而发挥作用,但是具体机制仍需要进一步研究。

(三)特别提示

大多数患者对 ChEIs 具有较好耐受性,部分可出现腹泻、恶心、呕吐、心率减慢、食欲下降等不良反应。多奈哌齐的不良反应以腹泻最常见,卡巴拉汀最常见不良反应为呕吐,心动过缓者这类药物慎用。少数患者服用美金刚可能出现头痛、眩晕、腹泻和激越等不良反应,注意防止头晕跌倒。老年患者服药期间应关注肾功能。

四、阿尔茨海默病康复管理

(一)"全人、全程"的 AD 康复原则

以患者为中心被认为是 AD 治疗的基本原则,强调"全人、全程"的管理,即每位 AD 患者都应在整个康复训练过程中采取积极主动的参与模式。量身制订和实施"以个人目标为导向"的个体化认知康复训练方案,从整体考虑个体及其行为背后的意义,家庭照顾者也需要学习应对策略。通过社会参与为患者及其家庭成员提供康复支持,使患者能够以自我管理的态度,和谐地生活,拥有更高的生活质量。

(二)计算机辅助的认知训练将得到普及推广

认知训练通过重复的、标准化的任务提升特定的认知功能、增加认知储备。随着计算机软件开发技术的不断发展,计算机辅助认知康复(computer-assisted cognitive rehabilitation,CACR)训练技术逐渐应用于 AD 研究领域。它提供简便易行、经济有效、灵活多样的训练模式,从而改善患者的注意力、记忆力及沟通能力,以便满足患者个性化需求。该训练方式可依据患者的兴趣爱好和认知障碍的程度,有针对性地进行训练,具有题材丰

富、选择性高、时间精确、训练标准化和结果反馈及时等优势,将越来越广泛地应用于 AD。基于"互联网",通过手机、USB 接口连接,进行远程(如居家或社区)一对一或一对若干训练,能随时随地进行认知康复训练。

(三) 关注运动功能障碍的评估及康复,减少跌倒风险

在临床工作中,AD 患者的运动功能障碍,尤其下肢和躯干运动障碍所致平衡和行走能力受损,并未得到足够重视。最近的证据表明步态和认知能力之间有明显的相互联系。平衡功能障碍和步态异常是 AD 患者跌倒的重要因素,跌倒所致骨折尤其下肢骨折后卧床牵引制动导致的各种并发症,主要为压疮、肺部和泌尿系感染等,是 AD 患者死亡率升高的主要原因。起立—行走计时测验(timed up and go test,TUGT)是常用的评估平衡、功能性移动能力和步行安全性的简易方法。测试时,靠背坐在有扶手的座位高约 45 厘米的椅子上,独立站起,并尽可能快地行走 3 米后转身返回,再转身坐靠回椅背上。用秒表测得患者从背部离开到靠回椅背的时间,记录测试 3 次的平均值。现已有多种可穿戴式动态步态分析设备用于临床,可更方便快捷地进行定量步态评定。AD 患者的运动锻炼主要有以下几方面:①强化自我管理和参与,提高运动康复意识和积极性,避免不活动或少活动,鼓励患者减少日常静坐的时间。例如,短距离步行去超市和商店而不乘车,走楼梯而不乘电梯,预防或尽可能减少继发性废用综合征的发生。②提倡有氧运动,即在氧气供应充分的条件下进行全身大肌群长时间高度节律性运动,如步行、跑步机、骑自行车、游泳、太极拳及八段锦等。③进行改善体力、耐力和柔韧性的运动疗法,对受损的主要运动功能障碍采用针对性的练习和特定活动的学习,研究显示即使严重认知障碍的 AD 患者接受平衡功能训练后仍能从中受益。

思考题

1. 阿尔茨海默病的危险因素有哪些?

2. 简述阿尔茨海默病的治疗原则及康复管理特点。

3. 病例分析型思考题:

患者男性,80 岁,大学文化,因"记忆力下降 2 年"就诊。

现病史:2 年前患者出现记忆力下降,但生活自理。近 1 年症状加重,言语重复明显;忘记近期发生的重要事情;管理自己的钱财存在问题,吃药需要家人协助;不愿出门,独立生活发生困难。

既往史:有冠心病史。

体格检查:神清,对答切题,神经系统检查(-)。神经心理测量(初诊):MMSE=27 分;MoCA=19 分;CDR=0.5 分。(复诊)MMSE=20 分;MoCA=14 分;CDR=1 分。

实验室检查:常规血生化、甲状腺功能、维生素、梅毒检查均正常。

特殊检查:头颅 MRI 片显示双侧额颞顶叶脑萎缩,左侧额顶叶散在点状异常信号,脑池脑沟及脑室增宽。PET 片检查显示左侧额、颞、顶叶葡萄糖代谢减低。

思考要点：

(1) 该患者的病史特点有哪些？

(2) 该患者初诊、复诊的诊断及诊断依据是什么？

(3) 该患者的症状应如何与其他类型的认知障碍鉴别？

（王智樱）

参考文献

[1] 马善新,宋鲁平.阿尔茨海默病康复管理中国专家共识要点解读[J].中国医刊,2020,55 (7):833-840.

[2] 中国痴呆与认知障碍写作组,中国医师协会神经内科医师分会认知障碍疾病专业委员 会.2018中国痴呆与认知障碍诊治指南(二):阿尔茨海默病诊治指南[J].中华医学杂 志,2018,98(13):971-977.

[3] 盛树力.老年性痴呆及相关疾病[M].北京:科学技术文献出版社,2006.

第三节 衰 弱

本节要点

1. 老年衰弱的概念。

2. 如何识别和评估衰弱。

3. 衰弱老人的最佳管理策略与实践指导。

4. 衰弱的干预。

教学目的

1. 掌握

(1)衰弱的定义。

(2)衰弱的识别和评估。

(3)衰弱的干预。

2. 熟悉

衰弱老人的管理策略与实践指导。

3. 了解

衰弱的流行病学现状。

一、衰弱的概念

（一）什么是衰弱及衰弱综合征？

2000 年，美国约翰霍普金斯大学医学院的 Fried 博士提出衰弱是一种临床综合征，表现为生理储备功能减弱、多系统失调，机体对应激和保持内环境稳定的能力下降，对应激事件的易感性增加。同期，加拿大学者 Rockwood 认为，衰弱是一种健康缺陷不断累积而导致的危险状态。

随着衰弱综合征给全世界带来重大挑战，越来越多的国家和临床研究工作者对衰弱及衰弱综合征有了更多的认识。2017 年，中华医学会老年医学分会组织制定了《老年患者衰弱评估和干预中国专家共识》，《共识》提出，衰弱是指老年人生理储备下降导致机体易损性增加、抗应激能力减退的非特异性状态，涉及多系统病理、生理变化，包括神经肌肉、代谢及免疫系统等，常为多种慢性疾病、某次急性事件或严重疾病的后果。遗传因素，增龄，经济条件差，教育程度低，不良的生活方式，老年综合征（跌倒、疼痛、营养不良、肌少症、多病共存、活动能力下降、多重用药、睡眠障碍、焦虑和抑郁），未婚及独居等均为衰弱的危险因素，可促进衰弱发展。

同年，发布了《亚太区老年衰弱管理临床实践指南》；2019 年，国际衰弱和肌肉减少症研究会议工作组提出《国际临床实践指南：身体衰弱的识别和管理》；2020 年，国际衰弱和肌肉减少症研究会议发布了《基层医疗中衰弱患者的筛查和管理共同指南》。衰弱及衰弱综合征已然成为现代老年医学研究的热点问题之一。

（二）老年衰弱的流行病学及全球现状

循证医学证明，除地震、火灾、车祸等灾难和急性病导致老年人死亡之外，其死亡的主要原因是老年衰弱综合征。65 岁以上的老年人约有 10% 患有衰弱，85 岁及以上老年人患衰弱的比例甚至达到 25%～50%。衰弱有程度不同和个体差异，其严重程度处于变化中，随着年龄增长会出现渐进性加重。衰弱也是衰老过程中不可避免的。衰弱综合征的严重程度与老年死亡率成正比。衰弱综合征的存在对老年患者疾病的发生、发展与转归有明显不良影响。

研究表明衰弱老年人仅有一半接受了有效的医疗干预。如果在未识别衰弱的情况下进行常规的医疗干预，对这些衰弱老年人可能会有风险和危害，达不到预期的治疗效果。老年人衰弱严重影响其生活质量，急需针对衰弱老年人制定相应的医疗和护理服务。骨骼肌肉减少症（sarcopenia）是衰弱的核心病理基础，其机制是增龄性失能、疾病、营养不良、运动系统老化等原因导致了肌肉萎缩，肌纤维被脂肪组织替代，最终机体组成改变，易发生胰岛素抵抗、骨质疏松及全身炎症反应，表现为肌肉力量下降或无力、步行速度下降、活动量减少、体重减轻等问题。这些问题相互作用的同时又引起了免疫、内分泌和其他系统的功能失调，出现机体储备能力和抵御能力下降，最终出现对不良后果的易感性增加，即个体潜在的脆弱性增加，无法应对疾病、意外和其他应激源。

老年人往往会因为各种因素诱发并加速衰弱，如吸烟、酗酒、缺乏锻炼、饮食不合理、生活不规律等。同时，感染、服用新药、跌倒、便秘或尿滞留等也可能使身体健康较前恶化。这些应激因素都与老年患衰弱综合征密切相关。衰弱也可能出现症状不明显，这时需要积极主动地识别。许多老年人常将注意力放在特定疾病，如高血压、糖尿病或心力衰竭上，而忽视了衰弱。也有些衰弱的老年人，并没有意识到要去寻求基本的医疗评估，及时到当地权威机构进行治疗,直到行动不便、卧床不起,甚至由于很微小的刺激(如普通的感冒)而出现谵妄。对于衰弱的老年人,以个体为中心的目标驱动的综合治疗途径可减少不良后果,减少住院率。

二、衰弱的识别和评估

(一)识别和评估衰弱的目的

目的就是推荐采取哪些措施可以识别衰弱和预防这些不良后果,使衰弱的老年人尽可能保持生理功能,改善生活质量。虽然衰弱的评估方法较多,但目前还未形成衰弱评估的"金标准"。

任何与老年人有关的健康或照料专业机构或人员,包括门诊医务人员、照料和支持的社会服务机构、干预后社区服务团队、基本的医疗保健机构、社区内的家庭照料者、急救人员,遇到老年人跌倒或其他紧急事件等的时候,都应该对其进行评估,明确是否存在衰弱的可能。

(二)目前衰弱评估的方法

1. 衰弱评估的适应证

最近1年内,≥70岁的所有老年人及患有慢性疾病、伴体重减少超过5%的老年患者均应进行衰弱筛查。对未识别出衰弱的老年人实行常规干预,如急诊住院或手术,都可能会打破获益和风险的平衡。识别出衰弱后,专业人员可以采取有效措施来预防不良后果,并且可着手去除导致衰弱的相关因素。

2. 衰弱的临床表现(临床上大多为非特异性表现)

(1)疲劳、无法解释的体重下降和反复感染。

(2)跌倒:平衡功能及步态受损是衰弱的主要特征,也是跌倒的主要危险因素。衰弱状态下,即使轻微疾病也会导致肢体平衡功能受损,不足以维持步态的稳定性而跌倒。

(3)谵妄:衰弱老人多伴有脑功能下降,应激时可导致脑功能障碍加剧而出现谵妄。

(4)波动性失能:可出现独立自主功能状态变化较大,常表现为功能独立和需要依赖他(她)人照顾交替出现。

(三)识别或评估衰弱的途径

(1)临床表现:如果出现以下症状中的一种或以上,就要怀疑该老年人是否患有衰弱。跌倒(如轰然跌倒、骨折、被发现躺在地上),无法动弹(突然不能动、无腿感、在厕所出不来等),谵妄(急性昏迷、较前恶化或短期记忆、认知功能下降),失禁(新发现或较前恶化),对某些药物(如降血压与抗抑郁药合用等)的不良反应敏感。

(2)评估方法或工具:所有≥70岁及以上人群或最近1年内、非刻意节食情况下出现体重下降(≥5%)的人群均应进行衰弱的筛查和评估。已有许多识别衰弱的测验工具或方法,但准确性不一。现推荐了2种筛查方法,分别是Fried衰弱综合征标准(见表4-3-1)和FRAIL量表(表4-3-2)。其中,Fried衰弱综合征标准适用于医院和养老机构,在临床研究中也常被应用。衰弱指数评估项目多,需要专业人员进行评估。FRAIL量表较为简易,更适合进行快速临床评估。

表 4‑3‑1　Fried 衰弱评估方法

序号	检测项目	男性		女性	
①	体重下降	过去 1 年中,意外出现体重下降>4.5kg 或>5%体重			
②	行走时间 (4.57 米)	身高≤173cm 身高>173cm	≥7s ≥6s	身高≤159cm 身高>159cm	≥7s ≥6s
③	握力 (kg)	BMI≤24.0 BMI 24.1~26.0 BMI 26.1~28.0 BMI>28.0	≤29 ≤30 ≤30 ≤32	BMI≤23.0 BMI 23.1~26.0 BMI 26.1~29.0 BMI>29.0	≤17 ≤17.3 ≤18 ≤21
④	体力活动 (MLTA)	<383kcal/周 (约散步 2.5h)		<270kcal/周 (约散步 2h)	
⑤	疲乏	CES‑D 的任一问题得分 2~3 分 过去 1 周内以下现象发生了几天? (1)我感觉做每一件事都需要经过努力 (2)我不能向前行走 0 分:<1 天,1 分:1~2 天,2 分:3~4 天,3 分:>4 天			

注释:MLTA,明达休闲时间活动问卷;CES‑D,流行病学调查用抑郁自评量表。

标准:具备≥3 条可诊断为衰弱综合征,<3 条为衰弱前期(pre‑frail),0 条为无衰弱健康老人(Robust)。

表 4‑3‑2　FRAIL 量表

序号	条目	询问方式
①	疲乏	过去 4 周内大部分时间或所有时间感到疲乏
②	阻力增加/ 耐力减退	在不用任何辅助工具及不用他人帮助的情况下,中途不休息爬 1 层楼梯 有困难
③	自由活动下降	在不用任何辅助工具及不用他人帮助的情况下,走完 1 个街区(100 米) 较困难
④	疾病情况	医生曾告诉你存在 5 种以上如下疾病:高血压、糖尿病、急性心脏疾病发 作、卒中、恶性肿瘤(微小皮肤癌除外)、充血性心力衰竭、哮喘、关节炎、 慢性肺病、肾脏疾病、心绞痛等
⑤	体重下降	1 年或更短时间内出现体重下降≥5%

标准:具备≥3 条可诊断为衰弱综合征,<3 条为衰弱前期,0 条为无衰弱健康老人。

（四）评估时注意事项

（1）当实施和评估干预措施时,需考虑进行综合评估这些过程环节中需要的时间和照料转移的延迟等。

（2）需考虑到自我检测的主观性和凭经验的武断性,包括生活质量、孤单、疼痛、功能和危害(如跌倒、不良药物应用事件),其结果要慎重客观判断。

（3）需考虑到当地健康服务水平,包括基础医疗咨询服务人员、床位、门诊等软、硬件的不足,可能出现无法最佳状态配合。

三、衰弱老人的最佳管理策略与实践指导

1. 衰弱老人的最佳管理策略

衰弱老人的最佳管理策略是被称为老年人综合评估(comprehensive geriatric assessment,CGA)的照料过程。该过程设计整体的、多学科的评估,已被证明可以改善预后。所有的衰弱老人都应该由全科医师进行基于老年人综合评估原理的全面医学问题回顾或总结,包括目前症状、体征、药物等,这是照料计划的重要组成部分。当老人合并有精神心理问题,包括痴呆表现时,应协同老年精神病专家进行诊断、干预或照料计划的支持。对衰弱老年人进行个体化的用药评价,应考虑药物与衰弱的相互作用。当衰弱病情非常复杂、诊断不确定,或者症状控制较棘手,需求助于老年医学专家,强调亲属和照料者参与协助。

在基本医疗、急救服务、二级医疗和社会服务机构间建立健康记录信息(包括CSP)的共享系统,建立适合当地情况的照料衰弱老年人的协议和途径,对常见的急性表现(如跌倒、谵妄等)有一定的应急预案,确保对这些突发事件能作出快速反应。

2. 衰弱老人的综合照护和支持

老年人综合评估后应该建立一套基于衰弱老年人的需求和康复目标,最终形成个体化的衰弱照护和支持计划(care and support plan,CSP),包括优化和保持老年衰弱患者身体功能以及进一步扩大计划,应激时的照料计划和临终照料计划。对已备有CSP计划的老年人进行紧急时刻的诊疗决策,根据患者状态变化情况,立即进行综合评估,决定是否有必要立即送进医院或转到社区服务场所照料。衰弱是老年人术后重要并发症、致死率、住院时间长的独立危险因素,需要麻醉师、手术人员和老年医学专家的精诚合作,在术前识别衰弱,拟定改善措施,能有效降低风险。衰弱表型定义以及身体衰弱的核心是肌肉质量和功能减少,加强运动和营养等干预措施可以使衰弱患者改善肌肉力量和平衡,对衰弱的身体特征进行管理。

四、衰弱的干预

(一)干预原则

通过有效干预,衰弱状态可以实现不同程度的纠正。

(1)坚持动态、整体性、躯体与心理、个体化、获益大于风险的原则,制订干预方案。

(2)药物干预并不是衰弱的最佳干预方式:药物干预以激素替代疗法为主,存在较多的禁忌证和不良反应。

(3)注重人文关爱,建立和完善个体化的人文关爱系统工程服务,能提供临终关爱照料计划。

(4)充分整合健康和社会照料系统,融合基础医疗、社区照料和二级照料的综合服务。

(二)具体措施

(1)运动锻炼:必须坚持力所能及、循序渐进、安全第一的个体化原则。运动对于衰弱老年人有益,有助于改善衰弱症状,提高躯体运动功能,改善认知状况和情绪,提高骨密度,降低跌倒发生率等。美国运动医学协会推荐衰弱老年人采用运动处方(如抗阻力运动、平衡训练、有氧运动等)。此外,应用传统中医学运动疗法有助于提高运动功能,促进老年人平衡

能力、肌肉力量的改善,减轻慢性疼痛。

(2) 营养干预:与营养相关的衰弱危险因素主要与不良饮食习惯有关。针对衰弱老年人营养干预的建议,包括:调整膳食结构、增加营养补充剂、纠正不良的饮食习惯等,避免偏食肉类、缺乏蔬菜水果、过量饮酒、膳食营养素缺乏(如硒、锌、类胡萝卜素、维生素 D 和维生素 E)等。

(3) 综合护理干预:整合多学科资源,将多种干预措施结合起来,同时用于延缓或者逆转社区老年人的衰弱状况。综合护理干预有很强的针对性,将多种干预的方法进行整合,相互促进和补充,干预效果呈叠加作用。

(4) 共病和多重用药管理:共病包括抑郁、心力衰竭、肾衰竭、认知功能受损、糖尿病、视力及听力问题等。药物治疗可能涉及抗炎药物、激素类似物、性激素受体调节剂、血管紧张素转化酶抑制剂等。只有重视高度个体化治疗的原则,才能适应复杂的医患关系,对疾病进行有效的控制,提高生活质量。多学科团队合作的医疗护理模式能减少医疗伤害,避免过度医疗行为。

五、培训和教育

有效识别和管理衰弱的关键是培训和教育。发展适合当地情况的培训和教育框架,围绕衰弱老年人的多学科综合评估,培训和教育基础保健、社区多学科团队,最大限度地掌握这个技能,尽可能地去识别和干预衰弱综合征前期的患者,减少住院率,降低照料费用。衰弱这一概念的提出及对它的研究,有利于改进"头痛医头、脚痛医脚"的传统防治思路,为衰弱老年人提供更全面的照料服务系统,以达到改善老年人生存质量的目标。

思考题

1. 简述你对老年衰弱的认识。

2. 简述老年衰弱识别和综合评估要点。

3. 病例分析型思考题:

周某,男,82 岁,因出现脑认知功能下降,伴有谵妄半年入院。

长期居住于养老护理院中,近半年出现脑认知功能下降,严重时甚至出现谵妄,同时伴有体重下降$\geqslant 5\%$。养老机构人员根据 FRAIL 量表进行快速临床评估,判断老年患者有衰弱综合征,联系全科医生进一步诊治,由全科医师对周某的目前症状、体征进行综合评估,决定立即送医院救治。

既往有高血压病、糖尿病、脑梗死、肺部恶性肿瘤、慢性肾功能不全病史。有吸烟史 40 余年,目前已戒烟。有饮酒史 30 余年,50～100ml/d。

查体:血压 163/78mmHg,意识尚清,呼吸音低,双下肺可及干、湿啰音,脑神经检查正常,四肢活动不利,双侧腱反射对称存在,双侧巴氏征阴性,其余神经系统查体未见明显异常。

思考要点:

(1) 总结病史特点。

（2）该患者的诊断与鉴别诊断的思路是什么？诊断及诊断依据是什么？

（3）该高龄患者处理与预防有何特别提示？如何加强治疗，改善生活质量？

（李雯妮　刘建平）

参考文献

[1] Fried L P，Ferrucci L，Darer J，et al. Untangling the concepts of disability，frailty and comorbidity：implications for improved targeting and care[J]. J Gerontol，2004，59：255 - 263.

[2] 寨在金.老年人综合评估[J].中华老年医学杂志,2012,31(3):177 - 181.

[3] Byard R W. Frailtysyndrome-Medicolegal considerations[J]. J Forensic Leg Med，2015,30:34 - 38.

[4] Pilotto A，Cella A，Pilotto A，et al. Three decades of comprehensive Geriatric assessment：evidencecoming from different healthcare settings and specific clinical conditions[J].J Am Med Dir Assoc，2017，18(2)：192.e1 - 192.e11.

第四节　肌少症

本章要点

1. 肌少症的定义及对老年生活质量的影响。

2. 肌少症的病因、发病机制、诊断标准与诊断途径。

3. 肌少症病例的早期发现、治疗与预防的特殊要点。

教学目的

1. 掌握

肌少症的定义、临床特点、诊断标准、诊断途径及病例的早期发现。

2. 熟悉

肌少症的病因与发病机制、治疗与预防关键。

3. 了解

肌少症的流行病学、病理改变。

一、定义与流行病学

（一）肌少症的定义

肌少症（sarcopenia）又称肌肉减少症，由 Rosenberg 于 1989 年首次命名，2016 年 10 月肌少症成为 ICD10 正式编码的一类疾病（M62.8）。欧洲老年人肌少症工作组（European Working Group on Sarcopenia in Older Peole，EWGSOP）于 2010 年发表了肌少症共识，之后国际肌少症工作组（International Working Group on Sarcopenia，IWGS）发布新共识，并将肌少症定义为："与增龄相关的进行性、全身肌肉质量减少和（或）肌强度下降或肌肉生理功能减退"。亚洲肌少症工作组（Asian Working Group for Sarcopenia，AWGS）于 2019 年更新了共识，其保留了上述肌少症的定义。老年肌少症加上了年龄界限，这个取决于各国对"老年人"的年龄界定，60 岁或 65 岁，在我国为 60 岁。

AWGS 提倡早期识别高危人群，早期干预，AWGS2019 提出"可能肌少症（possible sarcopenia）"这个概念，即肌肉力量下降和（或）躯体功能下降。"可能肌少症"的提出强调肌少症风险人群的筛查，有利于肌少症的早识别及早干预。

肌少症与活动障碍、跌倒、骨折、增加老年人的住院率及医疗花费，是老年人致残、致死的主要原因之一，严重影响老年人的生活质量，甚至缩短老年人的寿命。

（二）流行病学

骨骼肌的肌肉质量和肌肉力量随年龄的增长而减少，老年肌少症的发生率逐渐增加。目前报道的肌少症患病率存在较大差异，可能受到研究人群、参考人群、评估方法、诊断标准的影响。据报道，采用 AWGS2014 诊断标准，在亚洲的 4 项超过 1 000 名参与者的研究显示，肌少症的发生率为 7.3%～12.0%。

二、病理、病因与发病机制

（一）病理改变

人体骨骼肌分为 2 种类型，即慢肌纤维（Ⅰ型肌纤维）和快肌纤维（Ⅱ型肌纤维）。

老年肌肉的改变主要表现为肌肉纤维横截面积缩小，70 岁以后，Ⅰ型肌纤维的横截面积下降 15%～20%，Ⅱ型肌纤维下降 40%，肌肉组织快肌纤维向慢肌纤维的适应性转变，神经支配减少，最终导致肌肉质量、肌肉力量以及躯体功能的下降。

在电镜下观察肌纤维变化，可见肌纤维核移至中央，出现环状纤维，纤维断裂、破碎及虫蚀样变，甚至出现空泡；肌束间脂肪细胞增加。同时，电镜下观察发现，肌少症患者的肌球蛋白及肌动蛋白量减少。

（二）病因、发病机制

肌少症是增龄相关性疾病，年龄是最主要的因素，同时也受多种其他因素共同作用。目前的病因与发病机制有以下几方面：

1. 营养不足与运动减少

老年人营养不良和蛋白质摄入不足可致肌肉合成降低；运动量减少及运动强度不足导致肌肉质量减少及肌肉力量下降，而肌肉无力又使活动能力进一步降低。

2. 神经-肌肉功能减弱

研究发现老年人 70 岁以后运动神经元数量显著减少，α 运动神经元丢失达 50%，神经元的失神经支配会引起肌肉神经源性障碍,支配肌肉的运动神经元数量及功能的衰退会导致肌肉力量及协调性下降。

3. 内分泌因素

胰岛素、雌激素、雄激素、生长激素、胰岛素样生长因子均参与肌少症的发病。胰岛素敏感性随衰老而下降,可能与体内脂肪和肌肉变化有关。肌肉作为人体最大的糖原储存位点,在全身新陈代谢中起重要作用。肌肉组织减少导致糖原储备下降、血糖升高及胰岛素抵抗。有研究发现胰岛素抵抗可能是不良肌肉健康的预测指标。目前有大量研究发现,肌肉质量和肌肉力量随着性激素的下降而下降。生长激素和类胰岛素生长因子 1(IGF-1)与躯体骨骼肌蛋白质代谢有关。研究发现生长激素和 IGF-1 是肌肉肥大的主要激活因子。IGF-1 可正向调节丝氨酸/苏氨酸蛋白激酶 B 途径,促进蛋白质合成,并抑制蛋白质分解。

4. 炎性细胞因子

目前已经证实炎性因子能促使老年肌少症的发生,炎症标志物如白介素-6(interleukin 6,IL-6)、C-反应蛋白(C-reactive protein,CRP)、肿瘤坏死因子 α(tumor necrosis factor α,TNF-α)等通过激活泛素蛋白酶体途径诱导肌纤维的分解,最终导致老年人肌肉质量、力量及肌肉功能的降低。

5. 肌细胞凋亡

肌肉活检显示老年人的肌细胞凋亡显著高于年轻人,肌细胞凋亡与线粒体功能失常和肌肉量丢失有关。研究证实肌少症主要累及的 II 型肌纤维更易通过凋亡途径而死亡。增龄、氧化应激、低生长因子以及完全制动等可触发 Caspase 依赖或非依赖的凋亡信号通路。

6. 遗传因素

目前遗传学研究主要集中在一些候选基因单核苷酸多态性(single nucleotide polymorphism,SNP)与肌少症的表型,包括身体肌肉量、脂肪量和肌肉强度等关联研究,涉及的基因有 *GDF-8*、*CDKN1A*、*MYOD1*、*CDK2*、*RB1*、*IGF1*、*IGF2*、*CNTF*、*ACTN3*、*ACE*、*PRDM16*、*METTL21C* 和 *VDR* 等。肌少症相关的风险基因在不同种族、不同人群中存在差异,有待更多的研究去证实。

此外,目前的研究认为肠道菌群紊乱可以降低膳食蛋白质、短链脂肪酸和维生素合成,干扰营养物和胆汁酸的生物转化等途径影响骨骼肌合成。肌少症还与不良的心理因素如抑郁、害怕等有关,与非肌少症老年人相比,有抑郁症状的患者发生肌少症的风险更高。睡眠不良引起交感—迷走神经平衡改变、皮质醇分泌异常、促炎症因子增加、蛋白质合成相关激素水平降低,从而影响骨骼肌的质量、力量及功能。

三、临床特点

肌少症患者通常表现为消瘦、乏力、易疲劳、虚弱、步态缓慢、走路不稳、反复跌倒甚至骨折、活动障碍、反复住院等,也有部分患者表现为体重增加,但是肌肉力量却日趋下降。肌少症是老年人致残、致死的主要原因之一,严重影响老年人的生活质量及寿命。

四、诊断

(一)诊断标准与分型

1. 诊断标准

EWGSOP2018 的肌少症定义强调肌肉力量是首要指标,在肌肉力量下降同时有肌肉质量下降可诊断肌少症,合并躯体功能下降诊断为严重肌少症。AWGS2019 认为肌肉力量和躯体功能下降均是肌肉质量下降的结果,而且对预后有不良影响,因此只要肌肉力量或躯体功能下降合并肌肉质量下降即可诊断肌少症,若肌肉力量和躯体功能同时下降,则诊断为严重肌少症(见表 4 - 4 - 1)。

表 4 - 4 - 1　肌少症诊断标准(AWGS2019)

	肌肉力量下降	骨骼肌含量减少	躯体功能下降
肌少症(EWGSOP2018)	＋	＋	－
肌少症(AWGS2019)	－	＋	＋
严重肌少症	＋	＋	＋

(1)肌肉力量检测:目前一般使用握力测试。握力测定经济、简便,推荐在医院、专门的诊疗场所和社区保健常规使用。握力与身体其他部位肌肉的力量中度相关,可以替代更复杂的手臂和腿部肌肉力量测定。目前广泛使用及被推荐的握力计为 Jamar 握力计。手部残疾(如进展期的关节炎或中风)无法测握力时,可用等长扭矩方法测定下肢肌肉力量如伸膝/屈膝实验,但需要特殊的仪器设备以及专业的培训人员,且没有统一的国际诊断标准,尚未在临床中广泛应用。另外利用最大呼气流速用于评估没有肺部疾病的人群的呼吸肌强度,然而利用最大呼气流速评估肌少症肌肉力量减退的研究资料较少。

(2)骨骼肌含量测定:可采用不同方法测量测定全身骨骼肌总量(skeletal muscle mass,SMM)、四肢骨骼肌含量(appendicular skeletal muscle mass,ASM),或特定肌群或身体某个部位的肌肉横截面积,结果可用身高的平方、体重或体重指数进行校正。临床上,比较常用的是四肢骨骼肌含量用身高的平方进行校正,校正后的骨骼肌含量又称为骨骼肌指数(skeletal muscle index,SMI)。

尽管 MRI 和 CT 被认为是无创性评估肌肉质量的金标准,但这些设备昂贵、缺乏移动性,而且需要专业使用人员,缺乏统一的临床测量界值,故常用于科研研究。目前临床广泛使用的为双能 X 线吸收法(dualenergy X-ray absorptiometry),DXA 和生物电阻抗分析(bioelectrical impedance analysis,BIA)。DXA 的优点是,当使用相同的设备和诊断界值时,几分钟内即可以出具可重复测定的 ASM 评估。缺点是,DXA 设备也非便携式,不能在社区中使用。DXA 的测量也可能受患者的机体含水量状态影响。BIA 是根据全身的导电性得出肌肉含量的估计值,不是直接测量肌肉质量,BIA 设备便宜、使用广泛、携带方便,但由于品牌和参考人群不同,所估计的肌肉质量有差别。患者机体含水量状态也会影响 BIA 的测量。

(3)躯体功能测定:目前常用的测定方法包括 6 米步行速度、简易体能状况量表(Short Physical Performance Battery,SPPB)、5 次起坐测试等方法。6 米步行速度是指从移动开始以正常步速行走 6 米所需时间,中途不加速不减速,并至少测量 2 次,记录平均速度,界值为≥1.0 秒。6 米步行速度测试快速、安全、可靠,但有场地要求。5 次起坐测试指患者在不适用手臂帮助的情况下,记录从坐姿站起来 5 次所需的时间,界值为≥12.0 秒。5 次起坐测试耗时短,无场地要求,适合在诊室进行检测。SPPB 是包含步速、平衡测试和 5 次起坐测试在内的一个复合测试,总分 12 分,得分≤9 分时代表体能低下,该测试耗时较长。肌少症诊断临界值详见表 4-4-2。

表 4-4-2 AWGS2019 肌少症诊断临界值

临界值	男性	女性
握力	<28.0kg	<18.0kg
ASM(BIA)	<7.0kg/m^2	<5.7kg/m^2
ASM(DXA)	<7.0kg/m^2	<5.4kg/m^2
5 次起坐时间	≥12.0 秒	≥12.0 秒
6 米步行速度测试	≥1.0 秒	≥1.0 秒
SPPB	≤9 分	≤9 分

2. 分型

(1)肌少症按病因可分为原发性肌少症和继发性肌少症。原发性肌少症是指主要与年龄相关而无其他具体的致病原因,继发性肌少症指除年龄以外具有其他的致病原因如营养不良、恶性肿瘤、感染、器官衰竭等。区分原发性肌少症和继发性肌少症有助于指导临床治疗。

(2)肌少症按病程可分为急性肌少症和慢性肌少症。肌少症持续时间<6 个月称为急性肌少症,而持续时间≥6 个月被认为是慢性肌少症。急慢性肌少症的病因常常不同。急性肌少症常与急性疾病或损伤有关,而慢性肌少症可能与慢性和进行性疾病有关。区分急慢性肌少症有助于评估肌少症的病情及预后。

(二)诊断途径

EWGSOP2 提出肌少症的诊断途径是:病例发现—评估—确认—严重程度评价,AWGS2019 提出了适用于社区基层医疗机构和医院及研究机构的诊疗路径(见图 4-4-1)。在急慢性医疗机构和研究机构中,要求医师做出肌少症诊断时,积极寻找潜在原因并提供个体化干预方案。通过对于肌少症高危人群的及早筛查及进一步检查可助于早期发现病例并早期干预。在社会基层医疗机构中,采用"筛查—评估—干预",可以对"可能肌少症"人群进行早期识别及干预。

对于诊断途径中的筛查病例,AWGS2019 建议使用小腿围或 SARC-F 或 SARC-CalF 问卷进行筛查。测量小腿围的方法为使用非弹性带测量双侧小腿的最大周径,界值为男性<34cm,女性<33cm。SARC-F 量表包含了力量、行走、起身、爬楼梯、跌倒 5 项内容,总分≥4 分为筛查阳性,其对肌少症诊断敏感度低,特异度高,不依赖于检测仪器及界值、不受年龄和性别差异等影响,是简单、快速、有效的筛查工具。SARC-CalF 量表中添加了小腿围,提高了 SARC-F 的敏感性,评分≥11 分为筛查阳性。

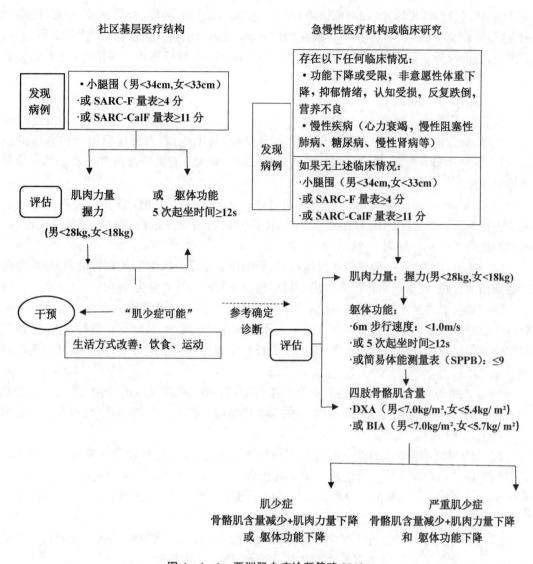

社区基层医疗结构

急慢性医疗机构或临床研究

发现病例
- 小腿围（男<34cm,女<33cm）
- 或 SARC-F 量表≥4 分
- 或 SARC-CalF 量表≥11 分

存在以下任何临床情况：
- 功能下降或受限，非意愿性体重下降，抑郁情绪，认知受损，反复跌倒，营养不良
- 慢性疾病（心力衰竭，慢性阻塞性肺病、糖尿病、慢性肾病等）

发现病例

如果无上述临床情况：
- 小腿围（男<34cm,女<33cm）
- 或 SARC-F 量表≥4 分
- 或 SARC-CalF 量表≥11 分

评估
肌肉力量握力   或 躯体功能5 次起坐时间≥12s

(男<28kg,女<18kg)

肌肉力量：握力（男<28kg,女<18kg）

躯体功能：
- 6m 步行速度：<1.0m/s
- 或 5 次起坐时间≥12s
- 或简易体能测量表（SPPB）：≤9

干预
"肌少症可能"
参考确定诊断
生活方式改善：饮食、运动

评估

四肢骨骼肌含量
- DXA（男<7.0kg/m²,女<5.4kg/ m²）
- 或 BIA （男<7.0kg/m²,女<5.7kg/ m²）

肌少症
骨骼肌含量减少+肌肉力量下降或 躯体功能下降

严重肌少症
骨骼肌含量减少+肌肉力量下降和 躯体功能下降

图 4-4-1 亚洲肌少症诊断策略 2019

（三）病例评估示范

有一位门诊患者，病史如下：女，70 岁，因 6 个月体重下降 10kg 就诊；其有反复跌倒史，有 2 次骨折史；平素不爱运动。测量身高：158cm，体重：34kg，BMI：13.6kg/m²，小腿围：27.4cm；SARC-CalF 量表：14 分。

根据患者的病史，患者为肌少症的高危人群，门诊予以进一步握力、肌肉质量、躯体功能检测，指标如下：握力检测：13.1kg，SMI：4.3kg/ m²，5 次起坐测试：14.5 秒。根据肌少症诊断标准，患者肌肉质量减少合并肌肉力量下降及躯体功能下降，符合严重肌少症。

五、治疗与预防

（一）治疗原则

肌少症属于老年综合征，大部分的患者为老年人，除了年龄因素外，大多数有诱发因素及基础疾病,这些诱发因素(如抑郁情绪)及基础疾病(如感染、肿瘤、骨质疏松、心衰、慢性肾病等)影响着肌少症的发生及进展。故在治疗上,除了进行生活方式的指导、营养干预、运动干预、药物治疗外要排查患者的诱发因素及潜在基础疾病,进行积极干预治疗,对于肌少症患者,及时改善不良的心理及社会环境因素也是相当重要的。

（二）措施与特别提示

1. 营养干预

(1)乳清蛋白:乳清蛋白富含亮氨酸和谷氨酰胺,易消化,具有促进肌肉蛋白合成的能力,对于肌少症患者而言,乳清蛋白是最佳的蛋白源。每天补充乳清蛋白30～35g,具有明显的增肌作用。

(2)亮氨酸:亮氨酸是刺激肌肉蛋白质合成的最有力的氨基酸,亮氨酸及其代谢产物 β-羟基-β-甲基丁酸盐(HMB)直接激活 mTOR 信号通路而促进蛋白质的翻译及合成,改善肌肉功能。

(3)HMB:HMB 是一种亮氨酸代谢物,目前的研究发现,HMB 有抑制蛋白质分解、降低骨骼肌脂肪含量、促进肌肉再生等作用。目前建议 HMB 的补充量为 3g/d。

(4)肌酸:肌酸是由精氨酸、甘氨酸及甲硫氨酸合成的一种氨基酸衍生物。正常的 II 型纤维中肌酸和磷酸肌酸含量特别高。老年人 II 型纤维明显减少,肌酸储存量低,补充肌酸能提高肌肉中的肌酸和磷酸肌酸水平,有助于更长时间和更高强度地运动,从而刺激肌肉质量和力量的增长。

(5)ω-3 脂肪酸:ω-3 脂肪酸是多不饱和脂肪酸,有减少炎症反应的作用,同时可促进肌肉蛋白质的合成。老年人每日摄入约 3g 的 ω-3 脂肪酸可能对其肌肉功能、肌肉力量和肌肉质量产生积极影响。

(6)维生素 D:维生素 D 受体可能在肌肉纤维中表达,维生素 D 通过维生素 D 受体参与调节肌细胞的增殖和分化。目前建议肌少症患者,维生素 D 的补充达到血清 $25(OH)D \geqslant 50nmol/L$。根据《肌肉衰减综合征营养与运动干预中国专家共识》推荐,肌少症患者维生素 D 的补充剂量为 $15～20\mu g/d(600～800U/d)$。

(7)抗氧化剂:抗氧化剂可减少肌肉的氧化应激损伤,对维持肌肉质量与功能有一定的作用。补充维生素 E 和维生素 C 可减少氧化应激,改善肌肉功能。

特别提示:目前国内建议肾脏功能正常的老年患者每日达到 $1.0～1.5g/kg$ 的蛋白质目标量。《老年人肌少症口服营养补充中国专家共识(2019)》建议,存在营养不良或营养风险的肌少症患者在自由进食的同时,可进行口服营养补充。可选择高氨基酸/蛋白质含量、高维生素 D 含量、高多不饱和脂肪酸(主要是高 ω-3 脂肪酸)、高抗氧化素含量的制剂。当肌少症患者进食量不足目标量[推荐目标量 $20～30kcal/(kg \cdot d)$]的 80% 时,建议使用营养补充制剂 $400～600kcal/d$,应在两餐间服用。

2. 运动干预

运动是减缓骨骼肌质量及功能丧失最好的方式,包括有氧运动及抗阻训练。抗阻训练通过中、高阻力进行少量的重复训练,包括各种肌肉群的收缩,可以增加肌肉的质量和力量。常用的抗阻训练有俯卧撑、静蹲、蹲起等,也可以使用哑铃、弹力带等进行运动。有氧运动(也称为耐力训练)通过大量的重复使用大型肌肉群,影响线粒体质量和毛细血管密度,产生更大的氧气提取和肌肉耐力。常用的有氧运动有慢跑、快走、跳舞、骑自行车等。对于肌少症患者,建议进行规律的有氧运动和抗阻运动相结合的运动方式,目前认为有氧运动和抗阻运动每周至少坚持3次,每次训练20min以上。此外,全身震动、全身肌肉电刺激等亦可用于维持或提高肌力及肌肉功能。

特别提示:老年人参加抗阻训练,需要根据患者的具体情况如伴随的疾病、心肺功能、骨关节情况等制定个性化的方案。包括训练的频率、训练的持续时间、练习的形式、练习的组数、训练的强度、每组重复的次数和训练的渐进性等。老年人的肌肉刚度增大,而结缔组织的弹性变小,某些运动损伤比较容易发生,比如:肩袖与肱二头肌肌腱炎、大转子滑囊炎、股四头肌肌腱炎与撕裂、小腿三头肌撕裂等。特别要注意运动过程中负荷增长的渐进性与动作的正确性。

3. 药物干预

(1)雄激素/雄激素受体调节剂:研究显示睾酮替代治疗能够增加肌肉质量和肌肉力量,减少脂肪量,不良反应最小。睾酮的作用与剂量相关,低剂量睾酮可以增加肌肉质量并减少脂肪量,大剂量睾酮可同时增加肌肉质量和肌肉力量,对男性和女性均有效。我国台湾地区的一项研究显示,雄激素仅对雄激素水平较低的青年男性患者效果明显,对老年男性及女性患者的效果比青年男性患者差。选择性雄激素受体调节剂如MK-0773、LGD-4033、BMS-564929,仅在某些组织(骨骼肌)中有雄激素作用,而对其他组织器官没有影响,但效果不及睾酮。

(2)生长激素/胰岛素样生长因子1(IGF-1)/生长激素促泌剂:生长激素能增加肌肉蛋白质,增加肌肉质量,但是多项研究提示其对肌肉力量无改善。生长激素也能促肝脏产生IGF-1,从而影响骨骼肌蛋白的代谢。生长激素类药物的不良反应有水肿、腕管综合征、高血糖、心血管疾病风险、男性乳房发育、氮潴留增加、关节肌肉痛等,目前有效性及安全性有待于进一步的研究。

(3)生长抑素抗体:生长抑素可抑制卫星细胞产生及肌肉生长,有研究显示生长抑素抗体可增加骨骼肌肌肉质量和躯体功能,但确切的临床益处仍不确定。

(4)褪黑素制剂:褪黑素是一种广泛有效的抗氧化剂和自由基清除剂,可以抑制炎症氧化应激,抑制细胞自噬与凋亡,逆转神经肌肉功能障碍。目前,对于褪黑素制剂治疗肌少症的临床证据尚不足,但目前为止无严重的不良反应报道。

(5)益生菌:调节肠道的微生态可以通过多种途径影响肌少症的发生与发展:增加蛋白激酶活性,促进脂肪氧化代谢;上调肌肉线粒体氧化代谢途径,延缓肌肉萎缩;通过促胆汁酸分泌间接介导骨骼肌发育与再生;调节炎症反应等。目前研究提示益生菌在肌少症治疗方面取得一定的进展,但需要更多的临床研究来证实。

(6)其他药物如β肾上腺能受体兴奋剂、血管紧张素酶转换抑制剂等可以增加老年人的肌量,但临床应用和安全性方面均有待进一步研究。

(三)预防策略

肌少症是增龄相关性疾病,随着年龄的增长,肌少症的发病率增高。人的肌肉质量一般在40岁时达到峰值,之后逐年减少,50岁以后每年肌肉质量减少1%～2%,80岁以后肌肉质量减少可达总量的一半。改善久坐不动的生活方式,合理的营养加上合理的运动方式(规律的有氧运动配合适当的抗阻运动)能有效延缓肌少症的发生。肌少症的危害极大,严重影响老年人的生活质量,增强预防肌少症的意识刻不容缓。预防措施始终贯穿于各个年龄阶段,因为好的饮食及运动习惯将有助于达到理想的肌肉峰值,同时延缓肌少症的发生。

思考题

1. 肌少症的诊断标准?

2. 简述肌少症的营养治疗原则与特别警示?

3. 病例分析型思考题:

患者,女性,65岁,因"步态不稳1年"来就诊。患者1年来跌倒3次,其中1次致右肱骨骨折。其3年前丧偶,之后郁郁寡欢,在外院抗抑郁症治疗中,但情绪仍时有波动。患者有糖尿病史8年,平素服用拜糖平控制血糖中,血糖不定期监测。

查体:神志清楚,对答切题,生命体征正常,心肺检查无异常,四肢关节活动好,神经系统检常无异常,SARC-CalF评分为13分,测小腿围为28cm。

思考要点:

(1)考虑患者患什么疾病的可能性最大? 说明依据。

(2)为明确诊断,进一步需行哪几项检查?

(3)分析该患者近一年,3次跌倒致骨折的原因?

(4)该疾病的诊断标准是什么? 治疗原则是什么?

(袁 婷 胡耀敏)

参考文献

[1] Liang-Kung C, Jean W, Prasert A, et al. Asian Working Group for Sarcopenia:2019 Consensus Update on Sarcopenia Diagnosis and Treatment[J]. JAMDA, 2020, 21(3):300-307.

[2] Cruz-Jentoft A J, Bahat G, Bauer J, et al. Sarcopenia:revised European consensus on definition and diagnosis[J]. Age Ageing, 2019, 48:16-31.

[3] 于普林.老年医学[M].2版.北京:人民卫生出版社,2016.

[4] Devries M C, Phillips S M. Supplemental protein in support of muscle mass and health:advantage whey[J]. Food Sci, 2015, 80:A8-A15.

[5] 中华医学会老年医学分会.老年人肌少症口服营养补充中国专家共识(2019)[J].中华老年医学杂志,2019,11:1193-1197.

[6] 中华医学会肠外肠内营养学会分会老年营养支持学组.中国老年患者肠外肠内营养应用指南(2020)[J].中华老年医学杂志,2020,39:119-132.

[7] 中华医学会骨质疏松和骨矿盐疾病分会.肌少症共识[J].中华骨质疏松和骨矿盐疾病杂志,2016,9:215-227.

[8] 姜珊,康琳,刘晓红.2019亚洲肌少症诊断及治疗共识解读[J].中华老年医学杂志,2020,39:373-376.

[9] 冯丽,盛云露,宗立翎,等.老年肌少症的肌肉形态结构病理生理变化[J].实用老年医学,2016,30:503-506.

第五节 老年吞咽障碍

本节要点

1. 老年吞咽障碍的定义。
2. 老年吞咽障碍分型及常见原因。
3. 老年吞咽障碍的临床表现及并发症。
4. 老年吞咽障碍诊断要点。
5. 老年吞咽障碍的治疗。

教学目的

1. 掌握
   老年吞咽障碍的定义,临床特点及并发症。
2. 熟悉
   老年吞咽障碍的评估方法及治疗。
3. 了解
   老年吞咽障碍的分型和原因。

一、老年吞咽障碍概述

(一) 定义

随着生活及医疗水平的提高,全球正面临着人口老龄化。社会老龄人口的增加,心脑血管疾病、老年痴呆、神经系统疾病等患病率呈逐渐上升的趋势,而此类疾病极易导致患者出现进食困难、吞咽障碍。我国老年人口基数庞大,其中 80 岁以上老年人口约 3000 万,高龄老年患者吞咽障碍发生率高、危害大。研究表明,健康老年人群中有相当比例的吞咽障碍患者。欧美等发达国家在吞咽功能流行病学中的研究报道,吞咽障碍的患病率为 11.4%～84.0%[1,2],而在老年人群中的吞咽障碍患病率为 8.4%～60.0%[3,4]。高龄是吞咽障碍风险发生的独立危险因素[5]。老年人的吞咽障碍是老年人群的重要健康问题,它导致的误吸是发生吸入性肺炎的重要原因,可使患者病情加重甚至死亡。

吞咽障碍(dysphagia)是由于下颌、双唇、舌、软腭、咽喉、食管口括约肌或食管功能受损,不能安全有效地把食物由口送到胃内取得足够营养和水分的进食困难。狭义的吞咽障碍指多种原因所致口咽部及食管结构与功能异常而造成,不包括认知及精神心理因素所致行为异常引起的摄食吞咽障碍。广义的吞咽障碍概念应包含认知和精神心理等方面的问题引起的行为异常导致的吞咽和进食问题即摄食—吞咽障碍。

老年人因为衰弱、功能减退以及疾病等原因而广泛存在吞咽障碍的问题,却经常被认为是衰老的正常现象而被忽视。但实际上,吞咽障碍是老年人群的重要健康问题,影响着7%~13%的老年人健康[6]。因此,老年人群吞咽障碍亟需受到关注,需要多学科团队的共同管理,有效管理的关键是重视该问题,而非将其视为正常的衰老现象。因此,早期诊断非常重要。

(二) 临床特点

临床表现为:①缺乏进食意识:老年痴呆患者因缺乏自知能力,缺乏主动进食的意识和行为,无法保持食物在口中咀嚼并达到最终的吞咽;②咀嚼食物困难:患者因牙齿缺失、口腔黏膜破损等原因,无法将食物咀嚼成能够吞咽的形状;③吞咽食物困难:吞咽的过程可明显感觉费力,饮食速度慢,一口食物会分几次吞咽,患者吞咽时出现停顿、梗阻的感觉,食物无法下咽,或者是准备吞咽时发生恶心、窒息、误吸及多次尝试吞咽无效等状态;④饮食过程中或饮食后出现咳嗽(误吸),甚至出现呼吸困难或气短;⑤饮食过程中可听见水泡音,颈胸部明显充血;⑥食物会向鼻腔反流;⑦饮食后 30~60min 体温可升高;⑧随着饮食过程的减慢和食量的减少,导致体重下降;⑨反复发生肺炎。

二、老年吞咽障碍的分型

(1)依据解剖功能结构的变化情况,吞咽障碍可分为功能性吞咽障碍和器质性吞咽障碍两类。①功能性吞咽障碍:由中枢神经系统或周围神经系统损伤、肌病等引起运动功能异常,无器官解剖结构改变的吞咽障碍;②器质性吞咽障碍:口、咽、喉、食管等解剖结构异常引起的吞咽障碍。

(2)按发生部位可分为口咽吞咽障碍和食管吞咽障碍。①口咽吞咽障碍:患者引发吞咽动作时较费力,通常认为颈部是存在问题的部位。口咽性吞咽困难起因于肌肉,神经或口腔,咽部和食管上括约肌的结构异常;②食管吞咽障碍:可能的发生部位多在近端和远端食管,分别称为"高位"和"低位"吞咽障碍。

三、老年吞咽障碍的常见原因

(一) 口咽型的常见原因

(1)中枢神经系统疾病:脑卒中、脑外伤、帕金森病、放射性脑病、严重认知障碍或痴呆、闭锁综合征、脑干或小脑病变(卒中、外伤、炎症或肿瘤)、第四脑室肿瘤、舞蹈病、脑瘫、手足口病后脑干脑炎、脊髓灰质炎累及球部口颜面或颈部肌张力障碍。

(2)颅神经病变:放射后颅神经损伤、多颅神经炎、吉兰-巴雷利综合征、神经肌肉接头疾病、重症肌无力、肉毒中毒、Lambert-Eaton 综合征。

(3)肌肉疾病:多发性肌炎、皮肌炎、硬皮病、代谢性肌病、眼咽型肌营养不良症。

(4)口咽部器质性疾病:咽喉、头颈部深部感染等感染性疾病、口腔及头颈部恶性肿瘤或赘生物、颈部骨赘、先天性腭裂、颈椎、口腔、咽喉等手术后、舌、下颌、咽、颈部的外伤或手术切除,口腔、鼻咽及头颈部放疗或化疗后。

(5)其他:精神心理因素(抑郁症、癔症、神经性厌食症),牙列不齐或缺齿,口腔溃疡或干燥,气管插管或切开,服用使唾液分泌减少或影响精神状态的药物,高龄引起的体质虚弱或肌肉萎缩。

（二）食管型的常见原因

（1）神经肌肉疾病：贲门失弛缓症、硬皮病、胃食管反流病、弥漫性食管痉挛、食管憩室。

（2）器质性病变：缺铁性吞咽困难，继发于胃食管返流病的溃疡性狭窄，良恶性食管肿瘤化学损伤，摄入腐蚀剂，药物性食管炎，对曲张静脉行硬化剂治疗，放射性损伤，感染性食管炎，嗜酸细胞性食管炎，食管手术后（胃底折叠术或抗返流术）。

（3）外源性纵隔疾病：肿瘤（肺癌、淋巴瘤），感染（结核、组织胞浆菌病），心血管因素（左心耳扩张、血管受压）。

四、老年吞咽障碍的常见临床表现及并发症

吞咽障碍的临床表现和并发症是多方面的，不仅可表现为明显的进食问题，也可表现为一些非特异性症状和体征。

（一）常见的临床表现

口水或食物从口中流出、长时间将食物停留在口腔内不吞咽、食物或水从鼻腔流出（鼻腔反流）、食物粘在口腔或喉部、进食或喝水时出现呛咳、进食习惯改变、不能进食某些食物、需要额外液体将食物湿化或帮助吞咽、声音暗哑变嘶、频繁清理口腔、咀嚼困难或疼痛、反复发作的肺炎、不明原因的发热、体重下降。

（二）吞咽障碍并发症

（1）误吸：是指将口咽部内容物或胃内容物吸入声门以下呼吸道的现象。误吸是吞咽障碍最常见，且需要即刻处理的并发症。食物残渣、口腔分泌物等误吸至气管和肺引起反复肺部混合性感染，严重者甚至出现窒息而危及生命。特别是在以下危险因素并存时更易出现：喂养依赖、口腔护理依赖、单侧/双侧声带麻痹、龋齿、管饲、多种疾病并存及吸烟等[7]。医源性因素例如气管切开术、长期辅助通气、持续输注及管饲、行上消化道或支气管内窥镜检查等均可导致误吸发生。误吸发生后患者立刻出现刺激性呛咳、气急甚至哮喘称为显性误吸。患者误吸当时（＞1min）不出现咳嗽等外部体征，没有刺激性呛咳、气急等症状称为隐性误吸，常被漏诊。

（2）肺炎：吸入带有病原菌的口咽部分泌物或经过口咽部的食物等细菌进入肺内繁殖或胃食管反流使内容物流入气管和肺，导致肺的化学性损伤最终均可致肺部混合性感染。

（3）营养不良：指能量、蛋白质及其他营养素缺乏或过度导致机体功能乃至临床结局发生不良影响，包括营养不足和消瘦。吞咽障碍将明显增加患者误吸及肺炎的风险，减少经口进食的量导致脱水、电解质紊乱及营养不良，增加患者的病死率和不良预后。卒中后吞咽障碍是营养不良的独立危险因素，婴儿可引起生长发育障碍[8]甚至因营养不良死亡[9]。

（4）心理与社会交往障碍：因不能经口进食、佩戴鼻饲管等原因，患者容易产生抑郁、社交隔离等精神心理症状[10]，对于儿童来说甚至可出现语言、交流技巧发育迟滞或障碍[11]。

五、老年吞咽障碍的诊断要点

老年患者吞咽障碍的诊断相对比较困难，因为它常常会被误解为正常的衰老现象，而被患者及其家属忽视。老年患者的吞咽困难评估方法包括床边临床评估和影像学评估两大类，其中影像学评估学可以明确诊断患者是否存在吞咽困难的障碍，这种评估方式一般是侵入性的，而床旁吞咽功能的评估是非侵入性的，低成本地判断患者吞咽困难的方法，因此，在

临床的实践中,需要根据患者的情况选择适合的评估方法。

目前吞咽障碍筛查工具有:视频透视吞咽功能检查、WST、SSA、Gugging 吞咽功能评估量表等。视频透视吞咽功能检查是公认的筛查吞咽障碍的金标准[12,13],但需专业技术人员操作专门设备完成,不能床边进行,且要求受检者有一定的体力配合才能完成检查,并接受放射线暴露,不适合反复检查评估。最重要的是视频透视吞咽功能检查须确定患者无误吸危险才可进行[14],在一定程度上限制其临床应用,大约只有 20% 的吞咽障碍的患者能进行"金标准"的筛查[15],尤其是高龄老年患者一般衰弱且多病共存,部分患者长期卧床一般情况差,完成"金标准"的筛查难度更大。临床吞咽功能判定多采用洼田饮水试验,但略为简单,易出现假阳性。国外使用较多的吞咽障碍评定工具需要对吞咽障碍进行定量或定性的诊断,不适用于护理人员应用。临床旁评估是目前临床用于筛查吞咽障碍的首选方法[16](见图 4-5-1)。

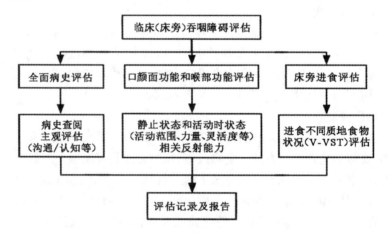

图 4-5-1　临床吞咽障碍评估方法

六、老年吞咽障碍的治疗

(一)康复功能训练

(1)吞咽功能训练:①帮助患者活动颈部肌肉,每天进行至少 3 次的颈部运动,颈部的旋转和前后左右的伸展练习;②增强患者舌体肌群功能。护理人员清洁手部戴一次性医用手套,清洁患者口腔,用蜂蜜或其他空腔润滑剂对患者舌部肌群进行按摩,按摩后嘱咐患者尽量伸舌,将舌头在嘴唇由左至右进行左右运动 5 次以上,再嘱咐患者将舌头舔上唇和下唇,尽量伸展到最大限度保持 5 次以上,然后嘱咐患者收回舌头闭口,进行叩齿 20 次左右,若患者无法自主伸舌,护理人员将患者舌头轻拉进行上下左右的运动,之后放回患者口中,使患者闭口,轻轻托住患者下颌进行左右磨牙的运动 10 次左右;③用冰水浸泡过的棉棒刺激患者软腭、舌根部位,提高吞咽敏感性,每次刺激 20 下左右,上午、下午各 1 次,同时嘱其做空吞咽动作,以改善吞咽功能。空吞咽动作每日 3 次,每次 10 min,宜选在餐前训练,以不引起患者恶心、呕吐为前提。咽部冷刺激可有效提高相应区域的敏感度;④嘱咐患者进行假吞咽口水、吹纸片、吹蜡烛和微笑的动作,进行 20 次左右。

(2)有效咳嗽训练:锻炼腹式呼吸,深呼吸—憋气—咳嗽训练,提高胸腔压力,利于气道异物排除。老年痴呆患者无法长时间集中注意力,各项训练应在患者不反感的情况下进行,需要时可辅以音乐、游戏进行训练。

(二)正确护理干预

(1)心理疏导:老年病患者的吞咽障碍往往伴随着语言与运动障碍,这也极易导致患者出现心理上的焦躁和抑郁,甚至出现悲观厌世的消极情绪,对此护理人员要根据患者的具体情况制订出个性化的心理疏导方案,积极与患者进行沟通,向患者讲解关于疾病的知识,阐述进行吞咽训练的意义,并多请进行吞咽训练成功的患者进行现身说法,以提高患者的治疗信心。护理人员要注重对患者家属的喂食技巧和吞咽训练方法的指导,帮助患者家属了解喂食过程中的注意事项,以便更加顺利地完成康复训练。

(2)喂食技巧指导:在进食之前帮助患者选择合适的进食体位,帮助患者采取坐姿,在背部加靠背支撑,保持患者的头部前倾30°左右,颈部稍微往前弯曲,方便患者吞咽食物。进食时使患者头部转向患侧80°左右,保证食物顺利进入食管,防止患者误吸。对卧床无法坐姿进食的患者,将患者病床床头抬高约40°,将患者的患侧用被褥或者枕头垫高,在喂食中注意将食物从患者的健侧喂入,防止患者误吸。进食结束后应观察患者的进食反应,有无食物逆流,保持侧卧位20min,口腔护理等操作在进食结束30min后再进行。喂食中每汤匙喂食的量不高于4mL,将食物放入患者口中时应轻轻拿汤匙背部按压一下患者舌部,以刺激患者吞咽,然后让患者闭口,护理人员从患者嘴的一侧轻轻抽出汤匙,等患者闭口咀嚼下咽完口中食物再喂食一下汤匙。进食过程中如遇患者咳嗽应当暂停喂食。饮水采取少量多次的原则,护理人员将水杯沿患者下齿内缓慢倒入患者口中,使患者头部位置保持水平,避免误吸。

通过功能强化训练和喂食技巧的指导,提高了患者的吞咽能力,帮助患者病情恢复,增强患者的生活信心,降低了患者的医疗支出,也帮助患者家属掌握了喂食技巧,在生活中更加方便的照顾患者,对老年病合并吞咽障碍的患者有积极的意义。

思考题

1. 老年吞咽障碍的临床并发症有哪些?

2. 简述老年吞咽障碍的治疗和护理干预?

3. 病例分析型思考题:

患者,女,71岁,因近1个月出现吞咽障碍及进食后呛咳来院就诊。患者2月前因右侧肢体乏力,言语含糊住院,出院诊断为急性脑梗死,病后渐出现进食困难及呛咳,尤以进流食时呛咳明显,间断有低热,体温37.5℃左右,并伴有体重下降,病程中无呕血及黑便。患者有糖尿病10年、高血压病8年,平素服用格列吡嗪、二甲双胍、氨氯地平控制中,无特殊家族遗传史。

查体:体温:37.6℃,脉搏:76次/分,呼吸:18次/分,血压:140/90mmHg,神志清楚,对答切题,右下肺可闻及细湿啰音,浅表淋巴结未及肿大,右侧肢体肌力四级,左侧肢体肌力正常,各关节无红肿,双下肢无水肿,病理征均未引出。

思考要点:

(1)患者吞咽障碍的原因考虑是什么?其他还可能造成老年吞咽障碍的病因有哪些?

（2）简述吞咽障碍的两种分类方式？

（3）针对患者吞咽障碍的症状，可以进行哪些辅助性检查，并简述相应检查的作用。

（4）老年吞咽障碍患者会出现哪些并发症，日常可以采用哪些治疗方法？

（曹　洁）

参考文献

[1] Newman R，Vilardell N，Clavé P，et al. Effect of Bolus Viscosity on the Safety and Efficacy of Swallowing and the Kinematics of the Swallow Response in Patients with Oropharyngeal Dysphagia：White Paper by the European Society for Swallowing Disorders（ESSD）[J]. Dysphagia，2016,31(2):232-249.

[2] Clave P，Shaker R. Dysphagia：current reality and scope of the problem[J]. Nat Rev Gastroenterol Hepatol，2015,12(5):259-270.

[3] Baijens L W，Clave P，Cras P，et al. European Society for Swallowing Disorders-European Union Geriatric Medicine Society white paper：oropharyngeal dysphagia as a geriatric syndrome[J]. Clin Interv Aging，2016,11:1403-1428.

[4] Clave P，Rofes L，Carrion S，et al. Pathophysiology, relevance and natural history of oropharyngeal dysphagia among older people[J]. Nestle Nutr Inst Workshop Ser，2012,72:57-66.

[5] 阮顺莉，郭菊红，陈茜，等.1025 名居家 60 岁以上老年人吞咽障碍现状及其影响因素分析[J].护理学报,2017,24(20):41-44.

[6] Logrippo S，Ricci G，Sestili M，et al. Oral drug therapy in elderly with dysphagia：between a rock and a hard place[J]. Clin Interv Aging，2017,12:241-251.

[7] Langmore S E，Terpenning M S，Schork A，et al. Predictors of aspiration pneumonia：how important is dysphagia[J]. Dysphagia，1998,13(2):69-81.

[8] Vivanti A，Campbell K，Suter M，et al. Contribution of thickened drinks，food and enteral and parenteral fluids to fluid intake in hospitalised patients with dysphagia[J]. Journal of human nutrition and dietetics：the official journal of the British Dietetic Association，2009,22(2):148-155.

[9] Berzlanovich A，Fazeny-Dörner B，Waldhoer T，et al. Foreign body asphyxia：a preventable cause of death in the elderly[J]. Am J Prev Med，2005,28(1):65-69.

[10] Ekberg O，Hamdy S，Woisard V，et al. Social and psychological burden of dysphagia：its impact on diagnosis and treatment[J]. Dysphagia，2002,17(2):139-146.

[11] Barbosa C，Vasquez S，Parada M，et al. The relationship of bottle feeding and other sucking behaviors with speech disorder in Patagonian preschoolers[J]. BMC Pediatr，2009,9:66.

[12] Reynolds J，Carroll S，Sturdivant C. Fiberoptic endoscopic evaluation of swallowing：a multidisciplinary alternative for assessment of infants with dysphagia in the

neonatal intensive care unit[J]. Adv Neonatal Care，2016，16(1)：37‐43.

[13] Yeom J，Song Y S，Lee W K，et al. Diagnosis and Clinical Course of Unexplained Dysphagia[J]. Ann Rehabil Med，2016，40(1)：95‐101.

[14] 阮顺莉,陈茜.常见吞咽障碍筛查工具应用进展[J].医学综述,2018,24(2):316‐320.

[15] Logemann J，Curro F，Pauloski B，et al. Aging effects on oropharyngeal swallow and the role of dental care in oropharyngeal dysphagia[J]. Oral Dis，2013，19(8)：733‐737.

[16] Ramsey D，Smithard D，Kalra L. Early assessments of dysphagia and aspiration risk in acute stroke patients[J]. Stroke，2003，34(5)：1252‐1257.

第六节　视觉障碍

本节要点

1. 视觉障碍的概念和危害。
2. 老年性屈光不正表现和处理原则。
3. 老年性白内障表现和处理原则。
4. 老年性黄斑变性表现和处理原则。
5. 青光眼表现和处理原则。

教学目的

1. 掌握
   (1)视觉障碍的概念及表现。
   (2)视觉障碍的危害。
2. 熟悉
   引起视觉障碍的常见原因。
3. 了解
   视觉障碍的处理原则。

一、视觉障碍

视觉障碍指视力下降到一定程度,无法通过常规手段如眼镜或接触镜矫正,也包括那些视力下降却无法配镜或拥有眼镜的人。通常被定义为最佳矫正视力低于20/40或者20/60。视觉障碍会造成日常生活和工作的影响。

随着年龄的增长,视力下降发生率非常高,65 岁以上的视觉障碍发病率在 15% 以上,75 岁及以上视觉障碍则要超过 30%。视觉障碍会改变一个人的生活方式并会出现随之而来的一系列问题。如患有视觉障碍的老年人相对于其他同龄人,有更大的行为限制和更小的活动半径。

(一) 视觉障碍病因

造成老年人视觉障碍原因有,年龄增加导致的器官退行性改变,外界紫外光累积效应,人体内代谢异常等因素破坏或者改变了原有的结构导致视觉障碍。眼内结构中前房深度、晶体密度和厚度、视网膜的 10 层结构变化将导致老年性视觉障碍的因素。

(二) 视力下降及所致危害

视觉是一个非常重要感官功能,对于我们日常生活起居、阅读学习、旅行开车、运动健身等非常重要保障。随着年龄的增加,视力会有所改变,最为常见的就是出现老视,也就是看近的字会感觉眼睛胀,需要将目标拿远一点,或者近视眼的人需要摘下眼镜才能看清楚。此外,也会感到对色彩的对比度或者在昏暗的光线下的分辨力下降以及睑裂可能变小,畏光,眼皮下垂等现象。一些与年龄相关的眼病如屈光不正、青光眼、白内障、黄斑变性等疾病的发病率也随之上升,视力障碍引起的伤害,如死亡率上升、意外跌倒、就医服药的依从性下降、交通事故、股骨头外伤性骨折、精神抑郁等造成生活质量下降。

二、老年性屈光不正

在世界范围内,屈光不正是引起视力障碍的主要的原因。根据世界卫生组织(WHO)2004 报道估计有 1.5 亿人因没有矫正屈光而导致视力障碍,其中 800 万人导致失明。在 9 500 万超过 50 岁的人口中,有 690 万是法定盲人。未经屈光矫正的视觉障碍是全世界第二大致盲原因(18.2%)。相比其他原因引起的视觉障碍,屈光不正性视觉障碍比较容易改善,只要有基本的验光配镜就能获得视力提高。此外,还可以通过屈光手术加以进一步的改善视觉质量。

(一) 老年性屈光不正的种类

(1) 原有屈光不正:许多老年人从年轻时就有屈光不正,但是从未引起注意或者不知道可以进行屈光矫正。也有因为是双眼屈光参差,也就是两个眼睛的屈光度数差异大于 1.50D,随着年龄的增长,调节能力的下降,双眼视功能就会受到影响,往往出现用眼疲劳,视物模糊,影响生活质量。

(2) 角膜源性屈光不正:随着年龄的增长,角膜的散光会从原来的顺规散光转向逆规散光。尤其是如同时伴有翼状胬肉、角膜瘢翳等会加重原有的散光,造成视觉障碍。

(3) 晶状体源性屈光不正:随着年龄的增加,晶体逐渐混浊,尤其是核性混浊加重,导致晶状体的密度增加,屈光指数加大,使得眼球的屈光状态向近视方向发展,影响视觉质量,导致视觉障碍。

(4) 无晶体眼:由于晶状体手术或者白内障手术后未能植入人工晶体,导致眼球的屈光状体为高度远视,影响视功能。

(二) 矫正及处理方法

对于屈光不正性视觉障碍主要的矫正方法就是进行屈光检查,并针对屈光不正的原因进行相应的处理方法。屈光检查需要进行验光。如果是因为原有屈光不正没有矫正,晶状体混浊程度尚可而戴镜可以解决日常需要,那么,可以进行配镜矫正,同时还要兼顾看近看远的需要。对于以往没有戴镜习惯的老年患者,首次戴镜,需要有一个适应和熟悉的过程。对于存在晶状体混浊的因素,可以进行白内障摘除联合人工晶体植入手术。目前的白内障手术已经进入了屈光手术领域,在人工晶体选择上可以兼顾双眼的视觉平衡,可以兼顾近用、远用的需求达到改善视觉功能的作用。

三、老年性白内障

白内障是一个发展十分缓慢渐进,而又不可逆的晶状体混浊改变的过程。由于晶状体是将外界物像聚焦到视网膜上的重要的屈光介质,因此晶状体的混浊导致眼睛视力模糊,视物眩光,光圈,夜间或者暗光下视力更差,对比敏感度下降和单眼复视。白内障是全球主要导致视觉障碍的眼部疾病,根据 WHO 2014 报告,全球有 9 500 万视觉障碍患者是由于白内障引起的。白内障的发病率随着年龄增大而增加,在 55~64 岁的人群中,白内障发病率是3.9%,年龄在 80 岁以上的白内障发病率超过 92.6%。

(一)引起晶状体混浊的原因

年龄相关的白内障是成人最为常见的一种类型,一般从 45~50 岁逐渐开始晶状体混浊,根据混浊的部位,可以分为核型白内障、皮质型及后囊膜下型白内障。晶状体上皮细胞是代谢最为活跃的细胞,当晶状体受到了紫外光或其他氧化物质的刺激,就会引起晶状体的蛋白质沉积、交联形成白内障。引起白内障有多方面的因素常见的如下:

(1)个体因素:随着年龄增大晶状体的混浊会逐渐加重,对视力影响加重。教育程度低,收入较低的阶层罹患白内障的比例高,进行白内障手术的比例低。女性罹患白内障的比例比男性要高。

(2)遗传因素:核性白内障与第 3 条染色体中 KCNAB1 和第 21 条染色体 CRYAA 有关。基因多态性包括 rs3754334、KLC1、APOE、XRCC1、Arg399Gln、GSTT1 和 Lys751Gln 与老年性白内障有关。

(3)生活方式:长期暴露在紫外光下,或者缺少良好的紫外光防护的人群如高原、海岛区域的人群容易罹患白内障。

(4)饮食:经常进食高升糖指数的碳水化合物饮食容易罹患白内障。长期饮酒和抽烟的人群是白内障高发人群。经济发展低下的地区,当地的人们长期处于营养不良的状况,也容易造成白内障。建议每天摄入蛋白质 100~150g/d,维生素 C 摄入 135mg/d,增加蔬菜、维生素 E、胡萝卜素、维生素 A、维生素 B 或抗氧化剂摄入。

(5)系统性疾病:2 型糖尿病、代谢综合征、低钙性抽搐及全身长期使用激素等患者容易诱发白内障产生。

(二)白内障的表现和危害因素

(1)临床表现:根据晶状体混浊的位置和形态不同表现不同。常见的白内障表现为视力下降、视物模糊、眩光、畏光、对比敏感度下降、色觉下降等。有的核性白内障还会表现出近视性表现,原来近视的会近视加深,老视表现减轻或者消失了,看近处不用戴老花镜了,这种表现往往是白内障加重的表现。

(2)危害:白内障的危害表现为几个方面:视觉、行为、心理 3 个方面:①视力下降:白内障造成视觉功能下降影响患者日常生活如看书、看电视、外出活动。此外,有的白内障患者由于出现晶状体膨胀,会导致前房变浅,影响房水排泄,导致急性闭角型青光眼,严重可以导致失明;②行为异常:白内障由于视觉功能影响,造成活动不便或者减少,对老年人的健康生活带来严重影响,尤其是在昏暗的照明、陌生的环境下容易造成意外跌倒,甚至骨折;③心理障碍:白内障患者由于外来光线刺激变暗,色觉辨别力减弱甚至消失,对比敏感度下降都会造成老年性心理抑郁。

(三) 处理方法

白内障的处理方法需要根据发病过程,对于早期的患者如果有畏光可以佩戴有色滤光眼镜或者变色镜片。对于有屈光变化的患者可以进行戴镜矫正。当白内障发展影响患者的日常生活和工作如看书、看电视、手机、驾车等,就需要进行手术。目前,白内障超声乳化手术联合人工晶体植入手术非常成熟,可以改善患者的视觉功能,增强生活能力和增大活动半径。

四、老年性黄斑变性

老年性黄斑变性是造成老年人视力障碍及严重的视力丧失的主要疾病,临床上将老年性黄斑变性分为早期(中等大小的棉绒斑及视网膜色素改变)和晚期(新生血管和萎缩)。

(一) 老年性黄斑变性的成因

老年性黄斑变性是多种因素造成的异常,如补体调控异常、脂质代谢、血管生成因子及细胞外基质通路异常等共同造成的结果。目前有超过50个基因被发现与老年性黄斑变性相关,其中最为重要的是 *CFH* 和 *ARMS*2 基因。主要非遗传因素是吸烟和抗氧化剂如锌和胡萝卜素摄入过少。

(二) 老年性黄斑变性的表现

早期老年性黄斑变性可以没有任何表现,以后逐渐进展,可以出现中心性视力下降、视物扭曲变形、中央暗区。随着疾病加重,中央暗区扩大,视力明显下降,甚至失明。

(三) 老年性黄斑变性治疗进展

大剂量摄入锌和抗氧化剂可以延缓早期老年性黄斑变性向晚期过渡。玻璃体腔注射抗血管内皮生长因子是治疗新生血管性老年性黄斑变性非常有效的手段,这一治疗手段大大减少了视觉障碍的发病率。

五、青光眼

青光眼是一种慢性的视神经病变,是目前世界上第2位的致盲性眼病。青光眼导致的视觉障碍发病率在60岁的患者中为0.7%,而在90岁及以上人群发病率上升到4%。由于青光眼的发病与眼压高度有关。因此,青光眼的分类根据房角的开放状态分为开角型青光眼和闭角型青光眼。无论引起青光眼的机制是什么,最终导致的结果就是神经节细胞层轴突丢失造成的视乳头边缘变薄及视野的缺失。随着青光眼的进展,中心视野也会逐渐丢失,导致不可逆的失明。

(一) 老年人与青光眼

随着年龄增加,视神经节细胞逐渐变少,而青光眼由于眼压增高,加重了神经节细胞的凋亡。同时由于老年人的晶状体混浊加重,眼内进光量的减少,造成视觉辨别力下降,增加了视觉障碍的形成。同时由于晶状体的混浊膨胀,也会导致前房变浅,房角变窄容易诱发房角关闭,最终发展为闭角型青光眼。这类患者往往有远视眼,眼轴短、前房浅的特征,一旦急性大发作,很容易造成失明。

一些开角型青光眼的眼压是慢性增高,患者不容易感受到眼睛胀痛的感觉,或者仅仅有轻微的酸胀,甚至没有任何感觉。小部分的开角型青光眼的眼压不高甚至正常。而老年人感觉趋于迟钝,往往容易忽略眼睛胀痛的表现,也有患者把眼睛胀痛与高血压或者神经科的头痛相互混淆,造成疾病的延误。

老年青光眼患者往往存在焦虑、抑郁情绪,睡眠质量差,使用安眠药物的时候需要注意,一些抗抑郁药物容易诱发急性青光眼发作。同时抗青光眼药物如β受体阻断剂容易加重焦虑、抑郁的症状。

(二)青光眼的表现和治疗方法

由于青光眼的类型不同,临床表现往往也不同。急性青光眼表现为头痛、眼胀痛、恶心、呕吐,视物模糊、视力下降、眼压明显增高、角膜水肿等。慢性青光眼往往没有明显的表现,有部分仅仅眼部有不显著的酸胀、进行性的视力下降、视野缩小、夜间视力下降等表现。青光眼的治疗主要原则就是控制眼压,减少眼压对视神经的影响,避免失明,降眼压的方法有药物及手术治疗。

思考题

1. 什么是视觉障碍?
2. 简述老年人与青光眼之间联系。
3. 简述白内障导致危害因素。
4. 病例分析型思考题:

患者82岁,女性。近3年来双眼渐进性视力下降,尤其是最近3个月加重明显。一天前因家中有事,情绪较为激动,严重影响睡眠,晚上11点感到右眼疼痛伴有头痛、恶心,并出现视力下降。即到医院眼科急诊就医。经询问病史,患者年轻时双眼视力很好,有轻度远视,40岁左右就开始"老花",以后老视逐渐加重,到65岁的时候需要戴400度老花镜。3年来视力下降,外出活动也少了,特别是晚上不敢独自外出,有过2次跌倒,未发生骨折。因视力下降,家里人感到老太太性格脾气改变多了,变得内向,不愿交流,总是担心焦虑。也曾经到眼科就诊,诊断是白内障,建议手术,但是由于害怕有风险,未能进行手术。有糖尿病史20年,平时血糖控制良好。

思考要点:

(1)患者眼科急诊的原因是什么,初步做出何种诊断?
(2)造成急性发作的原因是什么?
(3)眼部疾病导致生活习性改变的原因是什么?

(陶 晨)

参考文献

[1] Knudtson M D, Klein B E, Klein R. Biomarkers of aging and falling: the Beaver

Dam eye study[J]. Arch Gerontol Geriatr，2009，49(1)：22－26.

[2] Watson G R. Low vision in the geriatric population：rehabilitation and management [J]. J Am Geriatr Soc，2001，49：317－330.

[3] Resnikoff S，Pascolini D，Mariotti S P，et al. Global magnitude of visual impairment caused by uncorrected refractive errors in 2004[J]. Bull World Health Organ，2008，86：63－70.

[4] WHO. Visual impairment and blindness. 2014［EB/OL］. http：//www. who. int/ mediacentre/factsheets/fs282/en/（accessed May 14，2016）.

[5] Vinson J A. Oxidative stress in cataracts[J]. Pathophysiology 2006，13：151－62.

[6] Klein B E，Knudtson M D，Lee K E，et al. Supplements and age-related eye conditions the beaver dam eye study[J]. Ophthalmology，2008，115(7)：1203－1208.

[7] Quigley H A，Broman A T. The number of people with glaucoma worldwide in 2010 and 2020[J]. Br J Ophthalmol，2006，90：262－267.

[8] Weih L M，VanNewkirk M R，McCarty C A，et al. Age-specific causes of bilateral visual impairment[J]. Arch Ophthalmol，2000，118：264－269.

第七节　听力障碍

本节要点

1. 老年性聋的定义及与老年性疾病的相关性、病因和病理机制。
2. 老年性聋分子水平的病理表现、临床表现和诊断依据。
3. 老年性聋的预防和治疗手段。

教学目的

1. 掌握
  老年性聋的定义、临床特点、诊断标准和防治方法。
2. 熟悉
  老年性聋的病理生理特点，习服治疗的意义。
3. 了解
  助听器在老年性聋防治中的作用。

　　老年性聋（presbycusis）又称增龄性聋或年龄相关性聋（age-related hearing loss，AHL），是专指人体衰老相关的听觉功能减退的现象。顾名思义，老年性聋多是机体到一定年龄后产生,较机体最好状态时相比的听觉减退。在机体较年轻时,虽然个体之间也存在着听觉功能的差异,但其平均水平差异不大,特别是对言语的分辨能力,个体间差异几乎可以忽略不计;而随着年龄的增大,听力差异开始增大,有些人仍能保持良好的听力和言语分辨能力,而有些人在没有特别异常的机体其他病变的基础上,听力自然退变。对于这部分人,因其有共同的病理生理改变以及临床表现,我们称为老年性聋。当然从解剖病理角度看,老年性聋是种病变,因而作为一种疾病。当然,当年龄达到一定水平后,由于外界各种因素的干涉,如接触噪音,损伤听觉系统的药物,其他代谢性疾病,包括感染等导致听力下降的原因。而传统意义上的老年性聋专指年龄因素导致的听力下降。

一、流行病学表现

2018年世界卫生组织发布的数据显示,60岁以上的人群有1/3的人具有中度或中度以上的听力下降。而我国正迅速进入老年社会,按这个比例,将有数亿人有听力障碍的情况。

二、病理表现

广义上的听觉器官包括机体接受声音、传递声音、分析声音以及反馈传递的组织器官,当听觉器官的大体解剖和细胞水平乃至细胞以下结构发生改变,均可能出现老年性聋的病理表现。传音系统因年龄而导致的如鼓膜硬化浑浊,听骨及肌肉等硬化(非感染、非耳硬化症原因),均可称为老年性聋的病理表现之一。但狭义的老年性聋,或通常意义的老年性聋的病理表现以内耳后的神经性退变即所谓的感音性聋为特点,这主要是耳蜗以及耳蜗后神经退变的病理表现为主。这还包括了由于营养听觉通路的血管衰变以及神经本身的衰变为主的病理表现。

(一)老年性聋组织细胞学表现

经典的研究老年性聋的重心放在组织细胞学的改变,Schuknecht(1955)根据在内耳不同部位的病理改变,将老年性聋分为4种。

(1)感音性聋:内耳萎缩变性呈渐进性,多局限于柯替氏器,早期扭曲变平,稍后支持细胞和毛细胞消失,仅残留基底膜。临床表现为高频听力突然下降,呈下降型曲线,语言识别率尚好。

(2)神经元性聋:听神经系统中传递初级听觉系统处理后的电信号到达的各级换能神经元随着年龄增长而逐渐减少,螺旋神经节首先表现,可能向上累及更高中枢。早期不影响听力,至神经元破坏到无法有效传导信息为止。主要表现为语言识别率损害严重而纯音听力功能相对较好,两者不成比例。据Otte(1978年)研究耳蜗神经节改变发现,1~10岁时神经元细胞平均为37 000个,80岁后减少到20 000个,老年性聋者可减少到13 000个,这种现象可称为老年性语言退化。

(3)血管纹性聋:围绕在耳蜗内的血管网织结构的退变。血管纹开始隐性进行性退变,呈斑点状萎缩,蜗尖处严重而且有囊性变,由于内淋巴循环障碍致血管纹3层细胞都萎缩变性,因此所有频率都听不到,呈低平听力损失曲线,早期语言识别率尚好,在纯音损失50dB之后,语言识别率亦明显下降。

(4)耳蜗传导性聋:为Schuknecht(1974)命名,尚无组织形态学改变证实,也称机械性老年聋。最初出现于中年,可能为蜗管运动机制紊乱所致。主要表现为基底膜玻璃样变性和钙化,使膜变宽、变厚,运动僵硬而影响声波的传导。一生中如患过中耳炎、耳硬化和梅尼埃病等,则与老年性退变交织一起,形成混合性严重耳聋,老年听神经中枢亦发生退变。Hansen(1965)曾发现老年聋人的耳蜗核、上橄榄核、下丘及内膝状体神经节细胞都发生萎缩。Arensen(1982)曾发现老年聋人蜗神经核细胞数为 50 600 个,约为正常数 96 400 个的一半。此类耳聋为高频上升,语言识别率及辨音方向功能低下,并丧失回忆长句的能力。

(二) 老年性听力障碍的分子水平机制研究进展

随着认识和技术的不断发展,老年性聋的病理研究也深入分子水平。很多相关的基因和因子被发现,其中有赖于老年性聋的动物模型的建立,常见的有 CBA/J 大鼠、C7BL/6J 小鼠等转基因动物模型。细胞中的线粒体是与老年性聋重要的相关细胞器,研究发现随着年龄的增大,线粒体产出的活性氧离子增多,破坏了组织结构,而线粒体相关且与细胞凋亡有关的 Bcl-2 家族表达增加是老年性聋的特点。

三、临床表现

老年性聋的临床表现不仅仅是听力水平的下降,还有耳鸣等相关的异常表现。

(1)听力下降:根据病理表现的不同,老年性聋的听力下降有不同的表现。大多数老年性聋是双耳渐进性听力下降,一部分人是言语分辨能力的下降,即听得见声音,但听不清说的内容。由于耳蜗毛细胞作为初级外周神经的重要单位,其特殊的细胞结构导致比较容易出现衰变。毛细胞所在的耳蜗基底膜成螺旋上升,其感受到的声音频率以及处理的声音频率具有规律性,即靠近中耳前庭窗的底回处理较高频率声音信号,远离中耳的顶回感应处理较低频率声信号,而底回的毛细胞排列整齐,有规律,因而较易受衰变的影响,因而老年性聋大多数以高频听力下降为主。当然如果衰变影响了其他听觉神经通道的结构,如营养耳蜗的血管纹老化衰变,即可同时在耳蜗所有回发生病变,影响到的听力下降可各个频率同时发生。

同时,耳蜗毛细胞以及相关细胞结构感音频率特异性是非线性的,行波的理论也提示对声音的处理有代偿的可能,即原有的感音以及听觉中枢对声音的傅立叶转换后处理的频率和振幅乃至相位的筛选有了变化,而这种变化包含听觉系统解剖结构的变化,更主要的还有听觉中枢系统的分析和自我调节,因而听力下降是渐进性的。而对于声音的分辨率也与毛细胞等疏密有关。当毛细胞的衰变造成没有完全坏死缺失,疏散的分布即可导致能听见声音,但分辨率下降,造成言语识别的障碍。当然,由于人类对于言语的识别有很多特殊性,单靠耳蜗神经的分辨是不够的,需要大脑中枢的训练和学习参与,老年性聋也包括大脑皮层等神经中枢的衰变,是复杂的机理组合。

(2)耳鸣:老年性聋往往伴有双耳高频音的耳鸣,甚至是整个大脑的耳鸣声,称为脑鸣。大多数的耳鸣都是主观性的耳鸣,即只有个体自我才能感受到的噪声。由于人体是容积导体,神经冲动都是以放电形式产生,因而理论上机体会有放电的声音,只是我们人类对于频率和声强的感应都有个范围,因而正常情况下我们感受不到机体自我的声音。当这种声音的频率和强度达到可被机体感受到的阈值,就产生了耳鸣。虽然耳鸣发生的机理仍是个谜,但流行病学调查发现多发生在老年人,提示老年性衰变会发生老年性耳鸣。当然,产生耳鸣的原因很多,与老年性耳鸣相似的是受噪音影响而产生的耳鸣,这需要鉴别诊疗。但老年性耳鸣往往与老年性聋是相关联的,虽然不是因果关系,即有耳鸣必然会发生耳聋,但从流行病学调查来看,共同发生的比例比较大。

四、临床诊断

在临床上诊断老年性聋的前提,首先要排除听觉功能系统的问题外其他脏器的问题,但反映在听觉功能下降的疾病。

(一) 病史收集

老年性聋可以是患者自我主观感受来就诊,也有家属等旁人发现听力障碍提醒来就诊,具体发生时间往往需要详细的问询才能得到。其中与年龄相关的渐进性听力下降是很重要的特征,没有特别的诱因,没有特别的时间段,言语分辨不清的老人均要考虑老年性聋的可能。同时要排除如中耳炎、噪声性等其他因素导致的耳聋,或是几种病因诱发的混合型耳聋。是否有耳鸣,是否有流脓,是否是双耳对称性发生听力下降,是否有眩晕等病史的问询。全身机体的情况,如高血压、糖尿病史、是否有长期服药史、是否有家族性听力下降情况。

(二) 临床专科检查

(1) 听力学检查:包括各种主观和客观的测定听力情况的检测,如纯音听力检测、镫骨肌反射、耳蜗电图、听性脑干反应检测(ABR)、耳声发射检测及言语听力检测等。老年性聋纯音听力检查的特点,开始时以高频下降为主(见图4-7-1),双耳同时发生,无明显差异;逐渐低频也开始下降,呈平坦型,最终发展到全聋。而言语听力检测是比较好的判断是否有耳蜗性病变的表现,老年性聋开始往往有言语听力检测下降的现象。

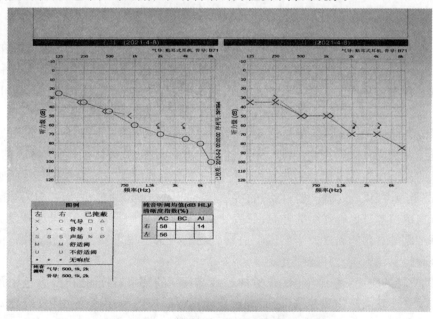

图4-7-1　典型的老年性聋纯音测听结果。

(2) 阈上听力检测:如SISI测听法等以判断是否有重振现象,老年性聋的早期有重振现象。

(3) 中耳功能检测:如声阻抗检测等,以排除中耳病变导致的听力下降。单纯的老年性聋的声阻抗表现为正常的A型(见图4-7-2)。

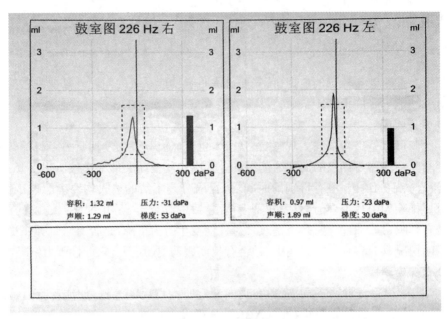

图 4-7-2 老年型聋声阻抗表现为正常的 A 型图

（4）如有眩晕等不适，可行前庭功能检测和平衡试验。

五、老年性聋和耳鸣的治疗

和其他老年性衰变一样，老年性聋有着疾病的双重性。一方面，是机体自然的演变过程，如世界万物的周而复始而又沿着一定的规律前行的变化，是不以人的意识为转移的客观现象。另一方面又是与正常生理相对的病态情况。因此在处理老年性聋的问题上要有预防、干预、治疗等多种方法并进的意识。

（1）养成良好的生活习惯：虽然老年性聋的发生与年龄有关，但机体衰老也可通过自我调整而延缓发生，如良好的生活习惯，保持健康的心态，及时调整生活规律，健康的饮食，适当的科学的运动均能延缓衰老的发生和进行。对于听觉系统而言减少对内耳等听觉神经的刺激，如避免噪声（年轻时就需要行动）的接触，就是很重要的保护。这是因而内耳的毛细胞等听觉基本单位本身也有强弱的差异，那些受到过伤害的细胞易蜕变，而噪声就是比较典型的易使毛细胞等衰弱的因素。当然影响血管脆弱的因素也很重要。如过度烟酒、情绪过度波动等因素也易导致听觉神经的衰变。

（2）助听器的应用：基于老年性聋是神经系统衰变的结果，目前还没有直接干预促使神经再生或返老还童的药物和方法，因而没有普遍理解简捷的治疗途径。即使现在对神经干细胞研究有了很大的突破，但由于听觉神经有着特异性，是较成熟的神经结构，而且人体感觉到声音是包含着学习成熟的过程，有着心理社会等诸多因素，不仅仅是单纯解剖结构的因素。因此，目前改善听力的措施只有传统的放大传入机体的外界声音信号。当然现代的助听器已在原有简单的机械扩音器的基础上有了很大的改进。

助听器没有广泛的应用，其中最主要的原因是戴了助听器后整体听力是提高了，但言语分辨力没有明显提高；相反噪声加大，带来不舒适感，因而接受度还是不理想。数字化助听器的发展使频率选择性大大提高,并且通过补偿,舒适度也有改善,通过耐受性训练可以提高助听器的使用率。

助听器不仅单纯适用于听力已下降的老年性聋,对老年性耳鸣也有重要的缓解和延迟发展的作用。虽然耳鸣的发生发展机制还不明确,但神经突触、大脑皮层的听觉中枢的重塑等是目前认为与耳鸣相关的因素,而这种重塑与大脑中枢接收外界的声信号下降有关,即大脑皮层为了提高对声音信号的敏感性和感应性自我调节的结果。因而,辅助提高传入的声信号,有助于听觉中枢的不良重塑,缓解和抑制耳鸣的发展。

综上,个性化的助听器是保障老年性聋的关键所在,而理论上也是可做到的。如首先测出患者所需要的声音特性,也就是包括声音频率、声音的振幅(强度)相位变化,利用傅立叶转换和逆转换建立模型,筛选出有意义的信号再发还给患者,达到理想的舒适放大声音,满足老年性聋的听力要求。

(3)习服治疗的意义:习服治疗是指利用外界给机体一个声音,让这个声音和耳鸣同时出现,同时存在,让自己的主要精力关注到旁边那个声音,而忽略耳鸣的一种方法。通过一段时间治疗,可以让耳鸣患者得到很好地减轻或者去除。这种方法是目前治疗耳鸣的一个很好的方法。习服治疗的理论基础是根据耳鸣的神经生理发生机制,管控记忆功能的海马、与情绪变化相关的杏仁核,高级中枢对低级中枢的管控失调共同造就了耳鸣发生,即大脑高级控制中枢整合了耳鸣是某种不治之症的错误信号,通过对低级中枢的调控,引起海马对耳鸣信号的过度防卫,杏仁核释放情绪紧张激素,从而表现出一系列的紧张、出汗及心率加快等症状。当这类患者认为治疗无望时,则转变为更危险的抑郁症状。因而,老年性耳聋和耳鸣的治疗还包括心理和社会的适应。习服治疗的意义在于调整情绪,松解耳鸣带来的紧张,忽略耳鸣的存在,达到客观上耳鸣存在、主观上没有耳鸣的治疗效果。

(4)人工耳蜗的应用:对于神经性耳聋的治疗,20世纪末到21世纪,发展最快的技术和设备就是人工耳蜗。基于声学、听力学、材料学以及无线电半导体乃至人工智能等等前沿学科的研究和发展,人工耳蜗的诞生和成熟是先天性耳聋患者的福音,而老年性聋也会逐渐成为人工耳蜗植入适应证的。目前,从理论上中重度老年性聋使用人工耳蜗植入已无异议,但老年性聋通常伴有认知减退、其他机体疾病等因素的困扰,因而应用的人员还是有限,需进一步的推进,还有广阔的空间。

(5)人工智能的康复训练:随着人工智能的快速发展,对于老年性聋的康复训练也成为治疗的重要手段。听力下降对老年人来说不仅仅是听不见声音的问题,还存在着人与人之间的交流的障碍,以及已有的社交、心理的改变。如不能全方面地面对原来健康的听力言语表达逐渐的受影响带来的负面结果,老年性聋会产生连锁反应。人工智能的发展一方面使大数据的应用为早期筛查提供可能,而早期发现老年性聋有助于早期干预,可以缓解疾病的发展;另一方面,人工智能的发展也为听力训练和认知训练提供了个性化和家庭化订制。

思考题

1. 老年性聋的病理生理学特点是什么？

2. 耳鸣和老年性聋的关系是什么？

3. 病例分析型思考题：

老张，男性，70 岁，退休 8 年，平时体健，生活有规律。但最近半年，在没有特别诱因情况下突然出现双耳听力下降，并且有蝉鸣样耳鸣，与人交流说话声音很大，看电视时音量也调得很响，明显影响了家人。老张既往无耳部疾病史。去医院检查，听力检查提示感应神经性听力下降，高频下降更明显。

思考要点

(1)请小结老张的病史特点。

(2)老张是否是老年性聋？依据是什么？

(3)还要排除哪些组织病变可能？

（金晓杰）

参考文献

[1] 中国防聋治聋技术指导组，中华医学会耳鼻咽喉头颈外科学分会，中华耳鼻咽喉头颈外科杂志编辑委员会、中华医学会老年医学分会 老年听力损失诊断与干预专家共识[J]. 中华耳鼻咽喉头颈外科杂志，2019，54(3)：166-173.

[2] 韩旭，葛汝丽，韩锋产.增龄性聋发生机制的研究进展[J].实用医学，2015，31(13)：2227-2229.

[3] Soeya S, Yamasoba T, Weindruch R, et al. Caloric restriction suppresses apoptotic cell death in the mammalian cochlea and leads to prevention of presbycusis[J]. Neurobiol Aging, 2007,28:1613-1622.

[4] Qian Z J, Chang P D, Moonis G, et al. A novel method of quantifying brain atrophy with age-related hearing loss[J]. NeuroImage：Clinical, 2017, 16:205-209.

[5] Thomson R S, Auduong P, Miller A T, et al. Hearing loss as a risk factor for dementia：a systematic review[J]. Laryngoscope Investig Otolaryngol, 2017,16：69-79.

[6] Seidman M D. Effect of dietary restriction and antioxidants on presbycusis[J]. Laryngoscope, 2000,110:727-738.

[7] Schuknecht H F. Further observations on the pathology of presbycusis[J]. Archives of Otolaryngology, 1964,80:369-382.

[8] Bagheri F, Borhaninejad V, Rashedi V. Alzheimer's disease and hearing loss among older adults：A literature review[J]. Int J Psychol Behav Sci, 2018,8(5)：77-80.

[9] 任燕，汪琪璇，盛海滨，等.老年性聋患者助听器验配效果及其影响因素[J].听力学及言语疾病杂志，2020，28(3)：312-316.

第八节　老年跌倒

1. 跌倒的定义。
2. 老年人跌倒的病因。
3. 老年人跌倒的评估。
4. 老年人跌倒的防治。

1. 掌握
   老年人跌倒的评估,老年人跌倒的防治。
2. 熟悉
   老年人跌倒的病因。
3. 了解
   老年人跌倒的流行病学资料。

一、跌倒的定义

随着社会老龄化,老年人的健康和生活质量日益受到关注。跌倒是老年人常见的健康问题。跌倒是指突发、不自主、非故意的体位改变,倒在地上或更低的平面上。世界卫生组织 1992 年公布的《国际疾病分类(第 10 版)》(ICD-10)对跌倒分为以下两类:①从一个平面至另一个平面的跌落;②同一平面的跌倒。

老年人由于疾病或身体功能减退等原因,发生跌倒概率随年龄增加而升高。跌倒所致伤害往往后果很严重,影响老年人自身健康乃至生命,也给社会、家庭造成负担。

为此,每位临床医生、护士、保护人员应高度重视、关注和掌握老年人跌倒的防治技能,提高老年人的生活质量,助力健康老龄化社会的创建。

二、老年人跌倒的流行病学、病因和危害

(一) 老年人跌倒的流行病学资料

跌倒是造成 65 岁及以上老年人致命和非致命伤害的主要原因。美国疾病预防控制中心(CDC)2014 年对行为危险因素监测系统中的调查数据进行了分析,结果显示:28.7%的老年人在过去 12 个月内跌倒过至少 1 次,总共造成约 2 900 万次跌倒。跌倒的老年人中,37.5%报告至少有一次跌倒需要医疗或使活动受限至少 1 天,总共造成 700 万次跌伤。女性

（30.3%）比男性（26.5%）更有可能跌倒，而且更有可能跌伤（12.6%与8.3%）。老年人的跌倒发生率随年龄上升，从65～74岁老年人的26.7%到75～84岁老年人的29.8%，以至于85岁及以上老年人的36.5%。白种人（29.6%）和美国印第安/阿拉斯加原居民（34.2%）老年人跌倒的发生率比黑种人（23.1%）和亚裔/太平洋岛民（19.8%）高。亚裔/太平洋岛民（16.8%）比白种人（10.9%）、西班牙裔（10.7%）和黑种人（7.8%）更有可能跌伤。健康状况差的人群（480/1 000）的跌伤人次率明显高于健康状况优良的人群（69/1 000）。

在我国，跌倒是全人群伤害死亡的第2位原因，仅次于道路交通伤害，是65岁及以上人群伤害死亡的第1位原因。通过检索2000年1月1日至2019年12月31日纳入计算机检索中国核心期刊源刊知网数据库中所有关于中国社区老年人跌倒发生率的文献进行Meta分析，并对性别、调查地区类型等进行亚组分析，总纳入39篇文献，总样本量为60 762例，跌倒发生8 338例。Meta分析结果显示中国社区老年人跌倒发生率为14.3%，亚组分析中，社区老年女性跌倒发生率（15.8%）高于老年男性（11.0%）。农村社区老年人跌倒发生率（21.5%）高于城市社区（14.8%）。一线城市（北京、上海、深圳）社区老年人跌倒发生率（12.9%）低于全国总体水平（14.3%）。

（二）引起老年人跌倒的常见病因

引起跌倒的原因可分为内在风险因素和外在风险因素。内在风险因素包括生物学因素、疾病因素、药物因素、功能水平、心理障碍和行为因素。跌倒的发生不是由单一因素造成，常常由许多危险因素与环境因素相互作用造成。生物学风险因素与行为和环境风险因素之间的相互作用增加了跌倒的风险。

1. 跌倒的内在因素

（1）生物学因素：即个体特有的基本特征，如年龄、性别和种族。随着增龄衰老，老年人的生理功能会出现一系列的衰退。整体表现为身高下降、脊柱弯曲、视力减弱、听力下降、肌力降低、认知障碍、行动缓慢和反应迟钝等。而这些功能改变降低了老年人的姿势控制能力，容易造成老年人失衡跌倒。在性别方面，与男性相比女性更容易发生跌倒。老年女性身体活动较少，肌肉力量薄弱，常伴有下肢功能障碍及认知功能障碍。

（2）疾病因素：是导致老年人跌倒不可忽视的因素之一。人体正常的平衡功能有赖于精确的身体信息输入、正常的中枢神经系统信息加工与整合以及准确而快速的运动系统反应。其中任何一个环节出现异常均可能导致跌倒。神经系统疾病者尤其当中枢神经系统受到损伤时，认知功能、平衡功能和协调功能产生障碍，易导致跌倒。骨骼肌肉系统疾病主要通过改变本体感觉、肌肉力量和姿势控制等增加跌倒风险。骨质疏松导致的跌倒较常见，且跌倒后多有骨折。心血管疾病患者由于心脏及血管功能障碍，脑部血流灌注减少，氧气供应不足，导致老年人头晕和体力不支，进而引起跌倒。其他如视力相关疾病均有可能导致跌倒。

（3）药物因素：药物可引起老年人意识、精神、视觉、步态、平衡等方面出现异常而导致跌倒。典型抗精神病药物可产生锥体外系反应、迟发型运动障碍、抗胆碱能作用与认知障碍、直立性低血压和镇静等不良反应，因而增加跌倒风险。非典型性抗精神病药物对5-HT受体有较高的阻断作用，作用于中脑边缘系统，引起锥体外系反应概率较小。有研究表明服用抗抑郁药物患者出现反复跌倒的概率高于未服用者的48%。抗抑郁药物导致跌倒风险增加的原因与该类药物的不良反应相关，主要包括锥体外系反应、运动不能、直立性低血压、镇静和抗胆碱能不良反应等。选择性5-HT再摄取抑制剂抗胆碱不良反应较少，因此跌倒的风险可能较小。抗癫痫药物会引起思维混乱、视物模糊、笨拙或步态不稳等不良反应,增加跌倒风险。镇静催眠药引起嗜睡、眩晕、精神错乱、认知受损及运动失调,延缓反应时间,增加跌倒风险。易造成跌倒的心血管药物主要是降压药物,导致跌倒的主要原因是直立性低血压、减少脑部血流灌注、肌肉无力、眩晕等。降糖药物使用过量或进食不佳,可导致患者发生低血糖,从而出现头晕、共济失调、昏迷及震颤等导致跌倒因素的发生。多重用药也是引起跌倒的重要原因。

(4)功能水平:如认知功能异常、身体功能异常与情感功能异常会直接导致患者失衡跌倒。认知障碍常见有记忆障碍、注意力障碍、执行功能障碍和空间位置觉障碍等。存在认知障碍的老年人,其注意力资源的分配下降,无法对危险做出准确应对,同时将抽象思维化为具体行动的能力下降,影响正常的运动输出。而执行功能缺失也是影响正常步行及姿势控制的一个重要因素。身体功能如肌力、平衡功能和步态功能等异常也是老年人跌倒的重要风险因素。下肢肌肉力量对未知站立姿势及保持运动过程中姿势的稳定性起着重要作用。老年人行走时小步幅、慢步速、不连续及不平稳等特征与跌倒风险的增高存在着高相关性。

(5)心理障碍:证明不容忽视的跌倒风险因素。如沮丧、抑郁、焦虑及情绪不佳。沮丧可能会削弱老年人的注意力,导致老年人对环境危险因素的感知和反应能力下降。老年人害怕跌倒或自尊心强,拒绝寻求帮助,使得活动减少,降低了生活质量,长此以往其肌力和平衡功能不断下降,更容易增加跌倒的风险。

(6)行为因素:行为因素是指增加跌倒风险的不恰当行为,是可以调整和改变的。常见的有老年人的危险行为、服用药物、使用辅具和穿着不恰当的鞋子。老年人的危险行为习惯增加了跌倒的风险,如爬到高处、搬重物、挂窗帘和着急接电话等。能否恰当使用轮椅和拐杖等辅助器具是衡量老年人功能水平的方式之一。若不能恰当使用,则有较大跌倒风险。穿着不合适的鞋子、鞋底磨损及鞋跟过高也会增加行走过程中的跌倒风险。

2. 跌倒的外在因素

(1)环境因素:根据老年人居住场所分为家庭环境因素、社区公共环境因素及医疗机构环境因素,环境因素与个体的体能状态相互影响。跌倒的发生并不是由单一因素造成的,而是由许多危险因素与环境因素相互作用造成的。目前,环境适老化尚未广泛应用于居家、社区及医疗环境中。常见的环境危险因素包括不均匀的台阶高度、台阶过窄、台阶表面过于光滑、昏暗的灯光、湿滑的地面与障碍物等。有时危险环境缺乏警示标识都有可能导致跌倒的发生。

(2)社会环境:人所处的社会环境及拥有的社会资源也是跌倒的重要影响因素之一。社会地位和社会资源越弱,收入及教育水平越低,跌倒风险越大。

(三) 老年人跌倒的危害

跌倒所引起的损伤,如持续性疼痛、功能损害、残疾乃至死亡是严重影响老年人生活质量的最重要的原因。20%的跌倒需要医疗处理,5%造成骨折(如股骨、手臂、肋骨及髋部骨折),5%～10%造成其他严重外伤,包括头部创伤、关节脱位、关节扭伤及软组织淤伤等。跌倒损伤中最严重的是髋部骨折,致死率最高,髋骨骨折引起严重的健康问题,导致生活质量下降,使50%的老年人无法恢复原有的独立生活和居住状态。2015年,全国疾病监测系统死因监测结果显示,我国≥65岁老年人跌倒的死亡率为58.03/10万,占该年龄人群全部伤害致死原因的34.83%,是老年人首位伤害死因。

对于跌倒、损伤以及跌倒后果（如社会退缩,缺乏独立性和自信心,被送入长期护理机构）的恐惧,会引起严重的焦虑和抑郁。25%～55%的老年人惧怕跌倒,因为恐惧而限制了自己的活动。

三、老年人跌倒的评估

老年人跌倒风险的评估是进行跌倒干预的基础和前提。所有老年人需要进行跌倒风险的评估,尤其是由跌倒史的老年人。

(一) 综合评估

(1)Morse 老年人跌倒风险评估量表(Morse fall scale,MFS):该量表包括对近 3 个月有无跌倒史(无记 0 分,有记 25 分),超过一个医学诊断(无记 0 分,有记 15 分),行走辅助(不需要/完全卧床/有专人扶持记 0 分,拐杖/手杖/助行器记 15 分,依扶家具行走记 30 分),静脉输液/置管/使用特殊药物(无记 0 分,有记 20 分),步态(正常/卧床休息/轮椅代步记 0 分,虚弱乏力记 10 分,平衡失调/不平衡记 20 分)和认知状态(了解自己能力、量力而行记 0 分,高估自己能力/忘记自己受限制/意识障碍/躁动不安/沟通障碍/睡眠障碍记 15 分)6 个条目的评分,量表总分 125 分。得分越高,表明受试老年人发生跌倒的风险越高。跌倒风险评定标准:<25 分为低度风险,25～45 分为中度风险,>45 分为高度风险。评估过程简单,完成该量表耗时 2～3 分钟,应用广泛。

(2)老年人跌倒风险评估工具(fall risk assessment tool,FRA):该量表包括对运动、跌倒史、精神不稳定状态、自控能力、感觉障碍、睡眠状况、用药史和相关病史等 8 个方面共计 35 个条目的评估,每个条目得分为 0～3 分,总分 53 分。分数越高,表示跌倒的风险越大。结果评定标准:1～2 分为低危,3～9 分为中危,10 分及以上为高危。完成该量表耗时 10～15 分钟。

(二) 躯体功能评估

(1)日常生活活动能力(ADL)评估量表(Barthel 指数):该量表包含了大便的控制、小便的控制、修饰(指洗脸、刷牙、刮脸、梳头等)、如厕、进食、床椅转移(指从床到椅子然后回来)、平地行走、穿衣、上下楼梯、洗澡等 10 个条目,从完全依赖到完全自理计 0 分、5 分、10 分、15 分,部分条目完全自理计 5 分或 10 分,满分 100 分。得分越高,表明受试老年人的独立性越好,依赖性越小。<20 分为极严重功能缺陷,生活完全需要依赖;20～40 分为生活需要很大帮助;40～60 分为生活需要帮助;>60 分为生活基本自理。

(2)计时起立-行走测试(times up and go test,TUG):主要用于评估老年人的移动能力和平衡能力。受试者着舒适的鞋子,坐在有扶手的靠背椅上,身体紧靠椅背,双手放在扶手上。当测试者发出"开始"的指令后,受试者从靠背椅上站起,待身体站稳后,按照尽可能快的走路形态向前走 3 米,然后转身迅速走回到椅子前,再转身坐下,靠到椅背上。测试者记录被测试者背部离开椅背到再次坐下(靠到椅背)所用的时间,以秒为单位。被测试者在测试前可以练习 1～2 次,以熟悉整个测试过程。结果评定:<10 秒表明步行自如(评级为正常);10～19 秒表明有独立活动的能力(评级为轻度异常);20～29 秒表明需要帮助(评级为中度异常);≥30 秒表明行动不便(评级为重度异常)。除了记录所用的时间外对测试过程中的步态及可能会摔倒的危险性按以下标准打分。1 分:正常;2 分:非常轻微异常;3 分:轻度异常;4 分:中度异常;5 分:重度异常。

（3）Berg 平衡量表（Berg balance scale，BBS）：被视为平衡功能评估的金标准。该量表要求受试者做出包括由坐到站、独立站立、独立坐下、由站到坐、床椅转移、双足并拢站立、闭眼站立、上臂前伸、弯腰拾物、转身向后看、转身 1 周、双足前后站立、双足交替踏台阶、单腿站立等 14 项日常上火测试项目，每项根据受试者的完成情况评定为 0～4 分，满分为 56 分。BBS 评分＜45 分提示有跌倒可能。

（4）Tinetti 步态和平衡测试量表（Tinetti balance and Gait analysis）：包括平衡和步态测试两部分，其中平衡测试包括坐位平衡、起身、试图起身、立即站起、站立平衡、轻推、闭眼-轻推、转身 360°和坐下共计 9 个条目，满分 16 分。步态测试包括起步、抬脚高度、步长、步态连续性、步态对称性、走路路径、躯干稳定和步宽共计 7 个条目，满分 12 分。Tinetti 量表总满分 28 分，测试得分越低，表明跌倒的风险越高。结果评定标准：＜19 分为跌倒高风险，19～24 分为存在跌倒风险。完成量表的测试约需 5～10 分钟。

（5）功能性伸展测试（FRT）：通过对受试者上肢水平向前伸展能力的测试来评定其体位控制和静态平衡能力。受试者双足分开站立与肩同宽，手臂前伸，肩前屈 90°，在足不移动的情况下测量受试者前伸的最大距离。前伸距离＜7 英寸提示跌倒风险高。

（三）环境评估

不良的环境因素是引起老年人跌倒的重要危险因素。我国老年人的跌倒有一半以上是在家中发生的。因此，家庭环境的改善尤其是进行居家适老化改造可以有效减少老年人跌倒的发生。要进行个性化的居家适老化改造，首先需要对家庭环境进行评估。所有有老年人的家庭都需要进行家庭环境的评估，建议使用居家危险因素评估工具（home fall hazards assessments，HFHA）进行评估。该评估工具包括对居室内的灯光、地面（板）、厨房、卫生间、客厅、卧室、楼梯与梯子、衣服与鞋子及住房外环境等 9 个方面共计 53 个危险因素条目的评估，并且对每个条目都给出了干预的建议。

（四）心理评估

（1）国际版跌倒效能量表（falls efficacy scale-international，FES-I）：该量表主要测定老年人在不发生跌倒的情况下，对从事简单或复杂身体活动的担忧程度。该量表包含室内和室外身体活动两个方面，共包含 16 个条目。采用 1～4 级评分法，总分为 64 分。测定的总分得分越高，表明跌倒效能越强。

（2）特异性活动平衡自信量表（activities-specific balance confidence scale，ABC）：该量表是一份平衡自信调查问卷，共包括共 16 个条目。16 个条目既包括日常生活中的基本任务，如在房间里散步、上下楼梯、扫地、在室内取物等，又包括在社区中难度较大的任务，如一个人到拥挤的商场去、在室外冰面行走等。每项 0～100 分，共 11 个等级，每个条目的得分对应不同程度的自信心。此量表完成约耗时 20 分钟。

四、老年人跌倒的防治

首先必须强调老年人跌倒的预防比防治更重要，必须是综合整体的防治措施。

（一）健康宣教

对于有心脑血管疾病、骨关节、肌肉疾病和视力听力减退的跌倒高危人群，应加强健康教育，让其了解跌倒的危险因素、后果以及预防措施。应及时治疗可能引起跌倒的各种疾病，如影响视力的白内障、直立性低血压、反复发作的眩晕、帕金森综合征及骨关节炎等。

（二）环境安全保障

改善家庭、社区、城市环境及医疗机构居住环境居住环境保持行走过程中过道通畅无障碍，地面干燥无水渍，设置"小心地滑"提示。浴室地面铺设防滑垫，浴室和洗手台设置扶手。室内光照充足，设置夜灯。安装座椅和座厕，检查设施的安全性能，保持其功能状态完好。病房内将病床的高度设置为最低位，并固定脚轮的刹车，床头安装壁灯和呼叫信号灯。病房光线明亮，无障碍物。意识不清或躁动不安者应加床栏，并有家属陪伴。

（三）适度锻炼

坚持参加规律和适度的体育锻炼能增强肌肉力量、柔韧性、平衡能力、步态稳定性、灵活性，减少反应时间，从而减少跌倒的发生。应针对不同人群，由专业人员帮助制定锻炼计划，如散步、慢跑、太极拳等。太极拳对于预防跌倒的效果十分显著。太极拳锻炼有较好的改善平衡能力，增强肌力、身体柔韧性和反应能力的作用，从而能够帮助老年人增强抗跌倒能力。

2010年美国老年医学会和英国老年医学会的《老年人跌倒预防临床实践指南》指出，肌力、步态及平衡功能训练可以减少老年人跌倒概率。适宜的力量训练极其重要，可以缓解老年人的肌流失，改善肌肉功能，提高平衡能力，进而对预防和缓解骨质疏松及老年人跌倒有很大作用。常见的肌力训练包括有氧耐力训练、等速肌力训练和抗阻肌力训练。切忌"过度锻炼"造成伤害。

（四）合理用药

老年人大多患有多种疾病，可能复合服用多种药物，应按医嘱正确服药，严禁随意用药，更要避免同时服用多种药物，尽可能减少用药的剂量。对于精神类药物如抗抑郁药、镇静催眠药等优先考虑行为治疗、心理治疗等非药物治疗，减少精神类药物的使用，确需使用时也应维持最小剂量，老年人催眠药物的品种可优先选择非苯二氮䓬类。

（五）辅助医疗器械

科学合理使用辅助器械如拐杖和助行器可增加更多稳定性和安全度，是有效综合预防跌倒的措施之一。

（1）用单侧手支撑的普通手杖适用于手有一定握力，且有一定平衡能力的下肢功能障碍者和体弱者。四足手杖支撑面积较大，较单脚手杖稳定，更适用于平衡能力欠佳而使用单脚手杖不安全者。腋拐利用腋下部位和手共同支撑，双拐同时使用可减轻下肢承重，获得最大支撑力，提高行走的稳定性。肘拐是装有手柄和肘托单脚支撑的普通肘杖，轻便但稳定性差些，用于需要借助拐杖助行者。

（2）助行架可分为无轮式和轮式，作用是保持立位身体平衡、支撑体重、训练行走、增强肌力。无轮式主要用于上肢功能完善而且下肢功能损伤较轻的患者。轮式适用于下肢功能障碍，且不能抬起助行架前行的使用者，但其稳定性能稍差。

思考题

1. 简述引起老年人跌倒的常见内在风险因素。

2. 防治老年人跌倒的主要措施有哪些？

3. 病例分析型思考题：

患者,女性,78岁。因发热、咳嗽、咳痰3天入院。

入院前3天受凉后出现发热,最高体温38.5℃,伴咳嗽、咳痰,痰黄,无血痰。无畏寒、寒战,无恶心、呕吐,无腹泻,无尿频、尿急、尿痛。发病以来,体重无下降,睡眠欠佳,食欲下降,二便无异常。

既往史:有高血压史21年,平时每天服用氨氯地平(络活喜)5mg,血压控制佳。2月前曾发生跌倒一次,左上肢软组织损伤。长期失眠史,每晚服用艾司唑仑1mg。

查体:神清,对答切题,步入病房,BP140/70mmHg,HR78次/分,心率齐,左下肺闻及少量细湿啰音,腹平软,无压痛,双下肢无水肿,生理反射存在,病理征未引出。

思考要点:针对该患者,您会做哪些方面的跌倒风险评估? 根据Morse老年人跌倒风险评估量表,该患者是否属于跌倒高危人群? 入院后您会采取哪些措施预防她在医院内发生跌倒?

(金玉华)

参考文献

[1] 预防老年人跌倒康复综合干预专家共识,中国康复医学会老年康复专业委员会共识组、上海市康复医学会专家共识组[J].老年医学与保健,2017,23(5):349-351.

[2] 居家(养护)老年人跌倒干预指南,北京医院、国家老年医学中心、中国老年保健医学研究会老龄健康服务与标准化分会、中国老年保健医学[J].2018,16(3):32-34.

[3] 中国老年人跌倒风险评估专家共识(草案),中国老年保健医学研究会老龄健康服务与标准化分会[J].中国老年保健医学,2019,17(4):47-50.

第九节　老年谵妄

本节要点

1. 谵妄的定义。

2. 老年谵妄的病因、临床表现以及诊断、治疗的特殊性。

教学目的

1. 掌握

(1)谵妄的定义与病因。

(2)老年谵妄的临床特点及临床表现。

(3)谵妄的临床评估工具及谵妄诊断"金标准"。

2. 熟悉

(1)谵妄的流行病学。

(2)谵妄的预防及治疗。

3. 了解

谵妄的发病机制及预后。

一、定义

谵妄是急性发作意识混乱,伴注意力不集中、思维混乱、不连贯,以及感知功能异常。谵妄是一种需要紧急处理的综合征,常于躯体疾病加重、感染、缺血和缺氧状态、手术时或手术后发生。谵妄可以发生于任何年龄,但以老年人多见,发生在老年人的谵妄称为老年谵妄。

二、流行病学资料

随着年龄增长大脑储备功能下降,因此谵妄的发病率也随着增龄而增加。当年龄超过65岁,每增加1岁将使谵妄的发生风险增加2%。谵妄在老年人群中发病率非常高,在综合性医院住院老年患者中的发生率为10%～30%,接受大手术后的患者出现谵妄者超过50%,而在重症监护室中可达到80%。

三、病因

谵妄的病因是多因素的,部分可能因单一病因引发,但常常是易患因素和诱发因素相互作用的结果。

谵妄易患因素与患者基础状况直接相关,由患者的既往健康背景所决定(见表4-9-1)。易患因素往往是慢性的、不易逆转的,易患因素越多,老年人越容易发生谵妄。其中痴呆患者发生谵妄增加2～5倍风险,近一半以上的痴呆患者具有潜在的谵妄。

表 4-9-1 谵妄的易患因素

人口学特点:	合并躯体疾病:
—年龄≥65岁	—严重疾病
—男性	—多种共病
认知功能:	—慢性肾脏或肝脏疾病
—痴呆	—卒中病史
—认知功能损害	—神经系统疾病
—既往谵妄病史	—代谢紊乱

—抑郁	—骨折或创伤
视觉和听觉损害	—终末期疾病
药物：	—感染 HIV
—多药共用	功能状态：
—使用精神活性药物	—日常生活能力依赖,无法走动
—酗酒	—疼痛
	—便秘
	长期睡眠剥夺

在易患因素的基础上,任何机体内环境的紊乱均可促进谵妄的发生,成为诱发因素。谵妄的常见诱发因素包括：

(1)药物使用(如抗胆碱能药物、苯二氮䓬类镇静催眠药、阿片类麻醉镇痛药,其中哌替啶与阿片类麻醉镇痛剂相比更易引起谵妄)。

(2)视觉及听力下降(如光照不足、隔离等)。

(3)低灌注状态(如充血性心力衰竭、低氧血症等)。

(4)感染(呼吸、泌尿道等感染)。

(5)尿潴留、便秘。

(6)活动受限(如卧床或实施保护性束缚)。

(7)医源性因素(如手术、麻醉及留置导尿等)。

(8)脱水、营养不良、睡眠不足、疼痛。

(9)神经系统疾病(如脑血管疾病、脑膜炎、脑炎及癫痫等)。

(10)代谢性精神紊乱(如电解质紊乱、血糖波动、酸碱平衡紊乱及内分泌系统疾病等)。

四、发病机制

谵妄的发病机制目前尚未完全清楚,关于其发病的主流假说有神经递质假说、炎症假说、应激假说、神经损伤假说等。

五、临床表现

谵妄临床表现有两个明显的特征：①常急性发作,精神状态的改变持续几小时到几天,个别表现几周到几个月；②病情具有波动性,在 24 小时内症状可能加重或减轻,在短时间内症状可以消失,有"昼轻夜重"的规律。

老年谵妄临床表现主要分为 3 种类型：兴奋型、抑郁型和混合型。①兴奋型谵妄表现为警觉、烦躁、易激惹、对刺激过度敏感等,可有幻觉、妄想或破坏性、攻击性精神行为如大喊大叫、拒绝配合治疗等；②抑郁型谵妄可表现为淡漠、嗜睡、警觉性下降、情绪低落、活动减少等；③混合型谵妄则表现为两种形式谵妄同时存在,交替出现,反复波动。

谵妄常见临床表现如下：

（1）意识障碍：意识障碍是谵妄的主要症状，其中注意力涣散是谵妄的典型症状，可表现为注意力的指向、集中、持续和转移能力降低，易分心、无法维持对话或眼神交流，需要多次重复问题，患者难以完成简单的重复指令。患者也可表现为时间、地点和人物的定向力差，时间定向最易受损。意识障碍程度可以介于清晰度下降至浅昏迷之间。

（2）感知觉障碍：丰富的幻觉和错觉，多为恐怖性内容。可有感觉过敏，如对声音和光线的刺激特别敏感，也可有感觉迟钝。

（3）思维障碍：主要表现为思维结构解体及言语功能障碍。思维不连贯，推理、判断能力下降，有时伴有不完整、不系统、松散的类偏执症状。

（4）情绪障碍：主要表现为间断出现恐惧、妄想、焦虑、抑郁、躁动、淡漠及欣快等，且症状不稳定有波动。

（5）认知功能障碍：认知功能可有明显的波动，损害严重程度不一。可出现记忆障碍、时间、空间、人物的定向功能障碍，无法回答正确的时间地点，无法认出自己的亲属等。

（6）行为障碍：多数呈现兴奋躁动，若有恐怖性的幻觉或错觉时，可出现攻击或逃避行为。也可表现为淡漠、迟钝、少语、少动，甚至呈亚木僵状态。

（7）睡眠觉醒障碍：表现为白天昏昏欲睡，夜间失眠，间断睡眠，或完全的睡眠周期颠倒。

六、诊断标准

谵妄诊断依赖全面、详细的病史回顾及体格检查，并且需要通过询问家属以及相关医护人员了解患者病情的变化和波动情况，比较复杂。按照 DSM-V 谵妄诊断"金标准"进行诊断，要求满足以下 5 点条件：①注意力及意识紊乱，如注意力涣散、难以集中并保持注意力、环境定向力下降。②急性起病，与基线相比，患者在数小时至数天内注意力、意识状态及认知功能出现明显变化，并且一天内症状常有波动；③伴有认知功能损害，如记忆功能损害、定向力障碍、语言障碍、视力或其他知觉障碍；④注意障碍、意识障碍和认知功能障碍不能用其他已经存在的神经认知障碍解释，且不是在昏迷等严重的意识水平下降的情况下；⑤通过病史、体格检查或实验室检查可发现潜在的病因，如全身性疾病、药物中毒、突然停药以及多因素联合作用。

七、评估工具

由于谵妄的诊断比较复杂，且常常夜间加重，使用"金标准"诊断谵妄可行性低。为了快速识别谵妄，提高谵妄诊断准确度，临床工作中常常使用一些量表筛查谵妄。谵妄量表（confusion assessment method，CAM）是目前临床使用最广泛的、最有效的评估谵妄的工具，具有良好的敏感性（94%）和特异性（89%）（见表 4 - 9 - 2）。

表 4 - 9 - 2　谵妄的评估工具（CAM）

（1）急性发作和病情反复：患者的精神状态是否有急性改变或较基础水平发生急性变化？

（2）注意力：患者是否很难集中注意力（如易转移话题、很难保持说话的主题）？这种异常在一天中是否有波动？

（3）思维紊乱：患者思维紊乱，如说话分散或谈话不切主题、话语不清楚或无逻辑性、突然改换话题？这种异常在一天中是否有波动？

(4)意识水平的改变:患者的意识水平是怎样的(清醒、过分警觉、嗜睡、昏睡、昏迷)？这种异常在一天中是否有波动？

注:以上4条标准是筛查谵妄的量表。诊断要求必须满足1+2+(3或4)。

八、鉴别诊断

谵妄需要与痴呆以及其他精神情况如抑郁、非器官性精神紊乱作鉴别。谵妄与其他疾病最重要的区别在于急性起病、注意力不集中且症状具有波动性,具体鉴别要点见表4-9-3。

表4-9-3 谵妄的鉴别诊断

临床特点	谵妄	痴呆	抑郁症	急性精神病
发作	急性(几小时到几天)	渐变、隐蔽(几周到几个月)	急性或渐变	急性或渐变
过程	消长变化	长期病程	多变	多变
注意力	有损害,谵妄的特点	正常,直到疾病晚期能力降低	注意力和集中减低	注意力和集中减低
意识水平	意识水平改变,从昏睡到警觉	正常,直到疾病晚期才降低	正常	正常
记忆	常见记忆损害	显著长期记忆和短期记忆缺损	正常,短期失忆	正常,短期失忆
方位	无方向感	正常,直到疾病晚期	通常正常	通常正常
语言	无条理、不连贯、无逻辑	简单、失语症、命名障碍	正常但语速缓慢(精神运动迟缓)	正常但语速缓慢(精神运动迟缓)
妄想	常见	常见	不常见	不常见
幻觉	通常视幻觉	有时有	极少见	极少见
器官病因	有	有	无	无

九、预防

研究表明谵妄的治疗效果远远不如预防效果,一旦发生谵妄,患者很难逆转不良预后。因此,谵妄的预防重于治疗。《NICE指南》列出应针对以下10项危险因素的综合性预防措施(见表4-9-4)。实行预防性干预可使住院老年人发生谵妄危险下降约40%。

表 4 - 9 - 4　谵妄危险因素和干预措施

危险因素	干预方法
认知功能和定向	提供明亮的环境,提供时钟和挂历、钟表和日期的数字要求大号数字 介绍环境和人员 鼓励患者进行益智活动训练 鼓励患者的亲属和朋友探访
脱水和便秘	鼓励患者多喝水,不能保证饮水量的,考虑静脉输液 如患者需要限制入量,要保证出入量平衡 鼓励进食蔬菜、水果等高纤维素食物,定时排便
低氧血症	及时发现,评估低氧血症 监测患者的血氧饱和度,保持血氧饱和度>90%
活动受限	鼓励术后早下床活动 为患者提供步行器 不能行走的患者,鼓励被动运动
感染	及时寻求治疗策略 避免不必要的插管(如尿管等) 严格执行院内感染控制措施(如手卫生等)
多药共用	在临床药师的参与下评估药物 减少患者用药种类 避免引起谵妄症状加重的药物(如哌替啶、抗精神病药物、苯二氮䓬类药物)
疼痛	正确评估患者疼痛水平,对不能言语沟通的患者使用身体特征、表情等进行评估 对任何怀疑有疼痛的患者都要控制疼痛,避免治疗不足或过度治疗
营养不良	在营养师的参与下改善营养不良 保证患者义齿正常
睡眠剥脱	减少噪声 安排好夜间药物发放,护理人员各项活动要考虑对睡眠的干扰
听力和视觉障碍	解决可逆的听觉和视觉障碍(如清除耳道耵聍) 向患者提供助听器或老花镜 检查助听器和眼镜处于正常状态

十、治疗

谵妄的一般治疗措施取决于病因,一旦发生谵妄,首先应尽可能地改善易患因素,去除诱发因素,积极给予对症治疗,预防并发症。如调整药物,给予抗感染治疗,纠正水、电解质、酸碱平衡紊乱等。

谵妄的治疗包括两个方面:非药物治疗和药物治疗。

(一)谵妄的非药物治疗

适合所有谵妄患者,是谵妄的基础治疗手段。其治疗措施类似于谵妄的预防措施。包括支持性治疗和改善环境因素两方面。支持性治疗是指进行完整的评估与监测,其具体措施包括给予充足氧供及水合作用、给予营养支持、增加患者运动、避免束缚患者身体以引发患者烦躁不安及身体受伤,还应注意患者的用药情况,应停用非必要的药物,所有药物尽量为最低有效量。改善环境包括提供定向指导性工具(如日历、钟表、照片),注意与患者进行个人接触和交流,避免噪声及其他环境不良刺激因素,避免感觉过度或感觉剥夺,保证昼夜充足及适合的光照条件,保持生活规律,使用感觉辅助设备(如眼镜和助听器等)。

（二）谵妄的药物治疗

目前并无证据提示药物治疗谵妄具有明确、显著的疗效。药物治疗仅限于患者出现激惹行为,威胁到自身或他人安全,并且非药物治疗无效时。常用的药物如下。

（1）氟哌啶醇:首选药物,仅用于严重激越的患者。可以小剂量口服和肌内注射,激惹行为缓解逐步减量。

（2）苯二氮䓬类:不建议作为治疗谵妄的一线药物。因该类药物有增加过度镇静和加重急性精神状态改变的作用,通常应该避免使用。但可以用于伴有癫痫抽搐、乙醇或药物戒断症患者。

（3）新型抗精神病药物:可用于控制谵妄患者激越症状,疗效与氟哌啶醇相当但锥体外系不良反应更少。所有的抗精神病药物均有可能增加患者死亡和痴呆患者脑卒中的可能性,因此都推荐短期谨慎使用。

十一、预后

谵妄是不良预后的强危险因素,可增加患者住院死亡率、院内感染发生率,增加家庭护理的次数。具有明显认知障碍的患者比无认知障碍的患者更具有危害性,长期的影响还与谵妄发生期、严重性和潜在病因相关,也与患者本身有关。

思考题

1. 老年谵妄的易患因素和诱发因素有哪些?
2. 简述老年谵妄的临床特点。
3. 病例分析型思考题

患者,男,86岁,因出现幻觉4天,行为异常8小时入院。

该患者入院4天前行"双侧腹股沟疝手术"后出现幻觉,其麻醉方式为全身麻醉(麻醉诱导:芬太尼、氟马西尼静滴。麻醉维持:瑞芬太尼、舒芬太尼,术毕后予右美托咪定、曲马多、纳美芬镇静、止痛、促醒)。

入院8小时前患者突然不言语,也不能理解他人言语,不能识别熟悉的人,同时伴有行为异常,胡乱摸索,尿失禁。上述症状呈波动性。

既往史:吸烟史70年,20支/日。

查体:血压150/90mmHg,意识模糊,脑神经检查正常,四肢有自主活动,感觉检查不能配合,双侧腱反射对称存在,双侧巴氏征阴性,余神经系统查体未见明显异常。

思考要点：

(1)病史特点是什么？诊断与鉴别诊断的思路？

(2)诊断标准是什么？

(3)高龄患者处理与预防有何特别提示？

（张　佳）

参考文献

[1] 陈灏珠,林果为.实用内科学[M].人民卫生出版社,2013.

[2] 路雅宁.谵妄的诊断与治疗进展[J].国际老年医学杂志,2011,32(2):91-93.

[3] 老年患者术后谵妄防治中国专家共识[J].中华老年医学杂志,2016,35(12):1257-1262.

[4] 于普林.老年医学[J].北京:人民卫生出版社,2019.

第十节　便　秘

本节要点

1. 便秘的定义及对老年生活质量的影响。

2. 便秘病因与发病机制。

3. 便秘诊断标准与诊断途径。

4. 便秘的早期发现、治疗与预防的要点。

教学目的

1. 掌握

便秘的定义、临床特点、危害、诊断途径及病例的治疗。

2. 熟悉

便秘的病因与发病机制、治疗与预防关键。

3. 了解

功能性便秘,病理改变。

一、老年人便秘的定义与类型

（一）老年人便秘的定义

便秘(chronic constipation)是常见的老年综合征,表现为排便次数减少、粪便干结和

（或）排便困难,目前主要根据罗马Ⅳ（Rome Ⅳ）标准和患者主诉（self-reported）进行诊断,即诊断前症状出现至少 6 个月,其中至少 3 个月有症状,且至少 1/4 的排便情况符合下列 2 项或以上:排便费力感、干球粪或硬粪、排便不尽感、肛门直肠梗阻感和（或）堵塞感、甚至需手法辅助排便,且每周排便少于 3 次。便秘是种对老年影响严重的疾病,据统计 60 岁以上人群中发病率为 30%～40%,随着年龄的增长而升高,在接受长期照护的老年人中甚至高达 80.0%,女性患病率明显高于男性。

便秘可由多种因素引起,包括结直肠、肛门功能性疾病、器质性疾病及药物。因此,可将便秘分为原发性和继发性,原发性是指结直肠、肛门功能性疾病引起的便秘,继发性是指器质性疾病或药物引起的便秘。

（二）功能性便秘

功能性便秘（chronic functional constipation）:根据患者的肠道动力和直肠肛门功能改变的特点分为 4 个亚型:①慢传输型便秘（slow transit constipation STC）:肠道动力减退,容易发生慢传输型便秘,特点是结肠传输时间延长,表现为排便次数减少、粪便干硬、排便费力;②出口梗阻型便秘（outlet obstructed constipation OOC）:表现为排便费力、排便不尽感、排便时肛门直肠堵塞感、排便费时、甚至需要手法辅助排便等,此型在老年人中多见;③混合型便秘:患者同时存在结肠传输延缓和肛门直肠排便障碍;④正常传输型便秘（normal transit constipation,NTC）:多见于便秘型肠易激综合征（IBS）,腹痛、腹部不适与便秘相关,排便后症状可缓解,老年人较少见。

二、老年人便秘的危害

（一）加重全身性疾病

老年人患者由于便秘的折磨常有精神紧张、焦虑不安、失眠健忘等神经精神症状,有的甚至出现精神抑郁,反过来这些症状也会使便秘症状加重。

（二）胃肠神经功能紊乱

便秘时,粪便潴留,有害物质吸收可引起老年人胃肠神经功能紊乱而致食欲不振,腹部胀满,嗳气,口苦,肛门排气多等表现。

（三）多发性腹痛

老年人因长期便秘致排便条件反射低下,括约肌松弛,便意降低加重便秘,大量硬粪块导致不全肠梗阻,刺激近端肠壁肌肉强力收缩,引起阵发性腹痛。间歇性肠壁肌肉松弛,腹痛可缓解。因此,腹痛可反复发作。临床表现为:腹痛无规律、反复突然、阵发性发作和疼痛部位不固定,常见于脐周,发作间歇无异常表现。

（四）粪便性肠道

较硬的粪块压迫肠腔及盆腔周围结构,阻碍了结肠扩张,使直肠或结肠受压而形成溃疡,严重者可引起肠穿孔,是老年便秘较为严重的并发症。

（五）盆底病发作

便秘使直肠长期受累,还会影响膀胱前列腺等盆腔器官的功能。长期便秘使盆腔肌肉受慢性刺激而呈痉挛性收缩状态,久而久之,这些肌肉群就会出现营养不良及过度松弛现象,引起盆腔器官移位、脱垂,结果会加重便秘,并引起各器官功能障碍和脱垂,常见如会阴下降、直肠前突、子宫或膀胱脱垂等,甚至引起大小便失禁。

三、老年人便秘的临床评估

(一) 危险因素评估

每天总液体量(含食物内水分)摄入少于 1.5 L 时,肠道水分减少,可造成粪便干结、粪便量减少从而发生便秘。纤维素可增加粪便容积、保持水分,促进肠道蠕动,但老年人由于各种原因,如饮食精细,纤维素摄入不足(<25 g/d),导致粪便对肠壁刺激减少,进而影响结肠传输时间、肠蠕动频率以及粪便量。由于缺乏运动,肠道蠕动功能减退,粪便滞留时间过长,水分被吸收,导致大便干结,诱发和加重便秘。运动减少导致腹肌萎缩、肌力降低,也不利于排便。老年人同时面临多病、丧偶或独居等问题,焦虑、抑郁等心理因素以及不良生活事件对生活质量造成了负面影响。精神心理因素影响胃肠道感觉、运动和分泌功能,通过对副交感神经抑制,钝化排便反射,诱发并加重便秘。

(二) 临床评估

(1)便秘症状及粪便性状:包括排便次数、习惯、排便困难程度等,是否伴随腹胀、腹痛、腹部不适以及胸闷、胸痛、气急等症状。粪便性状可采用"Bristol 粪便形态分型"进行评估。

(2)报警征象:包括便血、隐血试验阳性、贫血、食欲和体重变化、腹痛、腹部包块、排便习惯改变等,同时要了解患者有无结直肠息肉和肿瘤、炎症性肠病等肠道疾病家族史。

(3)便秘相关器质性疾病:主要通过询问病史、体检和必要辅助检查,对可能引起便秘的器质性疾病予以甄别。

(4)全身状况:老年人器官功能衰退,常伴发慢性疾病。老年人的腹肌、提肛肌和结肠平滑肌收缩能力随增龄下降,排便动力不足。盆底结构老化、直肠前突、直肠黏膜脱垂以及女性会阴下降等局部结构改变,也是导致老年人尤其女性便秘高发的原因。

(5)用药情况:老年人伴发病较多,常多重用药,服用诱发便秘药物的机会增多,也是老年人发生便秘的重要原因。老年人长期服用泻药,尤其是刺激性泻药,损伤肠肌间神经丛,导致结肠对肠内容物刺激反应性降低,结肠运动功能减退,甚至失去自行排便功能,即所谓"泻药结肠"。

(6)体检:包括全身、腹部检查、肛门直肠检查,注意有无腹部压痛、腹块等。指检尤为重要,不仅了解有无粪便嵌塞、肛门狭窄、直肠肿块等病变,还了解有无矛盾性或不松弛性耻骨直肠肌运动。

(7)筛选检查:血常规、粪常规和隐血试验应作为老年便秘患者的常规检查和定期随访指标。对严重便秘或有报警症状的老年患者应进一步行肠镜、血生化、甲状腺功能等以及相关影像学检查,明确便秘是否为器质性疾病所致。疑为功能性便秘患者可行肠道动力和肛门直肠功能检测,包括结肠传输试验、肛门直肠测压、球囊逼出试验等,还可行肛门直肠(或盆底肌)表面肌电测量等。

(8)严重程度评估:根据便秘症状轻重、对生活影响程度分为轻、中、重度。轻度:症状较轻,不影响日常生活,通过整体调整、短时间用药等恢复正常排便;重度:便秘症状重且持续,严重影响工作、生活,需要药物治疗,不能停药或药物治疗无效;中度:介于轻度和重度之间。

四、老年人便秘的治疗

（一）改善生活方式

1. 养成定时排便习惯

戒烟酒，避免滥用泻药。有便意时及时排便，避免抑制排便。长期、反复抑制排便可导致排便反射阈值升高、便意消失，导致便秘。

2. 提倡均衡饮食、适量增加膳食纤维、多饮水

（1）高纤维饮食：膳食纤维本身不被吸收，吸附肠腔水分而增加粪便容量，刺激结肠，增强动力。含膳食纤维丰富的食物有麦麸或糙米、蔬菜，含果胶丰富的水果如芒果、香蕉等。

（2）补充水分：多饮水，建议每天饮水可在 1 500mL 以上，使肠道保持足够的水分，有利粪便排出。

（3）供给足量 B 族维生素及叶酸：用含 B 族维生素丰富食物，可促进消化液分泌，维持和促进肠管蠕动，有利于排便。如粗粮、酵母、豆类及其制品等。

（4）增加易产气食物：多食易产气食物，促进肠蠕动加快，有利排便，如洋葱、萝卜、蒜苗等。

（5）增加脂肪供给：适当增加高脂肪食物，植物油如干果果仁能直接润肠，且分解产物脂肪酸有刺激肠蠕动作用。

3. 适量的运动

以医疗体操为主，可配合步行、慢跑和腹部自我按摩。

（二）药物治疗

1. 泻剂

（1）容积性泻剂：是老年人便秘的常用药物，代表药物有麦麸等。通过增加粪便含水量、体积，使粪便松软，易于排出。容积性泻剂起效慢而副作用小、安全，故对轻症有较好疗效。

（2）润滑性泻剂包括甘油、液状石蜡等，具有软化大便和润滑肠壁的作用，使粪便易于排出，适合于年老体弱及伴有高血压、心功能不全等排便费力的患者。

（3）盐类泻剂如硫酸镁、镁乳，这类药可引起严重不良反应，临床应谨慎应用。

（4）渗透性泻剂常用药物有乳果糖、聚乙二醇等。口服后在肠道内形成高渗状态，保持甚至增加肠道水分，使粪便体积增加，同时刺激肠道蠕动，促进排便，适用于轻度和中度便秘患者，一般可长期服用，特别适用于合并有慢性心功能不全和肾功能不全的老年便秘患者。

（5）刺激性泻剂：包括含蒽醌类的植物性泻药（大黄、番泻叶、芦荟）等。刺激性泻剂应在容积性泻剂无效时在医生指导下使用。由于效果较为强烈，不适于长期使用。蒽醌类泻剂长期应用可造成结肠黑便病或泻药结肠，引起平滑肌的萎缩和损伤肠肌间神经丛，反而加重便秘，停药后可逆。

2. 促动力剂

目前，常用的促动力药物有多巴胺受体拮抗剂和胆碱酯酶抑制剂伊托必利、5-羟色胺 4（5-HT4）受体激动剂莫沙必利和普芦卡必利。临床研究显示，伊托必利单用或与乳果糖口服溶液合用，对便秘、甚至卒中后长期卧床的老年便秘患者有一定疗效。莫沙必利作用于肠神经末梢，释放运动性神经递质，拮抗抑制性神经递质或直接作用于平滑肌，增加肠道动力，促进排便，主要用于排便次数少、粪便干硬的慢传输型便秘患者。

3. 微生态制剂

微生态制剂可改善肠道内微生态,促进肠蠕动,有助于缓解便秘症状,可作为老年人便秘的辅助治疗。

药物治疗时应注意的问题:①以生活方式调整(足够的水分及纤维素摄入、合理运动、建立良好的排便习惯等)为基础;②梯度用药,依次为容积性泻药或渗透性泻药、促分泌药、刺激性泻药。在此基础上,可视病情需要联合用药。慢传输型患者可加用促动力药物,出口梗阻型便秘以及粪便干结、粪便嵌塞者加用或首用灌肠剂等;③对轻度和中度便秘患者,尤其是合并有高血压、心肾功能不全及衰弱的老年患者,应慎用含镁、磷酸、钠、钾等的渗透性泻盐,宜选用温和、安全的乳果糖等泻药,一种药物疗效不佳时,可联合应用通便药;

(三)手术治疗

老年便秘治疗困难,疗效不满意,往往有长期滥用各种泻剂的病史,研究证明长期服用刺激性泻剂如大黄、番泻叶等可损伤肠神经系统,加重便秘,形成恶性循环,导致顽固性便秘,最终保守治疗无效,手术成为无奈的选择。然而使用手术来针对老年便秘治疗仍应谨慎选择。首先,作为功能性疾病的手术风险远远大于恶性疾病,此外,老年患者伴发的多种疾病,更是加大了手术的困难。因此,必须在综合保守治疗无效时,经过全面科学的术前检查、评估,经过多学科讨论(MDT),并与患者充分有效沟通后才能做出决定。

对于符合手术条件的慢传输型便秘患者,全结肠切除回肠直肠吻合术(Ilerectal anastomosis IRA)的疗效是肯定的。这一术式早在20世纪初就被应用于临床,至今仍然是STC的主流术式。多数研究表明IRA术后的结果多较为良好,患者满意率在80%~100%。我国李宁教授报道的金陵术式在混合型便秘取得了良好的疗效,是结肠次全切除的一种术式,属于改良Duhamel手术。根据目前的研究结果,结肠全切除后IRA手术与次全切除后盲直吻合都有不错的疗效,

结肠梗阻(obstruction of the colon,OOC)包括痉挛性便秘和松弛性便秘两大类,前者一般建议通过扩肛、生物反馈、封闭注射等非手术方法治疗。松弛性便秘如直肠前突、直肠内脱垂、盆底脱垂或盆底疝,手术方式的选择上应综合考虑。直肠前突排便困难的症状明显且存在以下3种情况之时往往需要手术修补:①深度大于3cm;②排粪造影发现前突的囊袋有钡剂残留;③经常需要手指协助排便。常见的手术有经腹修补、经阴道修补、经肛门修补、经会阴修补几种途径。针对直肠内脱垂或直肠外脱垂的手术包括经腹悬吊与经肛门切除两大类。总体来讲,OOC的手术满意率一般在50%~70%,低于STC患者,这与OOC涉及更加复杂的盆底肌、直肠、肛管、括约肌等神经协同调控机制有关。

(四)中药治疗

辨证论治是中医的特色和优势。传统的辨证分型论治以虚实为纲,将其分为热积秘、寒积秘、气滞秘、血虚秘、阴虚秘、阳虚秘进行论治。

(1)内服:①中气不足:治法以补益中焦、升清降浊;②脾肾阳虚:治法以温补脾肾;③阴虚肠燥:治法以滋阴润肠。③肝郁化火:治法以清肝泻火。

(2)外用:①灌肠疗法:生白术、桃仁、肉苁蓉等引,制成煎剂达150~200 mL,用时加温至40℃灌肠,在肠道内药液保留约20 min后排出大便;②敷贴疗法:将中药方剂制成糊放于神阙穴,外敷无菌纱布,用胶布固定。

五、老年人便秘的分级处理

（一）一级治疗

用于轻-中度便秘患者。经病史、体检、肛指、粪常规、隐血试验,若存在报警征象,则需进一步进行相关检查以排除器质性便秘。经仔细询问和分析患者的用药情况,以排除药物性便秘。功能性的轻-中度便秘患者推荐改进生活方式、摄入足够的水分和膳食纤维、多运动、建立规律的排便习惯、停止或减少可引起便秘的药物,并根据患者临床表现判断便秘类型,采用容积型泻药或渗透性泻药治疗,必要时辅以促动力药。

（二）二级治疗

一级治疗无效,排除器质性和药物性便秘,进行结肠传输试验、肛管直肠测压等功能检查,结合临床评估便秘类型,对不同类型的便秘采取相应的措施。在改进生活方式的同时联合应用通便药,必要时辅以生物反馈治疗等。

（三）三级治疗

二级治疗无效,全面评估(生活习惯、饮食结构、精神状态、肛管直肠结构功能、排除引起便秘的腹部器质性疾病等),采用多学科综合治疗,对顽固性重度便秘患者可考虑采取手术治疗(见图4-10-1)。

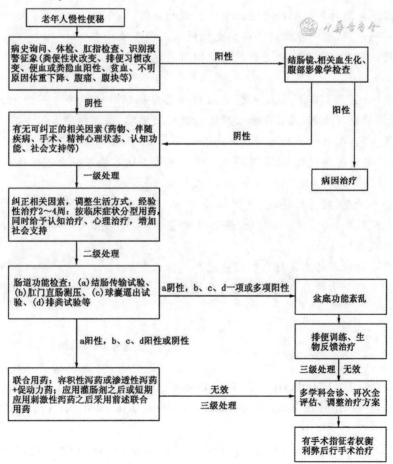

图 4-10-1 顽固性便秘手术治疗

思考题

1. 便秘的诊断标准以及分类。

2. 简述老年人功能性便秘的临床评估策略。

3. 老年人功能性便秘的分级处理流程。

4. 病例分析型思考题：

案例一

患者，男性，75岁，因"1周未排便"来就诊。患者2年来出现进行性排便困难，大便干结，颜色呈黄色，否认有血便，否认有腹痛，否认有发热、恶心、呕吐等。患者3年前丧偶，之后郁郁寡欢，情绪时有波动，但未进行抗抑郁症治疗。患者平素喜肉食，不喜进食蔬菜、水果。患者否认有糖尿病史，既往有高血压史，平素服用硝苯地平缓释片控制血压中，血压控制尚可。

查体：神志清楚，对答切题，生命体征正常，心肺检查无异常，全腹平软，未及明显压痛，未及明显反跳痛，肠鸣音3次/分，移动性浊音（一），叩诊鼓音，肛门指检未及明显肿块，肠腔内可及质硬粪块。

思考要点：

(1) 考虑患者患什么疾病的可能性最大？说明依据。

(2) 为明确诊断，进一步需行哪些病史询问以及哪几项检查？

(3) 分析该患者近2年出现进行性排便困难的危险因素？

案例二

患者，女性，65岁，因"1周未排便"来就诊。患者年轻时出现排便不畅，多饮水，进食水果蔬菜后排便能有改善，近3年来出现进行性排便困难，每周排便2次左右。患者大便干结，颜色呈黄色，但未行药物治疗。患者否认有血便，否认有腹痛，否认有发热、恶心、呕吐等。患者6月前行肠镜检查，未见明显异常。患者否认有糖尿病史，，既往有高血压史，平素服用硝苯地平缓释片控制血压中，血压控制尚可。

查体：神志清楚，对答切题，生命体征正常，心肺检查无异常，全腹平软，未及明显压痛，未及明显反跳痛，肠鸣音3次/分，移动性浊音（一），叩诊鼓音，肛门指检未及明显肿块，肠腔内可及质硬粪块。

(1) 该疾病的诊断标准是什么？治疗原则是什么？

(2) 遇到类似患者的分级处理流程有哪些？

（卞正乾）

参考文献

[1] Bharucha A E，Pemberton J H，Locke G R. American Gastroenterological Association Technical Review on Constipation[J]. Gastroenterology. 2013，144：218-238.

[2] Chatoor D，Emmanuel A. Constipation and evacuation disorders[J]. Best Pract Res Clin Gastroenterol. 2009，23：517-530.

［3］Longsreth G F，Thompson W G，Chey W D，et al. Functional bowel disorders［J］. Gastroenterology. 2006,130:1480‑1491.

［4］Lacy B E，Mearin F，Chang L，et al. Bowel disorders［J］. Gastroenterology. 2016，150:1393‑1407.

［5］中华医学会老年医学分会,中华老年医学杂志编辑委员会.老年人慢性便秘的评估与处理专家共识［J］.中华老年医学杂志,2017,36(4):371‑381.

［6］中华中医药学会脾胃病分会.便秘中医诊疗专家共识意见［J］.中医杂志 2017,58(15):1345‑1350.

第十一节 尿失禁

本节要点

1. 尿失禁的概念和分类。
2. 各类尿失禁的发生机制和相关危险因素。
3. 各类尿失禁的治疗方法。

教学目的

1. 掌握
   各类尿失禁的概念及防治方法。
2. 熟悉
   各类尿失禁的发生机制及危险因素。
3. 了解
   各类尿失禁的流行病学。

一、尿失禁的概念及流行病学

（一）尿失禁的概念

国际尿控协会(ICS)将尿失禁定义为:任何尿液不自主地从尿道口流出。尿失禁的定义描述了患者或其护理者观察到的任何尿液不自主流出的漏尿症状。

（二）尿失禁的分类

根据《ICS1979 年第四次名词标准化》的分类,并结合 Abrams(1983)的意见,目前将尿失禁分类如下。

(1)压力性尿失禁(stress uninary incontinence，SUI):又称张力性尿失禁,指腹压增高时尿液不自主地自尿道外口漏出,是最常见的尿失禁类型。其临床特点为咳嗽、打喷嚏、大笑或负重等腹压增加时发生不自主漏尿,常不伴尿意。

(2)急迫性尿失禁(urge urinary incontinence,UUI):指有强烈的尿意,又不能由意志控制而尿液经尿道流出者。其现象为膀胱充盈时,逼尿肌自发性收缩,尿液不自主排出,它不取决于膀胱是否充盈。

(3)混合性尿失禁(mixed urinary incontinence,MUI):是指压力性尿失禁和急迫性尿失禁同时存在。

(4)充溢性尿失禁(overflow urinary incontinence,OUI):膀胱过度充盈,当膀胱内压升高,超过了最大尿道压时引起尿液持续或间断溢出,见于各种原因引起的慢性尿潴留,多见于前列腺增生、糖尿病、脊髓下部损伤及盆腔术后等。

(5)完全性尿道机能关闭不全:尿道关闭压呈持续负值,无膀胱压升高,尿失禁为持续性时为完全尿道关闭机能不全,也称之为真性尿失禁。

(三)尿失禁的流行病学

(1)女性尿失禁的流行病学:随着年龄的增长,尿失禁的程度会越来越重,对患者生活质量的影响也越来越大。不同类型的尿失禁所占的比例在各年龄段差别很大。在所有年龄组中,压力性尿失禁最常见(49%),其次为混合性尿失禁(29%)和急迫性尿失禁(22%)。全国成年女性尿失禁患病率为30.9%,压力性尿失禁、急迫性尿失禁和混合性尿失禁患病率分别为18.9%,2.6%和9.4%。

(2)男性尿失禁的流行病学:男性尿失禁的发病率为1%～39%,总体上男性尿失禁的发病率少于女性,比值约为1:2。随着年龄的增长尿失禁的发病率都稳定增加,老年男性尿失禁的发病率为11%～34%。男性尿失禁以急迫性尿失禁为主(40%～80%),其次是混合性尿失禁(10%～30%)和压力性尿失禁(<10%)。

二、尿失禁的发病机制及危险因素

(一)尿失禁的发生机制

(1)压力性尿失禁:主要机制为膀胱尿道解剖改变。发病的主要原因:①分娩产伤造成的膀胱颈、尿道支撑结构破坏,尿道周围结缔组织损伤和松弛,尿道活动度过大;②结缔组织弹性障碍、尿道括约肌功能缺陷或损伤等,致尿道不能正常关闭。在男性常见于前列腺术后尿道外括约肌损伤、会阴部及尿道损伤及尿道手术后等。

(2)急迫性尿失禁:发病机制尚未完全明确,可能是由于膀胱逼尿肌不稳定、过度兴奋或反射亢进,致其自发性收缩,使患者感到强烈尿意且来不及进厕所尿液即流出。

(3)混合性压力性:该型尿失禁是膀胱和尿道功能失调的综合结果。

(4)充溢性尿失禁:当各种原因导致膀胱逼尿肌收缩力下降或下尿路梗阻时引起慢性尿潴留、膀胱扩张,致使膀胱失去感觉、过度充盈;当膀胱内压持续升高超过最大尿道内压时,则尿液不自主溢出。

(5)完全性/真性尿失禁:由尿道括约肌功能不全导致。常见于意外损伤,如外伤、产伤,医源性尿道括约肌损伤,也可见于先天性尿道括约肌发育异常。

（二）尿失禁发生的相关危险因素

1. 女性尿失禁的相关危险因素

（1）内在的危险因素。

①种族：白种人女性的压力性尿失禁患病率高于黑种人及黄种人女性。

②家庭遗传因素：如果母亲或其姐姐患有尿失禁，该女性患尿失禁的相对危险度将增加3倍。

③神经系统疾病：神经系统的先天性发育异常、损伤或退行性变都可能导致神经源性膀胱和尿失禁。

（2）妇产科的危险因素。

①妊娠、胎儿分娩：生育的次数、初次生育年龄、生产方式、胎儿的大小及妊娠期间尿失禁的发生率均与产后尿失禁的发生有显著相关性。

②盆腔脏器脱垂：盆腔脏器脱垂患者盆底支持组织平滑肌纤维变细、排列紊乱、结缔组织纤维化和肌纤维萎缩可能与压力性尿失禁的发生有关。

（3）外在的危险因素。

①年龄：年龄与尿失禁的相关性可能与随着年龄的增长而出现的盆底松弛、雌激素减少和尿道括约肌退行性变等有关，高发年龄为45～55岁。但老年人压力性尿失禁的发生率趋缓，可能与其生活方式改变有关，如日常活动减少。

②常见合并疾病：老年人往往伴随的常见病，如慢性肺部疾病、糖尿病、慢性心功能不全或行动不便，都会增加尿失禁的发生率。

③肥胖：肥胖女性压力性尿失禁的发病率显著增高，减肥可降低尿失禁的发生率。

④腹压增加：慢性便秘、肺部疾病、吸烟以及高强度体育锻炼都会导致腹压的增加，可能促使解剖和压力传导上的缺陷更早发生，从而发生压力性尿失禁。

⑤药物：一些药物的不良反应可能直接或间接地影响控尿机制，从而导致尿失禁。如乙醇导致镇静、活动障碍、利尿，抗胆碱能药物导致尿潴留、充溢性尿失禁，利尿药导致尿量增加、尿频、尿急等。

⑥绝经：绝经后雌激素下降，阴道黏膜萎缩，以及反复的泌尿系感染都会增加尿失禁的发生。

2. 男性尿失禁可能的风险因素

（1）年龄：和女性一样，随着年龄的增长，男性尿失禁的发病率逐渐增加。多因素分析表明年龄是尿失禁的一个独立的危险因素。

（2）下尿路症状和感染：在一项研究中，尿失禁的发病率在没有下尿路症状的患者中为15%，而有这些症状的人群中为34%有研究表明尿路感染和膀胱炎与男性尿失禁显著相关，膀胱炎患者发生尿失禁的危险性为3.7，在反复发作性感染的男性中危险性为12.5，在＞60岁的老人中，尿失禁和尿路感染之间呈正相关。

（3）神经源性疾病：许多特殊的神经源性疾病可以导致尿失禁，神经源性逼尿肌过度活动在脊髓脊膜膨出、脊髓损伤、帕金森病、多发性硬化的患者中很普遍。脊髓圆锥马尾的病灶或糖尿病引起的膀胱功能异常可以造成充溢性尿失禁，而瘫痪的盆底肌可以引起压力性尿失禁。脑卒中患者较易发生尿失禁，危险度为7.1。

（4）前列腺切除术后：男性尿失禁的一个常见原因是医源性损伤，如前列腺切除术后。

与经尿道前列腺切除术相比,根治性前列腺切除术有着较高的尿失禁发病率。研究特点、人群特点、研究的地点、所使用的定义和手术相关的评价尿控的时间、手术技术的不同,以及不同的外科手术方式的改进,导致术后尿失禁发病率差异较大。

三、尿失禁的治疗

(一) 压力性尿失禁的治疗

1. 非手术治疗

ICI 和英国国家卫生和临床医疗优选研究所(National Institute for Health and Clinical Excellence,NICE)建议对尿失禁患者首先应进行非手术治疗。非手术治疗也可用于手术前后的辅助治疗。非手术治疗具有并发症少、风险小的优点,可减轻患者的尿失禁症状。

(1)生活方式干预:又称行为治疗,包括减轻体质量,尤其是体重指数(BMI)>30 kg/m^2者,戒烟,减少饮用含咖啡因的饮料,避免或减少腹压增加的活动。

(2)盆底肌训练:盆底肌训练(pelvic floor muscle training,PFMT)又称为 Kegel 运动。PFMT 的短期有效率可达 $50\%\sim75\%$。但 PFMT 存在依从性差、训练技巧不易掌握的缺点。

(3)盆底电刺激治疗:盆底电刺激通过增强盆底肌肉的力量,提高尿道闭合压来改善控尿能力。但不作为治疗应缴性尿失禁(stress urinary incontinence,SUI)的常规方法。对于不能主动收缩盆底肌的患者可采用生物反馈和盆底电刺激的方法,可联合 PFMT 应用。治疗效果与 PFMT 相当。

(4)药物治疗:药物治疗可减少患者的漏尿次数,改善生活质量。①选择性 α_1 肾上腺素受体激动剂:有盐酸米多君等。②阴道局部雌激素治疗:对绝经后妇女,阴道局部雌激素治疗可以缓解部分绝经后 SUI 症状及下尿路症状。

(5)其他治疗:中医针灸等。

2. 手术治疗

非手术治疗效果不佳或依从性不好的患者可选择手术治疗,中重度 SUI 患者可直接选择手术治疗,可行尿道中段悬吊带术(mid-urethral slings)、经腹耻骨后膀胱颈悬吊术等手术,盆腔器官脱垂伴有 SUI 需行盆底手术者,可同时行抗 SUI 手术。

(二) 急迫性尿失禁的治疗

(1)原发病治疗:神经系统疾病引起者,则根据其不同病因和病变部位,采取不同的治疗方法。膀胱以下尿路梗阻有排尿困难、膀胱激惹和残余尿,半数以上有不稳定膀胱。所以首先应解除梗阻,然后再对症治疗。感觉急迫性尿失禁为疾病的一种症状,在对症治疗的同时,应对原发病进行治疗。如各种膀胱炎、结石、肿瘤等原发性疾病治愈后,感觉急迫性尿失禁亦随之消失。

(2)药物治疗:目的是抑制逼尿肌收缩,降低膀胱内压,增加膀胱容量,降低膀胱的敏感性。常用药物有如下几类:①抗胆碱药如溴丙胺太林(普鲁本辛)等,注意若有下尿路梗阻,应先解除梗阻,否则不能应用此类药物;②逼尿肌松弛药如黄酮哌酯、托特罗定、奥昔布宁等;③钙拮抗剂如维拉帕米(异搏定)、硝苯地平(心痛定)等;④前列腺素合成抑制剂如吲哚美辛(消炎痛)等;⑤α 受体阻滞剂如特拉唑嗪等。

（3）膀胱训练：通过膀胱训练，抑制膀胱收缩，增加膀胱容量。

（4）骶神经电刺激治疗：通过对储尿和排尿的各反射通路或效应器官（逼尿肌、盆底肌、括约肌）施以适当的电刺激，达到治疗目的。骶神经根电刺激疗法已获美国 FDA 认证并应用于临床，主要用于治疗急迫性尿失禁、严重尿频尿急及非梗阻性尿潴留。通过脉冲电刺激骶 3 神经，调节与排尿相关的逼尿肌、括约肌和盆底肌的神经反射，能显著改善症状，提高生活质量。

（5）其他非手术治疗：中医针灸治疗，盆底肌训练等。

（6）手术治疗：对以上治疗无效、病情特别严重、有上尿路扩张导致肾脏损害的患者可慎重考虑手术治疗，如膀胱扩大术、选择性骶 2～4 神经根切除术、尿路改道术等。

（三）充溢性尿失禁的治疗

（1）导尿：为保护膀胱和上尿路功能，可间歇导尿或持续引流。神经源性膀胱尿道功能障碍引起的充溢性尿失禁患者可采取间歇导尿治疗。下尿路梗阻引起的充溢性尿失禁，即使梗阻解除，膀胱功能也不可能立即恢复，仍应该继续引流尿液，避免膀胱高压，使膀胱舒缩功能逐渐恢复。

（2）预防感染：应该尽量避免下尿路感染，预防上尿路感染，否则极易使膀胱纤维化进一步加剧，导致肾脏功能减退。

（3）治疗原发病：对充溢性尿失禁，主要是尽早对原发病进行治疗。尿路梗阻者，应解除梗阻。挛缩膀胱为不可逆性病变，可以选择膀胱成形术或尿流改道术。

（四）其他尿失禁的治疗

1. 混合性尿失禁的治疗

对于以压力性尿失禁为主的混合型尿失禁，一般先用药物治疗，控制不稳定膀胱，待不稳定膀胱消失或减轻后，再根据压力性尿失禁的程度决定是否进行手术；对于混合型压力性/感觉急迫性尿失禁治疗，应首先治疗感觉急迫性尿失禁的病因，待病因消除后，再治疗压力性尿失禁；对于以运动急迫性尿失禁为主的混合型尿失禁，则应按照不稳定膀胱的治疗原则处理，若在不稳定膀胱未加控制的情况下贸然进行手术，失败率很高。

2. 神经源性尿失禁的治疗

逼尿肌过度活动、膀胱顺应性下降、尿道括约肌张力低下都可以导致神经源性尿失禁。因此，治疗神经源性尿失禁可以通过扩大膀胱容量、改善膀胱顺应性和（或）增加尿道控制能力（增加尿道括约肌张力）两条途径实现。需要特别指出的是，鉴于神经源性尿失禁的病因、病理生理机制、临床症状及病程演进的复杂性和多样性，治疗的首要目标是保护上尿路功能而不是提高控尿能力，因此在选择治疗方法的时候，应与患者做好充分沟通。

思考题

1. 同时伴有压力性和急迫性尿失禁的混合性尿失禁的治疗原则是什么？是否可以手术治疗？

2. 男性压力性尿失禁的常见原因是什么？有哪些治疗方法？

3. 病例分析型思考题:

一位 72 岁的帕金森和糖尿病女性患者,主诉有漏尿病史 2 年。平时白天小便 9~10 次,夜间 2~3 次,当听到水声或洗碗时,会不由自主地漏尿;咳嗽大笑时无漏尿,夜间平卧时也无漏尿。常规尿检和 B 超检查均为阴性。

思考要点:

(1)总结该患者病史特点。

(2)如何考虑患者的初步诊断和诊断依据?

(3)为明确诊断,还需进一步作哪些必要检查?

(4)请提出该患者的治疗方案?

(吕坚伟)

参考文献

[1] Patrick C,Walsh M D,Alan B,et al. Campbell's Urology(坎贝尔泌尿外科学)[M].7版(英文影印版).北京:科学出版社,2001.

[2] 黄健. 中国泌尿外科和男科疾病诊断治疗指南(2019 版)[M].北京:科学出版社,2020.

[3] 廖利民,付光. 尿失禁诊断治疗学(2012 版)[M].北京:人民军医出版社,2012.

[4] Alison B. An overview of urinaryincontinence[J]. Br J Nurs. 2016,13,25(18):S14 - S21.

[5] Khandelwal C,Kistler C. Diagnosis of urinaryincontinence[J]. Am Fam Physician. 2013,15,87(8):543 - 550.

[6] Lukacz E S,Santiago-Lastra Y,Albo M E,et al. Urinary Incontinence in Women:AReview[J]. JAMA. 2017,318(16):1592 - 1604.

[7] Itkonen-Freitas A M,Rahkola-Soisalo P,Mikkola T S,et al. Current treatments for female primary stress urinary incontinence[J].Climacteric. 2019,22(3):263 - 269.

[8] Eric C,Darren J K,Christopher L. Adult male stress and urge urinary incontinence- A review of pathophysiology and treatment strategies for voiding dysfunction in men [J].Aust Fam Physician. 2017,46(9):661 - 666.

[9] Sakakibara R,Tateno F,Kishi M,et al. Neurology and the bladder:how to assess and manage neurogenic bladder dysfunction,with particular references to the neural control ofmicturition[J]. Brain Nerve. 2014,66(5):527 - 537.

[10] Nambiar A K,Bosch R,Cruz F,et al. EAU Guidelines on assessment and nonsurgical management of urinary incontinence[J]. Eur Urol. 2018,73(4):596 - 609.

[11] Imamura M,Hudson J,Wallace S A,et al. Surgical interventions for women with stress urinary incontinence:systematic review and network meta-analysis of randomised controlledtrials[J]. BMJ. 2019,5(365):1842.

第十二节 压力性损伤

1. 压力性损伤的定义和分期。
2. 压力性损伤的风险评估及预防。
3. 压力性损伤的应对策略。

教学目的 📋

1. 掌握
   压力性损伤的定义及分期,压力性损伤风险评估及预防。
2. 熟悉
   压力性损伤发生的危险因素,压力性损伤应对策略。
3. 了解
   压力性损伤概述。

一、压力性损伤概论

(一) 压力性损伤概述及定义

压力性损伤是医院和养老院等老年医疗护理机构普遍存在且非常严重的护理问题。多年来,压力性损伤的发生已被认为是评价患者护理质量的关键指标之一。压力性损伤可引发其他疾病,增加死亡率。随着人口老龄化的快速发展,压力性损伤将是一个极具挑战性的社会问题和健康问题。

压力性损伤(pressure sore)又称为压力性溃疡(pressure ulcer)、压力性坏死(pressure necrosis)和缺血性溃疡(ischaemic ulcers),是临床上一种常见的皮肤损伤,是由于长时间的压力导致的皮肤及皮下组织损伤,曾称为压疮。

2016 年美国压疮顾问小组(National Pressure Ulcer Advisory Panel,NPUAP)将压疮更名为压力性损伤(pressure injury),指出其是发生在皮肤和(或)潜在皮下软组织的局限性损伤,通常是发生在骨隆突处或其他医疗设备有关的损伤。表现为局部组织受损但表皮完整或开放性溃疡并可能伴有疼痛。

压力性损伤多发生于 70 岁及以上的人群,在养老院患病率高达 20%。一旦发生压力性损伤,住院时间明显延长,医疗支出显著增加,甚至会因并发症而导致死亡。

(二) 压力性损伤发生危险因素

压力性损伤的发生是多因素引起的复杂病理过程。压力、剪切力、摩擦力和潮湿是压力性损伤发病机制中四个重要的物理因素。

压力性伤的发生与老年人个体的全身和局部状况、医疗和物理环境等多种因素有关,其危险区素为内源性因素和外源性因素。

(1)内源性因素:活动受限、高龄、营养不良,其他因素如骨折、糖尿病、心血管疾病、神经系统疾病、风湿性疾病、认知功能障碍及大小便失禁等。

(2)外源性因素:压力、摩擦力、剪切力、皮肤湿度及温度等。

老年人由于皮肤感觉反应迟钝、皮下组织萎缩变薄和皮肤弹性下降等因素,可增加皮肤的易损性。因此,老年人在同等压力及受压时间作用下,比年轻人更易发生压力性损伤。

(三)压力性损伤分期

2016 年美国 NPUAP 根据皮肤组织的不同表现,将压力性损伤如下分期:

1 期(stage1):皮肤完整,局部出现指压不变白的红斑,在深色皮肤表现可能不同。

2 期(stage2):部分皮层缺失伴真皮层暴露,可表现为完整或破裂的血清性水疱或基底面呈粉红色或红色表浅伤口,脂肪层和深部组织未暴露,无肉芽组织、腐肉或焦痂。

3 期(stage3):皮肤全层缺损,创面可见皮下脂肪组织、肉芽组织和伤口边缘上皮内卷,可有腐肉和(或)焦痂、潜行和窦道,但无筋膜、肌肉、肌腱、韧带、软骨和骨头暴露。

4 期(stage4):全层皮肤和组织缺损,创面可见筋膜、肌肉、肌腱、韧带、软骨或骨头。可见有腐肉或焦痂,通常有上皮内卷、潜行和窦道。深度按解剖位置而异。

不可分期(unstageable):全层皮肤和组织缺损,腐肉或焦痂掩盖了组织损伤的程度,只有去除腐肉和坏死组织后,才能判断是 3 期或 4 期压力性损伤。

深部组织损伤(suspicious deep tissue injury,SDTI)完整或破损的皮肤局部呈持久性非苍白性发红、褐红色或紫色改变或表皮分离后现暗红色伤口床或充血性水疱,疼痛和温度变化往往先于颜色改变。此类损伤由于在骨隆突处强烈和或持续的压力和剪切力导致。

医疗器械相关性压力性损伤(medical device related pressure injury,MDRPI):是由于使用了诊断或治疗医疗设备导致局部损伤,其形状与设备的形状相符合。此类损伤应使用分期系统进行分期。

黏膜压力性损伤(mucosal pressure injury,MPI):是指由于使用医疗设备的使用对黏膜局部造成的损伤。由于组织损伤的解剖特点,此类损伤无法进行分期。黏膜压力性损伤可以认为是特定部位如鼻腔、口腔、阴道等黏膜的医疗器械相关性压力性损伤。

二、压力性损伤风险评估及预防

(一)压力性损伤风险评估的方法及应用

1. 评估时间及频率

患者入住医疗机构均应及时完成初次评估。当评估值达危险临界时,根据不同的风险程度决定每班、每 24~48 小时或 72 小时再评估。手术、病情发生变化或病情加重时随时再评估。病情危重者每天、甚至每班都要评估,直至评估值在正常范围内。长期照护病情稳定者亦应定期评估;已发生压力性损伤患者每次更换敷料时均应进行评估。

2. 选择合适的压力性损伤风险评估工具

目前公认的评估工具为 Braden、Norton 和 Waterlow 压疮评估量表。以 Braden 压疮评估量表为例,它是国内使用最广泛,对压力性损伤的高危人群有较好的预测效果的评估量表,包括感觉、潮湿、活动、移动、营养及摩擦力/剪切力 6 个部分。适用于昏迷、瘫痪、癌症晚期、长期卧床的老年人群,特别适用于内外科的老年患者。每项 1～4 分,总分 6～23 分,总分越低,发生压力性损伤的风险越高;18 分是发生压力性损伤危险的临界值,15～18 分提示轻度危险,13～14 分提示中度危险,10～12 分提示高度危险,≤9 分提示极度危险。

3. 确定评估部位

压疮好发于机体缺乏脂肪组织保护、无肌肉包裹或肌层较薄的骨突部位及受压部位。重点评估压疮易患部位;随着患者体位改变,受压部位也会发生相应改变。

4. 确定评估内容

除使用合适的风险评估量表评估外,还应结合病情、意识状态、营养状况、肢体活动能力、自理能力、排泄情况及合作程度等。对已发生压力性损伤者,需进一步评估伤口变化情况、疼痛、组织类型、伤口尺寸、分泌物、是否发生感染、压力性损伤分期、伤口边缘及周围皮肤情况。需评估有无潜在并发症,如瘘管、溃疡、骨髓炎和蜂窝组织炎、菌血症等周围皮肤等情况。

5. 选择合适的评估技巧

采用询问、观察和检查的方法进行评估,规范使用,提高风险评估的同质化。

6. 判断压力性损伤危险程度

一旦风险评估值达到高风险值时,将此患者皮肤变化情况及相应护理措施纳入交接班内容,保持连续观察及护理。

国内外学者一致认为,对患者进行全面科学的压力性损伤风险评估是降低压力性损伤发生率的关键[1]。

(二) 压力性损伤预防原则及方法

1. 识别压力性损伤发生的危险人群

所有卧床及限制于轮椅,或自行变换体位能力受损,皮肤完整性已受损,使用与皮肤紧密接触医疗设备,年龄超过 65 岁以上者均应视为高风险人群。应在入院及时完成初次评估和全身皮肤检查,此后根据不同风险程度确定复评估的间隔时间。当病情发生改变时,应完成动态评估。

2. 减轻局部和全身受压

对卧床患者至少每 2 小时变换体位 1 次。坐轮椅的患者至少每小时变换体位 1 次。对可自行变换体位的坐位患者指导每 15 分钟变换体位 1 次,以改变受力点。为限制于轮椅或坐位患者改变体位时,应充分考虑自身体重的分布、身体的平衡及受压部位压力分布情况,采用即有利于减压,又能够使其舒适的体位。为高风险人群选择合适压力再分布器具,如减压床垫或坐垫。避免使用气圈用于局部减压,以免增加局部压力和组织充血水肿。在器械下放置合适的减压敷料,固定各种外接管路有助于减少压力性损伤的发生。老年人皮肤薄,弹性和感知觉下降,而粘胶类敷料在移除时会造成皮肤的牵拉及角质层脱落,造成皮肤损伤。所以对于老年患者常选用软聚硅酮类敷料,具有高弹性、温和黏附、易于贴敷及揭除,不损伤皮肤的特点[2]。

3. 避免摩擦力和剪切力

使用辅助设备协助患者移动及改变体位,避免拖、拉、拽等动作。半坐位时,床头抬高不超过 30°,持续时间不超过 30 分钟。根据病情,确定合适的抬高角度,在腿部放置支撑垫,防止下滑过程中产生的摩擦力及剪切力。缩短坐轮椅时间,防止身体下滑。建议对躁动的患者使用足跟部泡沫敷料。骨突部位避免按摩,以免增高局部皮肤温度和增加组织耗氧。

4. 管理失禁和控制潮湿

如果失禁无法控制,则每次排泄物污染时应立即清洗,使用隔离剂或皮肤保护剂保护局部皮肤。必要时,可选择造口袋或集便装置收集二便,以隔绝对皮肤的不良刺激。根据具体情况,确定皮肤清洁的频率,选择性质温和的清洗剂,避免热水及用力擦拭。

5. 营养支持

识别并纠正各种影响患者蛋白及热量摄入的因素。联合营养师共同制订营养支持方案,确定营养支持途径和方式,如经口、喂食、鼻饲或造瘘管管饲等。每日监测和记录营养摄入量和排泄情况。定期监测血清白蛋白、总蛋白和血红蛋白等营养指标,每周测量体重1次。

三、压力性损伤应对策略

(一)压力性损伤评估与测量

1. 评估要求

以患者为中心,充分体现"整体护理理念",方法系统、内容整体、评估及时准确。

2. 评估内容

评估患者全身情况,包括原发病、营养状况、药物使用情况、活动能力、排泄及心理状况等。评估伤口及周围皮肤问题,包括伤口颜色、渗液量及其性质、气味、周围皮肤水肿范围、伤口面积、深度及潜行的方向等。

3. 伤口测量

测量伤口长度和宽度、深度及潜行或窦道的方向和深度。长度与身体纵轴平行,宽度与纵轴垂直;深度采用棉签垂直插入伤口基底最深处出的距离;如潜行或窦道过于细小无法插入棉签测量,可用探针或镊子,但需非常轻柔和小心,以免伤及组织。拍摄伤口照片,注意使用伤口尺,注明患者姓名、年龄、性别等一般资料,将有刻度处置于伤口长和宽的位置。相机设置微距,在同一方向及角度用同一相机拍摄伤口照片,便于对照。

(二)老年患者压力性损伤伤口处理技术

1. 清洗

清洗是压力性损伤处理的第一步,也是重要的一步;清洗的目的是去除伤口床中的异物、组织碎片、腐肉和减少微生物数量,使其洁净。每次更换敷料时,需清洁伤口及其周围皮肤。目前,伤口清洁技术主要冲洗、擦洗、淋浴、涡流冲洗等。

2. 清创

应用湿性伤口处理理论,使用水活性敷料水化和溶解失活或坏死组织的方法称之为自溶性清创,适用于黑色干痂坏死组织或黄色腐肉。自溶清创操作风险小,但时间长,自溶过程产生较多渗液,容易浸渍周围皮肤。机械清创又称物理清创,通过水流冲洗、器械搔刮、湿-干敷料更换等方法去除伤口中的腐肉、组织碎片、异物和杂质等,使伤口床清洁。适用于腐肉或污秽物覆盖和纤维组织沉积、老化等压力性损伤,但清创时间较长,与自溶清创联合能加速清创过程。保守性锐器清创是指使用镊子、剪刀或血管钳等器械在无菌操作下无创无痛、分次逐步去除坏死组织的方法。蛆虫清创又称生物清创,使用实验室培养的无菌幼虫封入伤口床中,吞食坏死组织碎片和腐肉,并分泌抗菌酶,在清洁伤口同时形成有利于伤口愈合的酸性环境。手术清创是医生常用的清创方法,在麻醉监护下使用各种手术器械一次彻底清除坏死组织。清创快而彻底,但创伤较大,年老体弱、病情危重或基础疾病复杂者不能耐受。清创完毕后,需重新评估伤口面积、深度、潜行和患者的反应,局部给予抗感染敷料填充包扎,怀疑有渗血时加压包扎。密切观察局部和患者反应 15～20 分钟。

3. 湿性伤口治疗(moist wound treatment,MWT)

关键是使用湿性愈合敷料促进坏死组织软化、溶解、清除和营造有利于愈合的微环境,即适度湿润、微酸、无氧或低氧的微环境。适度湿润环境中组织细胞活性增强,有利于组织增殖和修复。

4. 物理干预治疗

指采用光、电、水、热以及运动等物理因子为干预手段的非创伤性技术,包括红光治疗、红外线治疗、负压伤口治疗。应用物理治疗辅助患者康复和获得最佳功能状态为目标的联合治疗手段日趋成为当代物理医学与康复医学的研究热点。

思考题

1. 简述压力性损伤的定义。

2. 如何对入院老年患者进行压力性损伤风险评估?

3. 病例分析型思考题:

患者,男,85岁,"因纳差乏力1周,意识模糊1天"入院。入院评估:该患者牙齿脱落,咀嚼能力差,以糊状食物为主,食量减少,进食后腹胀,大便干结,需使用通便剂。完全尿失禁多年,使用成人一次性尿裤。患者有脑出血病史5年,近2年长期卧床。查体:血压 157/93mmHg,神志模糊,精神萎靡,消瘦,全身皮肤干燥,弹性差,骨隆突处明显,尾骶部可见 $5 \times 5 cm^2$ 压之不褪色的红斑,Braden 评分 10 分。

思考要点:

(1)请评估该患者压力性损伤的分期。

(2)结合患者病情,如何进行护理?如何落实预防措施?

(蔡敏慧 张晓红)

参考文献

[1] Mcinnes E,Jammali-Blasi A,Bell-Syer S,et al.Preventing pressure ulcers-are pressure-redistri-buting support surfaces effective? a Cochrane systematic review and meta-analysis[J]. Int J Nurs Stud,2012,49(3):345-359.

[2] 杨小辉,赵媛媛,钮美娥.ICU 医疗器械相关压力性损伤的研究现状[J].护理学报,2017,24(13):49-51.

第五章 老年人文关爱

第一节 老年医学伦理学理论与实践概要

本章要点

本节阐述医疗诊治、医患沟通、老年临床医学研究、临床新技术开展中的伦理问题,充分保护老年人权益。

介绍老年医学伦理学国内外研究与实践的新进展,理解老年医学伦理在老年医学中的重要地位和作用。

教学目的

1. 掌握
(1)医学伦理原则及医学伦理原则在老年临床医疗与研究中要求。
(2)医学伦理原则在老年临床医疗与科研中的实践程序、方式途径。
(3)创新推进医学人文精神在老年医学中应用。
2. 熟悉
(1)老年医学诊疗中的伦理问题及实践。
(2)老年医学研究中的伦理问题。
(3)重视老年医学诊疗、新技术开展、医学研究中签署知情同意书的特殊要求。
3. 了解
(1)国内外医学伦理的新进展。
(2)医务工作者应具备人文素养新内涵。

老年临床医学实践中坚持有利、不伤害、尊重、公正的医学伦理原则。强调医生根据老年患者的最佳利益提供医疗服务,维护和促进老年患者健康,避免不应有的伤害;尊重老年患者的人格和意志,尊重老年患者的自主权,知情同意;公平地对待每位老年患者,不受歧视或偏颇。这些原则是医疗实践中最基本的道德规范。随着老年特殊的群体疾病进展、姑息治疗、生前预嘱、老年痴呆等给老年医学伦理学研究带来了新的课题。医务工作者应从理论与实践的结合中积极探索努力践行,促进老年医学事业健康有序地发展。

一、医学伦理学

医学伦理学是应用道德哲学的理论及研究架构,以探讨医学领域中所有伦理问题的研究,是一门应用伦理学,是各种道德理论、原则在医疗活动中的具体体现。

(一)医学伦理学的指导原则

医学伦理学是一种非制度的内化规范,以指导行为为目的,以形成人们正确的行为方式为内容的实践精神。

(二)医学伦理学的主要目的

探讨和研究了医学临床实践、医学科学研究和其他医学活动过程中的伦理价值,道德追求和行为规范。

(三)医学伦理学的重要性

由医学的本质所决定的。"医乃仁术",道德是医学的本质,也是医疗卫生工作的重要目的之一。

(四)医学伦理学的研究对象

医学领域中医者与患者;医者与同仁;医者与社会;医者与医学科学发展关系的道德问题。

(五)医学伦理学的基本观点

生命观和人道观。

(六)医学伦理学的四大原则

(1)尊重患者自主的原则(基本的权利):①自主权;②知情权;③隐私权。

(2)不伤害最大受益的原则(基本的目标):①获取最佳疗效;②确保临床干预安全无伤害;③尽量减少患者的痛苦;④力求降低诊疗费用;⑤严禁伤害性试验。

(3)公平与公益原则(基本的核心):①公平原则:对待有同样医疗需求的患者享有可及的医疗保健、医疗水平、服务态度和保障制度;②公益原则:以公众的利益为出发点,处理好社会、医方和患者个体利益的关系,是医疗实践中的核心问题。

(4)生命价值的原则(基本出发点):①尊重他人的生命:体现在尊重生命的诞生、延续和死亡的规律,既接受生命,也接受死亡;②尊重生命的价值:社会、医疗需求、生命质量、预期寿命等指标综合评估,体现尊重生命价值的内在和社会意义。

二、老年医学伦理

在遵循医学理论的基础上,以凸显确保尊重老年患者自主权,遵守有利、不伤害、公正原则,为老年患者提供安全、合理、有效、适宜的诊疗方案和康复效果的特殊伦理。包括老年医学临床实践伦理、老年医学研究伦理、需特殊关注的伦理问题。

(一)老年医学临床诊疗实践伦理

临床中对老年疾病的诊疗、临床理化检查、手术、护理及新技术的开展等临床实践中的伦理问题。

1. 老年医学诊疗过程中的伦理原则

(1)临床决策是一个医患双方共同参与的复杂过程,临床医生针对老年患者的实际临床问题,运用专业知识和经验,结合临床诊疗规范和最佳研究证据,在不违反法律法规和医学伦理、尊重老年患者的权利和意愿的前提下,帮助老年患者做出科学合理,独特专业,有利康复的治疗决策方案。

(2)尊重平等的态度与老年患者对话沟通("尊重与自主"原则)。

建立新的医学伦理观,医患双向的对等关系:医生是患者的依赖者委托者,应当主动向患者提供有关疾病的治疗信息,帮助患者选择最佳治疗方案,注重知情同意,让患者参与到自身的医疗决策中来。

(3)多学科团队共同诊疗(有利与不伤害原则)。

根据患者疾病的特点决定多学科合作的团队成员:老年病医师或全科医师、老年病护士、老年康复治疗师。包括患者及其家属共同参与对患者管理决策的制定,从临床、心理、营养和社会学多方面权衡利弊,综合考量,解决患者的多种复杂问题。

(4)实施老年综合评估(有利与不伤害原则)。

①老年综合评估(CGA)。包括医学评估(诊断),围绕老年人的生活能力,全面评估患者的躯体、精神和社会需求的信息,筛查出影响老人疾病预后和增加死亡率及综合征的问题;②以改善并维持自我生活照顾能力为目的,制订科学、合理和有效的预防、保健、治疗、康复和护理计划,提高老年患者的生命质量。

(5)加强教育培训(公正与互助原则)。

①开展伦理查房,围绕患者的知情同意权、隐私保护权、医学人员敬业守职、钻研求新、平等待患、廉洁守纪等进行综合评议。上海中医药大学附属曙光医院,2003年至今,坚持每季度一次,确保患者的权益与安全;②对老年患者和家属教育过程中,可推行"生前预嘱"和开展"死亡教育"等形式使其了解老年病的诊疗目的和原则,以做出正确的伦理选择。

(二)新技术开展伦理

(1)新技术开展的伦理审查:所有的新技术开展前必须规范申报,通过医疗伦理委员会的伦理审查。审查资质、科学性与可行性、有效性和安全性、风险与获益、知情同意与弱势群体保护等,获得批准后才能进行实施。

(2)应用新技术的前提是不可替代性。

(3)充分考虑老年人的身体状况的适宜性。

(4)老年患者经济上的可承受性。

(5)必须签署知情同意书:

①要全面清楚地告知老年患者使用新技术的适应证,使用中有何获益,可能带来的伤害和不适,价格,注意的事项等,

②评估老年患者临床决定能力:理解能力、判断能力、推理能力、表达能力。

③具有决定能力可直接签署;缺乏决定能力时,应由代理人签署并能代表患者的价值和意愿。决定能力有限时应有本人及代理人共同签署。

(三)痴呆患者的伦理问题(中国痴呆与认知障碍诊治指南)

1. 诊断告知

(1)医护人员应当告知痴呆患者及家属诊断真相,有利于患者寻求有效的治疗并尽早安排今后的生活。

(2)帮助患者及家属了解痴呆诊断及其含义,患者病情及所处的阶段,并应提供一些对

于诊断以及该种疾病相关知识的资料。

（3）要留出足够的时间回答家属们的提问以及表明自己对病情的意见。

（4）对于重要的问题要加以重复,同时帮助他们为以后的生活以及诊疗做一些专业的指导。

2. 需特殊关注的伦理问题（认知功能低下患者的特殊处理）

（1）痴呆患者由于智能衰退将逐渐丧失了决策能力。随着疾病的进展,患者的决策权渐渐需要由家属、健康医护人员所替代。

（2）在此过程中及时准确评估患者残存的认知和决策能力是非常重要的。

（3）在患者尚存较好的决策能力时,应在充分遵循患者本人的意愿基础上,及时协助患者制订并记录今后的生活计划,该计划具有法律效力。

（4）在需要征询患者意见时,应将较难的问题转化为简单的问题,以便让患者做出判断。

（5）目前,我国专家共识强调,需尽早告知痴呆患者及家属患者的诊断及病情,并在充分遵循患者本人的意愿基础上,与家属充分讨论患者的生活计划。

三、老年临床医学研究伦理

随着老龄化进程的加速和医疗需求增加,临床上适合老年人的医疗设备和治疗手段有限。主要是老年人群的特殊性,以及参与临床研究中的代表性不足和研究的局限。同时老年患者多病与多并发症,脆弱性和认知障碍等,增加了参与临床研究的风险。为了维护老年人群的权利,降低研究风险。必须对老年临床医学研究课题进行更谨慎的伦理审查。为此,国家卫生部、国家食品药品监督管理局等行政主管部门和专家、医学专业团体制定了一系列规范性、指导性文件。

（一）重视老年医学临床研究

我国颁布的"十三五"国家药品安全规划中,已将老年人群的药物研发列为重点计划,鼓励开展老年人群临床试验。

2020 年 7 月 1 日起施行的《药物临床试验质量管理规范》明确,要保障老年人群有权利参加到已批准药物的评估中去。

（二）2020 年 11 月《中国老年医学临床研究伦理指南》公布

研究者必须认真落实伦理指南中老年人参与药物及临床研究的课题的规定,促使研究成果的临床应用。伦理委员会的职责是保护受试者的权益和安全。

1. 老年医学研究的定义

对 60 岁及以上的人群进行的研究。本研究通过研究老年人的生理,心理和病理现象以及疾病的病因,发病机制、筛查、诊断、预防、治疗、康复和预后,着重研究老年人的健康和疾病。它还包括针对老年人的新医疗技术,疗法和产品的临床试验等。

2. 老年医学研究科学性设计

①首席研究员和研究团队要求;②研究背景和前期工作,纳入和排除标准;③干预研究的观察指标;④风险管理;⑤受试者的附加特殊保护;试验程序;⑥受试者的招募方式;知情同意过程,试验的开始与结束;⑦数据安全及监察计划;⑧不良事件和严重不良事件的报告和医疗安全措施等。具体参照《中国老年医学临床研究指南》。

3. 老年医学研究伦理性要求

(1)老年人知情同意书的交流原则:遵循知情同意书的内容,向老年人解释并逐项说明,附有详细说明和完整通知。应积极与其家人和(或)陪伴者进行交流,以获得支持和理解。

(2)建议使用老年受试者指南清单作为知情同意书的辅助文件。

(3)避免影响老年患者的决策自主权:建议由受试者医师以外的研究人员获得知情同意。加强对老年受试者的心理咨询,增强对疾病治疗和临床研究的客观认识,以作出独立的决定参与研究。

(4)老年心理学研究的知情同意书:

评估老年受试者的知情同意能力,四要素评估法:①理解能力;②判断能力;③推理能力;④表达能力。在评估受试者之前,研究人员应接受评估知情同意能力的培训。

注意监护人与老年人主体利益的一致性:应评估监护人和老年人主体利益的一致性,以保护监护人和老年人主体的利益。

签署知情同意书:决定能力全面的老年受试者,由本人签署。无行为能力的老年受试者,其监护人决定并签署。决定能力有限的老年受试者,须征得受试者本人及其监护人的同意,由双方签署。

患有认知障碍相关疾病的老年受试者的知情同意。在研究过程中,应及时准确地评估受试者的剩余认知和决策能力,在认知障碍的老年受试者及其监护人提供许可的情况下,才能发布研究数据,并在知情同意过程中予以告知。具体参阅《中国老年医学临床研究伦理审查指南》。

四、推进老年医学伦理实践与研究

(一) 叙事医学

2018 年,《叙事医学》被定为国健委规划"十三五"住院医师规培教材,2019 临床医学专业整合教材新增了《叙事医学》内容。

1. 叙事医学定义

"具有叙事能力的临床工作者所实践的医学""尊重疾病的故事",叙事——让医学更具温暖。体现了与患者的共情能力,理解患者的处境,真诚地沟通,医患共同作出尽可能被患者和家属认可的临床决策所必备的能力。

2. 叙事医学内涵

叙事医学是让医生在任何语境下都能解读患者所讲述疾病故事的实践活动。它突出了医疗实践中的叙事性,同时还涉及职业精神、医疗中的人文主义、叙事伦理实践等,充分表明了现代医学不再仅仅是医疗技术,而应体现出"一种立场、一种体验、一份关切和一种人道主义的道德实践"。

3. 叙事伦理的探讨

(1)叙事可以"增强医学伦理的可信度"。临床决策包含着隐性或显性的伦理问题,采用叙事伦理方法是合宜的。

(2)对传统伦理原则执行的补充和完善。叙事伦理关注具体的细节和关系,医生通过自己的共情能力来理解患者的处境,真诚地沟通,实现共同的医疗决策。

(3)倾听是对患者的伦理责任。叙事伦理也要求医生反思自己在患者叙事中的角色和位置,倾听患者的叙事并为她采取行动是对患者的伦理责任。

(4)培养医务人员的道德敏感性,关注日常工作中的"微伦理行为"。

(二)平行病历——提高共情和用心的能力

1. 平行病历定义

面对同一患者既书写临床病历又书写人文病历:①描述患者个体疾苦体验,包括身心多层次感受,采取社会、心理、伦理等多维度的疾病征象书写;②将临床病历中的症状、病因、病理解读与患者疾苦见证、疾痛故事相融;③临床思维与人文思维的结合。

2. 促进对患者的情感认同

①鼓励医生对患者病情进行全方位观察,深入了解患者疾苦身心感受;②尊重患者个体体验和意愿,感受了解患者情感变化;③理解患者疾苦和自我诊疗行为的反思。

3. 换位思考、提高共情能力

关注患者疾痛故事,提高换位思考、善待患者。

4. 平行病历实践"讲好医生用心的故事"

首都医科大学宣武医院神经外科2017年至今已有2 000多份平行病历。从进修医师开始,要求每人每月必须写一篇平行病历,医生会主动关心患者的心理,家庭痛苦状态等,使医生进入患者境遇后反思内化,使医学更温暖。

(三)需探索的老年医学伦理问题

(1)伦理学角度的沟通模式,通过实施现状—背景—评估—建议(SBAR)沟通模式能够促使医护人员准确地把握患者病情,从而采取正确的治疗措施,并且向患者提供精准建议,医患间信息得以及时交换,患者的满意度和配合度也可提高。但国内引入SBAR沟通模式时间短,还未形成完善的体系,如何更好地应用还将需要进一步研究。

(2)发展老年医学伦理学教育:为了解决科学技术的持续发展,需要技术伦理进行深入研究,加强科学技术伦理教育,提高医学生的伦理决策水平很重要。

(3)需探讨的老年医学伦理问题:疾病应对策略、医疗新技术伦理学、姑息治疗伦理学和生前预嘱等方面的研究和应用。

思考题

1. 医学伦理学基本原则是什么?

2. 老年医学诊疗过程中的伦理原则及应用的基本要素是什么?

3. 病例分析型思考题:

一位82岁的妇女出现一个可触摸到的乳房肿块,活检显示乳腺癌。一名外科医生为其看病后告诉她需要手术,递给她一份知情同意书,让她阅读后签字,然后离开了检查室。外科医生让住院医生稍后去取回签署的表格。这个案例过程显然未能达到确保知情同意的要求。

思考要点:

(1)如果您是患者会签署这份同意书吗? 为什么?

(2)这份知情同意书,应该由谁来签署,才具有法律保障?

(3)应该如何达到确保患者知情同意的要求?

(陈 佩)

参考文献

[1] 吕健.临床决策的边界[J].医学与哲学,2020,41(10):20-24.

[2] 凌锋.讲好医生用心的故事[J].医学与哲学(A),2018,39(5):7-9.

[3] 郭莉萍.叙事医学在中国:现状与未来[J].医学与哲学(A),2020,41(10):4-8.

[4] 郑曦,田喜慧.老年病诊疗过程中存在的伦理问题及对策[J].中国医学伦理学,2014,27(3):345-346.

[5] 高超,石冰,于普林.老年医学伦理学的研究进展[J].中华老年医学杂志,2020,39(7):853-856.

[6] 刘联,蓝云.医学叙事能力构成要素、特征及其培养[J].医学与哲学.(A),2018,39(12):79-82.

[7] 贾建平,王荫华,蔡晓杰,等.中国痴呆与认知障碍诊治指南(七):照料咨询及相关伦理[J].中华医学杂志,2011,91(16):1081-1083.

第二节　虐　待

本节要点

1. 随着全球老龄人口的增加,老年人虐待问题越来越受到关注。老年人虐待问题广泛存在,然而报告率低于实际发生率。

2. 老年人虐待的形式多样,虐待可增加老年人死亡率,导致焦虑和抑郁等心理问题,降低老年人生活质量,增加公共卫生资源的使用。

3. 老年人虐待现象通常是隐蔽的,目前全球广泛使用的筛查量表并不完全符合中国国情。

教学目的

1. 掌握
老年人虐待的定义,老年人虐待的类型。

2. 熟悉
虐待对老年人产生的损害,导致虐待的危险因素,老年人虐待的识别。

3. 了解
老年人虐待常用的筛查工具和评估量表,老年人虐待的预防和干预措施。

一、案例带来的思考

80 岁的夏阿姨,与儿子、儿媳妇同住,因阿尔茨海默病、认知功能障碍,常年卧床,日夜颠倒,大小便无法自理。儿子经常在外工作,平时主要是儿媳妇一人照顾她。儿媳妇觉得她总是晚上起床去洗手间,影响自己休息,就把她裹在尿布里,为了防止她起床摔倒,把她床上的床栏挂起来,把床单绑在上面,以确保她不会试图下床。因为不习惯,夏阿姨经常在夜间叫唤,儿媳妇为此经常整晚失眠,感到疲倦和愤怒,决定送夏阿姨去养老院。

以上案例,是否存在虐待老年人的问题?什么是老年人虐待,发生老年人虐待的影响因素有哪些?老年人虐待会造成哪些不良影响?我们如何去及时发现和干预?为确保老年人的权益与生活质量,我们应重视和关注老年人虐待问题,采取有效预防与干预的法律措施。

二、老年人虐待的定义

随着老年人口的不断增加,由于老龄化而引起的一些社会问题,正逐渐引起人们的关注。其中一个越来越严重的问题就是虐待老人。虐待老人的概念最早是在 1975 年巴克尔医师发表的《虐待祖母》中首次提及。1995 年,英国预防老年虐待组织(AEA)对老年人虐待进行定义,即在本该充满信任的任何关系中发生一次或多次致使老年人受到伤害或处境困难的行为,或以不恰当的行动方式致使老年人受到伤害或处境困难的行为。之后,西方国家对虐待老人问题进行了深入研究,有些国家已经通过立法来保护被虐待老年人。老年人虐待问题受社会文化背景的影响,因此不同的国家和地区对其有不同理解。目前,国际上广泛采用的是 2015 年世界卫生组织(WHO)发布的老年人虐待的定义:在任何应信任的关系中发生的,对老年人的一次或数次不恰当的、并给老人带来伤害或造成不幸的行为。而我国目前对虐待老年人还没有权威性定义,也没有具体法律法规对此进行详细说明。平常生活中提及虐待老年人更多地指用残暴的行为造成老年人身体上的伤害。而法律对于虐待更多指身体上的伤害,虽然对精神虐待、经济虐待、忽视照顾的行为有所体现,但没有认可广义上的虐待老年人。所以针对我国国情,如何定义及解释在法律上及学术上的虐待老年人是值得不同学科的学者研究的问题。

三、老年人虐待的现状与特点

联合国前任秘书长安南曾发表的报告指出,虐待老年人问题在发达国家和发展中国家都非常普遍。随着人口老龄化,受虐待老年人的人数将迅速增加,到 2050 年预测将增至 3.2 亿人。2018 年 6 月 8 日,世界卫生组织报道,在过去的 1 年中,大约有 1/6 的 60 岁及以上老人遭受了某种形式的虐待。在养老院和长期照护中心等机构中,老人遭受虐待的比率很高,2/3 的员工称他们在过去 1 年中曾虐待过老人。虐待老人问题的流行病学报告与人种、场合、定义和研究方法相关。在北美和南美国家,虐待老人,尤其是存在认知功能障碍老人的发生率为 10.0%~47.3%。欧洲国家虐待老人的发生率从爱尔兰的 2.2% 到克罗地亚的 61.1%。日本作为全球老龄化进程最快、老年人口比例最高的国家。2003 年,对家庭内虐待老人问题进行了首次全国性实况调查,结果显示心理虐待、疏于照料和身体虐待是最常见的 3 种虐待方式,占比分别为 63.6%、52.4% 和 50.0%。老年人虐待又具有隐蔽性,老人往往害怕报复、担心给施虐者惹麻烦、心智能力不足、感到羞愧或出于其他原因,仅有 4% 的受害者向家人、朋友或当局报告遭受虐待的事件。

Meta 分析结果显示，在中国，老年人虐待发生率为 20.29%，随着年龄增加，老年人虐待发生率升高，60 岁及以上者为 19.76%，70 岁及以上者为 22.24%，80 岁及以上者为 29.19%。家庭环境中老年人虐待率为 13.3%，心理虐待和忽视分别占 4.9%、4.0%。我国老年人虐待发生率低于国外的原因，可能受中国传统"孝道"文化影响，虐待老人易受到社会关注和舆论谴责，同时我国老人更多采取居家养老的模式，增加了与子女接触的时间，降低了以情感虐待为主的虐待发生。而另一方面，受"家和万事兴""家丑不可外扬"传统文化的影响，老年人可能不愿意公开报告其受到了照顾者的虐待。而且，虽然我国《老年人权益保障法》等相关法律、法规日益完善，但老年人法律意识不强，对老年人虐待，尤其是情感虐待的认识不足，缺少类似于发达国家关于老年人虐待的强制报告制度及处理虐待事件的专门机构，导致我国报道的老年人虐待发生率可能低于实际发生率。

四、老年人虐待的形式

（一）身体虐待

暴力行为、不适当地限制或禁闭、剥夺睡眠等。从身体方面限制患者，通过诸如给他们穿不洁衣物等方式使他们失去尊严和在日常事务上的选择权。故意不提供足够的护理（如任凭老人发生压力性损伤）。强迫进食或任何方式的体罚，不合理的禁闭、恐吓，剥夺必要的生活供养条件而造成身体伤害。

（二）心理/精神情感虐待

长期口头侵犯、贬低老年人，使用削弱个性、尊严和自我价值的言语攻击老年人，包括指责、折磨、胁迫、惩罚，或者剥夺老年人的行动、不理睬老年人或不尊重其隐私以及不为老年人提供友谊、新闻或信息等。精神虐待形式多样，会使老年人处于无价值感、尴尬或羞耻等感觉状态，而这些情绪会导致老年人进一步的社会孤立，其也是常见的虐待形式之一。

（三）经济剥夺/物质虐待

不合法地或不适当地剥夺金钱和资源，包括滥用老年人收入或经济资源、剥夺老年人使用及控制个人资金的权利、盗取老年人钱财、胁迫老年人签订契约、更改遗嘱或授权代理人，不为老年人提供维持基本健康和生活所需的资金和资源，实施经济骗局及诈骗性计划等。

（四）性虐待

指强迫与老年人发生性接触、实施性骚扰、强迫性暴露或拍摄相关照片或视频等。与其他类型的老年人虐待不同，性虐待是最隐蔽、最不被承认和报告的老年人虐待形式。故今后有必要将性虐待作为一个独立的亚型进行深入研究。

（五）疏于照料

疏于照料又称忽视，是指法律意义上老年人责任照顾者的不作为，具体包括躯体忽视、精神忽视、遗弃、不赡养老人、有意或无意地剥夺食物、药品或其他生活必需品等不能满足老年人基本生活需要的行为。

自我忽视，指老年人没有能力或不愿意为自身提供一些必需品或服务来维持安全、独立的生存。与被动受虐不同，自我忽视是一种主动受虐，包括生活中不能保持自身清洁、在不适当的环境中忽视饮食、穿不适当的衣服、没有寻求必要的医疗护理、不能与他人互动、不能正确使用金钱或管理银行存款记录、无视环境或自己的财物。国外将自我忽视视为老年人虐待的一种亚型,随着老年人人权保障日益加强和自我忽视现象的普遍化,我国学者对自我忽视的研究也逐渐增多。

五、虐待对老年人造成的损害

(一) 身体上伤害

导致老年人躯体功能下降、免疫系统功能下降、慢性病患病率增加、营养不良,以及不同程度的损伤,比如从微小的擦伤、淤伤,到骨折、头部受伤,甚至可能终身残疾等。

(二) 心理上的伤害

会造成老年人严重、甚至长期的不良心理后果,包括抑郁、焦虑、恐惧,药物及酒精依赖,自我疏忽或自伤,甚至自杀倾向。

(三) 增加医疗需求

由于老年人的生理状况低下,一旦受到虐待,恢复健康的时间较长,其后果可能很严重,即使很小的伤害也可能造成严重的、永久性的损伤。疗养院安置需求以及急诊就诊率、住院风险增加,甚至增加死亡率。治疗费用的支出也给老年人带来了经济上的压力。

六、导致老年人虐待的可能性升高的危险因素

(1)个人因素:老年人虐待的风险因素包括老年人身心健康不佳、社会孤立或社会经济地位低下、认知功能障碍等,并受不同年龄、性别、婚姻状况、文化程度等影响。随着年龄增加,老年人虐待发生率增加,尤其是 75 岁以上的老年人。与已婚老年人相比,离异、单身、丧偶的老年人虐待发生率高。虽然老年男性受到虐待的风险与女性相当,但在某些国度的文化中,女性的社会地位较低,老年女性因守寡而被忽视和遭受经济虐待(如财产被侵占)的风险更高,女性遭受较为持久的严重虐待和伤害风险也可能更高。文化程度较高的老年人遭受虐待的可能性越小,可能因其拥有更多社会、经济资源支持,且教育子女的方式使子女具有良好的道德行为,他们可更好处理家庭纠纷,尤其是涉及经济利益的问题,从而避免虐待,特别是经济虐待的发生。

而施虐者如果存有精神障碍、酒精及物质滥用、失业或经济问题,均会增加虐待的风险,尤其是身体虐待、经济虐待。

(2)亲属关系:共同生活是虐待老人的 1 项风险因素,虐待者对老年人的依赖(通常在经济方面)也会增加虐待风险。在某些情况下,当老年人越来越依赖照护时,长期不够和睦的家庭关系可能会由于紧张而使情况变得更糟。比如,许多女性进入职场,空闲时间较少,照顾老人成为较大的负担,也增加了虐待风险。

(3)社会原因:照顾者与老年人受到社会的隔离,加上随之而来的社会支持的缺乏,是导致照护者虐待老人的重大风险因素。在机构内,更有可能发生虐待的情况包括老年人卫生保健、福利服务和护理设施的标准较低;照护人员未经过良好培训、工资低及工作量大;机构的硬件环境不够完备;机构运营政策以经济利益为主,而并非考虑居住老人的需求。

(4)社会文化:许多老年人之所以感觉孤单,是由于存在认知功能障碍、阿尔茨海默病,甚至日常生活无法自理,以及四世同堂的家庭模式。对老人怀有成见,将老人描绘成脆弱、虚弱和具有依赖性的人群,家庭各代之间关系的淡化,存在一定的经济利益等,均可能导致老人受到虐待。

七、谁可能对老年人施虐?

对于老年人而言,处于信任或权威地位的人均可能成为施虐者。由于受虐者和施虐人通常为照顾关系或者共同生活,最常见的施虐者为成年子女、伴侣及其他亲属。其他如独居老人的朋友、邻居,无自身行为能力的替代决策者,律师、财务顾问、精神顾问等专业人士,保健医生、治疗师、护理人员等照护提供者。

八、如何识别老年人可能被施虐?

老年人虐待现象通常是隐蔽的,且被虐待老人常因为不同原因而否认被虐事实。因此需要医疗护理人员具有敏锐的观察力和丰富的专业知识,来识别老年人被虐征象。

(1)突然出现可疑的伤害:身体上有不能解释的瘀伤、鞭痕、变色、烧伤、绳索捆绑的痕迹、撕裂伤、切割伤、针刺伤、扭伤、骨折,外阴部淤青或阴道流血,视力方面的问题如视网膜脱落等。

(2)行为上的改变:说话犹豫,出现难以让人相信的叙述,有睡眠中断现象,饮食习惯的改变,用药习惯的改变如服药不足或不恰当,思维混乱或定向紊乱,有焦虑、抑郁、恐惧、愤怒,甚至自杀倾向。

(3)外表的变化:皮肤清洁卫生不良,出现压疮、皮疹、长虱子情况。着装不当,衣服单薄或过厚。突发的体重下降或增加,营养不良或脱水。行走或坐位困难。肮脏的衣服或床上用具。缺乏必要的用具如床栏、拐杖或步行器等,居住环境存在安全隐患。

(4)社会活动的变化:有被幽禁的痕迹,如被绑在家具上,门从外被反锁等。对日常活动失去兴趣,避免与朋友和家人接触。失踪。

(5)经济状况、生活状况、法律文件的变化:银行账户和资金的动向不明。在老人不能书写的情况下出现签名的支票。照护者拒绝为老人的医疗和护理花钱。出现未付的账单和过期的债务。老人个人贵重物品如艺术品、珠宝首饰等的丢失。

九、老年人虐待的常用筛查工具和评估量表

国外较常使用的量表:

(1)老年人评估量表(EAI):该量表是 FULMER 等在 1984 年编制的,主要用于老人身体虐待、精神虐待、经济虐待、疏忽照顾和被遗弃的评估,适用于医院、社区和养老机构量表共 44 个条目,分为一般评估、忽视评估、日常生活方式、社会评估、医疗评估、感情/心理忽视和评估总结 7 个部分,由专业人员(如老年专科护理人员)在观察老人后根据观察结果进行填写。用于识别处于虐待危险中的个人以便做更进一步的评估。

(2)Hwalek-Senstock 老年人虐待筛查测试(H-S /EAST):该量表是 Hwalek 等在 1986 年编制的,主要用于老人身体虐待、精神虐待、经济虐待和性虐待的评估,适用于医院、社区和养老机构,尤其是医院的门诊和急诊部门,主要用于评估认知功能正常的老年人是否存在被虐待的风险。量表共 15 个条目,由老人直接回答,以便评估老人是否存在被虐待的情况及被虐待的因素或是否存在潜在的被虐待指标。该量表仅适合研究者对认知正常的老年人进行评估。

(3)照顾者虐待老年人评估量表(CASE):该量表是 Reis 等在 1995 年编制的,主要用于老人身体虐待、精神虐待、经济剥夺和疏忽照顾的评估,适用于医院、社区和养老机构的老年

人评估。量表共 8 个条目，由照顾者以"是"或"否"回答，"是"计 1 分，"否"计 0 分，总分≥4分表示虐待风险高。但任何 1 个条目是阳性回答，都可能需要采取干预措施。该量表使用的是非对抗性措辞，使照顾者感到相对舒适，因此，其戒备心、排斥心理弱，愿意回答。另一方面，该量表由照顾者回答问题，因此，即使老年人存在认知障碍，研究者也可对其照顾者进行评估，以筛查老人是否存在被虐待风险。

（4）虐待筛查指标（IOA）：该量表是 reis 等在 1998 年编制的，主要用于老人身体虐待、精神虐待、经济虐待和疏忽照顾的评估，适用于社区和研究机构的老年人评估。量表共 29个条目，包括 2 个人口统计条目和 27 个虐待筛查条目，由经过训练的医师对照顾者和老人进行 2～3 小时的家庭访问，在对照顾者和老人分别进行全面评估后填写。

此外还有老年人虐待怀疑指标（EASI）老年人虐待筛查简表、冲突策略量表等。由于各国社会文化背景的不同，对虐待定义、所包含的条目及水平不同，使得上述量表缺乏统一的效度和信度标准，适用人群与场所也有所不同，各有侧重和利弊。由于受到传统思想以及养老模式单一化的影响，中国老年人主动报告或是承认遭受虐待的情况相当少见，给调查研究带来了不小的难度，致使我国不能直接套用国外的量表，结合我国国情制定中国老年人虐待评估量表极为迫切。

十、如何预防和干预老年人虐待

当代中国虐待老年人现象既广泛存在，又不容易被人发现，而且其现实原因涉及国家、社会和家庭的方方面面，因此老年人虐待的防治工作是一个长远的系统工程。

（一）预防

包括采取措施防止虐待发生，如立法、制定政策法规、宣传和教育，以增强老年人维权意识，提高照顾者和专业人员对虐待老年人的认识等；减少虐待发生的危险因素，如筛查和确定高危人群（如与药物滥用、酗酒的子女生活在一起的老年人），并通过教育、信息和支持团体减轻照顾者的压力，还可通过热线电话、提供暂歇服务和资金管理项目而减少虐待老年人的危险因素。

（二）干预

建设社区防范体系，建立起老年人虐待的识别与发现机制，加强对受虐老年人监测，重视对老年人虐待案件处理过程中的调解作用。发挥医务人员作用，通过使用筛查工具及进行专业培训，提高对受虐者和施虐者的筛查和识别，为老年人虐待案件提供优质的介入服务和适当的解决技巧。对已发生或已检出的老年人虐待案例，可建立健全报告制度、调查与处置制度、随访追踪制度，并从社会层面提供支持，如提供应急避难所和康复或援助项目等，来实现老年人权益的全方面保护，促使老年人虐待防治工作落到实处，形成良好的社会效果。

在我国，老年人虐待的防治措施还很少，大部分依赖于社会道德和孝道文化的约束。虽然我国出台的《老年人权益保障法》规定，老年人合法权益受到侵害时，被侵害人或其代理人有权要求有关部门处理，或依法向人民法院起诉。这在一定程度上发挥了保障老年人权益的作用，但相比于外国老年立法涉及老年人生活的多个方面，我国老年立法确实相对缺乏。我国虐待老年人防治工作在救济制度、立法体制、文化治理等方面还有待完善，运用强制报告制度是否会引起老年人的强烈反对，政府该如何妥善安置受虐的老年人等问题仍然有待更深入的研究探讨。

思考题

1. 简述老年人虐待的形式。

2. 如何筛检和识别老年人被施虐?

3. 病例分析型思考题:

李阿姨,78岁,丧偶,患有糖尿病和类风湿关节炎,关节畸形,活动不便,与离异的儿子张某一起居住。张某无固定工作,嗜好饮酒、赌博,经常向她索取钱财,如未能索取便对她进行谩骂,甚至殴打。某次,张某未及时为李阿姨买降糖药,停药2天后李阿姨出现昏迷,被邻居送至医院救治。住院期间,张某自己经常不在院陪护,也不请护工代为照顾,把老人裹在尿布里任其大小便,而且不顾他人在场,经常裸露李阿姨身体。

思考要点:

(1)本案例中张某对李阿姨的虐待,体现了哪些典型特征?

(2)造成李阿姨被虐待的影响因素有哪些?

(3)可以采取哪些措施来帮助李阿姨,保护好她的权益?

(周 艳 陈 佩)

参考文献

[1] Baker A A. Granny battering[J]. Modern Geriatrics,1975,5:20-24.

[2] Action on Elder Abuse. What is elder abuse[M]. London:AEA,1995.

[3] Quinn M J. Undue influence and elder abuse:recognition and intervention strategies [J]. Geriatr Nurs,2002,23(1):11-16.

[4] 世界卫生组织.2014年全球预防暴力状况报告.

[5] United Nations. Abuse of older persons:recognizing and responding to abuse of older persons in a global context[EB/OL]. (2002-06-15) [2015-10-15].

[6] Yon Y,Mikton C R,Gassoumis Z D,et al. Elder abuse prevalence in community settings:a systematic review and meta-analysis[J]. Lancet Glob Health,2017,5(2): e147-e156.

[7] Dong X Q. Elder Abuse:Systematic Review and Implications for Practice[J].J Am Geriatr Soc,2015,63(6):1214-1238.

[8] Acierno R,Hernandez M A,Amstadter A B,et al.Prevalence and correlates of emotional,physical,sexual,and financial abuse and potential neglect in the United States:the National Elder Mistreatment Study[J].Am J Public Health,2010,100(2): 292-297.

[9] Beach S R,Schulz R,Castle N G,et al. Financial exploitation and psychological mistreatment among older adults:differences between African Americans and non-African Americans in a population-based survey[J]. Gerontologist,2010,50(6):744-757.

[10] Wiglesworth A,Mosqueda L,Mulnard R,et al.Screening for abuse and neglect of

people with dementia[J]. J Am Geriatr Soc，2010，58(3)：493－500.

[11] 师艳荣.日本老人受虐待问题分析[J].社会工作，2012,(1)：88－90.

[12] Cooper C，Livingston G. Intervening to reduce elder abuse：challenges for research [J]. Age Aging，2016,45(2)：184－185.

[13] 陶红霞,金静,阮海慧,等.中国老年人虐待发生率的系统评价[J].中国循证医学杂志，2020，20(8)：938－944.

[14] Wang J J. Psychological abuse and its characteristic correlates among elderly Taiwanese. Arch Gerontol Geriatr，2006，42(3)：307－318.

[15] 余山山.试论我国老年人监护强制报告制度的完善[J].法制与社会，2019，(13)：29－31.

第三节　老年临终关怀

本节要点

1. 临终关怀的相关概念和内容。
2. 老年临终关怀的对象。
3. 临终关怀的模式。
4. 三种常见临终轨迹。
5. 死亡观与死亡教育的意义。

教学目的

1. 掌握
   (1)临终关怀的相关概念。
   (2)临终关怀的内容和原则。
   (3)老年临终关怀的对象。
2. 熟悉
   (1)临终关怀的模式。
   (2)三种常见临终轨迹。
3. 了解
   (1)临终关怀的实施策略。
   (2)死亡观与死亡教育的意义。

随着现代医疗技术的发展,生命维持技术的不断完善,使疾病终末期的患者的生存期大为延长。同时,中国和西方国家都面临社会的全面老龄化,老年人口急剧增加,进入临终期的老年人也越来越多,进一步加剧了卫生资源分配的难度,卫生资源相对缺乏的矛盾日益突出。一方面,人为延长生命的各种方式增加了临终患者的痛苦,加重了患者家属的经济和心理负担;另一方面,临终患者的治疗耗费了大量的医疗卫生资源,生命质量却并没有很大提高,而相对于生命的长度,生命的宽度——生活质量正日益受到人们的重视。因此,如何改善现有的终末期老年患者的临床治疗模式,协调医患之间、医院与社会之间的关系,为老年临终患者提供全方位的、综合性的医疗服务;如何从患者及其家属利益出发,减轻他们临终阶段的痛苦,安然地度过有限的生命期;如何使他们能够正确认识死亡和生命的意义,这是医学界乃至人类社会面临的重要课题。

临终关怀,尤其是老年人临终关怀的探索和实践,就是在这种背景下逐渐兴起,临终关怀事业的发展将有助于合理配置社会卫生资源,尽可能地让患者减少痛苦,坦然地走向人生终点,并逐渐得到了社会、伦理、卫生经济以及公众舆论的理解和支持。临终关怀的兴起与发展,反映了人类社会发展中对自我认识的提高,是社会进步和发展的必然产物。

一、临终关怀简介

(一) 临终关怀的发展历程

临终关怀(hospice)一词始于12世纪,原指朝圣途中的休息驿站。这种驿站主要为朝圣者提供温暖、医疗护理及食物供给。后来人们引申其意,以hospice专门指称那些护理临终患者的相关医疗机构。1967年,一位英国女医生桑德斯博士目睹了癌症临终患者疼痛至死无法缓解,还经受着种种痛苦的治疗,感同身受,刻骨铭心,于是在伦敦郊区建立了世界上第一所现代化兼具医疗及照顾的临终关怀医院——圣克里斯托夫医院,主要服务于晚期肿瘤患者。桑德斯医师亲自带领医疗团队着手进行一连串的癌症疼痛及症状控制的研究,将临终患者的痛苦减至最低,使他们能在平静中有尊严地死去。之后,在欧洲、北美等70多个国家和地区出现了类似的医疗机构或病房。在这些国家,临终关怀是由医护人员、心理学者、社会学者、律师、志愿者和宗教人士等共同参与和完成的跨学科社会服务。

我国临终关怀事业起步较晚,1988年,天津医学院中美临终关怀研究中心是国内最早的临终关怀研究机构。1992年,我国第一家临终关怀医院——北京松堂医院成立,该院承诺:"尽可能地不让一位患者带着遗憾离去",开创了具有中国特色的临终关怀服务,后来各地建立了一批临终关怀医院,并成立了全国性学术研究团体,但我国的临终关怀工作尚属初创阶段,运行机制和服务水准都与国外发达国家有相当的差距。

(二) 临终关怀的概念

1990年,世界卫生组织(WHO)提出了临终关怀的定义:对当前医疗方法尚无法治愈的临终患者及其家属提供全面的照顾,解除疼痛及其他不适之症状,包括医疗、护理、心理、精神等方面的照顾,以提高患者及家属的生命质量。

随着临终关怀事业在我国的发展,1998年,中国医学伦理学会也提出了对临终关怀的定义:临终关怀是以临终患者的生理、心理发展为对象,为其家属提供全面照护的一门新兴的交叉学科。临终关怀不以延长临终者生存时间为目的,而是以减轻临终前患者的各种痛苦,提高生命质量为宗旨。这项工作是一种特殊的卫生保健服务,涉及生理、心理、伦理、社会等领域。

(三) 临终关怀的模式

目前国内外的临终关怀服务,大致有以下 3 种模式:

(1)家庭临终关怀:由临终关怀服务小组定期上门到户,帮助患者减少痛苦。一项英国的调查表明,大多是临终患者希望自己临终阶段在家里度过,在家人的陪伴下去逝。这种模式最易于被患者和家属接受,尤其是许多远离医院的山区、农村,受传统思想影响的临终患者,这种模式也符合个体化服务原则,医疗资源消耗较少。但由于场所关系,能够提供的医疗人员和医疗技术受到限制。

(2)独立的临终关怀单位:这类医院是专门根据临终关怀对象及家属的要求而设置的,多学科团队人员配备完整,服务水平高,但设施要求较高,费用消耗较大。因此,多见于一些大型城市、经济较发达的地区,往往由政府、慈善机构组建这类专门的临终关怀医院。

(3)医院附设临终关怀单元:利用综合性医院现有的医疗卫生资源,在肿瘤科、老年病科等增设临终关怀病房,由临床医护人员、心理医师、营养师、麻醉医师等组成工作小组。这样,既可以满足患者及家属对临床医疗和心理关怀的需求,也可避免医疗资源不必要的浪费,值得在一些大型综合性医院实施和推广。最近,国内一些城市的社区卫生中心也纷纷设立了临终关怀单元,也是一种有益的尝试。

(四) 老年临终关怀的对象

临终状态是死亡前的一个特殊阶段,是死亡必然的过渡阶段。目前世界各国医学专家普遍认定的临终期为 6 个月以内。因此,凡诊断明确、治愈无望的晚期恶性肿瘤,严重的多脏器功能衰竭的高龄老人,严重的神经系统退行性疾病,病情恶化、认知能力发生障碍,或遭受意外事故而进入临终阶段的患者均为临终关怀对象。在老年临终患者中,各器官系统疾病终末阶段者明显多于晚期恶性肿瘤,而且对于疾病终末阶段者来说,个体差异很大,临终期时间长度的预估更为困难。

(五) 3 种常见的临终轨迹

临终患者生活自理能力随着疾病的进程而逐渐衰退,不同疾病类型,衰退的轨迹也各不相同,了解常见的衰退轨迹,也有利于预估临终病程,做出相应的治疗和沟通。经过众多临床学者总结,归纳出如下 3 种类型:

(1)肿瘤晚期患者,一旦进入临终期,往往从生活自理能力完好状态而快速衰退,直至生命的终点(见图 5 - 3 - 1 左)。

(2)终末脏器功能衰竭患者,如终末期心衰、呼吸衰竭等,生活自理能力总体逐渐衰退,其间在感染、应激等诱发因素下不断发生脏器衰竭的急性发作,生活能力发作性急剧下降,如果得到及时救治,还可能部分恢复,直至最终一次严重发作,治疗无效而死亡(见图 5 - 3 - 1 中)。

(3)神经系统退化行疾病终末期和一些极度衰弱的老人,其生活自理能力从进入临终期即处于很低的水平,但衰退的进程相当迁延,没有明显的发作式衰退,缓慢走向死亡(见图 5 - 3 - 1 右)。

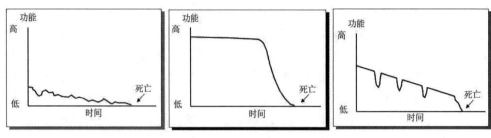

图 5‑3‑1 三种常见的临终轨迹

二、临终关怀的原则

(一) 尊重患者的自主原则

自主权是患者最基本的权利。患者的自主权就是要尊重患者自主选择医疗方案、自主决定接受或拒绝医生建议的权利。对于无行为能力或不具有充分理解能力的老年患者,在强调患者自主权利时,必须由其监护人或法定代理人代行使知情同意权;如果患者的文化水平及理解力、认知能力水平低下,则由患者授权亲属代为决策,患者的代理人应具有正常的行为能力,能够进行理性判断,并与患者无情感或利益冲突。

(二) 不伤害或有利原则

不伤害或有利原则也是医学伦理学中最基本的原则之一。在实际工作中,所有的医疗活动都应遵循最优化原则,具体内容包括:①积极获取治疗的最佳疗效;②确保医疗干预安全无害,尽可能避免过多的 X 线检查、受益不大的侵入性检查技术、截肢等手术等;③尽量减轻患者的痛苦;④力求降低诊疗的费用。

(三) 生命价值原则

生命价值原则是医学伦理学的基本出发点,是生命伦理学最基本的原则。生命价值可通过社会需求、医疗需求、生命质量、预期寿命等指标的综合评价,体现了尊重生命价值的内在和社会意义。生命价值原则对于老年急救、临终患者、安乐死等问题的伦理决策,协调了患者权益与社会公共利益的关系,具有十分重要的作用。

(四) 公平与公益原则

是医学伦理学的核心。医疗公平就是力求做到人人享有保健,以同样的医疗水平、服务态度对待有同样医疗需求的患者,不能因为医疗以外的其他因素亲此疏彼。同样,对于不同需要的患者,给予平均的医疗保健和照顾。公益原则要求在具体的医疗实践中,医务人员对患者的高度负责,代表大社会多数人的利益,把有限的公共医疗资源如何进行合理分配,正确处理好公共卫生资源和患者个体的利益关系。

三、临终关怀的内容

临终关怀的实践应遵循医学伦理原则,为老年临终患者提供以控制症状、适度治疗、注重心理、整体服务和人道主义为主要内容的全面看护,医务人员要尊重患者的权利与尊严,给予患者充分的关心、同情、理解。

(一) 提供全面看护

根据临终患者及家属的需求,一方面满足临终患者的医护要求、心理需求,提供医疗、生活护理,创造良好、温馨的休养环境,增加患者舒适感,使其得到身心的安宁和满足。另一方面与家属建立相互合作关系,指导家属参与临终关怀护理,要理解和同情家属,做好心理疏导和抚慰,并提供居丧方面的服务和指导。

(二) 尽量控制疼痛和身体其他不适

对于临终患者,尤其是晚期肿瘤患者,忍受着疾病带来的各种痛苦,包括疼痛、呼吸困难、厌食、恶心、呕吐、便秘、腹泻,以及抑郁、谵妄、焦虑等精神症状,需要医护人员仔细处理,给予止痛药物,并配合非药物疗法,如针灸、理疗、生物反馈等,使患者的症状得到缓解,同时加强生活护理,包括皮肤和排泄的护理,配合一定的营养治疗和康复治疗,改善患者的临床症状。

(三) 心理关怀

临终患者在生命最后阶段的心理感受是相当复杂的。因此,医护人员应根据临终患者不同阶段的心理状态和特点,通过劝慰、暗示、安抚等方法进行心理疏导和支持,解除患者心理上的痛苦,帮助他们建立正确、豁达的死亡观,平静地等待死亡来临,提高临终患者的生命质量。

(四) 生命和死亡教育

选择适当时机,对患者及家属进行有关生命和死亡现象的教育,帮助临终患者和家属树立合适的生死观。对于患者来说,帮助患者突破对死亡的恐惧,正确认识死亡现象的必然性,减轻死亡本身给患者带来躯体和心理上的伤害。生命和死亡教育的伦理意义:①有利于患者、家属树立合适的生死观,找到生命的支点;②有利于破除人们存有的错误观念,克服对死亡的恐惧;③对生死命题的深入思考,也有利于度过濒死和死亡这个"生命成长的最后阶段",应对死亡的挑战。

(五) 临终关怀的临床实施策略

给予临终患者一定的治疗措施,仍不能改善患者病情或不能达到预期目的,这种治疗策略即视为无效治疗。表面上,这种无效治疗是实施了人道主义,实质上,造成有限医疗卫生资源的消耗,治疗时的副反应也可能给患者带来更多的伤害,甚至会加速临终患者的病情恶化。因此,选择舒缓治疗成为临终患者的主要处理措施。具体实施临终关怀时,包括以下临床策略:

(1)临终关怀对象的确定:经过现有的诊疗手段已被确诊,预期生存期6个月以内,并至少有两名专家确认为不可治愈和(或)处于临终状态。

(2)确定整个环节中的关键决策人和证明人:在患者意识清醒状态下时,以患者本人为决策人;患者处于昏迷状态时,由委托代理人作为决策人。只有在患者意愿和医生意见一致,才能实施姑息性治疗。

(3)充分尊重患者的自主权,让患者和(或)家属参加医疗决策。经过充分解释和沟通,患者或家属以书面等形式表明放弃进一步治疗的真实愿望。

(4)对生命质量的综合评估:生命质量是由个体生理机能客观条件与主观期望状态来共同决定的,包括躯体、心理、社会、灵性4个方面的因素。全面评估临终患者的临床症状和问题,并通过与患者及其家属充分沟通交流,了解患者及其家属的心理需求、社会需求、信仰和灵性方面的需求。

(5)根据评估的结果,给予全面的看护,止痛剂、舒缓疗法控制症状,给予心理关怀与支持。根据伦理原则,在专家指导下开展"利益-风险"分析,正确地把握药物和医疗技术等的应用,尊重每个患者的权利,既不过度、无效治疗,又不以任何非医学因素中止或限制患者接受治疗。

四、临终关怀事业的发展和展望

我国临终关怀事业还刚刚起步,远远无法满足目前日益增长的需求,一方面受我国传统伦理道德观念的限制,大众普遍不愿触及"死亡"命题,严重的封建迷信意识也阻碍着临终关怀机构的发展,另外,实施经费的困窘、相关制度的缺失、慈善和志愿者团队的不足等,也都限制着临终关怀的发展。

近年来,由于老龄化和公共卫生资源相对缺乏的矛盾日益突出,我国的临终关怀事业也面临着新的发展机遇和挑战。英国一家临终关怀医院曾经向大众呼吁"请支持我们的事业,因为总有一天,你需要我们的服务"。我国也需要通过各种手段,提高大众对临终关怀事业的认知和支持理解。要求卫生管理部门采取积极政策,给予一定的经费倾斜,开展专业化教育,加强硬件设施的建设和专业人才培训,同时,还要重视中华民族传统文化、宗教信仰在临终关怀工作中的重要作用,注意研究港台地区临终关怀的成功经验,以政府重视、医院积极推展、民间基金和专业社团配合的模式,积极推动临终关怀的制度化建设,与医疗保险发展相结合,倡导民间团体、社会舆论的广泛参与,以满足公众对这一特殊卫生服务的需求,提高广大老年人群尤其是生命最后阶段的老人的生命质量。

思考题

1. 临终关怀的概念是什么?包括哪些内容?

2. 临终关怀有哪些常见模式?

3. 病例分析型思考题:

80岁男性,1年前被诊断为膀胱癌广泛转移,最近2个月生活逐渐无法自理,伴有大量胸腔积液和恶病质,极其痛苦难忍,情绪低落。1周前出现发热,少尿和尿液混浊,同时,他每天解便20次以上,量约1500mL,盆腔CT显示可能存在膀胱乙状结肠瘘。

思考要点:

(1)目前该患者病情特点小结。

(2)请为该患者制定合适的治疗方案。

(金 贤)

参考文献

[1] 孙慕义,徐道喜,邵永生. 新说生命伦理学[M]. 南京:东南大学出版社,2003.

[2] 李义庭. 临终关怀学[M]. 北京:中国科学技术出版社,2000.

[3] 高崇明,张爱琴. 生物伦理学十五讲[M]. 北京:北京大学出版社,2004.

[4] 章越松. 建构人口老龄化进程中对老年人关怀的伦理原则[J]. 中国医学伦理学,2001,6:43-44.

［5］Goldman L，Ausiello D. Textbook of Medicine[M]. 22nd ed. Pennsylvania：Elsevier，Inc.，2004.

第四节 医患沟通

本节要点

1. 医疗服务，医患沟通学，医学科学人文精神，医患沟通中的伦理学。
2. 与老年患者沟通成功的关键及特殊技巧。

教学目的

1. 掌握
   (1)什么是医疗服务？医务人员的范畴及社会责任与使命。
   (2)医患关系、沟通的概念、医患沟通的宗旨及本质的特征。
   (3)与老年患者沟通的成功关键。
2. 熟悉
   与老年患者沟通的特殊技巧。
3. 了解
   (1)人文精神、科学精神及人文关爱核心思想(医学人文精神)。
   (2)医疗质量与医疗安全。

　　人类一切生命活动都存在着沟通,我们一生的快乐与痛苦、顺畅与曲折、成功与失败都与我们的沟通能力有着莫大的关系。作为医生一生中最重要的沟通技能莫过于医患沟通,所以医务工作者必须学会和掌握良好的医患沟通技能。医患关系是我们当今每个人都必须面对而无法逃避的,也是当今社会人们生活中的一个焦点问题。和谐医患关系是建立在诚信医患沟通的基础之上,老龄化,尤其是高龄老龄化对医疗中的医患沟通提出更严峻的挑战。为此,从我们踏入医学职业殿堂的第一天起,就应该学习和掌握医患沟通技能。笔者根据从医执教57年的相关理论学习以及实践的感悟和总结就"老年医患沟通"专题,从什么是医疗服务、医患沟通学、医学科学人文精神、医患沟通中的伦理学、与老年患者医患沟通成功的关键以及特殊技巧等方面进行阐述,以供提升医学生、硕博研究生、青年医生、老年医学科临床医务工作者及临床医学教育工作者与老年患者及家属等沟通胜任力。

一、医疗服务

　　要了解什么是医疗服务,首先要知晓什么是人的需要、什么是服务,才能真正理解医疗服务的含义,才能高效、优质地去完成医疗服务。

(一) 什么是医疗服务

(1)什么是人的需要:人类对某种目标的渴望或欲望,但人的需要的全部内涵却不是这一句话所能包含的,他有着深刻、丰富的含义。从哲学的角度认识,人的需要是人的丰富属性中最简单的规定。

(2)什么是服务:服务就是满足人类的需要(物质与非物质即躯体与心理)。

(3)什么是医疗服务:医疗服务是一种特殊的服务,服务者是受过特殊专业训练的医务工作者,服务的对象也是人(患者)。医疗服务目的非常明确,是要满足人类在预防、诊断、治疗、康复及拯救生命过程中的需求,也就是要满足患者躯体(物质)与非物质(心理)方面的需求。

(二) 医务人员的范畴

医疗服务的需求是由人的服务来给予满足,这些人包括医生、护士、卫技、行政管理及后勤保障人员,统称为医务人员,通过他(她)们的仪表、语言、眼神及肢体活动去完成医疗服务。

(三) 医务人员的社会责任和使命

(1)现代医学目的:1996年,包括我国在内的14个国家的专家达成的共识,形成了《医学目的,确定新的优先战略》的文本,对现代医学目的做出4点归纳:①预防疾病与损伤,促进和保持健康;②解除由疾病引起的疼痛和痛苦;③对疾病的照料(care)和治疗(cure),对不治之症的照料;④避免早死,追求安详死亡。它体现了医学目的的整体性、全面性和对生命质量的高度重视,是医务工作者的工作目的和神圣使命在更高层次和更广范围的体现。

(2)医生应当具有优秀哲学家的一切品质:古人云"医乃仁术",医生被誉为"仁爱之士"。希波克拉底提出"医术是一切技术中最美和最高尚的,医生应当具有优秀哲学家的一切品质(利他主义、热心、谦虚、冷静判断、沉着、果断、不迷信)。"

(3)现代医学要求医生应具备的要素:现代医学要求医生应具备精湛的医术、良好的医德、善于沟通的能力及熟知并严格执行医疗法律和法规。当我们选择了医务工作为我们的终身职业,我们必须不忘初心、牢记使命,要随时履行医务人员的社会责任和使命。

(四) 医疗质量与医疗安全

(1)医疗质量:是医院医疗技术、管理水平和医德医风的综合反映,是医院赖以生存和发展的关键。

(2)医疗安全:是指医疗机构在其法定的空间范围和时间范围内,按照国家法律,法规规定保障医务人员和患者不发生法律和法定规章制度允许范围以外的心理、机体结构或功能损害(障碍、缺陷)乃至死亡。"患者安全"概念三大要点:①控制病情的延续;②不发生新的医源性损害;③不让诊疗行为对患者产生新的影响。患者安全是医务人员对生命的一种珍视和尊重,是患者生命权利的表达,也是医护人员的义务体现。医疗安全对医务人员是一种严峻挑战(尤其面临最弱的高龄、长寿及百岁老人),我们在沟通时要更多地为老年患者考虑,需要改变很多的观念、方法、技巧和流程等。

二、医患沟通也是一种治疗

希波克拉底曾提出:"医生有两种手段能治病,一是用药,二是语言"。由此可见,沟通也是并行于治疗的,是医生和患者共同征服疾病的桥梁。

(一) 医患关系及分类

1. 医患关系

简单地说,就是医者和患者建立的依从关系,是医学实践活动中产生的特定人际关系,是"医疗人际关系"中的关键问题,是医学社会学中最重要课题之一。

2. 医患关系分类

(1)按医患范畴划分:①狭义医患关系:是仅指医生与患者之间的关系;②广义医患关系:是指医务人员与患者一方的关系,更应重视广义的医患关系。目前,我国已把构建和谐医患关系提高到是建设和谐社会的重要内容之一的高度上来认识。

(2)与医务人员诊疗技术相关:①非技术性医患关系:与医务人员诊疗技术和方法完全无关的"纯"人际关系,是由"医德、医风"引发的医患关系现象;②技术性医患关系:在诊疗过程中,医患双方围绕诊疗技术性的问题建立的关系。在实际医疗纠纷中往往是二种关系交织在一起的,而可以由非技术性医患关系引发出了的技术性的医患问题。

(二) 医患关系的本质特征

(1) 医者应用医学知识和科技及人文关爱精神,尽力维护患者的身心健康和拯救生命;

(2) 医患关系如"人"字结构,互相支撑形成一体,缺一不可,是血缘关系之外最密切的一种社会关系。

(3) 医学是世界性学科,在某种程度上患者是医者最佳的研究实践对象,最佳的助手,患者是医者生存和发展的根本基础。

(三) 医患沟通的宗旨

(1) 沟通学的含义:沟通是人与人全方位信息交流所达到的人间共识、分享利益并发展关系的状态。沟通学是一门艺术,是一种交流。沟通贯穿人类生命始终。

(2) 医患沟通:医患沟通学是医学科学与人文科学相结合的一门学科。医患沟通即是在医疗服务实践过程中,医患双方通过全方位信息交流在有关诊疗方面的全过程(病史采集、体检、实验室检查、用药、手术及康复等)达成共识,相互配合,完成医疗服务。

(3) 医患沟通的宗旨:①通过沟通使医患双方增进理解、相互尊重和信任;②是以人类的共性为出发点和归宿,也是并行于药物、手术等治疗,是医生和患者共同征服疾病的桥梁;③通过沟通去除影响医患关系的诸多因素,又将心理和社会因素转化为积极的手段与方法,达到积极构建和谐医患关系的目的。

三、人文关爱是医患沟通的出发点和归宿

人文关怀核心思想是把人作为一切医疗活动的出发点和归宿,人是第一位的。

(一) 人文精神

(1) 人文精神的实质:是一种普遍的人类自我关怀,表现为对人的尊严、价值、权力、心灵、理想、命运、精神生活及命运的维护、追求和关切,对一种全面发展的理想人格的肯定和塑造。

(2) 人文精神的基本内涵:人文精神是教育的灵魂,具有三性:①人性,对人的幸福和尊严的追求,是广义的人道主义精神;②理性,对真理的追求,是广义的科学精神;③超越性,对生活意义的追求,在医患沟通中要高度重视关心患者的精神生活,尊重患者作为精神存在的

价值。人文精神教育是让我们接受人文教育后，逐步养成"学习做人，做正确事"的人文精神境界。

（二）科学精神（主义）

科学精神（主义）是教育的基础，则是接受科学教育，养成科学精神，"学习做事"即掌握技能，如我们学会做医生的基本技能：收集病史、分析资料、诊断与鉴别诊断、制订治疗方案、各类手术、微创介入等技能，如应用达·芬奇机器人进行某项手术的技能。

（三）人文关爱核心思想——医学科学人文精神

科学精神（主义）是教育的基础，人文主义是教育的灵魂！如我们掌握了某项微创介入或手术，但患者并无此项手术的指正，你为了要展示你的技能，你选择手术，这就是违背了人文精神。故我们应该让我们的学生、青年医生、乃至于高级医师都必须养成科学精神与人文精神相结合的体现人文关爱核心思想的医学科学人文精神。简而言之，学会做事，更重要学会做正确的事，用我们的知识和技术为真正需要的患者解除病痛及拯救生命而服务，这也是医学的初心。

四、医患沟通中的伦理原则

医学伦理学是应用道德哲学的理论及研究架构，以探讨医学领域中所有伦理问题的研究，是一门应用伦理学，是各种道德理论、原则在医疗活动中的具体体现。

医学伦理学的四大原则：

（1）尊重患者自主的原则（最基本的权利）。

（2）不伤害及最大受益的原则（最基本的目标）。

（3）公平与公益原则（基本的核心）。

（4）生命价值的原则（基本出发点）。

五、与老年患者沟通成功的关键

（一）以尊重、关爱、理解、真心善待为老年患者为出发点

（二）充分掌握了解老年疾病难点特点为基础

（1）多病共存（共病）致病情疑难复杂。

（2）临床表现不典型极易造成漏诊、误诊与误治（重中之重）。

（3）发展迅速、突发易变、猝死发生率高。

（4）并发症多（重中之重），是老年死亡的重要原因之一。

（5）受心理、精神因素影响明显，致老年疾病临床表现更复杂不典型，难治误治。

（6）老年用药的特殊审慎需求，必须遵循老年用药特殊原则。

（7）护理的特殊需求：充分掌握老年病护理特殊需求的原则和护理的道德准则。

（8）老年病合理防治同样可获益。

（9）及时正确诊治难度极高，必须多学科医疗团队合作解决。

（10）必须掌握"适度"医疗的原则。

（三）关键性概念

老年是最弱的弱者，更需审慎的、更严谨的、更周到的照顾和关爱。增龄老化所致的增龄性全身器官系统的失能、老年疾病的十大特点，让我们深刻理解老年患者（尤其高龄、长寿)是最弱的弱者(weakest link)。老年人即使在一些较轻的疾病或损伤时,都必须得到及时的、较青壮年更审慎的,更严谨的、更周到的照顾,治疗才能得以控制、治愈和康复,这也就是老年医学的实质、精华根本所在,必须体现在与老年患者沟通之中。

(四)必须重视心理疏导在沟通中的重要作用

老年心理问题在老年患者的疾病过程和生活质量方面的影响起着至关重要的作用,越来越被广泛关注和重视热点问题,在与老年患者/家属沟通中应掌握以下要点

(1)掌握如何识别老年心理障碍的技能:黄昏心理、自卑心理、无价值感、不安全感。

(2)掌握患者心理求助的早期信号。

(3)掌握门诊与住院患者心理疏导老年沟通的有效方法。

(五)高度重视家属和陪护人员的心理和需求

老年增龄性失能包括认知功能的障碍,老年各类疾病尤其中重度疾病患者往往是以意识障碍为首要或主要表现,无法做出任何正确的应答反应。此时,患者家属成为患者委托代理人,故他(她)们的心理状态和需求亦就成为沟通结果的决定因素。

(六)高度个体化的原则

老年不同年龄段、多病的现状、认知与意识状态、接受教育的程度、原来的职业、社会地位、经济条件及子女的关心程度……林林总总的因素都影响沟通的主题、方式、方法、语言等等的选择,说明我们在诊疗过程中与老年患者或家属的沟通必须执行因人而异高度个体化的原则。

(七)要学会"改变"以适应复杂的老年医患关系

老年医学的复杂疑难已是无法改变的客观存在,那我们就要学会:改变不了环境,改变自己。改变不了事实,改变态度。改变不了过去,改变现在,改变从现在开始。强化从善待关爱老年患者出发,尽快掌握老年医学本质与特点,养成人文科学精神,掌握与老年患者及家属沟通的有效技能,切实做好与老年患者诚信沟通,构建和谐医患关系,确保老年医疗安全与老年医学事业的发展,做一个患者欢迎的好医生。

六、与老年患者沟通的特殊技巧

(一)重视和强化医患沟通的意识与技能训练

与老年患者沟通技能是需要反复实践的历练,必须重视和强化医患沟通的意识与技能培训 —— 建立终身教育制度。当医学生步入医学殿堂的第一天就需灌输和强化他们医患沟通的意识和不断提升沟通技能。为此,我们将老年人文关爱之"与老年患者沟通"专题编入这本《老年医学新概念》教材之中。

(二)用爱打开医患心结建立平等的医患关系

医患沟通的宗旨是使双方增进理解和信任,只要意识到沟通的重要性,每个医者都会在实际工作中努力实践,灵活应用,在自己的字典里剔除"生、冷、硬、顶、推"等缺乏同情心的字眼。交流,是一种方式,沟通,是一种责任,健康和谐的医患关系,既是医者的追求,也是病家的期望。著名医史学家西格里斯曾提出:"医学的目的是社会的,它的目的是不仅是治疗疾病,使某个机体康复,它的目的更是使人调整以适应他(她)的环境,成为一个有用的社会成员。"每一项医疗行为始终涉及两类当事人:医生和患者,或者更广泛地说,医学团体和社会,医学无非是这两群人之间的关系。这里把医生与患者的关系,看成是整个医学行为中最本

质的东西,可说是高度地评价了医患关系的重要性。医患沟通的实践是医务人员主动进行心灵的沟通和感情的交流,彼此信任、相互尊重、多一份人文关爱,构建和谐的医患关系。

(三) 在三个"法"字上下功夫

法律、法规、守法是和谐医患关系的重要保障。医学事业的进步、和谐医患关系的建立,离不开法律、法规的保障。作为医务人员必须学法、懂法、守法,并能正确在用法上下功夫,才能明确医患双方的权益与义务,明确医疗行为中什么是应该必须做到的,什么是可以做的,而什么是禁忌的绝对不能做的。这同样是医患沟通保障的基础。

(四) 医疗技术的优化——良好医患关系的前提与根本保证

要构建良好医患关系,医生必须掌握宽厚扎实的医学理论基础和在实践中不断提高处理各类医疗问题的胜任力,做到医疗技术的优化。整个诊疗过程中做到"五个用心":①用心搜集资料;②用心分析综合;③用心诊断治疗;④用心记录在案;⑤用心做好沟通。

(五) 重视沟通技巧的优化

1. 沟通前准备

①保持良好的形象:主动热情、和谐可亲的态度、温馨体贴的语言、端庄文雅的举止;②营造宽松的沟通氛围;③正确无误掌握患者及家属有关的信息信:充分做好准备,记下关键信息(姓名、床号、病情、生命体征、检查结果、病理报告等)。

2. 沟通实施

(1)沟通过程中做到四大切合:①切合言者:社会角色(医生);②切合听者:听懂、听得进、提供方便、换位思维;③切合时间:把握时机、创造时机;④切合空间:合适气氛、创造气氛。

(2)沟通实施:①认真、真心地投入沟通,从尊重患者与家属出发;②正确地引导沟通方向(正确介绍患者病情,明确主题);③相互尊重平等的基础上进行认真耐心倾听、讨论和达成共识;④共识的落实。

3. 沟通过程中特别提示

①尽可能用具体数字来说明问题;②避免过渡多使用专业术语,尽量使用中性语言,语言的选择提倡多加一个字(进来—请进来),换字法(如你—您,老张—张老),换句法、委婉语(留有余地)、注意忌讳语(生理、宗教、隐私);③一次问一题;④不要重复询问、处理好谈话中的沉默;⑤沟通结束前要有一个小结,说明是否达到预期共识,还存在什么分歧,下一步怎么办? ⑥不随意评论他人的诊疗等。

沟通贯穿人类生命始终,医患沟通是医生和患者共同征服疾病的桥梁。健康和谐的医患关系既是医者的追求,也是患者与病家的期望。与老年患者的沟通是一种更复杂更艰巨的艺术,但又是当今医师必备的技能。我们呼唤用爱打开医患心结,让爱生长在医患心中,爱医生、爱患者、爱生命。只要我们多一分尊重、多一分信任、多一分理解,多一分爱与沟通,问题往往可以迎刃而解。

七、患者及家属常见心理疑虑沟通疏导基本要求

(1)沟通从心开始:作为患者或家属为了减轻病痛,满足健康需求方面的目的,选择该医院、该专科、该医务人员,代表其信任和抉择,即患者将自身健康乃至生命都托付于该医院以及医务人员,毫无疑义患者是尊重和信任医务人员的。作为医务人员应视每位患者及家属如亲人或朋友,沟通要从心开始,用医务人员的热心、耐心、细心、精心和悉心,换取患者与

家属的安心、放心和舒心。

（2）大力普及疾病防治常识,提高患者及家属的沟通能力:现代医学临床综合能力要求住院医师应有防治疾病和健康科普宣教能力,故在培训中应关注和重视住院医师科普健康教育能力的提升,从而提高患者及家属的疾病防治常识,与医务人员的沟通能力。

结合世界卫生组织(WHO)和联合国等的规定,如联合国糖尿病日、世界高血压日、慢性肺部疾病日、肿瘤日、脑血管日、爱牙日、失眠日、精神病及传染病等专题日,明确其宗旨是引起全球对上述相关疾病的警觉和醒悟,进一步强化普及卫生与疾病防治常识的宣传,提高民众的卫生防病知识,使广大群众了解这些疾病是可防、可治的。住院医师要掌握与熟悉各专题的健康宣教要点和宣传方法,通过门诊、病房及社区、基层的宣传平台,结合轮转学科的特点进行宣教和参加义诊。

八、患者及家属常见心理疑虑沟通疏导案例介绍

在住院医师规范化培训阶段,住院医师应该学会解除患者及家属常见心理疑虑的方式方法,有助于沟通的顺利进行。

1. 问:医生,我吃了这个(些)药病就会好了吧?

答:根据您所患疾病的诊断,我国现有该疾病的统一指南(规定)。您的病吃这种(些)药是合适的。医学上应用已经有较长时间,治疗了很多这种病的患者,绝大部分人效果是明显的,健康状况好展,疾病得以控制;但不是所有人,所有病,同一种病的不同阶段都能彻底治好,疗效也是有差别的。因为,每个人的年龄和身体素质都不一样,生活条件、饮食习惯还有心理调节适应也不一样。所以,仅依靠药物不一定能把疾病全部治好,您还要按照医务人员的医嘱全面配合治疗,康复会更快一些。实事求是坦然地说:"医生的能力是有限的,目前医生能做到的是:有时去治愈、常常去帮助、总是去安慰。"在某些疾病如晚期肿瘤,您千万不能把疾病治疗的期望值定得过高,以免加心理负担,心理压力的作用有时可以烈于癌,甚至会加重病情。

2. 问:医生,这个药不会有什么不良反应吧?

答:俗话说:"是药三分毒",为了把病治好医务人员会根据您的病情结合自身医学知识、经验与教训认真思考平衡利弊后选择合适药物,尽可能把药的不良反应控制在最小范围内。医院的西药药品都是通过多项严格规范临床试验后获准上市的药物,但药物的不良反应因人而异,医务人员会仔细观察,告知您注意事项,但您要如实告诉您的医生您原来有什么病,有哪些药物过敏。服药后一旦有不舒服或发生皮疹等异常情况,首先是立即停药,然后速到医院看病,以便及时处理。如利尿剂氢氯噻嗪(双氢克尿噻,简称双克)对无糖尿病、无高尿酸或高脂血症的高血压患者是一种价廉物美且十分有效的降血压药物,但高血压伴糖尿病、高尿酸或高脂血症者,若用药时间较长且剂量偏大,就可能加重糖尿病病情,或使尿酸增高而诱发极其痛苦的痛风,或高血脂难以控制。所以,医务人员对药物的应用一定会结合您的实际情况,个体化选择(尤其是婴幼儿及高龄患者),尽可能避免因用药而造成不良反应。

3. 问:医生,能给我换个经验丰富的大夫看病(做手术)吗?

答:您的想法我们十分理解。医院安排的医生一般是经验比较丰富的,能够胜任这种手术(有资格准入证书的)。您的诊疗或手术方案通常都是按照中华人民共和国卫生健康委员会规定的质量控制规范进行各级医师查房、各级医师参加的各类讨论(新患者讨论、手术前

讨论、疑难及危重患者讨论)后才制定的,一定是以确保您的安全为前提。年轻医生的培养也是有必要、有计划的,但同样是严格按照资格准入为前提,在上级医师直接参与指导下,逐步阶梯式进行培养训练。病区会根据您的治疗需要,安排医务人员来治疗或手术,手术医生会亲自与您进行手术前谈话,请您放心! 谢谢您配合治疗!

4. 问:医生,我和 3 床生的是同一种病,为什么他住院十天就出院,只花了 5 000 多元,我已经住院 1 个月了,花了 1 万多元,但病情不见好转,怎么回事?

答:您说的是李大姐吧,她的情况与您不一样,她所患疾病为单纯的急性肺炎,细菌对抗生素极为敏感。况且,她才 50 岁,体质较好,吃饭和睡觉都不错,恢复得就快。黄大妈您的病情比她复杂,除了急性肺炎,细菌对抗生素都不太敏感,您又有糖尿病、心脏和肾脏也有些问题,您已经 78 岁,俗话说:年龄不饶人。发炎感染的毛病只要一有糖尿病,问题就复杂难治多了,在保证您的治疗平稳安全的同时,又要保护好您的肝、肾功能、减少并发症及药物的不良反应。所以您恢复得慢一点,用药时间得长一点,但您也已感觉好多了吧,现在明白了吧,再耐心些好吗,千万别着急!

5. 问:医生,我老爸住院时还没这么严重,为什么到你们医院治疗一个星期病情反而加重呢?

答:您的担忧我们理解,我们也感到非常棘手和困扰。您父亲入院后我们在认真仔细询问病史及全面检查时就发现,您父亲为 82 岁的高龄老人,患有老慢支、肺气肿已有 30 余年,从未得到正规的治疗。现已进入了慢性病的终末期,医学上称为肺源性心脏病阶段。本次入院表现为重症急性肺部感染,并发呼吸衰竭、心力衰竭等多种并发症。高龄老人免疫能力差,肺部感染难以控制,又出现尿路感染,进一步引发多器官功能衰竭,尽管我们进行了积极抢救,但无法有效阻断恶性循环,预后不乐观,这些也是老年患者尤其是高龄患者的特点。现在诊断明确,我们每日随时根据他的病情在调整治疗方案,现在将您父亲的病情向您通报,请您与我们一起商量下一步的措施。请您理解。

6. 问:医生,这个手术的风险性大吗? 术后不会有什么后遗症吧?

答:手术无论大小,都是一种创伤性的操作,即在一个人身上切掉一部分组织或器官,不可能毫无风险。我们已做这种手术几千例,对医务人员而言,它的风险性并不大,术后的并发症、后遗症发生率也很小,不到百分之一。但哪怕是千分之一,对碰到的那一个患者而言就是百分之百,这一点请您一定要理解和接受。当然作为主刀医师和手术团队一定要有资质,会尽最大努力避免人为的差错,力争一刀成功,避免哪怕是千分之一、万分之一的发生率。按传统观点,无痛胃镜镜检查只是普通检查,而非手术,但其同样可以在每个步骤的操作过程中造成并发症,尤其是麻醉意外窒息或吸入肺炎。即使是一个皮脂囊肿切除也可会有较大量的出血、神经损伤及伤口久久愈合不良等的并发症发生,更何况是开胸、开腹、开脑的手术,当然术中、术后的风险毫无疑义会更大。既然患者有手术的必要性存在,不手术会影响患者某个部位的功能而致残或明显降低生活质量、严重的会影响生命,那我们只能选择做手术,医生与患者、家属共同去承担风险。因为没有一个医生不想把手术做成功,每台手术术前都要做充分的准备,一旦出现手术后并发症,医务人员都会进行积极的处理,把影响降到最小,事后也会及时反思、总结和提高。无论手术大小,医务人员都将持慎重态度。所以,术前医务人员一定会与您反复谈话、沟通,让您和您的家属充分了解手术的必要性和存在的高风险的基础上,作出决定是否手术。

7. 问：医生我的病能不能不做手术吃点药就会好吗？

答：您的病是在某部位多长了一块东西（某个部位的组织就像苹果烂了一块），如果不手术切除，它就会在里面扩大，危害健康的组织器官，譬如血管、神经及肌肉受到损害，任何药物对这样的坏组织都不起什么作用。此外，医务人员还需对坏组织做病理检查，真正明确病因，病理检查的结果才是诊断您疾病最可靠的依据，故我们认为做手术是最好、最快的方案，请您慎重考虑。

8. 问：我有权利提醒医生将我的生病过程记录在病历上吗？

答：当然有。您完全有权利和有必要，提醒医生为您记录当时您的症状、体检的发现、最可能的疾病名称及治疗用药。疾病是动态变化的，有些疾病，要根据时间的长短、连续不同的症状表现才能确诊。如阑尾炎一开始的症状有可能是低热、恶心，上腹胃部疼痛；时隔几小时后才会出现明显的右下腹部转移性疼痛和局部的压痛等典型症状。如果疾病的发病过程没有被完整地记录下来，很多症状就容易被忽略，可能导致误诊、误治。也许阑尾炎就会引发穿孔，甚至腹膜炎，导致病情更为复杂。再则，病历也是让医务人员了解患者既往病史的资料，有时对于目前疾病的诊断，医务人员可从以前的病历资料中发现一些"蛛丝马迹"，从而获得重要的提示和依据，对于本次疾病的诊断有很大帮助。此外，病历还可作为记录患者病史的文字依据，将来一旦发生医疗纠纷，可以作为重要的参考和证据。缺乏书面证明，患者和医务人员就都失去了法律的保护。所以，可别小看病历。看病时，一定要提醒医生为您记录病历。每次就诊的病历记录可以说是宝贵的健康档案，一旦医保病案本用完后，希望仍能保存尤其是记录有高血压、糖尿病、冠心病、慢性肾脏病、肿瘤或进行过各类手术的病历本，对今后诊治疾病有极其重要的参考价值。

9. 问：当我看病时感到不满、有意见怎么办？

答：当您因肚子痛到医院看病，医生问了您肚子痛的具体情况，也检查了肚子又让您抽了血、拍了片子，又做了超声，医生看了报告说没严重问题，回去吃东西当心，开了处方就结束整个诊疗，也未解释为何要验血、拍片，超声，以及这些检查的结果，您当然会感到不满意。您可以当场向医生提出（这是您的知情权），您的疑虑或是不满的情绪。如我为什么会肚子痛，要不要紧，会不会是阑尾炎、胆囊炎……要不要再来复诊等。希望医务人员能进一步解释清楚，但请您务必心平气和。不管医务人员有无原因（如已经12点多了，还有10个患者，下午一点半又要进行手术，一上午也没时间上厕所），仍表现为生硬、冷漠、不耐烦的话，您千万别生气、不着急，因为医院有专门的接待您及家属的部门，称为接待办或门诊办公室，住院患者的投诉由医务处负责。他们了解情况后，一定会帮助您解决问题，必要时会安排更有经验的医生为您诊治或解释，有时沟通后误解和心结就解开了。如果调查后确实医务人员有服务态度生硬、冷漠、不耐烦的话，根据情节严重程度医院要对其进行教育，甚至暂停职专题培训及扣罚奖金等。一定要理性解决问题，尽量不要使矛盾激化。此外，医生不是神，并不能把所有的病都治疗好。疾病的转归有3种，一种是治疗后无变化，第二种是治疗后好转，最后一种情况是加重，甚至死亡。在病情有恶化的早期，能及早发现，及时告知患者家属，经常通报病情，采取全部的治疗措施，得到患者及家属的理解。

为满足患者及家属对医疗信息的需要，医务人员必须掌握医学知识和技能，因而医患双方在诊疗过程中的地位和作用存在一定的不平等性，医务人员在医患关系中处于主导地位。

患者相对于医务人员来讲,缺少医学知识,主要是在医务人员的安排下接受治疗,解除自身的病痛,所以处于一定的被动和服从地位。如何将就医过程中患者的地位和作用的不平等性降低到最小?首先,医务人员应主动热情真心诚意地与患者沟通,沟通从心开始,才能获得患者对医疗需求的所真实、客观、全面的信息,解决实际问题。此外,医务人员有责任和义务宣传、帮助和提出合理建议提高患者与医务人员沟通的能力,让医务人员更好地为患者服务。患者应该尊重信任医护人员,积极配合治疗,掌握基本医疗常识,尊重科学,共同努力才能营造和谐的医患关系。

思考题

1. 医患沟通技能中,哪项沟通最重要?

2. 简述医患关系、沟通的概念及本质的特征。

3. 病例分析型思考题:

凌晨2点,李先生,62岁。因反复发作胸前区隐痛2周,突发胸痛加剧持续,伴冷汗一小时。休息、含服硝酸甘油胸痛未缓解。经家人劝说,由"120"急送仁济医院急症。李先生原有高血压12年,血压150～160/80～90mmHg,治疗不规范,控制不佳。吸烟30余年,20支/天。李先生平时性子急躁,有一子,大四就读,退休后为负担儿子大学学业费用继续打零工。

来院经详细询问病史、体检:急性痛苦病容、神清、对答切题、检查合作。HR104次/分,R22次/分,BP20/70mmHg,肺背部2/3区可闻及湿啰音。床边EKG、心肌酶谱等检查,诊断为急性冠脉综合征,急性广泛前壁心肌梗死,心功能killip分级Ⅲ级,需急诊行PCI冠脉血行重建术。

思考要点:

(1)根据李先生的病情,家属应签署几份知情同意书?哪几份?每份的目的是什么?

(2)根据李先生的病情与家庭实际情况,您将如何分别与患者及家属沟通?先与谁沟通更妥当?

(3)通过上述分析思考后,您认为与老年危重症患者及家属沟通成功的关键是什么?

(陆惠华)

参考文献

[1] 陈佩,陈赛娟.白衣天使的翅膀——医患关系[M].上海:上海科技教育出版社,2015.

[2] 马斯洛.人的动机理论[M].林方,译.北京:华夏出版社,1987.

[3] 杨叔子.中国大学人文启示录.第1～6卷[M].武汉:华中理工大学出版社,1996—2003.

[4] 吴咸中.医学模式与医学目的,2007年天津老年医学及内科学学术年会论文汇编[M].天津:天津市医学会老年学分会//天津市医学会内科学分会,2007.

[5] 王锦帆.医患沟通学[M]2版.北京:人民卫生出版社,2006.

[6] 王锦帆,季晓辉,王心如.高等医学教育中开设医患沟通学课程的探索[M].北京:中国高等院校教育,2004.

[7] 陆惠华.实用老年病学[M].上海:上海科技出版社,2006.

[8] 陈文叔.医之魂.医疗服务中的人文关爱和沟通艺术[M].北京:人民军医出版社,2012.

[9] 游浩.医患沟通——和谐的医患沟通技巧[EB/OL],好大夫在线网,2012-02-29.

[10] 陆惠华.善于与老年患者的沟通是当代医师必备的技能(专家论坛)[J].中国老年保健医学杂志,2010,8(4):4-7.

[11] 胡德荣,黄钢.挖掘名画背后的医学真谛[M].健康报,2012,4,161.

[12] 谢启麟,杨文麟,程建军,等.医道法理的天平[M].长春:吉林科学技术出版社,2004.

[13] 讴歌.协和医事[M].北京:生活·读书·新知三联书店,2007.

[14] 马红,田淑琴,高居忠.加强医患沟通是减少医患纠纷的重要途径[J].中华医院管理杂志,2003,19(11):686-687.

[15] 陆惠华.构建和谐医患关系:沟通也是一种治疗[N].光明日报,2014年1月19日05版.

[16] 孟宪武.人类死亡学的概念与研究状况[J].医学与哲学,1998,20(8):45-483.

[17] 杨涵铭.脑死亡的最新认识和展望[J].中国急救医学,1993,13(6):45-49.

[18] 孙慕义,徐道喜,邵永生.新说生命伦理学[M].南京:东南大学出版社,2003.

[19] 李向平.死亡与超越[M].上海:上海文化出版社,1997.

[20] 吕维伯.医学目的,确定新的优先战略[J].医学与哲学,1997,18(191):171-173.

[21] 毕治国.死亡哲学[M].哈尔滨:黑龙江人民出版社,1989.

[22] 李义庭.临终关怀学[M].北京:中国科学技术出版社,2000.

[23] 李恒芬.老年精神疾病与心理卫生[M].北京:中国商业出版社,1997.

[24] 李芳,赵丽莉,李义庭.中国临终关怀死亡选择的伦理争论[J].中国医学伦理学,2009,22(2):48-50.

第六章　老年慢病与共病管理

本章要点 ✎

1. 慢病及共病定义,慢病管理的内容和重点人群,我国老年常见慢病的社区管理。
2. 慢病共病患者管理原则和管理流程制订。

教学目的 📑

1. 掌握
   (1)慢病定义、我国慢病特点、我国慢病管理的重点人群。
   (2)常见老年慢病高血压、糖尿病的社区管理。
   (3)老年慢病共病定义。
2. 熟悉
   (1)我国慢病管理的内容、我国老年人群慢病概况。
   (2)我国慢病社区防治的目标和任务。
   (3)老年慢病共病危害性。
3. 了解
   (1)我国慢病的流行概况。
   (2)我国慢病患者社区管理办法。
   (3)老年慢病共病患者管理原则及管理流程。

第一节　慢病概述

20 世纪 50 年代以后,人类的疾病谱和死因谱发生了明显变化,这和 20 世纪医学技术有了突破性的进展密切有关。当今 21 世纪,人口老龄化问题更突出,慢性非传染性疾病发生率快速上升,已成为威胁我国乃至全球的主要健康问题。

一、慢病的概念和特点

（一）慢病的定义

慢病全称是慢性非传染性疾病，不是特指某种疾病。我国卫生界目前对慢病定义为：慢病是相对于急性疾病和传染病性疾病而提出的一组疾病总名称，指以心血管疾病，恶性肿瘤、慢性阻塞性肺部疾病、糖尿病等为代表的一组疾病。具有病程长、病因复杂、健康损害和社会危害严重等特点，包括一切因生活方式和环境因素造成的，以及可以通过良好的生活方式和环境因素改善进行外因调控的慢性非传染疾病。

（二）我国慢病的特点

（1）发病率高：已成为人群中常见病。《2020年健康医疗预测报告》中指出，在14亿中国人中，高血压患者达1.6～1.7亿人，高血脂患者接近1亿，糖尿病患者达9240万人，脂肪肝患者达1.2亿人。

（2）发病地域广：以前是城市高于农村，近20年来有向农村转移的趋势。高血压、消化道肿瘤等疾病，现在农村患者比例明显上升。

（3）三率低：很多慢病知晓率、治疗率及控制率低，如很多患者脑中风、偏瘫了才知道原来是血压高一直没控制，得了尿毒症才知道是糖尿病没控制好，很多都是源于宣传不足以及患者自身不重视。

（4）病程长：起病隐匿，潜伏期长。慢病的形成都有一个渐进的发展过程。在高血压之前有"正常血压高值"，糖尿病之前可有"血糖偶有升高"，这些情形是从健康到慢性病的"中间状态"。

（5）后果严重：慢病是缓慢形成的，一般要经过数月、数年、数十年的发展，但最后往往是严重并发症，甚至致死。比如，高血压、糖尿病、动脉粥样硬化等会让人忽视，但脑卒中、心肌梗死等则危及生命，前者是"因"，后者是"果"，不重视前者，迟早会招致后者。

（6）一果多因：个人生活方式，行为方式原因占主要地位。不健康的生活方式，如肥胖、营养失衡、久坐、缺乏运动、精神压力等是大多数慢病共同的危险因素或病因。再如，一个患者发生心肌梗死，原因可能是他患有高血压、糖尿病、高脂血症、高尿酸血症、肥胖等一系列代谢疾病，这些疾病对冠状动脉的影响叠加，造成心肌梗死。

（7）一体多病，相互关联，相依并存：经常看到高血压、高脂血症、糖尿病、脂肪肝、冠心病等几种慢病集中在一个人身上。

（8）自我管理难度大：慢病防治主要靠自己，所以自我管理要求较高。治疗慢病也得患者积极配合，合理用药，定期检查，长期坚持。

（9）医疗负担巨大：卫生部卫生经济研究所的《城市卫生资源配置适应疾病模式转变研究报告》中指出，慢病医疗费用上升主要与慢病患者人均治疗费用增加和患病率上升有关。在某些地区，慢病高发使人们陷入"因病致贫，因病返贫"的困境。

二、慢病的分类

（一）慢病流行病学

20世纪下半叶，各国都开始重视慢病。近十年内的统计显示，2012年，全球因慢病导致的死亡人数多达3 800万，占总死亡人数的68%，其中超过40%的70岁以下人群"过早"死亡。至2016年,全球慢病的死亡占总死亡人数71%,1 500万例过早死亡中大多数(85%)发生在低收入和中等收入国家。有18%的人因心血管疾病、癌症、糖尿病、慢性呼吸系统疾病中的任何一种而过早死亡。

我国慢病发病和患病情况是"发展迅速,形势严峻"。网络时代,大数据为我们带来了统计的便利。《中国城市人口健康报告(2019)——基于健康大数据的产业机会洞察》通过对中国城市人口健康大数据进行分析,显示恶性肿瘤已成为我国居民的头号杀手,恶性肿瘤、心脏病、脑血管病、呼吸系统疾病、损伤和中毒等五大死因累计占居民死因的86.3%。其中男性第一死因是恶性肿瘤,女性第一死因是心脏病。男性发病率前3的恶性肿瘤分别是肺癌、胃癌和肝癌,女性发病率前3的恶性肿瘤分别是乳腺癌、肺癌和结直肠癌。体检大数据发现,体重指数偏高、甲状腺结节、脂肪肝、高血压、高尿酸血症等在整个人群中检出率较高。

(二) 分类方法

慢病分类目前尚无统一标准。根据我国目前慢病防治工作的需要,一般根据国际疾病系统分类法(ICD—10)标准分类,分为七大类:

(1)呼吸系统:如慢性支气管炎、慢性阻塞性肺部疾病、肺纤维化等疾病。

(2)循环系统:如高血压、冠心病、慢性心力衰竭、心脏瓣膜病、慢性感染性心内膜炎、心肌疾病、慢性心包炎等疾病。

(3)消化系统:如慢性胃炎、消化性溃疡、慢性肠炎、慢性腹泻、慢性肝炎、肝硬化、慢性胰腺炎等疾病。

(4)内分泌营养代谢疾病:如高脂血症、糖尿病、痛风、肥胖、超重、甲状腺炎、库欣综合征等疾病。

(5)肌肉骨骼系统和结缔组织疾病:如骨关节病、骨质疏松症、类风湿关节炎、系统性红斑狼疮等疾病。

(6)恶性肿瘤:如肝癌、胃癌、结肠癌、乳腺癌、子宫癌、前列腺癌及白血病等疾病。

(7)精神和行为障碍:如阿尔茨海默病、血管性痴呆、精神分裂症、焦虑症、强迫症、抑郁症等疾病。

这个分类方法主要是按照系统进行分类,有国际统一编号,适合于疾病统计工作。

三、慢病管理的内容和重点人群

(一) 管理内容

心脑血管疾病、癌症、慢性呼吸系统疾病、糖尿病是国际公认的威胁居民健康最主要的四大类慢病,联合国2030年可持续发展议程将降低这四类重大慢性病导致的过早死亡率作为重要的发展目标。在我国,"健康中国行动"提出了慢性病防控"5×5"策略,对心脑血管疾病、癌症、糖尿病、慢性呼吸系统疾病、精神疾病这5类重点慢病以及不健康饮食、烟草使用、有害使用酒精、缺乏身体活动、环境污染这5种主要的危险因素,进行了针对性防控改善措施。《"健康中国2030"规划纲要》也将这个目标纳入健康中国建设的主要指标。

为有效防控慢性病,提高我国居民健康水平,国家实行了覆盖新生儿至老年阶段的全生命周期全民健康行动,涉及出生信息、计划免疫、儿童保健、中小学生保健、孕产妇保健、居民健康体检、糖尿病防治、高血压防治、肿瘤防治等,真正实现全程健康管理。

（二）重点人群

《全国慢病预防控制工作规范》指出，慢病高危人群标准为具有下列特征之一者：①血压水平：收缩压在 130～139mmHg 之间，舒张压在 85～89mmHg 之间者；②现在吸烟者；③空腹血糖水平为 6.1～7.0mmol/L 之间者；④血清总胆固醇水平在 5.2～6.2mmol/L 之间者；⑤男性腰围≥90cm，女性腰围≥85cm 以上的人群。

而从广义的角度，慢病高危人群除以上外，还包括更广泛的人群，即具有危险因素的任何个体，如：中老年人群；直系亲属有肿瘤史（如母亲有乳腺癌史）、高血压史、高脂血症史、糖尿病史等慢性疾病家族史；从事某些特定职业，如长期接触大量粉尘可导致尘肺，长期接触毒物、药物可导致慢性肝损甚至血象异常；长期饮食结构不合理，喜食甜食、高油脂制品、荤菜、刺激性食物、不吃或少吃蔬菜和水果；很少参加运动，平时工作以脑力劳动为主等等。以上这些其实都是包含了危险因素的人群。

（三）老年期慢病现状及危害

慢病在老年人群体中最多发，后果也最严重。我国目前已有超过 1.8 亿的老年人患有慢病，占老年人总数 3/4 以上。王丽敏等在《中国老年人群慢性病患病状况和疾病负担研究中》分析我国 60 岁以上居民慢性病患病情况。其中高血压、糖尿病、高胆固醇血症患病率分别为 58.3%、19.4% 和 10.5%，75.8% 的居民患 1 种以上慢性病，随着年龄的增加慢性病患病率增加。慢病严重影响了老年人的健康和寿命，给个人、家庭及社会带来了沉重的人力和经济负担。

第二节　我国老年常见慢病的社区管理

慢病管理（chronic disease management，CDM）是指对慢性非传染性疾病及其风险因素进行定期检测，连续监测，评估与综合干预管理的医学行为及过程。慢病管理已经成为当前医疗改革面临的新挑战和新机遇。慢病诊疗成为家庭医生签约服务的重要内容之一，也是分级诊疗的重要突破口，对医疗改革意义重大。社区是居民，包括慢病患者日常居住、活动的场所，所以慢病的社区防治是慢病管理的基础。

一、慢病社区防治的目标和任务

1. 慢病社区防治的目标

（1）通过实施以健康促进为主要策略的干预活动，减轻乃至消除人群中慢病发生和发展的危险因素（可控制因素包括吸烟、酗酒、运动不足、膳食不平衡、心理压力等，难以控制因素包括疾病家族史、年龄、性别等）。

（2）通过高危人群和患者的早期发现、随访管理，对患者进行规范化治疗与行为干预，控制和稳定病情，预防和延缓并发症的发生，提高生命质量。

2. 社区慢病防治工作的主要任务

（1）设专（兼）职人员管理慢病工作，建立社区慢病防治网络，制订工作计划。

（2）对社区高危人群和重点慢病定期筛查和定期抽样调查，掌握慢病的患病情况，建立信息档案库，了解慢病发生发展趋势。

(3)对本社区已确诊的五种慢病(高血压、糖尿病、脑卒中、冠心病、肿瘤)患者建立健康档案,进行分类分级跟踪随访,实行规范的监测管理。

(4)针对高危人群开展健康咨询及危险因素干预活动,对全人群举办慢病防治知识讲座,发放宣传材料,提高居民对慢病防治知识的认知水平。

(5)建立相对稳定的医患关系和责任,以保证对慢病患者的连续性服务。

(6)诊疗患者和转诊。如有下列情况之一,需要转诊:① 需要获得专科、专用设备的诊断治疗;② 并发症的出现使诊断和治疗变得复杂;③ 缺乏相应治疗药物;④ 患者或家属对疾病的焦虑情绪加重无法缓解。

(7)慢病"云"管理:"云"健康医疗时代,基于大数据的个性化治疗将使医疗行为更精准。慢病"云"平台利用互联网、物联网、云计算技术为慢病患者提供健康数据监测、风险预估、用药推荐、智能随访和患者教育等服务,是未来慢病管理发展的方向之一。

二、老年常见慢病的社区管理

(一) 高血压病病例的社区管理

以社区为基础建立高血压病的管理网络,通过规范化管理,减少高血压患者并发症,降低高血压的危害。

1. 确定管理对象

(1)门诊筛查:医生在诊疗过程中,通过血压测量发现或确诊高血压患者。

(2)通过社区卫生调查或进行专项慢病筛查,发现高血压患者。

(3)健康体检发现高血压患者,特别是无症状高血压患者。

2. 建档

对管理对象及时建立健康档案。内容包括:患者的基本信息、现病史、家族史、既往史、用药情况、生活行为(饮食、运动、吸烟、饮酒等)等;体检记录、辅助检查、诊断和治疗情况(高血压分级,饮食、运动、药物处方);随访管理计划及随访记录等。

3. 随访

(1)随访目的:根据患者血压级别和其他危险因素情况,进行患者危险分层,实行分级管理。对患者进行临床评估,确定管理级别,制定个体化规范治疗和随访管理方案。进行健康教育和患者自我管理的指导。监测患者的血压、各种危险因素和临床情况的改变以及观察疗效并进行随访记录。

(2)随访内容:

①血压动态情况:指导患者对血压定期自我监测和记录,或为患者测量和记录血压值,分析和评价最近血压控制情况。

②健康行为改变情况:教会患者改变或/和消除行为危险因素的技能,进行生活方式和危险因素动态监测。

③药物治疗情况:了解患者就诊和药物使用情况,评价药物治疗的效果。对于效果不佳的患者,督促其到综合医院调整治疗方案。

④根据患者病情和高血压分级管理要求,督促患者定期去医院做心、肾功能检查和眼底检查。发现患者出现靶器官损害可疑情况时,应及时督促患者去综合性医院进一步检查。

(3)随访管理要求:

①一级管理。

管理对象：男性年龄＜55 岁、女性年龄＜65 岁,高血压 1 级、无其他心血管疾病危险因素,按照危险分层属于低危的高血压患者。

管理要求：至少 3 个月随访一次,了解血压控制情况,针对患者存在的危险因素情况采取非药物治疗为主的健康教育处方。当单纯非药物治疗 6～12 个月效果不佳时,增加药物治疗。

②二级管理。

管理对象：高血压 2 级或 1～2 级,同时有 1～2 个其他心血管疾病危险因素,按照危险分层属于中危的高血压患者。

管理要求：至少 2 个月随访 1 次,了解血压控制情况,针对患者存在的危险因素采取非药物治疗为主的健康教育处方,改变不良生活方式。当单纯非药物治疗 3～6 个月效果不佳时,增加药物治疗,并评价药物治疗效果。

③三级管理。

管理对象：高血压 3 级或合并 3 个以上其他心血管疾病危险因素,或合并靶器官损害、糖尿病合并临床情况者,按照危险分层属于高危和很高危的高血压患者。

管理要求：至少 1 个月随访一次,及时发现高血压危象,了解血压控制水平。加强规范降压治疗,强调按时服药,密切注意患者的病情发展和药物治疗可能出现的不良反应。发现异常情况,及时向患者提出靶器官损害的预警与评价,督促患者到综合性医院进一步治疗。

（4）随访管理形式：

①门诊随访管理：适用于定期去社区卫生服务机构就诊的患者。全科医生利用患者就诊时开展患者管理。

②社区个体随访管理：适用于卫生资源比较充裕的社区,可满足行动不便或由于各种原因不能定期去医院就诊的患者的需要。全科医生可通过在社区设点或上门服务开展患者管理,并按照要求填写高血压患者管理随访卡。

③社区群体随访管理：适用于卫生资源不很充裕的社区,可满足行动不便或由于各种原因不能定期去社区卫生机构就诊的患者。全科医生可通过在社区设立高血压俱乐部或高血压管理学校等各种形式开展患者群体管理。

（5）管理效果评估：

每年度对每个管理对象进行血压控制效果评估。按照患者全年血压控制情况,分为优良、尚可、不良 3 个等级。社区医师根据患者的全年血压控制评估结果,结合其高血压危险层别（每年进行一次临床评估）,确定患者的管理级别。重新确定的管理级别与原级别不同的患者,应转入新确定的级别进行管理。优良：全年有 3/4 以上时间血压记录在 140/90mmHg 以下（＞9 个月）；尚可：全年有 1/2 以上时间血压记录在 140/90mmHg 以下（6 个月～9 个月）；不良：全年有 1/2 或以下时间血压记录在 140/90mmHg 以下（≤6 个月）。

4. 转诊

为了确保患者的安全和有效治疗,在进行病例管理中,社区卫生服务机构应将符合转诊条件的高血压患者及时转向综合性医院,由专科医师为患者进一步明确诊断,制定和调整个体化的治疗方案,待血压控制稳定后转回社区卫生服务机构,由社区全科医生继续对患者进行随访和管理。

转诊条件:符合下列条件之一的患者,应由社区卫生服务机构转出,进入综合医院进行诊断和治疗。

(1)初次就诊怀疑高血压,社区卫生服务机构不能诊断的患者。

(2)在社区管理的高血压患者,当出现以下情况时,应及时转诊:

①经过饮食和运动治疗,血压控制不能达标,需要开始药物治疗。

②规律药物治疗 2～3 个月,降压效果不满意者。

③血压控制平稳的患者,再度出现血压升高并难以控制。

④血压波动很大,临床处理困难者。

⑤出现高血压急、慢性并发症的症状。

⑥出现新的严重临床情况或靶器官损害。

⑦患者服降压药后出现不能解释或处理的不良反应。

⑧重度高血压(收缩压≥180mmHg,和(或)舒张压≥110mmHg)的患者。

⑨高血压危象,应就近做紧急处理,将血压降至 160/100mmHg 或在原血压基础上降低 20%～25%后尽快转诊。

⑩妊娠或哺乳期有高血压的妇女及其他难于处理的情况。

5. 高血压病例社区管理的评估

对高血压病例社区管理工作进行效果评价的指标主要有:

①建档率:指社区发现的高血压患者中建立健康档案的比例。

②规范管理率:指社区发现的高血压患者中由本社区卫生服务中心(乡镇卫生院)进行规范管理的高血压患者比例。

③控制率:指由本社区卫生服务机构管理的高血压病例中,血压控制效果评定等级为"优良"和"尚可"的高血压患者所占比例。

④高血压知识知晓率:指本社区居民中了解高血压防治基本知识的居民所占比例。由于不可能对所有居民进行这方面的测试,可采取随机询问一定数量居民的方法进行测试。

(二)糖尿病病例的社区管理

糖尿病是导致多种器官的功能衰竭如失明、尿毒症、心肌梗死的重要原因。通过有效的社区管理,将糖尿病患者或高危人群的病情控制,降低合并症的发生。

1. 确定管理对象

(1)因症就诊:医生在诊疗过程中,通过检测发现患者。

(2)高危人群筛查:根据糖尿病高危人群界定条件,在高危人群中进行血糖筛查。糖尿病高危人群指年龄在 40 岁以上、有糖尿病家族史、肥胖者、曾患妊娠糖尿病的妇女、娩出过巨大儿的妇女、高血压者、高血脂者。建议高危人群每年进行一次血糖检测。

(3)其他途径:社区糖尿病流行病学调查、健康体检等。

2. 建档

对管理对象及时建立管理档案。内容包括:患者的基本信息、现病史、家族史、既往史、用药情况、生活行为(饮食、运动、吸烟、饮酒等)等;体检记录、辅助检查、诊断和治疗情况(饮食、运动、药物处方);随访管理计划及随访记录等。

3. 糖尿病患者的随访管理

(1)目的:根据对患者制订的个体管理计划实施干预和管理,进行非药物治疗和药物治疗,帮助患者建立患者自我管理,视病情发展进行转诊帮助,实现连续、动态管理。对患者进行病情监测,定期为患者进行病情、并发症和相关危险因素的评估,及时发现问题,并采取适当的干预措施。

(2)随访内容:①了解患者病情,评估治疗情况;②了解行为改变情况,调整非药物治疗方案,教会患者改变和消除行为危险因素的技能,进行生活方式和危险因素动态监测;③了解患者就诊和药物使用情况,评价药物治疗的效果。对于效果不佳的患者,督促其到综合医院调整治疗方案;④督促定期化验检查。根据糖尿病分类管理要求,督促患者定期检查血糖、血压、糖化血红蛋白等,检查相关并发症,发现患者出现靶器官损害可疑情况,督促患者到综合性医院进一步治疗;⑤进行患者自我管理技能指导,了解、检查患者自我管理的情况,对其提供必要的知识和技能支持。

(3)随访要求。

①常规管理。

管理对象:血糖水平比较稳定,无并发症或并发症稳定的患者,不愿参加强化管理的患者。

随访要求:对常规管理的患者,要求每年随访至少 6 次。每次随访都应了解患者的症状、体征、血糖、血压、血脂等指标,了解糖尿病及其并发症的变化,以及药物治疗、非药物治疗、患者自我管理等情况。

②强化管理。

管理对象:符合以下任一条件的患者应实行强化管理:已有早期并发症,自我管理能力差,血糖控制情况差,其他特殊情况如妊娠、围手术期、1 型糖尿病等(包括成人迟发性自身免疫性糖尿病),治疗上有积极要求;相对年轻,病程短者。

随访要求:要求每年随访至少 12 次,内容与常规管理相同。

(4)糖尿病病例社区管理的评估指标:主要指标与高血压病例管理基本相同。一般包括建档率、规范管理率、控制率、糖尿病知识知晓率等。

第三节　老年慢病与共病管理

随着全球老龄化的到来和加速,老年人群慢病和共病问题也随之来到我们面前。人类平均寿命的延长固然可喜,但老年慢病和共病却严重影响了生活质量。

一、慢病共病定义及流行病学特点

(一)概念

共病(multiple chronic conditions,MCC)是指 1 个人同时患有 2 种或以上慢病,即多病共存。共病的表现形式既可以是躯体—躯体疾病共存,也可以是躯体—精神心理疾病共存、精神心理疾病叠加,或疾病—老年综合征共存。随着人均寿命的延长,高龄老年人的共病情况更加突出。

1. 相互有某种关联的共病(comorbidity)

共同的风险因素可以引起多种慢病,这些慢病之间有一定关联性,医疗方案的方向一致。如糖尿病、高血压、肥胖症相互关联，引起的血管硬化带来多个器官损害。由于目前综合医院多采用专科诊疗模式，各专科之间信息沟通不足，容易造成重复检查和重复用药。如患有糖尿病和高血压的患者到心内科就诊，医师处方降压/降脂复合制剂，其成分与刚刚在内分泌科处方的降脂药和降压药完全相同。再如肺癌与阻塞性肺炎，如果不针对肺癌治疗，则肺炎也难以治愈。

2. 互无关联的共病（multimorbidity）

互无关联的疾病共存，权重相当或不同。如胃癌伴幽门梗阻患者，近期因心绞痛接受过冠状动脉支架植入术；同一脏器也可发生多种疾患，如冠心病与肺原性心脏病共存；同时出现多个脏器功能不全，如肝功能不全合并肾功能不全。在这些情况下，各个疾病的诊疗方案之间常有冲突，单病诊疗指南作用有限。

3. 共病的结局

共病使制定医疗方案的复杂性和难度增加，需要考虑各个疾病的权重。共病常会造成重复用药、治疗不衔接、不连续、过度医疗等医源性问题。对医疗资源的使用增加，发生不良事件的风险也显著增加，增加失能率和死亡率。

（二）流行病学特点及影响

2013年，我国第五次国家卫生服务调查结果显示，我国老年人（60岁及以上）共病的比例为16.2%。此外，上海是我国最早进入老龄化社会的城市之一。2012—2014年上海4 394名医院体检者数据显示，老年人共病患病率为51.62%。以上数据表明，我国老年人共病现象已呈井喷式发展，而且多为慢性病共病，老龄化困境下的老年人慢性病共病的健康管理将是一个巨大的挑战。

共病患者与单一病种患者相比，其生活质量相对偏低，同时每种慢病均可以对生活质量产生影响。老年患者多有不同程度的共病现象，共病使医疗决策更加复杂、困难，患者会去多个专科就诊，医务人员则按各自疾病的指南制定临床决策，经常会造成多重用药。药物与药物之间、药物与疾病之间的相互作用常导致患者的最终疗效更差、预后更差、不良反应更多，甚至出现治疗不连续、过度医疗等医源性的问题。产生以上局面的一个重要原因就是老年慢性病共病的诊疗策略及流程目前没有统一标准，缺乏共病处理的相关指南。

二、慢病共病患者管理

（一）管理目标

目前，各国尚无统一原则，我们可以研究并参照一些发达国家的范例。2012年美国老年医学会制定了老年共病临床管理的指导原则，包括以下5个方面：①医患沟通充分，了解患者意愿，告知方案的利弊；②循证医学证据必须谨慎应用，选择适用于老年人群的；③对干预措施的获益、风险及预后等因素充分考虑；④对治疗方案本身的复杂性和可操作性进行评估和预判；⑤选择获益最大、损害最小、能够改善生活质量的治疗方案。2016年12月，英国国家健康与临床优化研究所（National Institute for Health and Clinical Excellence，NICE）也提出一项关于共病管理的指南《共病：临床评估与管理》（Multimorbidity：clinical assessment and management），对老年慢性病共病的诊疗提出了一系列原则和具体做法。在英国，医生制定共病管理方案时遵循以下步骤：①由医学团队与患者讨论护理计划的目的，共病管理的总目的在于提高患者生活质量（包括减少治疗负担和提高护理服务）；②建立患者的疾病与治疗负担；③建立患者目标、价值观和偏好；④审查药物和治疗方法可能对患者产生的收益和危害；⑤与患者达成意见一致的共病管理方案。

英美两国的慢性病共病指南有异有同，为我们制定自己的指南提供了有益的借鉴。我国的老年群体与英美两国也存在差异，所以在制定指南时应加以注意，以最大程度符合我国老年患者实际情况。

（二）流程建议

首先明确患者意愿。3个步骤明确患者的意愿：①识别患者及家属需要表明意愿的时机，比如存在治疗矛盾时、长期获益但短时间可能出现不良反应的药物应用时；②充分告知患者及家属每种医疗措施的利弊；③患者及家属充分理解医疗措施的利弊后，再作出选择。

其次，与患者及家属讨论，达成一致：①治疗带来的作用，对疾病的控制和寿命的影响；②如果不治疗，可能会发生的后果；③诊疗方案有哪些风险和不良反应；④其他治疗过程中会碰到的情况：如认知障碍患者用药依从性的问题，合并骨关节炎患者运动处方可耐受性等。

然后，完成老年综合评估（comprehensive geriatric assessment，CGA）。CGA主要包括全面的医疗评估、躯体功能评估、认知和心理功能评估，以及社会/环境因素评估4个方面。CGA除了评估老年慢性疾病的程度，更注重老年综合征/问题的筛查。

最后，考虑方案的获益、判断预后。在几种治疗干预方案中，从改善症状、延长寿命和生活质量的角度，比较获益、风险、负担，进行合理取舍。合理应用循证医学证据，在多个互无关联的慢病共存时，针对单病的指南对老年共病处理的指导作用常有限，因此需要考虑现有证据的适用性及局限性，是否适用于老年共病患者。如果患者的预期寿命不长，不足以从干预措施中获益，则失去了干预的意义。因此，需要考虑治疗的获益、风险与最终预后等因素。定期随访，定期对干预效果进行评估，作为调整治疗方案的依据（见图6-3-1）。

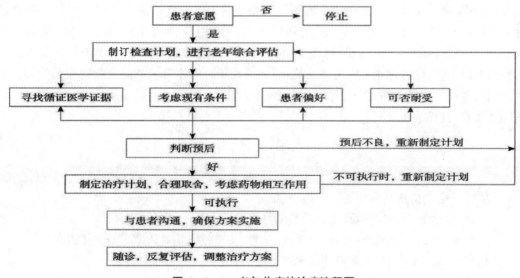

图6-3-1 老年共病的诊疗流程图

三、老年慢病共病管理需注意的问题

(一) 政策解读

前述已介绍英美两国的指南,我们可参照发达国家的治疗经验,根据我们的国情,制定有中国特色的老年慢性病共病临床指南。共病管理指南可从工作职责与内容、临床治疗流程等方面入手,解决患者所关注和对患者健康、生活质量有重大影响的问题。各地区也应根据当地具体情况制定细则,从而更有针对性。譬如在北方高血压高发区,应重点提出少盐饮食;在肿瘤高发区,注重制定环保政策等。指南应简明、操作性强,应是多学科以及共病相关学科共同参与。

(二) 多学科医学团队的组建

团队合作,执行有力。老年患者在专科门诊就诊的时候,大多数医生只是针对本专业病情进行诊治,没有对其他共存的疾病进行治疗。譬如,慢病共病老年患者身体受到跌倒、合并感染等打击的时候,机体原本脆弱的平衡被彻底地破坏,使得一系列问题随之而来,还可能会危及生命。积极采取有效措施进行多学科共同干预,才能使其健康得到最大恢复。

(三) 重视老年综合评估(CGA)

常规采取老年综合评估(CGA)。对老年慢性病共病患者进行 CGA,可以全面了解患者的整体情况,包括治疗方案实施情况,患者依从性差的原因等。例如,有平衡和步态障碍者有跌倒骨折的风险;生活不能自理者如得不到支持和帮助,其健康情况会持续恶化;痴呆的早期诊疗可延缓疾病进展。下降的视力和听力得不到纠正会使老年人行为退缩,脱离社会。因此做好 CGA,就可以使医疗方案更适合患者本人,属于共病专人专治。

(四) 重视共病用药安全、合理

指导共病老年患者的用药是一个复杂过程。需要了解老年人处方质量和适用性的复杂模型,而不是简单计算患者正在接受的不同药物数量。这一复杂的模型应总体评估患者治疗方案的利与弊。老年人在生命后期开始使用或停用药物需评估以下指标:预期寿命(expected lifespan)、药物达效时间、患者的治疗目标以及治疗能否满足需要等。如果患者的预期寿命短,治疗目标主要为延缓病情,那么需几年时间才有获益的药物则无须使用。老年共病患者处方质量评估是一项艰巨的任务,多重用药、用药过度以及用药不足是老年病科医师所面临的挑战。

思考题

1. 请简述我国慢病的特点。

2. 请简述"健康中国行动"提出的慢病"5×5"策略和 5 种危险因素。

3. 简述《全国慢性病预防控制工作规范》中,关于慢病高危人群的标准有哪些?

4. 慢病诊疗过程中,出现哪些情况时需要转诊?

5. 病例分析型思考题:

李某,女,71 岁。半月前出游途中受寒,出现咳嗽、咳痰,每天咳嗽 10 余阵,痰白黏,无气促胸闷,无发热,自服头孢、川贝枇杷膏等,症状无好转,至今已达 10 天。患者诉近 2 个

月体重下降约8千克,伴乏力,无腹痛腹泻。追问病史,患者8年前体检时查空腹血糖6.8mmol/L,曾服用降糖药(具体不详)约1年,后自觉正常,自行停药至今。既往史:有高血压史22年,现服氯沙坦钾/氢氯噻嗪降压,平时血压140～150/60～70mmHg。6年前右腕撑地后粉碎性骨折,有第2腰椎压缩,不规则服用钙片。

体格检查:BP 148/66mmHg,P 82次/分,R 20次/分,T 36.8℃,体重45kg,身高156cm。神清,甲状腺无肿大,双肺呼吸音清,左下肺可闻及少许细湿啰音,余肺(一)。腹软,无压痛反跳痛,未触及包块。第2、第3腰椎棘突叩痛(+)。

思考要点:

(1)总结病史特点。

(2)该患者的诊断、鉴别诊断的思路? 诊断依据?

(3)该患者是否属于老年慢性病共病状态? 治疗中应特别关注哪些问题?

(4)该患者在社区随访中需随访哪些指标?

(蔡华杰　孟　超)

参考文献

[1] 国际统计研究所.疾病和有关健康问题的国际统计分类(ICD-10).2010年WHO更新版.

[2] Bourne R R, Stevens G A, White R A, et al. Causes of vision loss worldwide,1990—2010: a systematic analysis[J]. Lancet Global Health, 2013,1:e339-e349.

[3] 王丽敏,陈志华,张梅,等.中国老年人群慢性病患病状况和疾病负担研究[J].中华流行病学杂志,2019,40(3):277-283.

[4] 狄娜,郑嘉堂,王鹏飞,等.北京市老年人慢性病及共病分析[J].中国全科医学,2018,3:265-268.

[5] 崔瑶,刘谦,秦明照.老年共病现状及管理策略[J].中国全科医学,2017,20(23):2816-2819.

[6] 秦江梅.中国慢性病及相关危险因素流行趋势、面临问题及对策[J].中国公共卫生,2014,30(1):1-4.

[7] National Guideline Centre Population Health Sciences Division,北京大学第一医院内科。NICE指南概要:共病状态的临床评估和管理[J].《英国医学杂志:中文版(BMJ)》,2017,1,51-56.

[8] 吴泽兵,李稳静,张学敏,等.慢性病的危险因素及防控对策[J].中国临床保健杂志,2019,22(4):443-446.

[9] 赵明中,胡大一,彭晓霞,等.老年患者共病及其管理[J].中华老年医学杂志,2015,34(12):1364-1367.

[10] 胡世莲,王静,程翠,等.中国居民慢性病的流行病学趋势分析[J].中国临床保健杂志,2020,23(03):289-294.

[11] 杨旭东.社区高血压病规范化管理效果分析[J].医学信息,2015,(10)177-178.

第七章　老年人合理用药

1. 老年人药物代谢动力学和药效学特点。
2. 老年人用药的现状及存在问题。
3. 老年人合理用药的策略。

1. 掌握
   医师在老年人合理用药方面的原则和方法。
2. 熟悉
   老年人药代动力学和药效学特点。
3. 了解
   老年人药物处方评估标准。

不合理用药在老年人中是常见、严重现象,容易导致不良的医疗结果如药物不良反应、相关住院率和病死率增加以及药品经济的损失。临床上,老年人不合理用药的因素混杂,为老年人开处方的医师面临老年人合并症多、多药共用或多重用药等困难现状,合理和优化用药成为当前临床工作的一个挑战。

第一节　老年人药物代谢动力学和药效学特点

一、老年人药物代谢动力学特点

老年药物代谢动力学(pharmacokinetics in the elderly)简称老年药动学,它描述老年机体对药物的作用(吸收、分布、代谢和排泄),反映血药浓度升降的时间、过程和特征。在药动学一切过程都有增龄性变化,可直接影响老年人的血药浓度。

(一) 老年机体对药物吸收的特殊性

老年人胃肠黏膜萎缩、蠕动减慢、供血减少和胃酸缺乏,但对药物的吸收影响较小。如尽管胃酸缺乏能使水杨酸等弱酸性药物在胃内解离增加,胃吸收速率减慢,但同时胃排空延迟,药物停留时间延长,增加了药物的吸收时间。同样,小肠蠕动减慢,增加了药物的吸收,从而抵消了小肠供血和单位吸收面积降低所致的药物吸收减少。因此,大多数药物(被动转运吸收的药物)的吸收在老年人和成年人之间无明显差异。只有葡萄糖、维生素 B1、钙和铁等主动转运吸收的药物才随增龄而降低,主要与老年人药物吸收所需的载体和酶活性降低有关。

(二) 老年机体对药物分布的特点

老年人由于肌肉和实质器官萎缩、细胞内液减少,使机体总液体量比成年人减少 10%～15%,从而导致水溶性药物(如地高辛、吗啡)的分布容积缩小,血药浓度升高,起效可能比预期要快,药物作用和不良反应增加。老年人因体力活动和激素水平降低,脂肪组织比成年人增加 10%～20%,导致脂溶性药物(如利多卡因、乙胺碘呋酮)的分布容积增大,用药后血药浓度暂时偏低,达到稳态浓度的时间比预期要晚,但久用易发生蓄积中毒,这对老年女性患者有特殊的意义。肝脏蛋白合成能力随增龄而降低,老年人血浆白蛋白浓度比成年人减少10%～20%,若应用蛋白结合率高的药物(如华法林)时,结合型药物减少,游离型药物增加,药效和毒副作用增大。

(三) 老年机体药物代谢的特点

体内主要的代谢场所是肝脏,肝脏对药物的代谢具有重要的作用。老年人肝血流量减少是药物代谢降低的一个重要因素。65 岁老年人的肝血流量仅为青年人的 40%～50%,90岁仅为 30%。随着肝脏血流量的减少,药物的首过效应逐渐减弱,直接影响了一些药物的体内代谢过程,如洋地黄毒苷、利多卡因、普萘洛尔等。随着年龄的增加,老年人体内肝微粒体酶及非微粒体酶活性均有所下降,影响了药物在体内的裂解,血液中药物的浓度可以有不同程度的升高,其中肝微粒体酶 P450 活性减弱起着主要的作用。同时,老年人对诱导和抑制药物酶作用的反应能力也降低。所以,老年人用药时应注意药物的剂量,以防发生药物的毒性反应。

(四) 老年机体药物排泄的特点

肾脏是大多数药物排泄的重要器官,也是增龄性失能变化最明显的器官。老年人由于肾小球和肾小管功能减退,使经肾脏排泄的药物(如地高辛、氨基糖苷类)排泄减少,容易蓄积中毒。老年人骨骼肌萎缩,内生肌酐减少,即使肾功能减退,血清肌酐浓度可在正常范围内,因此老年人血清肌酐浓度正常并不代表肾小球滤过率正常。老年人使用经肾脏排泄药物时,必须根据肌酐清除率(creatinine clearance ratio,Ccr)进行调整。Ccr(mL/min)＝[(140－年龄)×体重(kg)]/[72×血清肌酐(mg/dl)],女性再乘 0.85。调整时要考虑药物的治疗指数(治疗浓度与中毒浓度之比)和经肾脏排泄量。原形排泄而治疗指数小的药物(如地高辛)必须减量和/或延长间隔时间,而治疗指数大的药物(如 β 内酰胺类抗生素)老年人一般不需要减量,但应监测肾功能。

二、老年人药物效应动力学特点

老年药物效应动力学(pharmacodynamics in the elderly) 简称老年药效学,它描述药物对老年机体的作用。

（一）对多数药物的敏感性增加

对于此类药物,老年人应用成年人剂量可产生过量和毒性作用,而低血药浓度可获得满意的疗效。

（1）中枢神经系统药物:老年人由于脑萎缩、脑血流量降低和高级神经功能减退,对镇静剂、中枢性镇痛药、抗抑郁药、抗精神病药、抗帕金森病药的敏感性增加,尤其是在缺氧和发热时更明显。

（2）心血管药物:老年人由于冠状动脉和心肌老化、心脏储备功能降低,对负性肌力药物(如维拉帕米)的敏感性增加。心脏传导系统退行性变使之对负性传导药物(如地高辛)的敏感性增加。

（3）抗凝药物:老年人对华法林的敏感性增加,其需要量随增龄而降低,主要与药效学因素有关,白蛋白降低也可能是原因之一。老年人应用肝素后出血发生率增加,尤其是老年女性,其原因不明。因此,老年人使用抗凝药物应避免与抗血小板药合用。

（4）影响内环境的药物:老年人内环境稳定性降低,应用降压药可引起直立性低血压,使用氯丙嗪、苯二氮䓬类可致低温症,给予降糖药可发生低血糖症,应用抗胆碱能药可出现便秘和尿潴留,使用利尿剂容易发生电解质紊乱、低血容量及血尿酸升高等代谢改变。

（二）对少数药物的敏感性降低

老年人心脏β受体数目或亲和力下降,对β受体激动剂和阻滞剂的敏感性降低,加快或减慢心率的作用减弱。如老年人静脉滴注异丙肾上腺素,将心率提高25次/分所需剂量为年轻人的5倍。老年人迷走神经对心脏控制作用减弱,应用阿托品增加心率的作用(4～5次/分)不如成年人明显(20～25次/分)。虽然老年人对上述药物的敏感性降低,但临床应用时不能盲目增量,增量只会增加不良反应而不会增加疗效。

（三）对药物的耐受性降低

老年人对单一或少数几种药物合用有较好的耐受性,而对多药合用的耐受性明显降低,易发生药品不良反刺激,影响药物疗效。因此,临床用药时应尽可能减少用药数目。老年人对上述敏感性增加的药物耐受性降低,用药时应减量,并加强监测。

第二节　老年人用药的现状及存在问题

一、多病共存,多重用药

共存病(multiple chronic conditions,MCC)最早从欧洲提出,也称多病共存。目前,国际上又称多重病或多重慢病,在国际上通常指同时患有2种或以上慢性病,其统计的疾病包括慢性或复发性疾病。全球65岁以上的人群中,多病共存的患病率在40%～56%。目前,我国社会老龄化趋势日益严重,现代医学的特点是更趋专科化、精细化,多病共存状态使专科亚专业知识更高尖的理想状态被打破。多系统疾病之间的重叠、协调、矛盾的关系是对医学传统"一元论"思维的挑战,尤为突出的是多重用药问题。

老年多重用药(polypharmacy)指老年人同时使用5种及以上药品,包括处方药、非处方药、中成药及保健品等。老年患者合并疾病多,用药种类多,增加了药物相互作用发生的概率,而且,由于老年人生理功能下降,药物在体内的药动学及药效学会发生一系列变化,更容易引起药物疗效下降或潜在的药物不良反应。

据文献报道,美国老年患者平均用药 10 种,65 岁以上女性患者中有 28%的人群用药超过 5 种,12%超过 10 种;欧洲半数 80 岁的老年人群用药超过 6 种;韩国 86.4%老年人服用 6 种及以上药物;我国香港 65%老年人服用 5 种以上药物,10.8%服用 10 种以上药物;我国老年人多病共存,平均患有 6 种疾病,治疗中常多药合用,包括一些与其他药物相互作用风险未知的中成药,平均 9 种,多者达 36 种;50%的老年患者同时使用 3 种药物,有 25%服用 4~6 种药物。

我国老年人多重用药主要表现在用药品种多,错用、乱用和滥用药物等。导致以上不良现象的原因包括:老年人往往身患多种疾病;经过多家医院、多名医师诊治,特别是专家开具多种处方发生重复用药;患者自作主张使用药物治疗,擅自购买非处方药治疗;某些疾病缺少明确的药物治疗终点,患者自身不能评估是否继续用药,症状好转后私自停药;未按规定时间和剂量服药,达不到药物治疗的有效浓度等。

对于多学科多病共存患者,依据单科治疗指南的治疗方式可能是造成多重用药发生潜在不合理用药(potentially inappropriate medication,PIM)的原因。处方的获取方式与 PIM 发生相关,二级以上医院获得更可能发生 PIM,除外"专科化"的治疗方式没有考虑患者整体的情况以外,患者在获得单次治疗后,缺乏长期不间断的随访和评估可能是原因之一。

滥用药物是老年人用药中关键的问题,主要体现在以下几个方面:一是迷信药物广告。部分老年人迷信广告宣传,身体不舒服不去正规医院治疗,盲目的信任药物广告,自行购药治疗,延误病情;二是滥用补药。一些老年人认为补药治百病,一旦有病,他们就吃补药,但是进补要恰到好处,补药不能代替药品的治疗作用。

老年人群不良的药物—药物相互作用(adverse drug—drug interaction,ADI)发生率比年轻人群高。2005 年 10~11 月瑞典处方药物登记中 630 743 例年龄≥75 岁患者数据分析显示,随着处方药物数量的增加,潜在有临床意义的 ADI 发生率也随之增加。联合用药品种越多,ADI 发生率越高。有调查统计显示,合用 5 种药物时 ADI 发生率为 4.2%,6~7 种为 7.4%,11~15 种为 24.2%,16~20 种为 40%,而合用 21 种药物以上时为 45%。有报道认为,合用 5 种药物可使 ADI 风险增加 50%,8 种药物时达 100%。我国 40%卧床老年人处于潜在 ADI 危险中,其中 27%处于严重危险状态。

多重用药带来的潜在不合理用药(PIM)是影响疾病预后的危险因素。对多重用药的评估、管理、优化是多病共存临床管理中非常重要的部分,可能是改善多病共存患者临床治疗效果、减少医疗费用的途径。

二、用药依从性差

依从性(compliance)是指患者对医嘱执行的程度。用药依从性是药物治疗是否有效最关键的环节,直接影响患者的治疗结果。约有 60%的老年人不能按医嘱服药。老年人用药依从性差的原因有很多,服用药物管理不当,缺乏专业人士指导,易致用药重复;未严格遵从医嘱,擅自用药,易致用药错误;用药时间过长,未根据病情以及医嘱停药或减量,尤其是对于毒性大的药物,易致不良事件发生。因此,简化用药方案、标记醒目、交待清楚是提高依从性、获得成功治疗的关键。

第三节　老年人合理用药的策略

一、处方标准促进老年人合理用药

为避免多重用药和不适当用药,合理处方成为老年人药物治疗的关键。目前国际上对于老年人的合理药物处方并无统一的标准,但多项临床研究已显示,不适当处方能使用一些处方标准进行检测,相关文献报道处方标准不仅能指导合理正确处方,而且能发现不适当处方及潜在的遗漏处方,减少药物不良反应,提高老年人处方质量。临床中常用的处方标准有美国老年病学会的 Beers 标准(Beers Criteria)、提醒医生正确治疗的筛选工具/老年人潜在不适当处方筛选工具标准(Screening Tool to Alert doctors to Right Treatment/Screening Tool of Older Persons'potentially inappropriate Prescriptions,START/STOPP)、《法国老年人药物治疗专家共识》(French Consensus Panel List)、澳大利亚处方指导、《药物合理指数》(Medication Appropriateness Index,MAI)、药物治疗不足的评估(Assessment of Underutilization of Medication,AOU)、ARMOR 等。

(一)比尔斯标准

目前广泛应用的评估处方不当的标准以比尔斯标准(Beers' criteria)为基础。1991 年美国老年医学会(American Geriatrics Society,AGS)、临床药理学、精神药理学及药物流行病学等专家在回顾相关文献后达成共识,建立了判断老年患者潜在不适当用药的比尔斯标准,公布后即被国际广泛关注和引用。比尔斯标准在识别老年患者潜在不适当用药、降低不合理用药比例和治疗费用等方面发挥了积极作用。2012 年,AGS 更新了比尔斯标准,提供更新、更实用的循证学证据,对医师及药师在选择药物方面具有指导意义,成为保障老年患者用药安全的有效工具之一。2015 年,该标准再次进行了更新。Beers 标准已在美国广泛用于评估潜在的不适当用药。欧洲国家的一些研究显示,Beers 标准能够识别不适当用药,临床中使用 Beers 标准能够保障老年人安全合理用药;Beers 标准不足之处在于无药物与药物、药物与疾病相互作用的比较,而在 START/STOPP 标准中有该内容。

(二)START/STOPP 标准

START/STOPP 标准已广泛应用于欧洲、亚洲、北美等地区的社区、急救中心和养护中心,主要用于老年人用药审查。一些研究报道该标准能发现和预测潜在不适当用药情况。在欧洲国家得到验证的是 START/STOPP 标准检测药物不良反应和处方错误比 Beers 标准更敏感。

(三)药物合理指数

药物合理指数(medication appropriateness index,MAI)是由 Hanlon 等人首次在 1992 年提出,1997 年又得到修改的原则性标准。包括:①药物的适应证,(indication);②药物的作用(effectiveness);③正确剂量(dosage);④用药指导(direction);⑤存在临床意义的药物—疾病相互作用(drug-disease interactions);⑥存在临床意义的药物—药物相互作用(drug-drug interactions);⑦用药方案的可行性(direction practicality);⑧重复用药

（duplication）；⑨恰当的疗程（duration）；⑩医疗费用（medical expense）共 10 条评分条目。通过对老年患者每个药物的使用合理性进行打分，将每个药物的分数相加，最后汇总为一个患者的得分。按照 3 点量表给出"合理""不很合理""不合理"的判断。与比尔斯标准不同，MAI 考虑的不是具体哪个药物治疗或哪类药物的配伍问题，且没有包括患者用药的依从性以及没有指出需要用药的危险等问题。

（四）多重用药评估工具

目前，国际上应用较多的多重用药评估工具是 ARMOR。该工具将评估（assess）、审查（review）、最大限度地减少不必要的药物（minimize）、优化治疗方案（optimize）、再评估（reassess）整合为一体，用于评估多重用药，有助于监控和优化老年患者用药。研究表明，应用 ARMOR 可以减少多重用药的发生，降低住院率及医疗费用等。ARMOR 采用阶梯式的方法来评估老年患者多重用药。医师在取得患者静息与活动时的心率、血压和血氧饱和度后，按照 5 个步骤进行评估检查：

（1）A＝评估（assess）：评估患者所有用药，尤其注意具有潜在不良后果的药物。

（2）R＝审查（review）：审查可能存在的问题（如药物间的相互作用），权衡用药带来的益处和对机体主要功能的影响。

（3）M＝最大限度地减少不必要的药物（minimize）：停用缺乏适应证的药物，停用风险大于受益或对机体主要功能具有高潜在不良影响的药物。

（4）O＝优化治疗方案（optimize）：如去掉重复用药，通过化验检查调整用药剂量等。

（5）R＝再评估（reassess）：包括患者在休息和活动时的心率、血压、血氧饱和度，患者的功能状态、认知状态、用药依从性和用药错误。

（五）中国老年人潜在不适当用药判断标准

借鉴美国、加拿大、日本、法国、挪威、德国、韩国、奥地利、泰国等国家和中国台湾地区的老年人潜在不适当用药（PIM）标准，参考国家药品不良反应监测中心、全军药品不良反应监测中心和北京市药品不良反应监测中心的老年人严重不良反应所涉及药物情况以及北京市参与"医院处方分析合作项目"的 22 家医院 60 岁以上老年患者的用药数据，采用三轮德尔菲专家咨询法进行遴选，将遴选出的药物按照专家评分的高低，分为高风险和低风险药物，并按照用药频度的高低，分为 A 级警示和 B 级警示药物，最终形成《中国老年人潜在不适当用药判断标准》，于 2017 年 11 月在北京发布。标准包括两部分内容。第一部分为老年人 PIM 判断标准，包含神经系统用药、精神药物、解热镇痛抗炎抗风湿药物、心血管系统用药等 13 个大类 72 种/类药物，其中 28 种/类为高风险药物，44 种/类为低风险药物；24 种/类为 A 级警示药物，48 种/类为 B 级警示药物；每种药物附有 1～6 个用药风险点。第二部分为老年人疾病状态下 PIM 标准，包含 27 种疾病状态下 44 种/类药物，其中 25 种疾病状态下 35 种/类药物为 A 级警示药物，9 种疾病状态下 9 种/类药物为 B 级警示药物。

二、老年人综合评估促进老年人合理用药

临床中仅根据老年人病情处方药物是不够的，因老年患者的年龄、认知功能、文化水平、药品自我管理能力等不同而致用药有所差异，老年人需要全面评估以个体化用药。老年人综合评估（comprehensive geriatric assessment，CGA）能较全面地评估老年人的体能、日常生活活动能力、营养状况、认知功能、精神心理状态等，能够发现和诊断非医疗常规检查的疾

病和症状,从而更有利于临床医师正确合理处方,有效地进行个体化用药,减少潜在的处方遗漏。CGA 可以促进临床合理用药。但目前较多医疗机构并未完全开展这样的医疗服务,且在临床中并不是所有老年人均进行了 CGA,耗时且工作量较大,限制了 CGA 促进合理用药的临床应用。

三、多学科协作促进老年人合理用药

(一)以医师为主导的老年人合理用药方法及原则

1. 药物选择

详细询问病史和用药史,评估目前药物治疗,减少或终止不必要用药;考虑非药物治疗,如焦虑抑郁老年人首先予非药物的心理行为干预;进行 CGA,综合评估个体因素如体质量、肝肾功能、生活习惯等;保障用药正确,评估用药获益和风险,简化用药和避免不适合药物(可使用 START 标准),建议预防性治疗为主。

2. 用法用量

评估给药方式,首先给予低剂量药物或缓慢滴定,剂量为成年人的 $1/3 \sim 1/2$,适当延长用药间隔时间,并考虑药品实际因素如药物剂型(平片或缓释剂)和包装。

3. 用药教育

用药教育在老年人合理用药中有重要作用,可降低用药数量、跌倒风险和用药费用,教育内容包括如药物禁忌证、不良反应、注意事项等。

4. 用药评估及监测

监测药物疗效和不良反应,如有房颤的老年人服用华法林需监测国际标准化比值(INR)以及有无出血情况;定期评估非处方药和用药依从性;药物无效或产生不可耐受的不良反应时应停用,考虑阶段性用药和停药(建议使用 STOPP 标准)。

5. 药物重整(Medication Reconciliation,Med—Rec)服务

是指在药物治疗过程中,医务人员要对患者所服用的药物有详细全面的记录,来保证患者用药安全的过程。其最终目的是通过消除故意的和非故意的处方不一致,减少多重用药,预防医疗过程中的药物不良事件。Med—Rec 提供一个连续的服务模式,让慢性病患者无论在二级、三级甲级医院,还是回到康复机构、社区医院或家庭后,仍能得到后续的用药指导。在社区开展以精简用药数量、减少药品不良反应为核心的药物重整,可以提高患者的用药依从性和治疗达标率,降低治疗成本,有助于保证医疗安全,减少医疗费用,节约卫生资源。

6. 避免处方瀑布

处方瀑布(prescribing cascade)是指处方给患者一种药物,引起了不良事件体征和症状,为处理这些不良事件体征和症状,导致新的药物处方的情况。这个新的药物处方又可引起新的不良事件体征和症状,从而产生下一个处方。如果药物导致的不良事件体征和症状,不被识别为药物不良反应或药源性疾病,处方将会像瀑布一样产生级联效应,对患者健康产生严重影响,甚至危及生命。处方瀑布随着级联的放大,危险程度不断加大,同时还大大增加了患者治疗费用。作为医务工作者,应避免处方级联的发生,并及时发现处方瀑布,采取有效的医疗措施,保障患者用药安全。

（二）药剂师对保证老年人合理用药的重要作用

药剂师对保证老年人合理用药有重要作用。药代动力学和药效学的改变已被视为影响老年人用药的重要因素之一，药物相互作用的研究是未来的发展方向，药理学在预防药物与药物和评价生物药物相互作用的重要性与日俱增。药剂师对老年人药代动力学及药效学特点的研究将有助于提高处方质量，且参与老年人用药管理能提高药物疗效，减少药物不良反应。建议药剂师定期到临床各老年病房、养护中心与医师共同查房，与临床医生共同参与"多重用药管理门诊"，审查用药、协助医师处方和培训护理人员合理用药，并向患者讲解如何发现药物的严重不良反应。此外在我国，提高零售药房从业人员的专业水平和职业素养，从而加强对非处方药及保健药品的管理也是刻不容缓的问题。

（三）多学科协作保障老年人合理用药

老年人合理用药需要医疗机构多部门、多学科团队加强交流协作，在临床工作中形成结构化和组织良好的团队合作模型，由医师主导的有效合作将有利于老年人合理用药。现代医疗特点决定了老年人在家庭与医院、医院不同科室之间等多点转诊，因医疗护理人员、医疗系统和流程方式的不同可能会影响用药，如果医疗部门、科室间未充分交流老年人的病情及用药信息，可能易开具不适当的处方，而及时、准确的交流协作能保证老年人得到合理有效的药物治疗。

四、信息技术促进老年人合理用药

计算机处方系统（computer-based prescribing systems）已经广泛应用于医院和社区卫生服务中心，目的在于减少处方错误、提高处方合理性。计算机处方系统能够提供药物剂量、药物相互作用、用药监控和成本计算等技术支持，如果该处方程序链接至老年人的相关信息，所有不适当的处方均能被及时发现并处理；同时该技术能够避免医院与社区卫生服务中心处方信息的转载记录错误。

电子用药管理记录（electronic medication administration records）可以动态了解老年人用药信息并协助药物管理，避免药物漏服，提高用药依从性。

五、患者及家属的自我用药管理

鼓励老年患者按时到门诊随访，知晓自己健康状况，一旦出现药物治疗相关不良事件，及时就诊。有条件者设立个人的用药物记录本，以记录用药情况及不良反应/事件。家属要协助患者提高用药依从性。老年人由于记忆力减退，容易漏服、多服、误服药物，以致难以获得疗效或加重病情。家属必须定时检查老年患者用药情况，做到按时、按规定剂量服药。教育老年人及其家属避免随意自我治疗。不宜凭自己经验随便联合用药，包括处方药、非处方药、中草药、食品添加剂和各类保健品。不轻信民间"偏方"、"秘方"，以免造成 ADI。

预计到 2050 年，中国老龄人口总数将达到总人口的 31%，进入重度老龄化阶段。届时，老年人合理用药将成为更加严峻的问题。因此，从现在起，重视老年人合理用药的管理，助力健康老龄化需要每个医务工作者共同参与。

思考题

1. 老年人多重用药的定义?

2. 在老年人合理用药方面,医师应掌握的原则和方法有哪些?

3. 病例分析型思考题:

患者男性,84 岁。因"阵发性右膝关节疼痛 1 周"来就诊。既往有"高血压、冠心病、心绞痛、持续房颤、慢性心力衰竭、高脂血症"等病史。经过检查,考虑为"老年骨关节炎",给予"塞来昔布片"口服。平素长期口服药物还有:硝苯地平控释片 30mg/天、缬沙坦片 80mg/天、硝酸异山梨醇酯片 50mg/天、胺碘酮片 0.2mg/天、辛伐他汀片 40mg/晚,华法林片 2.5mg/天口服。

思考要点:

(1)根据该患者目前诊断,现用药方案中有哪些不合理之处? 如何调整?

(2)该患者长期服药过程中,需要定期监测哪些指标?

(刘宝林)

参考文献

[1] 陆惠华.实用老年病学[M].上海:上海科技出版社,2006.

[2] Schram M T,Frijters D,Van De Lisdonk E H. Setting and registry characteristics affect the prevalence and nature of multimorbidity in the elderly[J]. J Clin Epidemiol,2008,61(11):1104 - 1112.

[3] Tinetti M E,Studenski S A. Comparative effectiveness research and patients with multiple chronic conditions[J]. New Eng J Med,2011,364(26):2478 - 2481.

[4] American Geriatrics Sociery 2015 Beers Criteria Update Expert Panel. American Geriatrics Society 2015 updated Beers criteria for potentially inappropriate medication use in older adults[J]. J Am Geriatrics Soc,2015,63(11):2227 - 2246.

[5] Gallagher P,Ryan C,Byrne S,et al. STOPP (Screening Tool of Older Person's Prescriptions)and START(Screening Tool to Alert doctors to Right Treatment). Consensus validation[J]. Int J Clin PharmacoI Ther,2008,46(2):72 - 83.

[6] Hanlon J T,Schmader K E. The medication appropriateness index at 20:where it started,where it has been,and where it may be going[J]. Drugs Aging,2013,30(11):893 - 900.

[7] Raza H. ARMOR:A tool to evaluate polypharmacy in elderly pernons[J]. Annals of Long-Term Care,2009,17(8):26 - 30.

[8] 中国老年保健医学研究会老年合理用药分会,中华医学会老年医学分会,中国药学会老年药学专业委员会等.中国老年人潜在不适当用药判断标准(2017 版)[J].药物不良反应杂志,2018,20(1):2 - 8.

[9] 中国老年保健医学研究会老年内分泌与代谢病分会,中国毒理学会临床毒理专业委员会.老年人多重用药安全管理专家共识[J].中国糖尿病杂志,2018,26(9):705 - 717.

第八章　老年人合理营养

1. 老年营养代谢特点。
2. 老年人营养风险和营养状况的评估。
3. 老年肠外和肠内营养的使用和并发症处理。

教学目的 📑

1. 掌握
　老年肠外和肠内营养支持的适应证和常见并发症处理。
2. 熟悉
　老年营养风险和营养不良评估工具。
3. 了解
　天然健康食物对老年生活质量和慢性疾病的影响。

第一节　老年营养代谢特点

合理营养是实现成功老龄化的基石,也唯有合理营养才能维持老年人正常的机体代谢和免疫功能,达到延缓衰老的目的。合理营养还可以提高老年人生活质量,降低死亡率和致残率,进而有利于降低家庭和社会的经济和医疗负担。

一、老年人营养相关的生理变化

(一) 能量消耗(energy consumption)随增龄而减少

能量消耗是指人体消耗能量的过程,常用能量代谢率进行评估。根据人体活动状态,能量代谢率又可分为基础代谢、静息代谢率和活动代谢率,其中基础代谢率(basal metabolic rate,BMR)最常用。代谢率降低是老年人的生理特点之一,其进程快慢因人而异。与成年人相比,老年人 BMR 降低 10%～25%。再加上老年人体力活动减少,所以活动代谢率也减少。一般而言,40 岁以后,年龄每增加 10 岁,能量消耗量减少 5%。

（二）宏量营养素易出现负氮平衡

衰老过程中蛋白质分解代谢超过合成代谢,老年人易出现负氮平衡。因咀嚼、吞咽和消化吸收功能减退,老年人蛋白质摄入量不足的情况较为常见,进而影响机体合成代谢与蛋白质更新。老年人体内胰岛素对血糖的调节作用也会减弱,继而出现糖耐量降低,因而老年人应限制添加糖(蔗糖、糖浆等)摄入。老年人脂肪消化吸收能力并未随增龄而出现明显改变,因而老年人脂肪摄入量与一般成年人并无差异。相反,过多限制脂肪摄入容易导致必需脂肪酸和脂溶性维生素摄入不足。当然,对已有心血管疾病、脂代谢紊乱、超重和肥胖的老年人群,仍应限制脂肪摄入量。

（三）微量营养素需求未下降,利用率明显下降

与成年人相比,老年人各种微量营养素的需求量并未明显下降,但微量营养素利用率却明显降低。充足的维生素和矿物质摄入可以促进代谢、延缓衰老及增强免疫力。以维生素 D 为例,老年人维生素 D 与血清 $1,25-(OH)_2D_3$ 之间的关系与成年人一致,表明其需要量不受年龄的影响。但老年人维生素 D 的活化能力减弱,维生素 D 受体敏感性也降低。老年人钙吸收利用率较成人降低约 20%。铁吸收利用率也会随着增龄而降低。

老年人体内抗氧化酶,如超氧化物歧化酶、过氧化氢酶、谷胱甘肽过氧化物酶等活性降低,自由基清除能力下降。虽然从理论上补充抗氧化营养素如维生素 E、维生素 C 等有利于抗氧化功能的恢复、延缓衰老、降低血管硬化程度,但流行病学研究证据尚不充分。

（四）食欲改变影响疾病发生风险

老年人脑组织萎缩、脑细胞减少及敏感性下降。神经系统衰退可引起听力、视力、嗅觉和味觉的改变。这些变化共同导致身体对食物和水的感受性下降。其次,老年人脑功能退化后引起的精神和情绪的改变也会导致食欲变化。味觉神经和味蕾逐渐萎缩,对酸甜苦辣咸等味觉感知迟钝。尤其以咸味的退化最为严重。所以老年人容易出现钠摄入过多,从而加重高血压和心脑血管疾病的发生风险。

（五）人体成分增龄性改变致特有的老年病

随着增龄,内分泌及神经系统功能退化,体内代谢由合成代谢逐步转向分解代谢,老年人容易出现瘦体组织群(lean body mass)丢失和脂肪组织群增加。瘦体组织群丢失可导致老年人活动能力下降,活动后易感疲乏;而活动量的减少又加剧瘦体组织群的丢失,形成一个恶性循环。社区老年男性和女性肌少症(sarcopenia)的发生率分别为 11% 和 9%,而在老年护理机构则高达 51% 和 31%。肌少症的可能原因包括老龄化带来的组织分泌、激素应答、膳食摄入和蛋白质代谢等一系列变化以及失用性萎缩。增龄还可导致人体水含量的下降。

（六）肠道菌群增龄性改变与老年慢病发病预后关系密切

老年人因肠道蠕动减弱、便秘、饮食结构不合理等原因导致肠道菌群丰度和多样性发生改变,表现为兼性厌氧菌(如葡萄球菌和肠杆菌等)增加、益生菌减少。肠道菌群的改变导致维生素 K 合成、B 族维生素、氨基酸、矿物质等消化吸收发生障碍,这也是老年人容易产生营养相关问题的原因之一。其次,肠道菌群的改变还可能诱发机体产生低度系统性炎症反应(low grade systemic inflammation),而后者与高血压、糖尿病、脂代谢紊乱等多种慢性非传染性疾病的发生密切相关。

二、老年人膳食营养素参考摄入量

老年人能量要求降低；蛋白质量不减，质要优；限制单纯糖摄入；补充充足的维生素、微量元素和水分。

（一）能量应参考年龄、性别和体力活动水平。

《中国居民膳食营养素参考摄入量(2013 版)》中对 60 岁以上老年人按不同年龄段(60～64 岁、65～79 岁、≥80 岁)性别和体力活动水平(轻、中、重)进行划分。总体而言，老年男性能量参考摄入量大于老年女性。对于 65 岁以上的老年人，考虑体力活动相对降低，只分了轻体力活动和中体力活动两大类。80 岁以上的高龄老人推荐量较 80 岁以下的老年人降低了约 837kJ(见表 8-1-1)。

表 8-1-1　老年人能量参考摄入量[kcal(MJ)・d^{-1}]*

年龄(岁)	轻体力活动		中体力活动		重体力活动	
	男	女	男	女	男	女
60～64	2100(8.79)	1749(7.32)	2450(10.25)	2050(8.58)	2801(11.72)	2349(9.83)
65～79	2051(8.58)	1699(7.11)	2349(9.83)	1950(8.16)	—	—
≥80	1900(7.95)	1500(6.28)	2199(9.20)	1749(7.32)	—	—

* 1kcal=4.18kJ.

（二）蛋白质

推荐老年人每日摄入蛋白质的标准男性 65g，女性 55g。但依据老年人蛋白质代谢特点，老年人摄入蛋白质的质量比成年人要求更高。优质蛋白应占总蛋白质摄入量的 50%。

（三）脂类

在总能量控制的基础上，老年人脂类摄入可占每日热能供给量的 20%～30%。除特殊情况外，不必严格限制脂类摄入，否则易造成必需脂肪酸和脂溶性维生素的缺乏。除考虑脂肪摄入总量以外，脂肪酸的种类对老年人而言更为重要。饱和脂肪酸由于已知的促炎和增加心血管疾病风险的缘故，每日摄入量不宜超过总能量的 10%。此外，ω-6 多不饱和脂肪酸和 ω-3 多不饱和脂肪酸的比率对预防慢性疾病的发生至关重要。一项来自日本的随访研究纳入了 520 名老年男性和 534 名老年女性(基线年龄 60～79 岁)，平均随访 11.7 年，结果发现血浆二十二碳六烯酸(DHA)含量最高的老年人病死率较最低组下降了 27%(*HR*＝0.73，95%*CI*：0.53～0.99)，而二十碳五烯酸(EPA)与花生四烯酸比例最高的老年人群病死率则降低了 29%(*HR*＝0.71，95%*CI*：0.53～0.96)。我国目前推荐老年人 EPA＋DHA 每日摄入量为 0.25～2.0g。居民营养与健康调查数据显示我国老年男性和女性胆固醇平均摄入量为 247.7mg/d 和 215.5mg/d，仍处于较低水平，因此我国目前没有设定老年人膳食胆固醇推荐量。但应该认识到胆固醇摄入过多，特别是低密度和极低密度脂蛋白胆固醇摄入过多，会增加慢性疾病的发生风险。

（四）碳水化合物

老年人碳水化合物摄入量应在考虑蛋白质和脂类摄入充足的基础上，由总能量减去蛋白质和脂肪供能后得到。碳水化合物占老年人总能量的 50%～65%。应选择富含复合碳水化合物的食物作为主食。同时控制添加糖（＜50g/d），注重膳食纤维的摄入（25～30g/d）。全谷物、蔬菜和水果都是膳食纤维的可靠来源。

（五）微量营养素

老年人维生素 A、维生素 E、B 族维生素、胆碱等每日推荐膳食摄入量与成年人一致。老年人钙推荐摄入量为 1 000mg，比成年人高 200mg。钠推荐摄入量为 1 900mg（相当于 4.5g NaCl）。

（六）水

老年人肾脏浓缩功能减退，排出相同量的代谢废物所需液体量也更多，应该保证老年人每日摄入水 1 500～1 700mL。

第二节　老年人营养不良

截至目前，营养不良（malnutrition）的定义和诊断标准尚未统一。通常情况下，营养不良指营养素摄入缺乏或不均衡导致的人体成分和机体细胞改变，进而造成身体活动和精神减退及不良临床结局的一种状态。狭义的营养不良单指低体重或蛋白质能量缺乏。广义的营养不良还应包括营养素摄入过多导致的超重和肥胖状态以及营养素摄入不均衡导致的疾病状态。

老年人营养不良发生率明显高于成年人群。引起老年人营养不良的原因包括牙齿缺失和其他口腔问题导致的咀嚼和吞咽障碍、味觉和消化吸收能力退化、多种慢性疾病共生、药物不良反应及药物与营养素的相互作用、精神状态和社会因素等。

一、老年人营养风险筛查和营养不良评估工具

对于社区老年人，可使用以下问题进行快速评定：非自愿性的体重丢失：与平日体重相比 6 个月内下降超过 10%或 3 个月内下降超过 5%。经口摄食量减少。只要符合任意一条均需进行正式的评估。所有预计生存期大于 3 个月的老年住院患者都应接受营养风险筛查。

（一）微型营养评估（Mini Nutrition Assessment，MNA）**和微型营养评估简表**（Mini Nutrition Assessment Short Form，MNA-SF）

MNA 是在 1994 年由 Guigoz Y、Vellas B 和 Garry PJ 和他们的同事特别针对老年人群研发的营养不良和营养风险筛查工具。MNA 包括人体测量指标 4 项（BMI、上臂肌围、小腿围和近 3 个月体重丢失）、饮食评价 6 项（餐次、蛋白质食物补充、水果、最近 3 个月摄入量、液体摄入量及自主进食情况）、一般情况评估 6 项（独立生活、服用药物、最近 3 个月是否遭受精神应激、活动能力、神经精神问题、皮肤破损或压疮）、自我评估 2 项（自己认为是否存在营养问题、与同龄人比较健康状况如何）共 18 个问题。总分 30 分，≥24 分为营养状况良好，17～23.5 分为存在营养风险，＜17 分为营养不良。目前，已有 2 000 多篇 MNA 在不同人群（社区、老年护理机构和医院）、不同种族老年人群应用的报道。

由于 MNA 内容较多（18 个问题），每个问题均有多个选择项导致评估费时费力。因此，2009 年在 MNA 的基础上推出了 MNA-SF（具体见表 8－2－1）。MNA-SF 只有 6 个问题，

总分14分,12～14分为营养状况良好,8～11分为存在营养风险,<8分为营养不良。

表 8 - 2 - 1   MNA-SF

A. 最近 3 个月有没有食欲缺乏、消化、咀嚼和吞咽障碍导致的食物摄入量下降?

0 分＝显著下降

1 分＝下降

2 分＝无明显改变

B. 最近 3 个月体重丢失?

0 分＝体重丢失≥3.0kg

1 分＝不知道

2 分＝体重丢失在 1.0～3.0kg

3 分＝无体重丢失

C. 活动能力

0 分＝卧床或只能坐在椅子上

1 分＝能从床上或椅子上站起来但不能外出

2 分＝能够外出

D. 最近 3 个月是否遭受精神应激或急性疾病?

0 分＝是   2 分＝否

E. 神经精神问题?

0 分＝严重的痴呆或抑郁

1 分＝轻度痴呆

2 分＝无

F1. 体重指数(BMI)

0 分≤19.0 kg/m^2

1 分＝19.0～21.0 kg/m^2

2 分＝21.0～23.0 kg/m^2

3 分≥23.0 kg/m^2

如果 BMI 不能获得,可用小腿围替代

F2.小腿围 *

0 分≤31cm

2 分≥31cm

＊注:绕小腿最粗部分的周长。

(二)营养风险筛查 2002(nutrition risk screening 2002,NRS-2002)

NRS-2002 是欧洲肠外肠内营养学会在 2002 年推出针对住院患者的营养风险筛查表,分为初步筛查和正式筛查两个部分(见表 8 - 2 - 2)。初步筛查表包含 4 个问题,任何一个问题回答"是",即进入正式筛查。

表 8－2－2 NRS-2002

初步筛查
A. 是否 BMI＜20.5 kg/m²？
B. 近 3 月患者是否有非自愿性的体重下降？
C. 最近 1 周患者摄食量是否减少？
D. 是否存在严重的疾病(如 ICU)？

正式筛查		
第一部分 疾病严重程度评分(应激代谢)		
应激代谢	无应激,正常营养需要量	0 分
轻度	髋部骨折、合并急性并发症的慢性疾病(如肝硬化)、COPD、血液透析、糖尿病及肿瘤	1 分
中度	腹部大手术、脑卒中、重度肺炎、血液系统恶性肿瘤	2 分
重度	颅脑损伤、骨髓移植、APACHE＞10 分的 ICU 患者	3 分
第二部分 营养状态受损程度评分		
营养状态	正常状态	0 分
轻度	3 个月内体重丢失＞5%或前 1 周的进食为正常需要量的 50%～75%	1 分
中度	2 个月内体重丢失＞5%或 BMI18.5～20.5kg/m² 并全身情况受损;或前 1 周的进食为正常需要量的 25%～50%	2 分
重度	1 个月内体重丢失＞5%(3 个月内体重降低＞15%)或 BMI＜18.5kg/m² 并全身情况受损;或前 1 周的进食为正常需要量的 0%～25%	3 分
第三部分 年龄:＜70 岁为 0 分,≥70 岁为 1 分		
合计		

NRS-2002 总得分≥3 分定义为存在营养风险,≥5 分定义为存在高度营养风险。所有存在营养风险的患者均应进行详细的营养状况评估并制订个体化的营养支持方案。

(三) 其他

其他常用的营养风险或者营养不良筛查表包括主观全面评定法(subjective global assessment,SGA)、营养不良筛查表(malnutrition screening tool,MST)、微型营养评价表(short nutritional assessment questionnaire,SNAQ)和营养不良通用筛查工具(malnutrition universal screening tool,MUST)及 DETERMINE 量表等。

二、老年人营养状况的评估内容

(一)静态营养评估

1. 膳食摄入量

可通过 24/72 小时膳食回顾法进行评估。大样本社区老年人群可采用膳食频率调查表(food frequency questionnaire,FFQ)对膳食量进行评估。

2. 疾病及营养相关药物

3. 体格测量指标

（1）BMI：目前沿用成人的标准，正常值为 $18.5\sim23.9$ kg/m^2。

（2）肌肉和（或）脂肪含量：可通过上臂肌围、小腿围、腰围或使用生物电阻抗、CT、MRI 扫描进行评估。

4. 内脏蛋白质

（1）血清白蛋白：持续性低蛋白血症是判断蛋白质-热量缺乏型营养不良的可靠指标。但由于白蛋白半衰期较长（约 20 天），其变化滞后于营养状况的变化。

（2）转铁蛋白和视黄醇结合蛋白：是判断营养状况较敏感的指标，但需注意铁状态等影响因素。

（3）前白蛋白：是临床较常用的指标，敏感性也较好。

（4）纤维连接蛋白：在饥饿、严重创伤及营养不良时均有下降，需注意鉴别。

5. 免疫功能测定

可通过总淋巴细胞技术、迟发性皮肤过敏实验等了解免疫功能。

6. 炎症状态

急性（WBC、降钙素原、体温升高天数等）和慢性炎症（C 反应蛋白）均可能影响营养状态。

7. 功能评价

握力、呼吸肌力量及步速等。

（二）动态营养评定

1. 氮平衡

氮排泄量＝24 小时尿尿素氮＋4（全肠外营养状况下加 3）。氮平衡＝氮摄入量（食物＋肠内营养＋肠外营养）－氮排泄量。

2. 3-甲基组氨酸

其排出量是肌肉蛋白分解的指标。

第三节　经口膳食

一、天然健康食物（natural healthy products，NHPs）

NHPs 具有以下共性特征：①天然存在，大多来源于植物，少量来源于动物；②保证日常摄入能达到维持身体功能、促进健康的作用；③和传统营养素不同，NHPs 不提供能量和蛋白质。NHPs 主要包括益生菌、中草药及脂肪酸等。NHPs 摄入有利于降低慢性非传染性疾病，包括阿尔茨海默病（Alzheimer's disease，AD）等神经退行性疾病的发生风险。

目前，研究较多的天然健康食物包括益生菌、鱼油、茶和咖啡等。研究显示 AD 患者肠道菌群出现失调。这些改变导致机体产生系统低度慢性炎症、肠道通透性增加、免疫功能紊乱和神经递质产生发生改变，进而影响 AD 的发生与严重程度。AD 患者服用益生菌后认知功能得到明显改善，而且其体内炎症指标明显下降。益生素（多酚、菊粉及寡果糖等）可以促进益生菌的生长,因而有利于恢复肠道菌群平衡。鱼油富含 ω-3 多不饱和脂肪酸(ω-3 poly-unsaturated fatty acids,ω-3 PUFA),可以抑制机体炎症状态的发生。无论是膳食,还是通过营养补充剂提供 ω-3 PUFA 均可改善体内的炎症反应,但其对认知功能的改善可能仅限于认知功能受损的患者。茶叶中的茶多酚等物质可能发挥改善机体炎症状态和认知功能的作用。茶中的咖啡因可以作用于海马区域,降低大脑β-淀粉样蛋白的沉积,从而改善认知功能,降低 AD 发生风险。茶叶中有效物质的析出受冲泡温度和时间的影响。咖啡中的咖啡因可能具有延缓神经功能退化的作用,因而有利于降低 AD 和帕金森病发生风险。其机制在于咖啡因竞争性抑制中枢神经系统的腺苷酸受体,调节神经递质,从而发挥保护认知功能的作用。其他如烟草中的尼古丁、葡萄籽或葡萄提取物、人参提取物均有延缓老年认知功能退化的报道,但证据尚不充分。

二、医院膳食

针对住院老年患者可考虑通过提供合理的菜单,制定更合理的进餐模式以满足老年患者少食多餐的饮食习惯,如在两餐之间提供点心、提供经过培训的护理人员帮助老人进食、提供特殊的高能量密度食物等增加老年患者膳食摄入量。对于存在吞咽功能障碍的老年患者还可以使用增稠剂从而减少误吸的风险。

对于非住院的老年人,《中国居民膳食指南(2016)》在成年人 6 条膳食推荐的基础上,增加了以下 4 条推荐:

(1)少量多餐细软,预防营养缺乏。

(2)主动足量饮水,积极户外活动。

(3)延缓肌肉减少,维持适宜体重。

(4)摄入充足食物,鼓励陪伴进餐。

三、口服营养补充

口服营养补充(oral nutritional supplement,ONS)是一种有效的营养支持方式。和管饲营养相比,口服营养补充更符合生理性进食,也更易为患者及其家属所接受。是否选择 ONS 取决于患者是否存在吞咽及消化道功能障碍。凡是肠道有功能,但由于吞咽、咀嚼等因素导致日常摄入量达不到目标需要量的 50%～75%时,建议选择 ONS 作为额外的营养补充。

ONS 补充一般在两餐之间,每日提供能量 1.67～2.5/MJ(400～600kcal)。但应注意不能因使用 ONS 而减少患者的经口膳食。

四、特殊医学用途配方食品

特殊医学用途配方食品(food for special medical purpose,FSMP)是指为了满足进食受限、消化吸收障碍、代谢紊乱或特定疾病状态下人群对营养素或膳食的特殊需要,专门加工配制而成的配方食品。该类产品必须在医生或临床营养师的指导下,单独或与其他食品配合使用。FSMP 分为全营养配方食品、特定全营养配方食品和非全营养配方食品。

五、维生素和矿物质补充剂

指以补充维生素、矿物质而不提供能量的产品,包括单一和复合补充剂。可细分为营养素补充剂类保健食品、非处方(OTC)类微量营养素补充产品以及其他各种营养素产品。维生素 D 和钙的联合补充有益于防治老年人骨质疏松和跌倒。维生素 B_1(300 mg/d,18 月)或维生素 B_1 衍生物呋喃硫胺(100 mg/d,12 w)可能对轻度阿尔茨海默病患者具有认知改善效应。叶酸和锌、硒等补充有助于降低老年人群心脑血管疾病发生风险。

第四节 人工营养支持

一、肠内营养(enteral nutrition,EN)

(一)肠内营养适应证

人体的消化系统不仅参与食物的消化和吸收,还具有内分泌和免疫等重要功能。只要患者胃肠道功能存在(或部分存在),就应首选 EN。EN 引起的临床并发症发生率和严重程度低于肠外营养(parenteral nutrition,PN),且费用仅为 PN 的 1/7。EN 的主要适应证有:

(1)意识障碍或昏迷的患者。

(2)吞咽困难或失去咀嚼能力的患者。

(3)上消化道损伤、梗阻或手术。

(4)短肠综合征代偿期。

(5)病情稳定的急性胰腺炎。

(6)炎症性肠病:包括溃疡性结肠炎和克罗恩病。

(7)高分解状态或慢性消耗状态:如多发性骨折、创伤或大面积烧伤。

(二)EN 禁忌证

消化道连续性受到破坏或存在功能障碍是 EN 的禁忌证。主要包括:

(1)完全性麻痹或机械性肠梗阻。

(2)高流量小肠瘘。

(3)消化道活动性出血。

(4)严重腹泻。

(5)高误吸风险为 EN 的相对禁忌证。

(三)EN 实施路径

EN 可以通过口服,也可通过各种喂养管实施。如果 EN 使用时间小于 4 周,一般放置鼻胃管/鼻肠管;超过 4 周可通过内镜、透视或者手术的方法,通过经皮途径放置胃造口或空肠造口管。如果患者高度存在反流误吸的风险,应将 EN 喂养管的末端放置到空肠曲式韧带的远端。EN 可以通过推注、重力滴注或喂养泵给予。

(四)EN 制剂

依据患者病情及消化道功能、本机构的实践经验和现有的产品进行选择。制剂类型包括家庭制剂、标准聚合物(整蛋白型)制剂、要素(氨基酸和水解蛋白)制剂、特殊疾病专用型制剂以及组件制剂。

1. 家庭自制（匀浆）制剂

用多种食物粉碎搅拌制作而成的液体膳食。相对于商品化制剂，家庭制剂更加廉价、方便。但需注意以下事项：①要根据患者能量、宏量和微量营养素需求制作；②在严格的卫生条件下制作，防止细菌污染；③适度限制纤维素，特别是不可溶性纤维素，防止堵管；④制作完成后尽量保存于冰箱（4～7℃）。

2. 标准聚合物（整蛋白型）制剂

聚合物制剂被认为是标准 EN 制剂，营养素种类齐全。整蛋白作为氮源，糖类来源于低聚糖、麦芽糊精或淀粉，脂类来源于植物油。维生素、矿物质和微量元素则按照健康成人膳食推荐量添加。聚合物制剂渗透压多为 300mmol/L，标准能量密度为 4.18kJ（1.0kcal/mL）。

部分聚合物制剂添加了膳食纤维和药理营养素（ω-3 PUFA、谷氨酰胺、精氨酸、核苷酸等）。

3. 特殊疾病专用型制剂

包括肝病型、肾病型、胃肠功能障碍型、应激和免疫调节型、肺病型、糖尿病型等。这些疾病专用的 EN 制剂依据疾病的代谢特点研发。例如，肝病型的 EN 制剂含高比例的支链氨基酸，降低了芳香族氨基酸和甲硫氨酸的含量，以助于调整疾病状态下氨基酸谱。糖尿病型的 EN 制剂大多通过选择抗性淀粉作为碳水化合物来源以及添加纤维素达到控制血糖的目的。

4. 组件制剂

指单独组分或复合成分的大分子营养素。如酪蛋白、游离氨基酸、鱼油、中链脂肪酸、麦芽糖糊精和水解玉米淀粉等。

（五）EN 并发症监控与处理

实施 EN 时需进行规范的监控，可以避免或减少并发症的发生，达到改善患者营养状况的目的。

1. 机械性并发症

（1）喂养管放置不当：插管时误将喂养管置入气管，或穿破肺组织及脏层胸膜，引起气胸、血气胸、肺出血。一旦发现有误插，应立即拔出，并观察有无气胸、血胸等表现，及时进行相应处理。预防的方法是严格插管的操作规范，喂养管放置后抽吸、注气听诊或 X 线检查等证实导管确实在消化道内。

（2）鼻、咽及食管损伤：长期放置粗而质硬的喂养管压迫所致。选用质地软、口径细的导管，操作时避免使用蛮力硬插可以有效预防。长期使用时可考虑造口。

（3）喂养管堵塞：常见原因有喂养管内径小、营养液黏稠、食物残渣凝固等。预防措施为每次输注后用 20～50mL 清水冲洗，使用营养泵匀速输注可降低喂养管堵塞的发生。

（4）喂养管移位或脱出：主要因喂养管固定不当或剧烈呕吐所致。有时可因患者烦躁无意识自行拔出。

2. 胃肠道并发症

（1）恶性、呕吐：主要原因为输注速度过快、过量、营养液渗透压过高等。EN 输注应遵循从低到高、由少到多、由慢到快、先增容量后增浓度的原则。可对 EN 营养液进行适度加温。

(2)腹泻和腹胀:腹泻是 EN 最常见的并发症。引起原因包括 EN 制剂、患者疾病状态或喂养不当三个方面。出现腹泻时应做相应的处理,不必立即停用 EN 支持。腹胀大多因为 EN 输注过快、营养液温度过低或高渗透压引起。出现时应先考虑是否存在肠梗阻。如果存在肠梗阻应停用 EN。

3. 代谢性并发症

包括水、电解质紊乱、糖代谢异常、酸碱代谢失衡等。严重营养不良患者实施 EN 时需注意再喂养综合征。

4. 感染性并发症

误吸导致的呼吸道炎症或呼吸功能衰竭是 EN 最严重的并发症。多发于幼儿、老年人或意识障碍的患者。临床表现有呼吸困难、呼吸急促、喘鸣、烦躁、心率加快。吸入性肺炎的临床症状和预后取决于吸入营养液的量和性质。一旦怀疑吸入性肺炎,应立即停止输注 EN,尽量吸尽气道内肠内营养液。预防误吸可在输注 EN 时抬高头部(30°)并监测胃潴留量。一旦胃潴留量超过 200mL 以上,可减慢或暂停。

二、肠外营养（parenteral nutrition，PN）

（一）PN 适应证和禁忌证

PN 指经静脉途径给予人体所需的能量和营养素,以维持机体正常代谢、生长发育、促进康复的一种营养支持方式。凡是肠道功能存在障碍,不能实施经口饮食或 EN 且存在营养不良或营养风险的患者,均可考虑使用 PN。血流动力学不稳定的患者不宜使用 PN。

（二）PN 输注途径

1. 外周静脉

患者是否能够耐受外周静脉输注 PN,取决于液体的渗透压、输注速度、患者自身血管条件以及置管部位和导管材质等因素。其优点包括建立静脉途径简便、不需要专门培训操作人员、避免与中心静脉导管相关的并发症以及早期发现置管处静脉炎等。对于<1 周的短期 PN,或怀疑导管相关感染不能中心静脉置管的患者,可考虑外周静脉输注途径。

2. 中心静脉

中心静脉输注适用于需要长期（≥1 周）接受 PN,或 PN 液量有限制的患者。可选择颈静脉、锁骨下静脉或股静脉进行置管。与外周静脉输注途径相比,中心静脉输注无疼痛,在护理得当的情况下导管可放置数月。

3. 经外周静脉至中心静脉置管（peripherally inserted central catheter，PICC）输注

指通过外周静脉将导管末端置于中心静脉的技术。一般从贵要静脉、肘正中静脉或头静脉穿刺。使用超声等辅助设备引导穿刺可提高穿刺的成功率。

4. 植入性的输液港

部分有植入性输液港的患者可通过此途径输注 PN。

（三）PN 系统

PN 内容物包括氨基酸、糖、脂类、维生素、电解质、微量元素、胰岛素和水等。

1. 多瓶系统

使用多瓶进行平行输注或序贯输注,电解质和维生素等分别加入不同瓶中,现已基本摒弃。

2. 全和一（all in one）系统

将所有的肠外营养素混合在一个容器中进行输注。其优点在于节约实践、营养素的利用率更高、降低费用、方便输注、减少并发症的发生率；同时也减少了换瓶及其他操作，降低护士的劳动强度，减少感染。使用全和一系统代替多瓶输注系统，可使感染次数从 12.8 下降到 3.5。护士在每位患者身上可节省半小时时间。

3. 商品化的"双腔袋"或"多腔袋"

在一些未建立静脉配制中心或静脉营养配制室的医院，可考虑使用商品化的"双腔袋"或"多腔袋"产品。这些产品优点在于保存时间长、即开即用，但由于稳定性的问题，多不含维生素和微量元素。且难以根据患者的病情进行个体化的调整。

（四）并发症的监控与处理

1. 机械性并发症

（1）与静脉穿刺相关 如气胸、血胸等。可根据临床症状及严重程度进行相应处理。

（2）与导管相关 导管堵塞、移位或滑脱。导管堵塞多与导管内血栓形成有关。每次封管时用 3～5mL 肝素稀释液冲洗后再用相同的肝素溶液封管可有效预防。移位和滑脱以及导管固定有关。

2. 感染性并发症

（1）穿刺部位感染：与穿刺时无菌操作和置管后护理有关。

（2）导管相关血流感染：是 PN 治疗最严重的并发症。发生原因包括导管穿刺、护理、患者自身免疫功能等因素有关。留置中心静脉导管的患者突发高热、寒战或伴精神萎靡，反应淡漠或烦躁不安，甚至休克，应考虑导管相关血流感染。其诊断依据临床症状、导管尖端和导管腔内血培养一致进行判断。一项回顾性分析显示导管定植菌以革兰氏阳性球菌最多，其次为革兰氏阴性杆菌。

（3）肠源性感染：多因患者长期禁食所致的肠黏膜屏障受损，肠道细菌移位（bacteria translocation）引起。尽早开放 EN，避免禁食时间过长可降低其发生率。

3. 代谢性并发症

（1）糖代谢异常：高血糖和低血糖比较常见。与患者胰岛素功能下降、外源性葡萄糖输注与胰岛素使用不当、PN 输注过快等因素相关。高血糖者应用降糖药物如胰岛素治疗；低血糖者予以静脉推注葡萄糖或输注含糖溶液。

（2）高甘油三酯血症和脂肪超载综合征：与快速或大剂量输入脂肪乳剂引起的脂肪过量和廓清障碍有关。可有发热、黄疸、肝脾肿大、呼吸急促或自发性出血等症状。停止输注脂肪乳剂后，上述症状可消退。

（3）PN 相关肝病：也是 PN 常见的并发症之一。多见于长期输注 PN 的患者、早产儿和短肠综合征患者。其发生与 PN 应用时间、PN 提供的能量成正比。主要临床表现为肝酶和胆红素水平的升高。PN 减量或停用后能自行恢复正常。

4. 再喂养综合征（refeeding syndrome，RFS）

对长期处于饥饿或摄入不足状态的重度营养不良患者提供再喂养（包括 PN 或 EN）所引起的一种或多种生化异常（低磷、低钾、低镁及维生素 B_1 缺乏等）。高危人群为重度营养不良患者、虚弱的老人、恶性肿瘤和危重患者等。发生率约为 0.8%。对高危人群进行密切监控，发生相应缺乏时进行及时补充可有效预防和治疗。

思考题

1. 简述肠内营养相关腹泻的可能原因及其处理。

2. 肠外营养相关导管性血流感染的临床特征及其处理。

3. 简述评估老年患者营养不良的常用指标。

4. 病例分析型思考题：

【病史简介】

×××,75 岁,因"突发性头痛伴恶心呕吐 1 小时"就诊,急诊 CT 扫描示"大面积脑梗死"收住入院,现已入院 4 天。患者既往有高血压病史 10 余年,平日血压控制良好。昨日 24h 尿量 1 500mL,有排气,无排便。发病以前患者饮食无明显改变。现已留置鼻胃管,每日鼻饲米汤（800mL/d）。入院体重 74.0kg,身高 172cm。现卧床。

查体:昏迷,面罩吸氧,体温 36.7℃,余生命体征平稳,腹软,肠鸣音 4～5 次/分,双下肢不肿。

辅助检查:正常范围。

思考要点:

(1)依据 NRS-2002 评分表,患者营养风险评分分值为多少?

(2)患者目前应该采用什么形式的营养支持?

(3) 患者应用 EN2 天后突发大量黑便,血红蛋白从 120g/L 跌至 84g/L。胃液隐血（—）,大便隐血（＋＋＋）,考虑应激性溃疡出血。该患者目前应该采用什么形式的营养支持?

（徐仁应）

参考文献

[1] Papadopoulou S K，Tsintavis P，Potsaki P，et al. Differences in the prevalence of sarcopenia in community-dwelling, nursing home and hospitalized individuals. a systematic review and meta-analysis[J]. J Nutr Health Aging，2020,24(1)：83-90.

[2] 朱惠莲, 张坚. 老年人营养[M]//杨月欣,葛可佑.中国营养百科全书第 2 版（下册）.北京：人民卫生出版社，2019.

[3] 中国营养学会. 中国居民膳食营养素参考摄入量[M].北京：科学出版社，2014.

[4] Otsuka R，Tange C，Nishita Y，et al. Fish and meat intake，serum eicosapentaenoic acid and docosahexaenoic acid levels，and mortality in community-dwelling Japanese older persons[J]. Int J Environ Res Public Health，2019,16(10)：1806.

[5] Jensen G L，Cederholm T，Correia M，et al. GLIM criteria for thediagnosis of malnutrition：a consensus report from the Global Clinical Nutrition Community[J]. JPEN J Parenter Enteral Nutr，2019,43(1)：32-40.

[6] Guigoz Y，Vellas B，Garry P J. Mini Nutritional Assessment：a practical assessment tool for grading the nutritional state of elderly patients[J]. Facts Res Gerontol,1994，4(Suppl 2)：15-59.

［7］Kondrup J，Allison SP，Elia M，et al. Educational and Clinical Practice Committee，European Society of Parenteral and Enteral Nutrition（ESPEN）［J］. ESPEN guidelines for nutrition screening 2002. Clin Nutr. 2003,22(4)：415－421.

［8］Luboš Sobotka.临床营养基础.4 版［M］.蔡威,译.上海:上海交通大学出版社,2013:508－526.

［9］Vural Z，Avery A，Kalogiros D I，et al. Trace mineral intake and deficiencies in older adults living in the community and institutions：a systematic review［J］. Nutrients，2020,12(4):1072.

［10］Tay H S，Wood A D，Carter B，et al. Impact of surgery on older patients hospitalized with an acute abdomen：findings from the older persons surgical outcome collaborative［J］. Front Surg，2020,7：583653.

［11］韩婷，谢华.营养不良的筛查和评估［M］//孙建琴，张美芳.老年社区营养与慢性病管理.上海：上海科学技术出版社，2019.

［12］Leblhuber F，Ehrlich D，Steiner K，et al. The immunopathogenesis of Alzheimer's disease is related to the composition of gut microbiota［J］. Nutrients，2021,13(2)：361.

［13］Musillo C，Borgi M，Saul N，et al. Natural products improve healthspan in aged mice and rats：A systematic review and meta-analysis［J］. Neurosci Biobehav Rev，2021,121：89－105.

［14］Allison S P. Cost-effectiveness of nutritional support in the elderly［J］. Proc Nutr Soc，1995,54(3)：693－699.

［15］中国营养学会.中国居民膳食指南(2016)［M］.北京：人民卫生出版社，2016.

［16］中华医学会肠外肠内营养学分会.成人口服营养补充专家共识［J］.中华胃肠外科杂志，2017,20(4)：361－365.

［17］中国营养学会营养素补充剂使用科学共识工作组.营养素补充剂使用科学共识［J］.营养学报，2018,40(6)：521－525.

［18］周一泉，徐仁应，万燕萍，等.中心静脉导管微生物定植的危险因素：回顾性分析［J］.中华临床营养杂志，2013,21(6)：355－358.

第九章　老年康复与心理

第一节　老年康复新概念与原则

本节要点 ✏

1. 老年康复的内涵、目的、适应证、特点。
2. 老年康复新概念和老年康复总则。
3. 龙氏 ADL 评定分层、简易心肺功能评估法(STS)、老年康复适宜技术、常见病康复原则。

教学目的 📑

1. 掌握
(1)什么是老年康复医学？老年康复的内涵。
(2)老年康复的新概念。
(3)龙氏 ADL 量表。
2. 熟悉
(1)老年康复适应证。
(2)疼痛评估、简易心肺功能评估法(STS)。
(3)各类老年疾病的康复原则。
3. 了解
(1)康复治疗技术的新进展。
(2)康复工程产品等。

一、老年康复概述

(一) 康复与康复医学的基本概念

(1)康复：康复(rehabilitation)的英语原意是指复原,恢复原来的能力、地位、品质、权利。该词引入医学后是指使已受损的活动能力恢复到有用和有效的状态,即恢复功能。

WHO 于 1981 年定义:"康复是指应用各种有用的措施减轻残疾的影响和促使残疾人融入社会,康复不仅是指训练残疾人使其能适应周围的环境,而且也指调整残疾人周围的环境和社会条件,以利于他们融入社会。在拟订有关康复服务的实施计划时,应有残疾者本人、他们的家属以及他们所在的社区的参与。"

(2)康复医学:康复医学是一门关于残疾和功能障碍的预防、评定、治疗及处理的医学学科,它的目的是减轻或消除功能障碍,帮助广大慢性病者、伤残人及老年患者,根据其实际需要和身体潜力,最大限度恢复其生理上、心理上、职业和社会生活上的功能,提高其独立生活、学习和工作能力,改善其生活质量,促使重返社会。

(二)康复医学的原则

(1)功能训练:包括运动、感知、心理、语言交流、日常生活、职业劳动及社会生活等方面的能力。

(2)全面康复:康复的对象不仅仅是有障碍的肢体,而是完整的人,具有生理、心理、职业、学习、社会生活等方面功能活动的整体人,因而需要从以上方面进行全面康复。

(3)重返社会:康复的目的是使病、伤、残者通过能力的改善而能回归社会,参加社会生活,履行社会职责。

(4)提高生活质量:康复的后果应是病伤残者的生活质量得到不同程度的改善和提高。即便是已经进入长期卧床的老年人,通过每日下肢自主训练可以减少压疮、下肢静脉血栓等并发症,而且可以减少每日护理量、维护老人尊严。

(三)老年康复需求

随着现代康复医学的发展,康复的对象不再限于残疾人,还包括大量的慢性病患者、老年人。特别是老年人,随着增龄,各器官系统功能衰退、慢性病发病率增高,随之而来的功能障碍的发生率大大增加,加之当代人口老龄化问题日显突出,老年康复需求数量日益增长。

(四)老年康复内涵

老年康复医学(geriatric rehabilitation medicine)是老年医学与康复医学的交叉学科。老年康复医学针对因增龄或疾病导致的多系统多器官功能障碍,通过积极开展功能评定,早期临床康复干预来达到减缓、减少因功能衰退导致的失能,减缓残疾加重的趋势,重在恢复和提高老年患者的日常生活自理能力,减少他人照护量或减少卧床废用综合征或因少动引起的并发症;延续社区与居家康复治疗的重点,不在于伤病能否治愈,而是尽可能减少对他人的依赖,力争重返社会,减轻老年人的家庭和社会负担。

老年康复的主要内容包括:①研究致残原因,并制定疾病预防措施;②功能能力的评定与恢复可能性的预测;③制定老年常见病的康复治疗方案;④老年人康复养护;⑤老年人家庭、社区一体化的康复医疗。⑥研发老年人康复用品及医疗设备。

Dacso 将老年人的康复分为以下 3 类:①有明显功能障碍的老年人:偏瘫、关节炎、骨折、截肢及神经肌肉疾病等;②无明显功能障碍的慢性病患者:慢性心、肺疾病等;③虽无明显的疾病,但体力下降者。

二、老年康复新概念

(一)老年康复定义与目的

(1)老年康复的定义:老年康复是对有功能障碍的老年人进行康复治疗,使其尽量达到康复的目标,它包括了对老年因增龄或伤病而致各类失能、残疾进行预防、医疗、恢复性功能训练或补偿、调节和适应性处理以及对患者及其家人的教育。

(2)老年康复的目的:采用各种有效措施,最大化减少因增龄或各类伤病而导致的各种失能,改善或补偿日益下降的日常生活活动能力,提高生活自理程度,减少久病卧床和老年性痴呆,提高生存质量,力争重返社会。

(二)老年康复适应证

原则上凡有明确的残疾或功能障碍、慢性病以及年迈体衰者,均适应于康复医疗。可进行康复的一些常见老年病种类见表9-1-1。

表9-1-1　可进行康复的常见老年病种

心、脑血管疾病(冠心病、中风等)	周围神经疾病
头部损伤	慢性肺疾病
脊髓损伤	周围血管疾病
帕金森病	
慢性疼痛	体质衰弱、卧床不起
退行性骨关节疾病	挛缩
人工关节置换术后	压疮
骨质疏松症	老年性尿失禁
骨折	淋巴肿
跌倒与姿势异常	癌症

(三)老年康复特点

老年康复特点:①尽可能采用各类有效、简便、适宜家庭社区的技术;②预防为主,防治结合,应从老年前期就开始;③主动参与,家属配合。以个体化的家庭康复指导为特色,比较符合我国国情;④老年康复的重点执行机构,应落实在社区,使散居于社区的广大老年病患者得到较为实际的康复服务与康复指导;⑤执行个体化康复方案。

(四)老年康复新概念

以功能能力满足基本生活自理为最低要求,强调全面干预、早期介入以及重症干预。强调因地制宜、采用简便有效的适宜技术解决老年人群的康复需求,以最大限度减少因病致残、因衰老致残,使老年人获得病而不残、残而不废的一个健康老龄化生存状态。

三、老年康复原则

(一)老年康复总则

老年康复医疗应遵循以下原则:①个体化:由于老年人个体差异较大,加之其前期运动基础条件不同,故康复措施应特别注意适应个体。②综合性:针对老年人多器官系统功能衰退的具体情况,选用多种康复措施,兼顾多种需求。③连续性:康复治疗应区分在院与在家等不同情况,分别加以具体的康复指导,保证康复措施的连贯性。④循序渐进:康复治疗中特别是运动训练时应忌盲目,忌竞技,忌无度,忌杂乱。⑤社区康复:老年康复的重点执行机构应落实在社区,这样可使散居于社区的广大老年病患者得到较为实际的康复服务与康复指导。

（二）老年康复评估方法

不同于其他专项康复的评估,老年康复评估应该更加侧重于基本功能,以及利用一些简单有效易于操作易于表达的方法。

1. 日常生活自理能力评估

日常生活活动能力(ADL)是人们在每天独立生活中必须反复进行的最基本共性活动。ADL 能力与患者生活质量、医疗费用、死亡风险以及医疗资源消耗、社会养护等方面息息相关,是老年患者功能评估的重要内容之一。我国深圳大学第一附属医院王玉龙教授及其康复团队设计研发了一种情景图示日常生活的评价量表,即龙氏 ADL 量表,该量表一经问世即得到国际康复医学界以及 WHO 的重视与推荐,2018 年成为我国针对失能患者进行等级划分的国家标准《功能障碍者生活自理能力评定方法》(GB/T37103-2018)。该量表首次将 ADL 能力分为三个层次,床上人,家庭人,社会人,依据不同层级,康复的终极目标与对策有所不同。以关键问句"能否自己下床"、"能否自己到户外"为线索,确定评定对象所属的人群层次,每个层次包括 3 个方面的评定,分值对应 3 等级,分别是:床上人包含大小便控制、进食、娱乐,家庭人包含如厕、清洁、家务,社会人包含小区锻炼、购物、社区活动,评分越高,自理能力越强。具体参见图 9-1-1 和图 9-1-2。该量表的评估结果可以直接用为老年人照护需求的标准,以及进一步康复治疗方案的依据。该量表的意义在于可以准确、快速、简便地辨识人的生活自理能力。通过"龙氏量表"建立的失能等级评定模型,可以了解老年人群中生活自理能力各个等级的比例,老年人随着年龄的增长,生活自理能力的变化;同时,通过分析引起失能的原因,了解导致不同功能等级的病因,从而为疾病和失能的预防提供重要的依据。

评定流程:

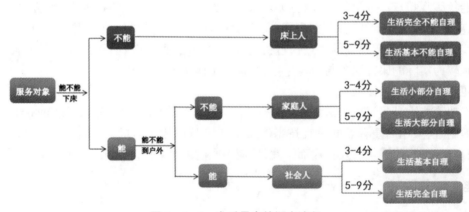

图 9-1-1　龙氏量表的评定流程

评定内容:

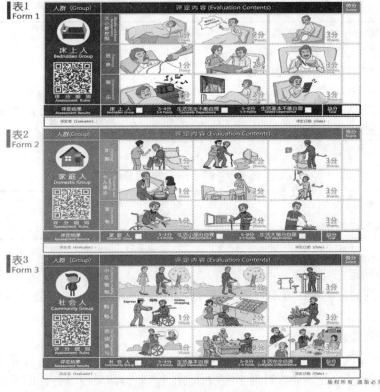

图 9-1-2 龙氏量表的评定内容

2. 骨关节炎患者日常生活活动(ADL)能力评定

可采用关节功能障碍对 ADL 的影响进行评定,可利用 Stewart 设计的量表对骨关节炎患者的躯体活动能力进行评定。另外,由于增龄,对老年人而言,不强求各关节活动度达到正常范围,但应达到能够维持日常活动的最低范围。

3. 疼痛评估

多种方法可以用于疼痛的评估。

①VAS 评估尺:参见本书相关章节。

②五指评估法:five-finger measure(FFM):小指表示无痛,环指表示轻度疼痛。中指为中度疼痛,示指为重度疼痛,拇指为剧烈疼痛无法忍受,让患者自己选择。优点:文化相关性小,易学易于重复,准确率高,评估快。

③面部表情评估法:参见本书相关章节。

④压力测痛法:系一种定量测试方法,可以检测肌肉骨骼疾患相关的疼痛,用具:压力测痛计。优点:简便、易操作、适合社区。

4. 心肺功能评估

临床心肺评估请参阅本书相应章节。这里介绍一种老年人简易心肺功能评估法:起立坐下评估法(STS)。STS 是一种与运动相关的功能和身体表现的测量方法,最早用于预测死亡率。近年来用于评估老年人功能能力。近年研究证实,30 秒 STS 就是具有很好的评估功能能力以及预测死亡率的一项指标。具体测试方法如表 9-1-2 和表9-1-3所示。

表 9 - 1 - 2　30 秒椅子"坐立"测试:

从座椅上站起、坐下,连续重复 30 秒,计数
仪器:43cm 左右无扶手椅子一把、秒表。
测试指标:受试者在 30 秒内的起坐次数。
标准动作:受试者双手交叉于胸前,从站立姿势开始坐下,其背部挺直,不能贴于椅背;起立时要求膝完
全伸直。当测试人员发出开始口令后,受试者以最快的速度进行站立动作。记录 30 秒内的完成次数。
不正确的站立姿势将不被计数。

表 9 - 1 - 3　测试结果分级

参考值	优	良好	中等	较差	差
30 秒连续起坐次数	＞22	18～22	15～18	12～15	＜12

5. 其他评定

其他常见的功能障碍有步行能力、平衡功能、吞咽功能、认知功能障碍评估等,限于篇幅,请参考相关康复专业教材。

(三) 老年康复适宜技术

(1)作业疗法:作业治疗是应用有目的的、经过选择的作业活动(生活或工作中有意义的活动),利用工具(媒介物品),对由于疾病、损伤、疼痛、情绪障碍等各种原因造成的生活和劳动技能上的障碍进行操作性训练治疗,使患者重新获得或改善该项功能,并进而克服其当前的功能障碍。例如,一位脑卒中患者,右侧肢体功能障碍,右侧上下肢抗重力肌群痉挛(上肢屈肌痉挛、下肢伸肌痉挛),为了引导其分离运动(单关节运动,如手指伸展),可以设计生活中常用的擦桌子的活动,教患者每日练习,这种分离动作(肩、肘关节屈曲,腕以及手部关节伸展)有助于引导并强化患者的分离动作,并进而改善其上肢功能。这里作业是"擦桌子",工具是抹布,既是功能训练,又是家务劳动。因此,本项治疗既有治疗意义,又有实用意义。

(2)康复工程:是康复治疗技术五大支柱之一。康复工程是医学和工程技术相结合的一门学科,它用工程方法实现人体功能的康复。通过康复评估与治疗,可以有效减轻病情,通过康复工程的辅助支持,来达到康复目标,因而康复工程辅助技术是老年性功能障碍防治的重要途径。

康复工程产品可分为以下几类:

①评估类:功能检测与评估系统。

②功能训练以及护理、辅具类:肢体功能康复训练装置、神经—肌肉训练系统(包括生物反馈自主训练、机器人辅助训练和功能电刺激);重残者康复护理系统;矫形器、生活辅助用具、助行器和代步装置。

③可穿戴类电子产品:神经功能代偿装置(包括神经信息提取、分析控制和神经假体)、视听功能康复与代偿;外部人工假体(假肢、假眼、假乳房)等。

(3)运动疗法:运动疗法是运动在医学中的应用,是以运动学、生物力学和神经发育学为基础,以改善躯体、生理、心理和精神的功能障碍为主要目标,以作用力和反作用力为主要因子的治疗方法。运动疗法既包括主动躯体活动训练,也涉及被动性躯体活动,其作用包括:

改善运动组织(肌肉、骨骼、关节、韧带等)的血液循环、代谢和神经控制;促进神经肌肉功能;提高肌力、耐力、心肺功能和平衡功能;减轻异常组织压力或施加必要的治疗压力;改善关节活动度,放松肌肉,纠正躯体畸形和功能障碍;防治跌倒、缓解疼痛等。

(4)物理因子疗法:

①经典物理因子治疗技术:物理因子疗法是老年康复医疗中的适宜技术,这是因为物理治疗没有化学药品所常有的各种副作用,同时也不会对胃肠道产生刺激。但在治疗时,应强调筛选适应证、避免禁忌证,同时注意合理配伍,常用的物理疗法如下:紫外线局部照射可用于老年性骨质疏松症的防治;动态干扰电疗可用于老年性尿失禁的治疗;高压静电可用于老年性便秘、老年性皮肤瘙痒、睡眠障碍等症的治疗;振动疗法以及温热疗法可改善关节挛缩等;低频电可提高肌力,可用于治疗失用性肌萎缩;磁疗可用于治疗各种慢性疼痛以及防治骨质疏松等;高频电可用于治疗各种急、慢性炎症等。

②物理因子新技术:近年来,一些新技术的应用研究大大拓展了疾病治疗范围与疗效。如振动疗法技术防治骨质疏松,增加本体感觉输入防治跌倒等。放散状体外冲击波治疗技术用于治疗慢性疼痛、以及性功能障碍、冠心病等。经颅磁刺激技术用于脑血管疾病、睡眠障碍、抑郁症等。超强磁场治疗技术用于镇痛、消肿等。

四、老年常见病康复原则

(一)老年骨关节疾病康复原则

老年骨关节疾病中最常见的是骨质疏松症、骨折以及慢性肌骨疼痛类疾患等。这里主要介绍增生性骨关节病。本病是中老年人关节及软骨的一种慢性退行性疾病,包括老年性关节炎、增生性关节炎及退行性关节病等。

(1)康复原则:缓解疼痛,减少增生骨刺导致的周围软组织慢性非特异性炎症,消炎、消肿以改善关节活动功能,防止或缓解关节病变的进一步发展,预防关节畸形。

(2)方法:当急性期疼痛显著时,可应用高频电疗(无温量)以消炎、促进局部致痛物质清除等。佩戴矫形器具或配置相应护具,以分散局部应力,缓解负重疼痛,还可适当应用生活辅助器具。慢性迁延性疼痛选择低、中频电疗以及运动疗法可有效改善疼痛。

(二)老年神经系统疾病康复原则

1. 周围神经疾病康复原则

周围神经疾病的康复治疗的目的是消除或减轻疼痛,预防与处理各种并发症,解决肌肉肌腱挛缩、关节僵硬等问题,防止肌肉萎缩,增强肌力,恢复运动与感觉功能。

2. 预防与治疗合并症

(1)浮肿:可用抬高患肢,弹力绷带压迫,序贯压力疗法等方法来改善局部血液循环、促进组织水肿或积液的吸收。

(2)挛缩:除采用预防水肿的方法外,还应将受累肢体及关节保持在功能位置上,可使用三角巾、夹板、石膏托或其他支具作固定或支托,并应注意避免对感觉丧失部位的压迫,以免引起新的损伤。

(3)继发性外伤:对创口可采用超短波、微波、紫外线、激光等方法进行治疗,以促进创口愈合。

3. 促进神经再生与功能康复

(1)促进神经再生：①早期应用物理治疗（无温量超短波、微波）有利于受损神经的再生过程。②保持肌肉质量，迎接神经再支配。可采用低频电疗、振动疗法以及按摩、被动运动、等。③应用直流电导入促神经再生药物于病变局部。

(2)促进功能康复：①增强肌力，促进运动功能的恢复。一旦受累肌的肌电图检查出现较多的动作电位时，就应开始进行助力增强肌力的训练。②解除心理障碍。③促进感觉功能的恢复：利用物理治疗、作业疗法、神经营养药物等。

(3)手术治疗：对保守治疗无效而又适合或需要手术治疗的周围神经损伤患者，应及时进行手术治疗。

(4)康复工程：对受累肢体功能不能完全恢复或完全不能恢复，应视具体情况分别给其设计、配制辅助器具，进行代偿功能训练。具体辅具的选择请参考康复专业书籍。

4. 中枢神经疾病康复原则

(1)原则：包括脑血管以及脊髓疾病，康复原则为早期介入（与临床同步）、防治并发症、降低残疾、提高功能、改善生存质量。

(2)新进展：经颅磁刺激可用于改善认知功能、改善言语功能、促进肢体功能恢复等。全身振动训练法对于改善中风后下肢功能具有良好疗效。其他如神经调控技术、日本的川平疗法、强制性运动疗法等对于一些既往认为无效的脑血管病后遗症患者仍有改善其功能的意义。具体实施方案请参考相关康复医学专业教材。

（三）老年心肺系统疾病康复原则

1. 老年性慢性阻塞性肺疾病（COPD）康复

(1)COPD 患者的康复内涵：包括肺功能评估与康复治疗。评估的目的是明确疾病的严重程度，预测未来风险事件发生（急性加重，住院和死亡）对患者的影响，以指导治疗。应分别从以下方面进行评估：症状、气流受限程度、急性加重风险、合并症等。此外，还应评估胸廓柔韧度、呼吸肌肌力、躯体肌肌力以及全身营养状态等。

(2)康复治疗：肺功能康复方案包括一系列适合不同病情的治疗方法，主要有：局部物理因子治疗、呼吸功能训练技术、胸廓活动度改善技术、放松技术、辅助呼吸训练技术、氧疗、排痰技术等综合项目，其中呼吸体操尤其重要。COPD 急性加重期的康复诊治原则中除常规临床对症处理外，康复治疗原则主要包括：①物理治疗（可选高频电疗、超声药物雾化吸入）等。②呼吸功能训练：可采用一对一辅助呼吸法，由康复治疗师双手牵引胸廓诱导患者缓慢进行，尽可能增大每次呼吸的胸廓活动度，减少残气量。③诱导有效咳嗽：由治疗师辅助患者促进有效咳嗽。④氧疗：对于严重的具有静息状态下低氧血症的患者，长期氧疗（>15 小时/天）可以提高慢性呼吸衰竭患者的生存率。此外，提倡在康复锻炼或外出活动时吸氧，能够增加安全感，减少低氧血症的发生。

康复功能训练适合各期 COPD 患者。无论处于疾病哪一期的患者均可以从运动训练中获益，呼吸功能训练可以改善患者运动耐量，减轻呼吸困难症状和疲劳感。一次有效的康复计划至少应该持续 6 周以上，持续的时间越长效果越明显。

康复功能训练禁忌证：合并严重肺动脉高压，不稳定心绞痛及近期心梗，癌转移，近期脊椎损伤，肋骨骨折，咯血等。

Ⅰ. 呼吸功能训练：针对 COPD 进行呼吸训练是十分重要的。通过正确的呼吸训练可以建立有效呼吸模式,如:指导患者运用呼吸辅助肌肉以改善通气,鼓动胸部作快速吸气,内收腹部,噘起嘴慢慢地将气吹出以充分利用横膈活动。慢而深地呼气可防止气道早期闭合。鼓励散步和从事力所能及的家务劳动以及气功、保健操等,改善体力并充分利用其有限的肺功能。主要有腹式呼吸、缩唇呼气、呼吸体操等。各类相应的呼吸操请参阅相关专业教材。

Ⅱ. 姿势训练:姿势训练包括增加一侧胸廓活动;活动上胸及肩带训练;活动上胸及牵张胸肌;纠正头前倾和驼背姿势。

Ⅲ. 全身肌力训练:改善全身运动耐力和机体代谢,提高免疫力。①上肢训练:如手摇车训练及抱重物训练,以运动时出现轻度气急、气促为宜。②下肢训练:常兼用有氧训练方法如快走、划船、骑车、登山等。运动后不应出现明显气促、气短或剧烈咳嗽。

Ⅳ. 手法松动技术:利用治疗师施加特殊手法来改善胸廓活动度,进而改善呼吸效率。

Ⅴ. 有氧运动:太极拳等各种运动锻炼,如步行、登阶、柔软操、太极拳、气功等锻炼能改善呼吸循环功能,提高神经肌肉的活动效能,应持之以恒。

(3)排痰技术:呼吸康复特别强调及时给予辅助排痰以改善通气功能。具体辅助排痰方法请参阅康复专业书籍。

2. 老年心脏疾患康复

(1)心脏康复的内涵:心血管疾病(CVD)的心脏康复指以医学整体评估为基础,通过五大核心处方〔药物处方、运动处方、营养处方、心理处方(含睡眠管理)、风险因素管理和戒烟处方〕的联合干预,为 CVD 患者在急性期、恢复期、维持期及整个生命过程中提供了全面和全程的管理服务。其中,以运动处方为核心的运动康复是心脏康复最经典的治疗方式。

(2)心脏康复的 3 个阶段:主要分为Ⅰ、Ⅱ、Ⅲ期康复 3 个阶段,分别对应急性住院康复期、院外早期康复、家庭康复。

(3)新进展:双心同治、远程康复(数字技术、可穿戴产品技术的研发、心电远程监控、运动处方的远程管理等,实现较少的人力资源达到管理较多的心血管疾病患者的目的)、家庭康复模式、新型运动方案的研究取得突破性进展(从低强度有氧训练到近年来高强度间歇性有氧训练的可行性研究等)、危重症的康复介入(心衰康复)、增强型体外反搏技术(即EECP,是一种用于治疗缺血性疾病的无创性辅助循环方法)、生理性缺血训练(PIT,主要是通过人为的创造骨骼肌短暂的可逆性缺血,形成远隔作用,促进病理性缺血部位侧支循环的形成以达到对缺血部位保护或治疗效果)、物理因子治疗新技术的应用(如散焦冲击波应用于冠心病)等。

(四) 老年慢性疼痛康复原则

(1)康复原则:①甄别疼痛病因。②首选非药物的康复治疗技术,如理学疗法等。例如,当患者表现为膝关节疼痛,排除其他器质性疾患所致疼痛后,可设计有针对性的物理因子治疗措施、以及运动疗法,调节局部应力、肌张力,以快速缓解疼痛。

(2)方法:常用方法:①红外线照射:适宜于肌肉劳损,颈椎病、肩周炎、周围神经疾患等引起的疼痛。②热敷:适用于腰痛、腰背筋膜炎、髋膝关节炎症或损伤,用湿热敷效果更佳。③低中频电疗:有较明显的镇痛作用,尤其适宜于肌痉挛所致末梢神经卡压及筋膜炎有关的疼痛。④运动疗法:通过关节体操、伸展性体操增加关节运动范围,减轻肌肉关节挛缩、改善局部血液循环,可作为肩周炎、腰肌劳损等所致慢性疼痛的辅助疗法;其次,通过增强肌力体操加强对脊柱、关节的支持,减轻脊柱、关节所受压力和劳损,改善关节状态,从而有助于减轻疼痛。⑤矫形器应用:保护关节,加强关节支撑力,矫正畸形,伸展挛缩组织,从而减轻疼痛。⑥手法、牵引治疗等。

总之,老人慢性疼痛的康复治疗应首先考虑非药物治疗,视病情需要,必需时可 2～3 种物理因子治疗同时应用(如电疗＋热疗,热疗＋手法或按摩治疗等),分别在一天中不同时间进行;尽量使用简便、价廉,安全的物理治疗,能在家中自行应用者更好。

(五) 老年重症患者康复原则

康复原则:排除禁忌证、应用各种适宜技术(体位疗法、物理因子疗法、主被动运动疗法、吞咽训练、针灸等)、促醒、改善心肺功能、防治并发症、缩短 ICU 住院时间、降低死亡率。

(1)体位疗法:包括:①体位排痰训练(如前所述);②预防深静脉血栓形成(deep venous thrombosis, DVT)的体位训练:重症患者可以采用在心电监护下电动起立床站立或摇高床头靠坐在床上的方式来进行训练,以起到降低心脏负担、预防 DVT、改善呼吸功能的作用,尤其适用于心力衰竭患者和慢性阻塞性肺部疾病、肺气肿患者。③特殊体位训练:不同体位下,患者的功能残留气量及外周血液流速是不一样的,患者的体位摆放必须以临床治疗为前提,以减少体液对于呼吸道的影响,体位训练配合胸部物理治疗有利于中重度慢性阻塞性肺病患者病情稳定。

(2)物理因子疗法:经皮神经肌肉电刺激治疗适用于慢性阻塞性肺疾病和充血性心衰患者,功能性电刺激治疗适用于卒中恢复期和脊髓损伤的患者等,序贯压力治疗以及床上脚踏车的主被动训练可有效防治下肢血栓等。

(3)运动疗法:治疗师手法辅助诱导运动训练是重症康复的重要组成部分,根据心肺功能逐步过渡到主动运动。

(4)吞咽训练:吞咽训练是通过各种运动、物理治疗预防吞咽肌群的失用性萎缩,以达到治疗吞咽障碍的目的。具体的治疗包括舌肌训练、喉上提训练、咽收缩练习、面部肌群收缩训练、低频电刺激、被动面肌按摩及 Mendelsohn 法等。

思考题

1. 简述老年康复医学定义。

2. 简述老年康复的内涵及老年康复新概念。

3. 何谓龙氏 ADL 量表,如何应用?

4. 病例分析型思考题:

患者男 68 岁,右侧肢体乏力伴言语不能 1 月余,曾溶栓治疗。MRI 检查示"左侧颞枕部大脑皮层区及放射冠脑梗死"。查体:一般可,右侧肢体无自主活动,无言语表达,可配合检查,翻身、转移、日常生活需大部分帮助,时有阵发性咳嗽咳痰,无胸闷气促、发热等不适。既往有高血压病史 30 年,最高收缩压大于 180mmHg,糖尿病病史 30 年,血糖控制不稳。发现房颤病史 2 月。康复评定:①心理认知功能:记忆力、注意力、计算力减退;②言语功能:无言语表达,复述困难,听理解好;③吞咽功能:异常,洼田饮水试验 2 级;④肢体功能:肌力评定:右侧上肢近端 1 级,手 1 级,下肢近端 1 级,远端 1 级,Brunnstrom 评分:上肢 I 级,手 I 级,下肢 I 级,改良 Ashworth 肌张力评定:上肢屈肌 0 级,下肢伸肌

0级,右侧肩关节活动轻度受限;⑤平衡功能:坐位平衡1级、立位平衡0级;⑥步行功能:Holden:0级;⑦感觉功能:浅感觉(针刺觉、痛温觉)减退、深感觉无异常;⑧皮肤完整性:骶尾部可见4cm×4cm Iº压疮;⑨疼痛:右肩,活动时疼痛,VAS 3分;⑩ADL能力:Barthel指数25分。

思考要点:

(1)该患者还需完善哪些必要检查、才能完成康复评定?

(2)该患者目前存在哪些临床合并症及并发症,简述各康复处理原则?

(3)该患者目前考虑存在哪些功能障碍情况,简述康复治疗方案?

(4)该患者在康复诊治过程中需注意哪些事项?

(王 颖)

参考文献

[1] 郑洁皎,高文.老年病康复指南[M].北京:人民卫生出版社,2020.

[2] 郑洁皎,俞卓伟.老年康复[M].北京:人民卫生出版社,2019.

[3] 王玉龙,吕星,郭珊珊,等.日常生活自理能力情景图示评定方法的设计[J].中华物理医学与康复杂志,2018,40(11):840 - 84.

[4] 王颖.全科康复医学[M].上海:上海交通大学出版社,2018.

[5] 涂美,王剑雄,张驰,等.不同下肢体位振动对脑卒中患者下肢肌力及运动功能的影响[J].中国康复医学杂志,2021.2(36):166 - 171,192.

[6] 韩清梅,邝江莹,杜晗,等.我国心脏康复发展现状[J].实用心脑肺血管病杂志,2020,28(11):130 - 140.

[7] 周曜文,贾永平,李逸臻.我国心脏运动康复的发展及研究进展[J].中国循证心血管医学杂志.2020,12(08):1022 - 1024.

[8] 龙佳佳,庄小强,谭树生,等.重症康复治疗的研究进展[J].广西中医药大学学报,2010,21(2):105 - 108.

[9] 戴红,姜贵云,王宁华.康复医学(普通高等教育"十二五"、"十三五"国家级规划教材、住院医师规范化培训辅导教材)[M]4版.北京:北京大学医学出版社,2013.

[10] 戴红.老年康复训练照护[M].北京:中央广播电视大学出版社,2017.

第二节 老年心理健康与疏导基本技能

本节要点

1. 老年心理学概述及老年心理变化。

2. 老年期常见心理障碍。

3. 老年期心理障碍常用药物分类及心理治疗技术。

教学目的

1. 掌握
   老年人心理变化；老年期常见心理障碍。
2. 熟悉
   老年期心理障碍常用药物。
3. 了解
   老年期心理障碍常用心理治疗技术。

一、老年心理学概述

（一）老年心理学概念

老年心理学(the psychology of aging)，是第二次世界大战以后在心理学中迅速兴起的一门新的分支学科，主要研究人在成年以后，随着年龄增长、逐渐年老而发生的心理活动的变化及其规律，以及老年人心理活动的特点。老年心理学既是老年医学的一个重要分支，又是研究个体从胚胎至老死心理活动发展变化规律的发展心理学的一个分支。

（二）埃里克森心理社会发展理论

在埃里克森的心理社会发展理论——"毕生发展观"中指出，按照年龄顺序，个体发展有八个阶段，在每一个发展阶段都会聚焦于某项心理社会性任务，会相应产生冲突，并伴随两种可能的结果。老年期的主要冲突是完善感和绝望感。一方面自己奋斗一生的事业趋于完成，富有成就，如果这个评价是肯定的，就会产生完善感。而如果回顾一生，自觉一事无成，悔不当初，充满哀怨懊恼，则会产生绝望感。因此，这一阶段的心理社会性任务就是尽可能获得完善感和避免绝望感。

二、老年心理变化

（一）感知觉

感觉和知觉能力是人和环境交往的基础，这方面的年老性变化对人的生活影响很大。老年期视觉、听觉、味觉、嗅觉能力减退，皮肤的冷、热、触、痛觉下降。由于听觉的下降，影响对外交流和信息沟通，给生活带来不便。

（二）情绪

研究发现成功老龄的情绪稳定性较好，而一般老年人特别是存在心理问题的老年人情绪趋向不稳定，常表现为易兴奋、易激惹、喜欢唠叨。生活事件及应激有时会加重老年人的负性情绪反应，如与人争论、情绪激动后恢复平静需要较长时间，常感到寂寞、孤独、郁闷、焦虑等。

（三）记忆力

老年人近期记忆保持效果差,远期记忆保持效果稍好,对往事的回忆准确而生动。从记忆的类型而言,老年人机械记忆下降明显,速记、强记困难,但理解性记忆相对保持。老年人记忆的减退和很多因素相关,如采用适当的干预措施,如策略应用、认知训练等,对正常老化的延缓和逆转有积极促进作用。

（四）智力

随着年龄的增加,智力出现发展和衰退两种对立的倾向。老年人的液态智力下降明显,而晶态智力相对保持稳定。老年人概念学习的能力下降,推理能力下降,思维的敏捷性和逻辑性逐渐下降,解决问题的能力亦随年龄增长而下降。当然,这些变化因人而异,除年龄之外,也受到教育水平、健康状况等影响。

（五）注意力

由于老年人注意资源的整体性下降,导致认知过程执行效率的下降。老年人对注意力的控制减弱,使之不能专注于与目标相关的信息,在认知负荷小的情况下额外关注与任务无关的干扰对象,包括注意分配、注意转换、持续注意及选择性注意等。

（六）人格特征

较多研究证实,随着年龄增长,老年人人格特征相对保持稳定性,部分特点有变化。如神经质、外向性等特点是稳定不变的,而要求精力充沛的快速活动、反应快等特点有随增龄下降的倾向。当存在生活事件或某些疾病可导致人格显著改变,如多疑、刻板、固执、自我为中心、不合群、懒散、保守等异常变化。

（七）社会支持和生活满意度

社会支持是一个多因素的复杂概念,包括支持的提供者和接受者,支持网络的大小和亲密度等。有研究显示,随着年龄增长所接受的社会支持有减少趋势,而对他人提供的支持亦减少,特别是高龄人群(85岁以上)及活动能力减弱或丧失的人群。生活满意度是对生活质量的一种总体评价,由一个人对生活的期望和生活的实际情况比较得出。我国有研究表明,老年人大多数评价自己的生活是满意或很满意,但所在地域、年龄、性别、文化程度、健康状况、经济收入、个性因素等也是相关影响因素。

三、老年期常见心理障碍

（一）老年期情感障碍

(1)基本概念:老年期情感障碍包括老年期抑郁障碍和老年期双相情感障碍。广义的老年期情感障碍包括老年前期即发病延续到老年期和老年期首次发病的情感障碍。情感障碍的病因目前尚不清楚,可能与遗传、生化、人格特征和社会心理因素有关。2019年,黄悦勤等发表在 *Lancet Psychiatry* 杂志上中国精神卫生调查显示,65岁及以上老年人群情感障碍的年患病率为3.9%。老年期情感障碍导致老年人自杀、残疾及死亡的风险增加,患者住院和护理的比例增加,也使相应的健康保健费用消耗加剧。老年期情感障碍与成人情感障碍的诊断标准并无特别不同,仅在临床特征上具有一些自身特点。

(2)老年期抑郁障碍的临床特点:抑郁心境是特征性症状,但对忧伤的情绪不能很好地表达,焦虑共病率高;不能体验乐趣,丧失生活热情;主观感到精力不足,疲乏无力;自我评价低,态度消极甚至自觉拖累家人;精神运动性迟滞,淡漠,注意力、记忆力下降,联想困难,活动缓慢等;疑病症状突出;躯体症状突出,食欲、睡眠差,躯体不适可涉及各个脏器;严重者出现幻听、幻视、虚无妄想、疑病妄想等精神病性症状;认知功能损害明显;自杀观念和行为风险增高。部分老年患者因躯体疾病服用某些药物引发抑郁症状,应注意鉴别及处理。

(3)老年期双相障碍是一种发生在老年阶段的慢性精神障碍,患者一生中经历过至少一次躁狂或轻躁狂发作,以及一次抑郁发作。老年期双相障碍典型的"三高""三低"症状较中青年少见。躁狂发作时,患者的情绪虽高涨,但缺乏感染性,常以激惹性增高、傲慢、躁动、外跑、好管闲事为主,偏执症状较多,妄想内容带有敌对性和迫害性;抑郁发作时,除抑郁症状外,常伴有疑病症状、躯体化症状较为突出,自杀倾向较为严重,思维内容常带有妄想性质,有时伴有认知功能的改变,表现与痴呆相似;老年双相障碍也可表现为躁狂和抑郁的混合状态,或其他不典型的状态。

(4)老年期情感障碍发生共病的现象非常普遍,特别是焦虑障碍、物质依赖、创伤后应激障碍、痴呆及躯体疾病等。可根据国际通用的诊断标准 ICD-10 或 DSM-5 进行诊断及严重程度分级。

(二)老年期焦虑障碍

老年期焦虑障碍包括广泛性焦虑障碍、惊恐障碍、社交焦虑障碍等。2019 年中国精神卫生调查显示,65 岁及以上老年人群焦虑障碍的年患病率为 4.7%。

(1)广泛性焦虑障碍:是老年人中最常见的焦虑障碍。老年期广泛性焦虑障碍包括两种情况:青中年时期的广泛性焦虑障碍延续至老年和老年期初发的广泛性焦虑障碍。前者具有一般广泛性焦虑障碍的特点,后者除了一般特点外,疾病的发生、发展、转归与患者的躯体状况、家庭经济、人际关系及性格特点等有关。大约一半广泛性焦虑障碍的老年患者报告是最近发病,即病症并非是长期问题的延续。对于最近发病的老年患者,应该鉴别相关的躯体疾病和医源性因素,如药物的不良反应或药物的相互作用。临床表现以缺乏明确对象和具体内容的提心吊胆和紧张不安,对现实生活中的某些事情或亲人表现过分担心或烦恼为特征。患者常表现心烦意乱,感到有祸事降临的恐慌感,难以忍受又无法解脱。患者常伴有自主神经功能亢进的表现,如心慌、心跳加速、胸闷、气急、头晕、多汗、面部潮红或苍白、口干、吞咽梗阻感、胃部不适、恶心、腹痛、腹胀、腹泻、尿频等,伴有易惊吓、易激惹、注意集中困难、睡眠障碍等症状。患者也有表现运动性不安,如搓手顿足、来回走动、不能静坐等。

(2)惊恐障碍:老年人群中首次出现惊恐发作并诊断为惊恐障碍的并不常见,但部分老年患者对躯体症状或疾病有过分关注和疑病的倾向,因此惊恐发作时躯体不适的主诉较多,并可能对症状做出合理性解释。随着首发年龄增加,惊恐发作的次数和严重程度会有下降的趋势,但发作间期的预期性焦虑、恐惧性回避以及继发抑郁症状则较多见,严重的患者可能有自杀倾向。老年惊恐障碍的诊断与成人惊恐障碍诊断标准相同,鉴别时可以从惊恐障碍特点入手,如发作性病程,发作无诱因,恐惧、焦虑、濒死感及自主神经功能亢进的表现,发作后缓解较迅速完全,意识清、事后能回忆,达到一定的发作频度和强度等,并需补充完善相关实验室检查。

(3)社交焦虑障碍:随着年龄的增长,社会交往的减少,部分社交焦虑障碍患者的症状会逐渐减轻、痛苦程度也会明显减轻。在临床上很难遇到老年的社交焦虑障碍患者,目前也缺乏老年社交焦虑障碍流行病学的资料。若遇到此类患者,也应考虑老年人特点及社会生活的实际需要,选择适宜的治疗方案。一般而言,尽可能选择心理治疗。

（三）老年期疑病障碍

老年期疑病障碍的起病原因与性格、个人经历、现实环境等多种因素有关。性格多有敏感、谨慎、多疑、主观、固执、追求完美、易受暗示、对躯体过分关注等特点，早年可能有缺乏关爱、亲人意外死亡等创伤事件，年老后有亲友家人病故等生活事件。临床表现躯体症状多样，通常对某躯体部位的敏感性增加，诉说的躯体症状有分散而模糊和明确而细致相结合的特征。尽管客观检查并没有相应的阳性结果，但对自己患病坚信不疑，且感到痛苦，对医生的解释表示怀疑，常有惶恐不安、担忧、情绪低落、失眠、进食不佳等表现。

（四）老年期强迫障碍

老年期强迫障碍的危险因素包括女性、长期亚临床强迫症状、40岁后重大创伤性事件。在老年人群的强迫及相关障碍中，强迫性囤积障碍非常常见，通常与社交和独自生活能力损害有关，女性比男性更多见。强迫性囤积障碍有时是痴呆的临床表现，需要仔细加以鉴别。如果是老年期才出现的强迫症，医生要考虑潜在的神经系统或内科系统的疾病情况。一般来说，老年人强迫障碍往往与大脑结构异常有关。老年期强迫障碍的表现形式可以是典型的强迫症状，如怕脏的强迫观念或洗涤的强迫行为，也可以是不典型症状如躯体不适症状、宗教狂或道德焦虑、强迫性性欲倒错等。

（五）老年期酒和药物依赖

（1）老年酒依赖：包括从年轻即开始酗酒，一直延续到老年，以及老年时才开始酗酒的患者。老年酗酒者的饮酒方式与年轻人不同，往往饮得少但饮得频，且出于对康复的悲观态度或羞耻感，更倾向于掩饰自己的酒依赖问题。由于记忆损害，常很难精确报告自己的饮酒史或饮酒量，因此知情人提供的病史更为重要。酒依赖常会造成经常跌跤、头外伤、大小便失禁、出现幻听和嫉妒妄想等精神病性症状、抑郁、痴呆、个人卫生差、肌痛或突发性低血糖、肝功能异常等不良后果，如突然停酒会出现震颤谵妄等戒断反应。

（2）老年药物依赖：最常见的为镇静催眠药物，由于老年人睡眠不佳、躯体疾病多、丧偶、易紧张等原因，使用镇静催眠类药物的频率增加，且较多为医源性。长期服用苯二氮䓬类药物可导致记忆力下降、共济失调、跌倒所致的骨折、困倦、乏力、焦虑、易激惹、肝损伤等不良反应。有些老人甚至出现自动服药症，机械重复服药动作，导致药物过量甚至中毒。有处方权的医生应尽量预防镇静催眠类药物的过度重复处方，以及尽少在高龄人群中使用半衰期较长的药物，如地西泮、氯硝西泮等。

（六）老年自杀

研究显示，65岁以上老年人自杀率是最高的，为社会和家庭造成很大影响。老年人自杀率男性高于女性，离婚、丧偶、独身、社会隔离、应激事件、自杀家族史、躯体疾病和精神障碍等是老年自杀的重要危险因素。自杀手段因社会文化背景不同而不同，城市老年人口主要以服药、自缢、跳楼为主，农村地区主要以服毒、自缢、自溺为主。医生对自杀的评估、识别和预防有着不可替代的作用，有效倾听、医患良性沟通都非常重要。评估可以使用Beck自杀意图量表和自杀企图致死性评定量表。

四、老年期心理障碍常用药物分类

(一) 抗精神病药

老年期精神分裂症、妄想障碍、情感障碍(躁狂发作)、行为紊乱、器质性精神障碍以及应激状态等,常常需用抗精神病药物治疗。抗精神病药物不仅可治疗诸如幻觉、妄想、兴奋或紧张性行为等精神病性症状,还可治疗情感淡漠、思维贫乏、意志减退等退缩性症状。

抗精神病药物分为第一代(典型)和第二代(非典型)抗精神病药物。第一代抗精神病药物主要包括氯丙嗪、奋乃静、氟哌啶醇等,阻断脑内多巴胺 D_2 受体,不良反应相对多见,老年患者使用应谨慎。第二代抗精神病药物主要包括利培酮、奥氮平、喹硫平等,通过阻断 5-羟色胺(5-HT$_{2A}$)和多巴胺 D_2 受体,改善精神分裂症阳性和阴性症状、认知损害和情绪症状,不良反应相对较少,广泛应用于老年期精神障碍患者。使用时应考虑药物广谱,少有抗胆碱能和 α_1 肾上腺素能受体阻断作用,给药方便,脏器不良反应小的药物,并根据临床症状特点和个体差异选择用药。

(二) 抗抑郁药

抗抑郁药始于 20 世纪 50 年代的三环类抗抑郁药如丙咪嗪、阿米替林、多塞平等,四环类抗抑郁药如马普替林,单胺氧化酶抑制剂如吗氯贝胺,疗效肯定但不良反应明显。80 年代后期,新一代药物应用于临床,选择性 5-羟色胺再摄取抑制剂(selective serotonin reuptake inhibitors,SSRIs),通过抑制 5-HT 再摄取、提高突触间隙 5-HT 水平,从而发挥抗抑郁作用,临床常见不良反应主要为恶心、纳差、呕吐、失眠等,其中舍曲林、西酞普兰、艾司西酞普兰相互作用少、耐受性好,更多应用于老年患者。5-羟色胺和去甲肾上腺素再摄取抑制剂(serotonin and noradrenergic reuptake inhibitors,SNRIs),代表药物有文拉法辛和度洛西汀,主要用于抑郁症和焦虑症适应证,常见不良反应为恶心、纳差、呕吐、头晕以及血压升高、低钠等,老年患者应用时需监测血压和电解质。去甲肾上腺素能及特异性 5-羟色胺能抗抑郁药米氮平和 5-HT 拮抗剂/再摄取抑制剂曲唑酮和奈法唑酮,适用于伴有失眠的抑郁焦虑患者,常见不良反应为镇静、头晕、食欲增加,老年患者应用时需从小剂量起始。去甲肾上腺素和多巴胺再摄取抑制剂如安非他酮,比较适用于双相障碍抑郁发作的患者。

(三) 心境稳定剂

心境稳定剂是指对躁狂或抑郁发作具有治疗和预防复发的作用,且不会引起躁狂或抑郁转相,或导致发作变频的药物包括碳酸锂及抗癫痫类药物如丙戊酸钠、卡马西平,其他一些抗癫痫药,如拉莫三嗪、加巴喷丁,以及一些抗精神病药,如奥氮平、喹硫平、阿立哌唑等,也具有一定心境稳定剂作用。老年躁狂发作或双相障碍老年期的反复发作,首选心境稳定剂治疗。

(四) 抗焦虑药

抗焦虑药包括 5-HT$_{1A}$ 受体部分激动剂、抗抑郁药和苯二氮䓬类药物。5-HT$_{1A}$ 受体部分激动剂丁螺环酮和坦度螺酮镇静作用轻,但起效相对较慢,需 2～4 周。常见不良反应有头晕、头痛、恶心、不安等,心、肝、肾功能不全者慎用,禁止与单胺氧化酶抑制剂联用。苯二氮䓬类药物因具有急性抗焦虑作用强、起效快并可作为催眠药而被临床广泛应用,常用的有艾司唑仑、阿普唑仑、劳拉西泮、氯硝西泮等,但因药物长期使用可引起依赖性,影响认知功能,老年人不宜长期使用,使用时应注意尽可能选用半衰期短的药物。具有抗焦虑作用的抗抑郁药,特别是 SSRIs 和 SNRIs 类等,具体见抗抑郁药介绍。

五、心理疏导与心理治疗

(一)支持性心理治疗

支持性心理治疗是心理治疗的基本技术,具有支持和加强患者防御功能的特点,能使患者增加安全感,减少焦虑和不安,最常用的方法是倾听、鼓励、安慰、解释、保证和暗示等。专心、耐心、关心地倾听老人诉说他/她的种种不适和苦恼,是建立良好关系的基础,带着对老人的尊重与他/她讨论躯体与心理问题,是对他/她最大的支持。老年患者最常谈到的问题是关于丧失,因此在这一人生阶段重要的任务是面对众多生物、心理、社会方面的丧失,重建一种平衡。如何采取积极措施自我调节,保持社会联系等,都是可以讨论的内容。

(二)精神分析性心理治疗

精神分析性心理治疗是以心理动力发展的、变化的、有内在相互联系的观点,同时把运动、能量、冲突视为心理生活的本质。治疗目标在于:分辨儿童和成年期与羞耻、罪恶和自卑有关的无意识冲突的来源,弄清被早期冲突抑制的未化解的痛苦反应,由此释放被限制的创造性和亲密能力,发现自我尊重的替代源,应对失败并取得信心。在老年人的心理治疗中,对移情现象应特别注意观察。治疗中年轻的医生也有可能会充当父亲的角色,老年患者与配偶、子女之间的问题,可通过移情形式表达,治疗者不知不觉把老年患者当作自己的父母似的对待,产生特别的反移情,均应特别注意。脆弱的老人常用退缩、虚弱、患有躯体疾病等先占观念来应付内在的心理冲突和焦虑。对于有较强的治疗动机,有自我体察、内省、哀痛能力,能忍受痛苦而不至于过分退行,过去曾有效地工作、生活、享乐,并与他人建立亲密关系的老人,可以尝试精神分析性心理治疗,并且常常会取得显著的疗效。

(三)认知行为治疗

认知行为治疗的理论模型基础是认知、情绪和行为的相互影响。认知治疗强调认知加工的核心作用,偏重于人在信息加工过程中的想法、信念、态度及思维方式和认知评价。因此,认知治疗可通过改变患者的错误或歪曲认知,促进正性感知和思维模式的整合,从而改善情绪。常用的认知技术包括,苏格拉底式提问、引导性发现、思维记录表、行为实验等。老年人因对周围事物有自己固定的看法,一般认知治疗有可能效果一般,所以建立良好的医患关系,提高患者学习能力,逐渐终止治疗尤为重要。行为治疗是以学习理论和实验证据确立的有关原则和方法,改变非适应性行为的心理疗法,常用技术有生物反馈治疗、渐进式肌肉放松训练、呼吸训练、行为激活、暴露治疗等,可帮助患者减少焦虑、恐惧、回避及躯体不适感。

(四)人际心理治疗

人际心理治疗是基于手册、限定时间的聚焦人际关系问题的心理治疗,该治疗关注哀伤与丧失、人际冲突、角色转换和人际缺陷四个领域。常用的人际心理治疗技术包括时间线、人际问卷、沟通分析、角色扮演及人际冲突图等。老年人因面临衰老所引起的痛苦和生活事件的冲击:如退休、身体退化、丧偶及失去老友的悲伤,这些生活的改变,都是人际心理治疗最明显的治疗焦点。研究显示,老年抑郁患者中人际问题领域最常见的为角色转换,其次是人际冲突,再次是悲伤。人际心理治疗对老年抑郁的治疗疗效与药物治疗及其他心理治疗无明显差异,能够有效改善患者情绪,并且可作为维持治疗的有效方法之一。

（五）问题解决治疗

问题解决治疗是一种相对简单、结构化、有时间限制且有针对性的心理治疗方法，通过提高个体的问题解决技能来打破恶性循环，促进问题有效解决和个体健康之间良性循环的建立。该治疗包括七步法：识别或找出个体生活中存在的现实问题；挑选其中一个具体而清楚的问题去解决；确定解决这个问题要达到的目标；思考并找出可能解决这个问题的多种方法；分析各种方法的利弊后做出决定；制定落实所选定方法的具体行动方案；实施后对行动方案和方法的效果进行评估。该治疗对老年期抑郁障碍、焦虑障碍、恶劣心境、糖尿病、慢性疼痛、癌症及健康人群的心理困扰都适用。通过培养正确识别和认识遇到的问题，引导患者合理、乐观地看待生活中的问题，使用新的方法成功解决问题，从而提高患者自信心。

（六）家庭治疗

家庭治疗是一种以家庭为单位的治疗技术，以系统观念来理解和干预家庭的一种心理治疗方法，是将所存在的问题或症状从个体转向关系的一种思考和实践的方式。常用的治疗技术包括循环提问、差异提问、假设提问、例外提问、隐喻、家庭作业等。实施家庭治疗时应注意，因老年人子女多数已进入青中年，人格已比较固定，有的人不会单纯顺从甚至还会有对父母早年的情结再现，以及对兄弟姐妹的感情冲突，治疗师应提醒他们以成年人的理智来控制过去的情感，努力想办法解决目前面对的现实问题。在老年婚姻治疗时，要鼓励不要纠缠过去的是非，多看对方的长处。会谈时可回忆当初恋爱时的情景和年轻时的幸福往事，增加彼此的感情，对于对方的短处尽量理解和接受，采取不批评的态度，多提一点希望，也许对方会注意改正。

思考题

1. 简述老年期抑郁的临床特点？

2. 简述临床常用的新型抗抑郁药物的分类及代表药物？

3. 病例分析型思考题：

李某，女性，已婚，69岁，因"情绪低落、精力下降加重2月"就诊。

现病史：患者2月前因丈夫患肠癌出现情绪低落、兴趣减退、精力下降，整天躺在床上生活不能自理，有绝望感，昼重夜轻，伴全身麻木感、胃部被掏空感，感觉食物无法下咽，有入睡困难、早醒，患者曾在夜间清醒状态下耳闻人语，早晨曾听见有人说："你坐上（窗户），这个病就好了"，后患者坐于窗沿上，无跳楼行为。有时担心并有手抖现象。

患者有胃纳欠佳，大小便正常，体重2个月内减轻5kg。

既往史：桥本甲状腺炎2年，未行特殊治疗，余无殊。

个人史：适龄上学，高中学历，工人，同事关系融洽，现已退休。无吸烟、饮酒史。病前性格：内向。

婚育史：30岁结婚，婚后育有一子，体健。月经史：无殊。家族史：否认两系三代精神疾病家族史。

体格检查：左侧甲状腺肿大，余无殊。

精神检查:意识清,定向全,接触交谈合作,对答切题,语速慢,语量少,语调低,情绪低落,担心自己的身体状况,承认曾有一过性言语性幻听,目前未引出幻觉、妄想,有消极观念,无消极行为,智能粗测基本正常,自知力存在。

实验室检查:2020.11.02 血常规、电解质、甲状腺功能未见明显异常。

心理测评:PHQ-9:23 分,GAD-7:10 分,HAMD-17:24 分,HAMA:14 分。

思考要点:

(1)该患者的初步诊断及诊断依据是什么?

(2)该病例考虑应与哪些疾病鉴别?

(3)该患者的治疗目标是什么?

(4)该患者的处理原则是什么?

(冯 威 骆艳丽)

参考文献

[1] 姜乾金.医学心理学[M].北京:人民卫生出版社,2010.

[2] 于欣.老年精神病学[M].北京:北京大学医学出版社,2008.

[3] Huang Y，Wang Y，Wang H，et al. Prevalence of mental disorders in China：a cross-sectional epidemiological study[J]. Lancet Psychiatry，2019,6(3):211–224.

[4] 陆林,沈渔邨.精神病学[M]第 6 版.北京:人民卫生出版社,2018.

第十章 现代老年护理的特殊需求与应对策略

1. 老年护理观、护理学相关理论在现代老年护理中的应用。
2. 老年综合评估对护理的实施要求、原则、步骤和展望。
3. 老年患者对营养、康复、心理、安宁疗护、社会服务需求及相应护理理念和应对策略。

教学目的 📋

1. 掌握
   (1)老年综合评估对护理的实施要求、原则、步骤和展望。
   (2)老年患者对心理照护的需求,老年患者对安宁疗护的需求。
2. 熟悉
   (1)影响老年人营养状况的因素、营养风险筛查和评估、营养与成功老龄化、老年人膳食指南的实践应用。
   (2)护理人员在老年康复进程中承担的角色、康复锻炼在现代老年护理中的运用。
3. 了解
   (1)老年护理学相关观念和理论。
   (2)老年患者对社会化服务的需求。

第一节 老年护理新理念

随着老年医学发展,对于老年患者由疾病治疗逐渐转为功能康复,并越发注重多学科团队的合作。老年护理迎来了前所未有的机遇与挑战,如何顺应老年医学发展,结合老年患者的特殊需求,为老年患者提供相应的护理已成为新时期的重要护理课题。

一、老年护理学概述

老年护理是以老年人为主体,从老年人躯体、心理社会文化的需要出发,去考虑老年患者的健康问题,采取相应的护理干预措施,解决老年人的实际需求,以达到改善老年人生活质量和延长寿命的目的。老年护理被认为能够重新燃起老年人对生活的热爱,让老年人全面参与到康复、照护过程中,最大限度地激发老年人的独立性,训练老年人独立生活的信心和能力,重返家庭和社会。

老年护理学的范畴甚广,包含对老年患者的综合护理评估、日常生活和疾病照护、心理护理、康复配合、安宁疗护等方面。

二、老年护理学相关概念和理论

(一)老年护理观

护理学家威登贝克(Wiedenbach)提出老年相关护理观,内容包括:①敬畏生命的观念;②维护老人人性的尊严,尊重其价值观和自律性的观念;③结合老年人的信念,提供让其生机勃勃生活的护理决心。我国四川大学华西临床医学院/华西医院提出的观念"尊重与关怀"的护理观,在临床实践中取得较好成效,并通过培训等方式积极推广。

(二)护理学相关理论在老年护理中的应用

(1)Orem 自我护理理论:Orem 自我护理理论的核心概念为自护。其目的是个体为了维持生命,健康和完好状态等自身利益而主动采取和完成的实践活动。是一种后天学习到的有目的的行为。该理论共分为自理理论(theory of self-care)、自理缺陷理论(theory of self-care deficit)、护理系统理论(theory of nursing systems)3 个部分。Orem 自我护理理论被广泛应用于老年糖尿病、帕金森、慢性阻塞性肺炎、精神分裂、社区居家养老、康复等领域,较多国内外研究显示,该理论的实施可以充分调动患者的积极性,开展自我管理、自我护理,改善患者预后和转归,以更好地回归生活、重返社会。

(2)罗伊适应模式(Roy's Adaptation Model):罗伊适应模式描述和解释了人类对压力源所产生的压力反应和进行调节适应的过程。其核心是"人是一个包括生物、心理、社会属性的整体性适应系统",即人为了适应环境所进行整体运作的系统。在老年护理学科中,常和护理程序结合,被国内外学者运用于老年护理评估、老年慢病的自我管理、老年患者的心理干预等方面。

(3)纽曼系统模式(Newman System Model):纽曼系统模式包括机体防御机制、应激源、反应与护理预防措施,强调护士的工作是进行干预(三级预防)。同时对人、环境、健康和护理四个基本概念进行了论述。指出在护理过程中护士是个体、环境、健康、护理之间的纽带。纽曼的系统理论同样适用于现阶段的护理程序,并强调一级预防的重要性。

第二节　老年患者特殊需求与应对策略

21 世纪,人口老龄化已成为全球面临的重要公共卫生问题和重大热点社会问题。老年人的保健医疗问题日益受到全世界重视,对进行老年人健康问题研究,满足健康需求,为其提供优质的老年护理,提高老年人生活质量,维护和促进老年人的身心健康,实现"健康老龄化"的战略目标,助力"健康中国"的建设,已成为护理领域的重要课题。

一、老年综合评估对护理实施要求

（一）护理人员开展老年综合评估（comprehensive geriatric assessment，CGA）目的和意义

老年人口的迅速增长形成了庞大的老年群体和众多多病共存的老年患者，而这些患者病情复杂且不典型，存在着许多健康安全隐患，易发生诸多护理不良事件。例如，跌倒、坠床、压力性损伤、非计划性拔管、走失、误吸及误服等。这也导致了老年护理工作的复杂性及多样性，故对于老年患者而言，护理评估显得尤为重要，有利于尽早发现潜在危险因素并积极采取有效措施以降低护理风险及不良事件的发生率。

老年综合评估（CGA）是老年医学的核心技术，是采用多学科方法评估老年人的躯体健康、功能状态、心理健康和社会环境状况，并制定和启动以保护老年人健康和功能状态为目的的治疗计划，最大限度地提高老年人的生活质量。老年住院患者护理不良事件的发生与护理评估的不全面有着密切关联。护士作为多学科团队重要的成员，主要负责对老年病患者进行护理评估，有利于尽早识别现存或潜在危险因素；并针对护理问题制定护理方案，积极落实有效护理措施，有效提高老年患者护理质量与安全，使患者得到连续的、全方面的、高质量的医疗护理，对临床工作具有极重要意义。

对老年患者进行综合评估，可以了解患者目前的健康状态和个体化的护理帮助，是护士对其进行健康管理的依据。CGA能提升护士早期识别老年病患者各种风险，制定系统的健康管理策略的胜任力，使老年患者以良好的状态与慢性病共存，改善患者生存质量。护士应特别注意收集以护理为关注点的重要信息，包括患者的生活习惯、活动方式、睡眠状况、营养及饮食状况、排泄状况及自我健康管理状况等；同时关注老年患者心理需求特点和心理反应，熟悉这些经常发生的问题，可帮助护士预防不必要的医源性损害的发生，在延缓疾病进展、控制病情、降低不良事件风险、改善生活质量等方面也具有增益效应，从而促进老年患者达到最理想的功能状态。

（二）老年综合评估（CGA）护理实施原则

（1）以老年人为中心，本着尊重老年人的原则及知情同意原则。

（2）评估内容以客观、准确为原则：评估者应具有认真、客观的态度，不能因为时间仓促，评估内容多而敷衍了事；也不能因为不了解评估内容生搬硬套。综合评估老年人健康时，应对老年人认知、语言表达、情绪及周围环境有所了解，做到心中有数，避免评估内容与老年人实际情况不符。评估中，发现不明确的问题，应反复询问并仔细观察确认。

（3）动态评估原则：入院、出院应评估；病情变化及功能状态改变应评估；手术后应评估；生活环境发生重大改变应评估。

（4）遵循个体化原则：老年人个体差异明显，应根据个体的实际情况进行评估，虽然有疾病共性的表现，但老年人随着增龄疾病临床症状、体征不典型，因此评估要因人而异。

（三）老年综合评估（CGA）护理实施步骤

（1）由已培训的护士为患者建立CGA档案，内容包括患者一般资料，疾病及相关治疗资料，CGA的生理、心理及社会经济环境评估内容及结果等。

（2）根据评估结果，联合临床医生、药师、护士、营养师、心理医生以及家属等对患者进行多方位的整体护理。提出护理诊断，将CGA结果归纳进护理目标中，针对护理中存在的问

题采取具有针对性的个体化护理干预措施,及时评价护理程序过程。

(3)密切关注患者的意识与认知状态、生命体征,最大限度满足其生理、心理需求,将以患者为中心的人性化护理、优质护理融入服药干预、营养干预、心理支持、生活护理等护理措施,采用集中宣教与个性化宣教相结合的方式,进行疾病及保健知识教育,包括饮食、运动、安全、日常生活照顾、不良生活方式及危害的教育等,旨在提高患者生存质量。

(4)总结反馈 CGA、护理问题是否全面、恰当及正确,制定的措施及落实是否有效和安全,是否有新的老年问题及老年综合征出现,责任护士及时跟踪反馈,定期实施护理效果评价,不断完善整个护理过程,真正密切医护合作,制定切实个体化的诊疗、护理方案,提高老年患者的诊治、护理疗效,并避免不必要的医源性事件发生。

(四) 老年综合评估(CGA)护理实施展望

目前,国内 CGA 的工作开展仍非常有限。一方面,由于 CGA 的评估内容繁杂,评估耗时较长,同时 CGA 未完全纳入收费条目范围;另一方面,实施 CGA 的人员资质未制定统一标准,而且我国目前使用的评估量表大多是由国外量表翻译而来,在实际评估工作中发现有些项目并不完全适合我国国情;三是从事老年护理工作的护士没有受过老年专科护理教育,其知识和技能满足不了老年护理的需要。为此如何提高老年护理人才队伍专业能力变得尤为迫切。通过系统化的专科理论与实践培训,培养出具有专业能力和素养的老年护理专科护士,通过大量循证依据制定出符合我国临床实际需求的标准化《CGA 指南》,并纳入老年护理课程培训体系,让更多医护人员了解、掌握老年综合评估(CGA),以准确判断老年患者的风险问题,进一步全面关注老年人的功能状态和生命质量,为我国老年患者的护理提供依据,是老年医学科医护人员面临的新挑战,也是今后老年医学领域的发展方向。

二、老年患者对营养与膳食指导的需求

我国拥有全球最多和增速最快的老年人群并已成为我国慢病防治最主要的目标人群。老年人受增龄老化影响生理机能减退或失能、易患病、病程长、病种复杂等多种因素影响,可能同时存在营养缺乏与营养过剩的双重问题。2012 年中华医学会肠外肠内营养学分会全国老年住院患者营养调查结果显示:老年患者营养不良风险比例高达 49.7%,营养不良发生率达 14.7%。2012 年老年营养不良疾病经济负担总额为 841.4 亿元,其中直接负担 639.3 亿元,占老年人群治疗费用的 10.6%。营养不良不仅严重危害老年人健康,导致老年人出现不良临床结局,如:感染相关并发症发生率增高、住院时间延长、住院费用增加等风险,也给社会保障和家庭带来沉重的负担。

(一) 影响老年人营养状况的因素

(1)生理因素:随着年龄增长,老年人身体机能发生增龄性失能的改变,肌肉和矿物质减少,牙齿脱落,咀嚼困难,味蕾数量减少,胃肠功能降低,胆汁酸合成减少,胰酶活性减低,这些生理上的改变使老年人在食物摄取、吸收等方面受到影响,导致营养不良。

(2)心理因素:老年人由于各种慢性疾病的困扰以及智力、视力、听力等生理机能退行性改变,加之退休、丧偶、空巢的生活事件影响,老年人往往会产生悲观、消极、焦虑、抑郁的情绪,干扰了正常的摄食心态,导致食量减少,造成营养及维生素缺乏。

(3)疾病因素:大多数老年人多病共存,增龄性老化不仅影响老年人生活质量更使疾病乘虚而入,各种慢性病的发病概率相应增加,而疾病又会对老年人营养造成负面影响。如:

脑卒中会引起吞咽困难和营养吸收障碍;糖尿病可影响维生素吸收和矿物质代谢;帕金森和阿尔茨海默病可影响自行进食能力;癌症会使机体耗能增加,导致营养失调。而营养不良也会使疾病变得更加复杂,如:免疫力下降,伤口不愈,体重减轻等,导致老年人营养状况越来越差,低蛋白血症的发生率也随之增高。

(4)药物因素:老年人服药种类多,药物的相互作用及副作用也相应增多,药物可干扰机体对营养的吸收和利用,也会影响老年人的食欲,出现食欲下降或消化不良而导致营养失调。

(5)老年人及其照护者对营养知识的掌握情况:有些老年人虽然具备积极的饮食态度,但缺乏营养相关知识,或是存在错误的饮食观念,如长时间进食简单、单调的饮食会导致营养失衡。

(二)营养风险筛查和评估

老年人营养状况筛查、评估是进行老年人营养不良干预的基础。发现潜在与营养有关可能对老年患者临床结局等发生不良影响的风险是实施有效干预措施的第一步。目前筛查工具主要有 NRS-2002 和 MNASF。2017 年 8 月,国家卫健委发布《老年人营养不良风险评估》卫生行业标准。本标准适用于对 65 岁及以上老年人进行营养不良风险评估。评估人员为受过培训的医护人员,通过初筛和评估,判别老年人是否存在营养不良,进行对症干预。

(三)营养与成功老龄化

早在 2006 年,我国老年营养学者就提出"营养与成功老龄化(healthy aging,successful aging)"的理念,营养是成功老龄化的基本保障,合理营养对促进成功老龄化意义重大。2016 年中国营养学会组织专家,以循证营养科学证据为基础,结合我国居民的营养健康状况、膳食习惯和食物供应以及饮食文化等情况,修订发布了《中国老年人膳食指南(2016)》。该指南在普通人群膳食指南的基础上,增加了适应老年人特点的膳食指导内容,旨在帮助老年人更好地适应身体机能的改变,努力做到合理营养、均衡膳食,减少和延缓营养相关疾病的发生和发展,延长健康生命时间,促进成功老龄化。

(四)老年人膳食指南实践应用

(1)少量多餐细软,预防营养缺乏:老年人膳食更需要相对精准,不宜随意化。进餐次数可采用三餐两点制或三餐三点制;每次正餐提供的能量占全天总能量 20%～25%,每次加餐的能量占 5%～10%,且宜定时定量用餐。采用炖、煮、蒸、烩、焖、烧等进行烹调,少煎炸、熏烤等方法制作食物。高龄和咀嚼能力严重下降的老年人,饭菜应煮软烧烂,如制成软饭、稠粥、细软的面食等;对于有咀嚼吞咽障碍老年人可选择软食、半流质或糊状食物,液体食物应适当增稠。出现贫血,钙和维生素 D、维生素 A、维生素 C 等营养缺乏的老年人,在营养师和医生的指导下,选择适合自己的营养强化食品或营养素补充剂。

(2)主动足量饮水,积极户外活动:饮水不足可对老年人的健康造成明显影响,而老年人对缺水的耐受性下降,因此要主动足量饮水,养成定时和主动饮水的习惯。正确方法是少量多次,每次 50～100mL,老年人每天的饮水量以 1 500～1 700mL 为宜。适量的户外活动能够让老年人更好地接受紫外线照射,有利于体内维生素 D 合成,延缓骨质疏松和肌肉衰减的发展。老年人的运动量应根据自己的体能和健康状况及时调整,量力而行,循序渐进,一般情况下,每天户外锻炼 1～2 次,每次 30～60 分钟,以轻度的有氧运动(慢走、散步、太极拳等)为主。

（3）延缓肌肉衰减，维持适宜体重：延缓肌肉衰减的有效方法是吃动结合，一方面要增加摄入富含优质蛋白的食物，常吃富含优质蛋白的动物性食物，ω-3多不饱和脂肪酸的海产品，增加蔬菜水果等含抗氧化营养素食物的摄取。另一面要进行有氧运动和适当的抗阻运动，抗阻运动20～30分钟/次，每周3次以上。进行活动时应注意量力而行，动作舒缓，避免碰伤、跌倒等事件发生。应经常监测体重变化，保持在一个适宜的稳定水平。如果没有主动采取减重措施，与自身一段时间内的正常体重相比，体重在30天内降低5%以上，或6个月内降低10%以上，则应该引起高度注意，到医院进行必要的体格检查。

（4）摄入充足食物，鼓励陪伴进餐：老年人每天应至少摄入12种食物。采用多种方法增加食欲和进食量，吃好三餐。早餐宜有1～2种以上主食、1个鸡蛋、1杯奶、另有蔬菜或水果。中餐、晚餐宜有2种以上主食，1～2个荤菜、1～2种蔬菜、1个豆制品。良好的沟通与交往是促进老年人心理健康、增进食欲、改善营养状况的良方。老年人应积极主动参与家庭和社会活动、主动参与烹饪，常与家人一起进餐；独居老年人，可去集体用餐点或多与亲朋一起用餐和活动，以便摄入更多丰富的食物。对于生活自理有困难的老年人，家人应多陪伴，采用辅助用餐、送餐上门等方法，保障食物摄入和营养状况。社会和家人也应对老年人更加关心照顾、陪伴交流，注意老人的饮食和体重变化，及时发现和预防疾病的发生和发展。

三、老年患者对康复护理的需求

老年患者对康复护理需求巨大，老年人有其特殊的疾病谱与心理状态，通常需要更长的时间从急性疾病中恢复，重新获得基线功能状态。老年康复是改善老年人功能、提高老年人生活自理能力和生活质量的重要途径和基本手段。且随着失能老人不断增加，各种康复手段和方法在老年康复机构和养老机构中的作用将变得越来越重要。而老年康复护理在我国的发展较为缓慢，其护理实践尚需要国内同行的进一步探索。

（一）护理人员在老年康复进程中承担的角色

随着康复医学的发展，护士的角色功能在康复护理中的作用越来越显著，被视为一种变革的力量，一种重要的健康资源，在整个康复服务中承担的角色越来越丰富，具有多重性，相互性。护士不再是传统意义上的疾病照护者，而是评估者、咨询者、指导者、协调者等多种角色的综合。为了在康复进程中提供更好的优质护理，医护合作越来越紧密，逐渐由主导－从属模式向并列－互补的模式转变。MDT（多学科协作等合作关系），共同为患者的治疗方案提供决策。MDT最早源于美国，是一种符合现代医学发展模式（生物心理－社会－环境模式）要求的新型医学模式，已成为目前临床常用的老年病治疗模式。旨在运用多学科的资源优势实施全面康复护理，提高康复治疗效果，进而提高生存质量。

（二）康复锻炼在老年护理中的运用

（1）以老年患者康复需求为出发点：大多数老年人深受慢性疾病困扰，自理能力下降，随之增加的自卑感和孤独感时常导致其心理脆弱，失去生活的热情。在精神心理方面出现了适应不良。因此，在护理老年患者的过程中不能只局限于疾病本身，同时应关注其身体运动机能和心理的康复需求，倾听患者的心声，满足患者的愿景。

（2）理念更新：目前，老年康复护理逐渐引入精神运动康复新理念，精神运动康复是一种非药物治疗方式，通过身体感知借助媒介等唤醒身体功能，针对患者身体与精神间的联系采取相应的治疗措施，它将患者的精神与身体视为一个整体，有助于更确切地掌握人体机能的复杂性。在治疗过程中综合考虑情绪,动作等方面的因素,达到最佳疗效。

(3)多团队合作:老年病科护士联合康复科、老年病科医生、全科医生一起以多团队合作的形式开展精神运动康复系列工作坊,项目包括:舒醒工作坊、不倒翁工作坊、调色板工作坊、趣味工作坊、感官系统工作坊、音乐工作坊等,有计划地通过运动、放松疗法、触摸治疗、言语交流与非言语交流等精神运动康复训练方式为患者提供康复支持,使得老年患者的身体运动机能和心理康复需求较好地得到满足,使其在放松状态下接受康复训练,在协调能力、肌力、心理状态等方面的评估较前有明显好转,将老年患者仅存的能力最大限度地发挥与保留,重塑了患者的信心,以身体为媒介调整心理的机能再造,帮助老年患者身体运动机能和心理的康复,从而缓解其负性情绪,改变其应对方式。同时又将人文关怀融入老年康复护理服务中。

四、老年患者的心理照护需求

随着人口老龄化进程的加快,老年人的健康及心理需求等问题越来越引起人们的关注,进入老年期,人的各种生理功能都进入衰退阶段并面临社会角色改变,以及复杂的家庭结构,经济来源的问题,身体各器官的老化,患病后的病理变化,生活自理能力受限等各种生活事件,在面对和适应过程中,使得老年患者更容易出现焦虑、恐惧、抑郁、孤独等方面的心理问题,影响其老化过程、健康状况、老年病的预后。因此,及时发现和分析老年患者的心理需求,给予有针对性的心理护理及干预策略,培养老年人积极、乐观的心态,积极配合疾病的治疗,是临床医护工作者的重要课题。

(一) 老年患者的心理需求

(1)健康需求:老年人对健康比其他年龄段的人群更为重视,患病时心理往往充满恐惧,又容易多疑、疑虑,关心甚至担心病情的加重,因为老年患者已经渐渐意识到自己的身体正逐步走向衰老,害怕死亡的来临。

(2)情感需求:老年人由于生理机能的减退,身体素质下降,以及脑力的下降,生活上往往对晚辈有依赖的情况,随着时间的延长,这种依赖心理会越来越严重。而当身体出现问题,需要接受住院治疗的时候,就会迫切希望得到家人的同情和安抚,期盼儿女能够陪伴左右,竭尽全力地照顾自己。但由于一些不可解决的社会问题,儿女往往不能在身边照护,导致老年人充满了孤独感、寂寞感。

(3)尊重需求:老年患者在健康、精力、朋友、社会关系等方面出于渐有所失的情况。因此老年患者需要他人的尊重,以得到自尊心的满足。

(4)知识需求:由于自己对疾病和病情的发展没有把握和掌控能力,而医学知识的空白,更使得老年患者充满了畏惧感。住院期间,老年患者往往会变得更加恐惧,甚至会导致多虑、失眠、易怒等不良情绪的充斥和泛滥。

(5)安全环境需求:嘈杂的环境容易影响患者休息,而且会使患者心理上产生不安。还有调查显示老年患者认为加强病情观察尤为重要,老年患者在护士巡视病房时有一种安全感,可见老年患者对于安全的需求是非常突出的。

(二) 老年患者的心理干预

(1)树立正确死亡观:凡是生命都要经过从生到死的自然过程,死亡是每个人的必然归宿,是不以人们意志为转移的客观规律,是生命的一个自然阶段和必然归宿。只有正确认识和了解死亡的过程,才能激发人们思考生命的意义和价值。

从交流中发现患者存在的心理压力和精神负担,制定相应的干预计划,给予针对性的心理安慰和精神支持,指导其减轻负性情绪的应对技巧,鼓励战胜疾病的信心和勇气,使其保持积极乐观向上的情绪,关爱生命,珍惜有限的时光,减轻对疾病和死亡的焦虑、恐惧、抑郁等心理压力,从而提高患者的生存质量。

(2)家属的照顾:老年患者在住院期间,爱与归属需求得不到满足,容易产生各类心理情绪障碍,不利于老年患者的身心健康。患者家属到医院探视患者,无疑是对患者的一种心理支持方式,这是一种尤为重要的精神慰藉。在不影响病情的前提下,鼓励家属多探望、开导,适当让家属陪同,共同关心、体贴和鼓励这些老年患者,满足老年患者的内心归属感,帮助患者树立预防和战胜疾病的坚强信心。

(3)建立良好的医患关系:在临床工作中,医护人员应采用体态语言与触摸等方式加强沟通,如做手势、面部表情、握手等以便正确理解和帮助表达老年患者的需求。说话时态度和蔼,语言清晰,不急不躁,老年患者记忆力减退,凡事会反复地陈述,当他们倾诉时,要认真倾听,注意不打断话题,更不能出现厌烦情绪,让他们感到被尊重、被重视。渴望得到尊重是马斯洛心理需要理论中处于较高层次的个体需要。

(4)健康知识的传递:通过了解老年患者的需求,有针对性地详细介绍病情、诊断、诊疗方案,服药方法、饮食指导、检查目的、时间安排等。通过发放健教手册、多媒体等形式进行有关医疗知识宣教和保健指导,宣教时语言通俗易懂,尽量不用医学术语,并可利用为患者进行治疗的机会边做边说,这样可以加强与患者的情感联系,使他们对自己的病因、临床表现、预后和预防等有所了解,并根据患者的具体情况和承受能力,让患者逐步了解自己的身体状况,避免出现盲目紧张、焦虑的不良心理状态。

(5)提供良好安全的就医康复环境:客观生活环境是影响人心境的一大重要因素,而老年患者更容易出现烦躁的心情,对自身疾病恢复的焦急和对未来生活的担忧,都是产生这种心理的原因,应为老年患者提供一个安静、整洁、舒适、放松的环境,贴近大自然的花草树木,远离社会的嘈杂和快节奏,使他们学会改变自己的生活方式,摆脱喧扰和嘈杂,加快疾病恢复进程,也帮助他们自身找到一种合适养生的生活方式。同时,护理人员也应增加接触老年患者的一切机会,加强对其病情的观察,从心理上给予老年患者安全心理。

五、老年患者对安宁疗护的需求

老年患者在面对疾病终末期遭受的痛苦、生活质量的降低及高额的医疗花费造成的家庭负担,安宁疗护是更多的老年患者及家属关注和迫切需求。

(一)老年患者安宁疗护的意义

(1)老龄化自身特点所需:日趋增多的老年人口成为慢病的高发人群。对这类被确诊为慢病的老年人提供安宁疗护,提高疾病期间的生活质量,树立正确的死亡观,客观、理智地对待死亡的来临。

(2)社会发展与文明进步的需求:随着医学技术的不断进步,延长生命的医疗技术不断发展,医护人员在临床工作中往往倾向于追求治愈性的结果,却忽略治愈性的治疗措施可能带来的消极影响。老年患者在追求长寿的同时,对生命质量也越来越重视。当患有不可治愈的疾病或机体衰老,死亡不可避免地来临时,临终关怀的目的不再是延长生命,而是减轻痛苦,能有尊严地地活着。老年患者的安宁疗护为临终老人及家属提供生理、心理、社会和灵性的需求,舒缓疾病末期多器官功能衰竭所致的痛苦及对死亡的恐惧,帮助他们在生命的最后阶段寻找到人生的价值和意义。

(二) 老年患者对安宁疗护的需求

(1)症状控制:临终患者的症状控制和护理是安宁疗护的核心内容,是心理、灵性和社会层面关怀护理的基础;是有效提高生存质量的主要措施;是满足临终患者安详、舒适、有尊严离开人世的重要保障。临终患者常见的症状护理有:①疼痛:处于生命末期的老年患者对死亡本身并不恐惧,但对躯体疼痛等折磨却感到畏惧和烦恼。目前临床护理人员采用面部表情疼痛量表(FPS)进行有效的评估,该量表通过面部表情图直接指出疼痛情况,更好对老年患者进行全面、持续、动态的疼痛评估,做好老年患者的疼痛管理。②呼吸困难:70%临终患者会在生命最后 6 周出现呼吸困难,护理人员可帮助老年患者调整为坐位或者半卧位来改善呼吸状况,并给予氧气吸入治疗,指导患者休息为主以减少身体耗氧量。③意识障碍:随着临终患者的病情加重和恶化,会出现不同程度的意识障碍,护理人员应密切关注老年患者的生命体征、意识及瞳孔的变化。鼓励家属在老年患者清醒时间与其交谈,陪伴并给予支持。

(2)心理干预策略:无论是晚期肿瘤还是慢性疾病终末期的老年患者,往往都会有焦虑抑郁等不良情绪,护理人员应尽早关注患者的心理变化,采取积极的干预措施,缓解甚至消除患者的不良情绪,干预有:①倾听与支持性心理干预:支持性心理治疗包括语言沟通和非语言性沟通。老年患者进入临终阶段,心理将发生一系列的改变,护理人员应经常与临终老年患者进行交流,密切观察患者的动作、表情、语言分析患者的心理变化并鼓励其表达自身情感和需求,发现问题及时解决,以便最大限度地减轻临终老年患者痛苦。②死亡教育:针对老年患者死亡教育的重点在于护理人员可以帮助老年人认识和尊重自己晚年生命价值,尽量使人生最后阶段过得有意义,达到善终优逝。③亲情支持:家庭的情感因素也是调整老年患者心理状态的重要环节。在不影响病情的情况下,应鼓励家属多探望和陪伴老年患者,亲人的支持能更好减轻老年患者的害怕、焦虑及恐惧等心理。

(3)灵性照护:灵性照护是护理人员通过评估患者需求或困扰后,作用于患者的信念、信仰、价值观及与他人的联系等维度来帮助其寻求生命存在的意义和获得精神安宁舒适的护理方式或活动。其目标是:①培养整全性,进行生命统整和人格统整。②促进人际链接,培养"爱与被爱的能力",与他人建立并维持和谐的关系。③增进患者对生命意义的探索。

灵性照护可以帮助老年患者在面对生存和死亡挑战时,对人生的意义和价值进行理性思考,护理人员多聆听和支持老年患者,鼓励老年患者通过促进理性与情感、精神与人体的对话,激发自我肯定,自我价值及希望与存在的意义的信念,获得爱与自尊、平安与舒适、希望。

(4)哀伤辅导:哀伤辅导的目的是接受失去亲人的事实,协助居丧者在感情生活中为逝者找到一个适宜的地方,使他们能继续正常的生活。**Worden** 提出哀伤辅导的目标:①接受失落的事实:丧亲者常处在徘徊状态,相信逝者已离开,又幻想再重聚,护理人员可以鼓励家属透过对失落事件叙述回顾,帮助强化丧亲者现实感。②协助处理情绪:协助居丧者处理已经表现出的哀伤情感和潜在的情感。允许自己悲伤、愤怒和有罪恶感,适时进行宣泄。逃避及压抑悲伤的人,只会延长痛苦及陷入忧郁。③重新适应生活环境:在丧亲后不能认知到环境改变,会导致丧亲者适应困难,协助居丧者坦然面对及承担自己的新角色,必要时护理人员可以转介资源进入。④与逝者建立联结:护理人员指导居丧者在新的生活中找到一个和逝者永和的联结,不再将希望与回忆依附在逝者身上,而是通过仪式、冥想、给逝者写信等方式与逝者建立联结,作为缓和丧失痛苦的资源,将逝者留下的故事融入当下生命中,减轻哀伤痛苦。

六、老年患者对社会化服务的需求

(一)新兴养老服务新模式的需求

(1)医养结合养老模式下对护理提出新要求:随着我国社会人口老龄化进程的加快,失能、半失能、失智老年人口规模不断扩大,老年人对养老服务层次的多元化需求也日益增长,传统养老模式已无法适应我国老龄化社会养老现状,因此推行医养结合养老模式刻不容缓。医养结合养老模式下,必然对护理服务提出了新的要求,在当前条件下,需要对现有护理服务进行改善、创新,使之更加符合新型养老模式需求。

(2)医养结合养老模式下护理应对策略。

①提供医养结合的护理服务模式:在现代医疗的大环境下,众多学者提出了医养结合护理服务模式,特别是循环护理质量管理模式,在其实施过程中体现了明显的特点,即服务更具有人性化,同时针对老年人这特殊群体,更具有个性化的特点。用循环质量管理模式可以有效地对患者进行全面的优质护理,护理人员都遵循以患者为中心的思想,在护理过程中对老年患者的心理和人文关怀等方面给予高度重视,通过制定科学方案来进行护理工作,从而提高了护理的质量。在此模式下,不但能够为老年患者提供具有针对性的护理工作,而且还能减少并发症发生,满足了老年人的需求和愿望。因此,在现有的医养结合模式下结合循环护理质量管理模式,能够有效提升护理质量,进一步提升老年人生活质量。

②养老护理人才培养体系的建设:在推进医养结合养老模式期间,人力资源是重要因素之一,它是促进医养结合养老机构发展的关键。不仅能为新式养老模式的发展提供更好的服务和保障,同时也能推动其发展,为其完善与健全提供助力。因此,必须要加强人才队伍建设,确保护理人员具备基本专业能力,根据不同的需求建立有层次的服务体系。应注重在实践中培养多元化青年人才,为未来发展储备力量。同时加大宣传,引导社会公众重视养老问题,端正大众对养老服务、护理行业的观念态度,鼓励更多的专业人员从事此行业。

(二)对慢病健康知识的需求

(1)老年人常见慢性疾病健康宣教意义:随着人们生活水平的提高,自我健康意识的增强,人们愈加关注自身健康变化,因此,大部分老年人均有健康指导需求,也具备预防疾病的积极性和依从性,期望提升自身自我保健知识以及常见慢性疾病的预防知识。我国正处于老龄化人口增多阶段,我们应该更加关注老年人的健康问题和健康状况,通过健康宣教可以调动老年人主观能动性,积极参加相应健康活动,从而达到促进自身生命健康的目的,提高自身生命质量。因此,给予老年人健康宣教兼具必要性和重要性,对改善老年人生活态度、健康生活具有重要意义。

(2)慢病健康知识需求应对策略。

①加强医院-社区-家庭之间的交流互动,满足慢性病患者健康教育需求:社区是多数慢性病患者的活动场所,对其生活有较大影响,社区服务中心的健康管理在潜移默化中能提

高中老年患者对自身疾病的认知程度,从而改变不良的生活习惯,建立健康的饮食和生活方式,有研究表明,医院-社区-家庭之间的交流互动,可以降低患者再住院率,减少并发症的发生,提高生活质量。

②开展因地制宜的健康教育:根据社区的地域环境及发展状况,探索适合本社区的健康教育新方法,开展因地制宜的慢性病健康教育。针对地域范围较大的社区,可以通过短信形式发送健康信息,还可以不定期的健康讲座传达慢性病防治知识和技能;对于居民居住较集中的小型社区,可以通过以宣传栏或健康处方小册子的方式传播慢性病健康教育防治知识,具有成本低,效率高等优点。开展因地制宜的健康教育,要充分考虑社区自身的资源及环境优势,把健康教育融入日常生活,并在生活中加以巩固和强化,促使社区居民养成健康的生活方式和良好的行为习惯,最终提高其生活质量。

③利用移动互联网进行慢病健康教育:随着触屏智能手机的普及,移动互联网得到了前所未有的发展,自媒体时代已然到来,由于移动互联网具有信息资源丰富、更新速度迅速、便捷实用等优点,通过在健康教育方面引用移动互联网,能够极大的降低健康宣教的成本,弥补经费的不足;且移动互联网触手可及,所以能够很大程度地提高健康教育工作的效率,满足民众日益增长的健康需求。

思考题

1. 简述老年护理综合评估的实施原则?

2. 康复锻炼在老年护理中的运用如何体现?

3. 病例分析型思考题:

患者王某,89岁,直肠癌伴肝转移姑息治疗入院。该患者入院1月余前无明显诱因出现间断腹胀、脐周阵发性绞痛,伴恶心、呕吐,呕吐物为胃内容物,呕吐后腹痛有所缓解,腹泻与便秘交替,体重下降3kg。CT影像学检查示:乙状结肠远端和直肠近端较长节段壁环形增厚,周围软组织炎性线条并淋巴结肿大。肝脏多发低密度肿块。升结肠及小肠弥漫扩张,并积液、积气,可见气液平。

患者经多次靶向治疗后效果不佳,反复向医护人员提出,希望能回家疗养,经与家属多番沟通后,达成一致,自动出院,放弃治疗回家,最终患者回家两日后病逝。

思考要点:

(1)结合上述病例,可给予患者哪些心理干预?

(2)结合上述病例,灵性照护的目标是什么?

(3)患者病逝后如何做好家属的哀伤辅导?

(张　锋　张晓红)

参考文献

[1] 张晓红,赵爱平,杨艳,等.老年患者入院护理评估现状调查[J].中国实用护理杂志,2016,32(18):1422-1425.

[2] [美]Lippincott.老年专业照护[M].程云,译.上海:上海世界图书出版公司,2016.

［3］中国营养学会.中国居民膳食指南(2016)［M］.北京：人民卫生出版社,2016.

［4］中国老年医学会营养与食品安全分会,中国循证医学中心,《中国循证医学杂志》编辑委员会,*Journal of Evidence-Based Medicine* 编辑委员会.老年患者家庭营养管理中国专家共识(2017 版)［J］.中国循证医学杂志,2017,17(11):1251‒1258.

［5］刘祚燕,王凤英,倪碧玉,等.我国老年康复护理发展趋势［J］.护理研究,2017,31(7):772‒775.

［6］王德龄,张晓红.精神运动康复理念在老年护理中的应用［J］.上海护理,2017,17(7):291‒294.

［7］李永红,王章琴,李婧睿,等.死亡教育对晚期癌症患者死亡观的影响［J］.中国医学创新,2016,13(33):65‒69.

［8］王华萍,潘丹红,朱华杰,等.安宁中老年终末期患者心理状况特征分析与心理干预效果［J］.老年医学与保健,2017,23(3):235‒238.

［9］周娜.医养结合养老模式现状下护理服务探讨［J］.中国医药科学,2018,9(8):247‒249.

［10］邹秦,付隆君.循环护理质量管理模式在医养结合机构护理中的应用［J］.护理研究,2021,2:180.

［11］王琇.浅谈对老年人常见慢性疾病健康宣教的必要性［J］.智慧健康,2019,11(5):19‒20.

［12］刘梅,吴晓磊,靳敬伟,等.三级综合医院简易门诊慢性病患者健康管理需求调查［J］.河北医药,2018,6(40):1895‒1897.

［13］郭祥伟.开封市城市社区居民慢性病健康教育现况及对策研究.社会医学与卫生事业管理,2017,5:69.

第十一章　老年医养结合

本章要点 ✎

1. 医养结合产生的背景及发展历程、现状及存在问题。
2. 医养结合的内涵、服务模式和内容及政策法规。

教学目的 📑

1. 掌握
   医养结合的定义和内涵。
2. 熟悉
   医养结合的核心服务内容和服务模式。
3. 了解
   医养结合发展背景和相关政策。

第一节　老年医养结合概述

一、"医养结合"发展的背景分析

（一）人口老龄化问题

近几十年来，我国老龄化发展呈现四个特征：高龄化、慢病化、失能化、空巢化。人口老龄化进程加快及伴随生活方式的改变，肿瘤、糖尿病、高血压、高血脂、神经系统病变、慢性肾病等慢性疾病发病率明显提高。第四次中国城乡老年人生活状况抽样调查数据显示，2016年我国失能半失能老年人占老年人口的18.3%，失能老人的爆发式增长，使得老人面临的医疗护理、日常生活照料已然成为养老的一大缺口。十九大报告中明确指出：积极应对人口老龄化，构建养老、孝老、敬老政策体系和社会环境，推进医养结合，加快老龄事业和产业发展。

（二）养老体系的建设

党中央、国务院高度重视老龄事业发展和养老体系建设，组织修订了《老年人权益保障法》，制定了《中国老龄事业发展"十二五"规划》和《"十三五"国家老龄事业发展和养老体系建设规划》。2015年11月,国务院办公厅转发九部委《关于推进医疗卫生与养老服务相结合的指导意见》,明确医养结合的5项重点任务:建立健全医疗卫生机构与养老机构合作机制、支持养老机构开展医疗服务、推动医疗卫生服务延伸至社区、家庭、通过特许经营、公建民营、民办公助等模式,支持社会力量举办非营利性医养结合机构、鼓励医疗卫生机构与养老服务融合发展,重点加强老年病医院、康复医院、护理院、临终关怀机构建设。

2019年10月,国家卫健委、民政部等12部门进一步联合印发《关于深入推进医养结合发展的若干意见》。党的十九届五中全会也审议通过了《"十四五"规划和2035年远景目标的建议》,提出实施积极应对人口老龄化国家战略,推动养老事业和养老产业协同发展,构建居家社区机构相协调、医养康养相结合的养老服务体系。这意味着积极应对人口老龄化已上升为国家战略,医养结合成为未来重点发展方向。

二、"医养结合"的定义和内涵

(一)"医养结合"的定义

在传统文化引导下,我国的养老体系是以家庭养老为主,随着经济的转型发展和家庭规模的缩小,传统的养老方式逐步弱化,机构养老逐步增加。但长久以来,我国的养老院只能提供养老而无法医疗,而医院只能医疗而不能提供养老服务,这种情况"医养分离"的结果,使养老院里的老人经常要奔波于养老院和医院之间,不仅得不到及时救治,还给家人和社会造成极大负担。另一方面,由于养老院无法提供专业化的康复护理服务,也造成许多老人将医院当成"养老院",即使病治好了,也要占着床位不出院,形成严重的"压床"现象。这样医院优质的医疗资源无法发挥最大效益。通过医养结合,将传统模式下分离的医疗服务与养老服务紧密结合起来,建立医养一体化的机构,为老年人提供全面综合性一体化服务,也是家庭、社会的需求。

医养结合的概念相对具有中国特色,文化和体制的不同使得世界各国养老的方式各不相同,世界上没有最佳的养老模式,只有最适合自己的养老模式。医养结合的定义即医疗卫生与养老服务相结合。它是近几年逐渐兴起于各地的一种新型养老模式,将现代医疗服务技术与养老保障模式有效结合,实现了"有病治病、无病疗养"的养老保障模式创新。

医养结合主要面向居家、社区、机构养老的老年人,在提供基本生活照料服务的基础上,提供医疗卫生服务,使得医疗资源与养老资源相结合,实现社会资源利用最大化。其中,"医"包括医疗康复保健服务,"养"包括生活照护服务、精神心理服务、文化活动服务。医养一体化是集医疗、康复、养生、养老等为一体,引入"医养结合、持续照顾"理念,将养老机构与医疗机构的功能相结合,使其资源共享、优势互补,把生活照料和康复关怀融为一体的新型模式,有助于解决现阶段由于人口老龄化带来的问题。

(二)"医养结合"的内涵

医疗服务和养老服务的深度融合,并不是医疗机构和养老机构"1+1"的简单形式,而是需要健全整个社会服务体系、完善公共服务设施,需要卫生、民政、财政、社保等相干部门协调配合形成合力,将两者有机结合起来,从而做好资源整合。

医养结合的内涵主要包括以下五个方面的内容:

第一,医养结合的服务需求对象。医养结合养老服务面向健康、基本健康、不健康和生活不能自理的四类老年人,但重点面向生活不能自理的老年人,主要包括残障老年人、慢性病老人、易复发病老年人、大病恢复期老年人及绝症晚期治疗的老年人等。其中，以"医＋养"模式的机构，主要针对因疾病或残障导致的独立生活能力受损者，需要以医疗为主，同时还需要配合中、长期生活照料。以"养＋医"模式的机构，主要针对高龄导致的身心功能障碍或不足者，需要社会化养老服务，但同时伴有卫生、医疗保健需要。它区别于传统生活照料为主的养老服务，不仅包括日常起居、文化娱乐、精神心理等服务，更重要的是包括医疗保健、康复护理、健康检查、疾病诊治、临终关怀等专业医疗保健服务。

第二，医养结合的责任主体。医养结合模式不同于传统养老模式具有明确的责任主体，比如居家养老的责任主体是家庭，机构养老的责任主体是各类型养老机构，医养结合没有明确的责任归属主体。在具体实践中，开展医养结合养老服务可以是设有老年病科的医疗机构，或者是医疗机构分设、下属的养老服务单位，也可以是和医疗机构开展合作的养老院、福利院。它联合传统养老机构与医疗机构，旨在通过多元化的参与主体，为老年人提供一种新型的养老服务。

第三，医养结合的服务内容。由于引入了现代医疗技术，它能够提供更加专业、便捷的养老服务，有效提高老年人的生活质量。医养结合服务不仅仅提供日常生活照料、精神慰藉和社会参与，更为重要的是提供预防、保健、治疗、康复、护理和临终关怀等方面的健康服务。

第四，医养结合的资金来源。出台上门医疗卫生服务的内容、标准、规范，完善上门医疗服务收费政策，为开展上门服务提供保障。加大医保支持和监管力度，厘清"医""养"支付边界。大力发展医养保险，针对老年人风险特征和需求特点，开发专属产品，增加老年人可选择的商业保险品种。

第五，医养结合的管理机制。医养结合养老服务涉及人社、卫生、民政、财政、国土、税务等多个部门，其顺畅发展需要打通多个环节，集合全社会的力量，共同推进。

三、"医养结合"的发展现状和问题

（一）国内养老现状

在"未富先老"的背景下，深度老龄化挑战的巨大压力已经对现有养老保障体系提出了日益严峻的考验，养老问题是家事也是国事。长期以来，我国形成了以家庭养老为主的养老模式，其特征是分散养老。但如今社会少子化趋势导致家庭规模小型化、取而代之的是"421"家庭、老年夫妇家庭以及空巢家庭，家庭功能弱化，使得传统的家庭养老模式已不能满足现有老年人的养老需求。随着养老的责任由家庭转向社会，新的养老方式不断涌现，正呈现出由传统的家庭养老过渡到社区、机构养老等多元化养老模式并存的局面。

机构养老是指由养老机构统一为老年人提供有偿或无偿的生活照料与精神慰藉，以保障老年人安度晚年的一种养老方式。养老机构可能附属于事业单位、医疗机构、福利机构，或者个人和团体组织，专为老年人提供饮食起居、清洁卫生、生活护理、健康管理和文体娱乐活动等综合性服务。国际社会机构养老通行的一般规律是养老床位占老年人口数的5%左右，截至2018年底，我国仍有520万张床位的缺口，产业需求远远未被满足。在社会经济水平的提升，家庭生活条件的改善，人民思想观念的解放等因素影响下，越来越多的家庭开始接受并尝试这种养老模式。

社区养老是从分散居家养老向集中社会养老过渡的一种方式。从20世纪90年代开始，我国政府将解决养老问题的方式转向了发展社区养老，逐步探索中国居家养老为主的社

区养老道路。它由政府出资委托或资助专业养老机构在社区承办居家养老服务站点,并在建成后管理和运作,为辖区老人提供居家养老服务;服务内容包括生活照料、托养服务、心理慰藉以及文化服务。居家养老的基本内涵是尊重和发挥家庭养老的基础作用,满足大多数老年人在家居住养老需求,同时发挥社区养老、机构养老的基本作用。尽管现在有的地方政府确立了"9073"或"9064"目标要求,也就是指90%的老人居家养老,7%或6%的老人在社区机构养老,3%或4%的老人在养老院等机构养老。初步建立了以居家为基础、社区为依托、机构为支撑的养老服务体系,但是养老服务机构的共同问题是,医疗护理服务缺失,无法满足半失能老人,失能老人的医疗需求。

(二)国外养老现状

(1)美国的商业养老模式:美国最主要的养老模式包括三类服务项目。第一类为老年人全包服务项目(Program of All Inclusive Care for the Elderly,PACE),它提供医疗保险和政府医疗补助所涵盖的所有护理和服务。第二类是居家社区养老服务(Home and Community-Based Services,HCBS),为医疗补助受益人提供了在自己家中或社区接受服务的便捷。第三类为多形态长期照护机构,涉及形式多样的养老社区。如持续照料退休社区(Continuing Care Retirement Community,CCRC)。CCRC内设置的社区医院拥有经验丰富的各科医生,为入住老年人提供预防、医疗、护理和康复等多种专业化、快捷化、亲情化的医疗服务。

(2)日本的医疗转型养老模式:日本是世界上老龄化之冠,但其法律制度较完备。主要的养老模式包括日间照护中心、老年福利中心、养老院和老年公寓等。日间照护中心主要为老年人提供日间康复训练和白天日常生活照料服务,老年福利中心为辖区内的老年人提供健康教育、体检和家庭指导等服务,养老院主要为痴呆老年人和卧床不起等失能老人提供服务,老年公寓为生活能自理的老年人提供照护服务,它的社会保障制度体系主要由5个部分组成,包括年金保险、医疗保险、劳灾保险、雇用保险以及护理保险。

(3)以英国为代表的税收筹资体制医养结合养老模式:经过上百年的历史发展,英国已经形成了一套由政府主导的国民医疗服务体系,也就是National Health Service,简称NHS,在英国"医养结合"改革过程中,家庭和社区发挥了关键性作用。当老年人健康状况出现问题时,首先通过社区中的全科医生进行初步诊断,决定其是否前往专科医院或综合医院接受诊疗。其整合性照料包括医疗照护、长期照料、社会照顾、老有所居、交通食宿等服务。

(三)"医养结合"发展中存在的问题

目前,"医养结合"养老模式得到了政府的高度重视,相关政策支持力度逐渐加大。但是由于"医养结合"养老模式在中国起步较晚,还存在一些问题。

(1)资金投入不足,服务主体参与积极性不高。养老机构设置医疗机构的标准和成本相对较高,而综合三级医院主要关注于盈利高的常规医疗,由于自身医疗资源紧张,加之养老行业的低利润等因素,医疗机构内设养老机构的积极性并不高。由社区卫生服务中心或一级医院合作的小型养老机构由于合作方医疗设施简陋,很难满足社区和养老机构对高质量医疗服务的需求。很多较大规模的养老机构虽然与附近大型医院签订了合作协议,但合作协议中服务内容、服务标准和要求不够细致明确,且缺乏有效监管和问责,很难确保老年人突发疾病时能够得到及时救治。

(2)服务收费水平偏高,服务内容单一僵化。与普通养老院相比,"医养结合"型养老机构因为其更高层次、专业的医疗服务而导致收费较高,这就与失能半失能老年人、残疾老年人、患病老年人、高龄老年人的收入水平不符。进而导致"医养结合"型养老机构床位利用率不高,资源配置效率降低。真正有需求的残障老年人、慢性病老年人、易复发病老年人等因为支付能力有限而难以进入"医养结合"型养老机构。此外,我国目前对老年人缺乏全面评估,导致无法明确老年人是否需要医养结合服务以及服务的具体内容和需求程度,很难做到服务内容与服务需求相吻合。

(3)"医"与"养"的资源衔接不足。从目前很多实施"医养结合"的养老服务机构来看,"医"和"养"的边界还没有完全界定清晰,对养老群体的服务需求缺乏详细分类,相关服务体系比较单一,服务内容趋同,这与"医"和"养"之间的双向互动不畅密切相关。作为一种新型养老服务模式,大多开展"医养结合"的养老机构仍然是以"养"为重心,缺乏"医"的资源融合,"医"和"养"二者没有统一协调。

(4)相关服务机构目标定位偏离。从现阶段各地实践来看,虽然一些医疗与养老机构具备了"医养结合"的服务基础,但是大多数服务机构将目标市场定位为高收入人群,没有充分考虑地区的整体消费水平和经济负担能力,使得收入较低的老年人无法真正入住"医养结合"养老机构。由于市场定位较高,相关服务机构的入住率较低,限制了"医养结合"养老政策的普及与有效实施。

(5)缺乏健全的医疗保障体系。当前,一些地区的医保定点覆盖不全面,缺乏健全的长期护理险以及医护险,再加上医疗保障的资金来源单一,集中在政府财政支持上,缺少用于老年人长期护理险的专项支出费用,导致老年人的医疗保障后续发展动力不足。除此之外,部分养老服务机构中,医疗机构内设不足,即使有些大型养老服务机构内设了医疗机构,但也没有被纳入医保定点范畴之内,老年人的医保不能用于相关养老服务机构的结算,在居家养老方面可以使用医保支付护理费的覆盖率较低,增加了老年人"医养结合"养老的支出负担。

(6)相关人才短缺,服务供需失衡。由于中国养老服务从业人员的数量不多、专业素质偏低,导致老龄事业和产业发展受到了一定的限制。在多数养老服务机构中,缺乏医疗、护理和康复方面的高素质人才,无论是医疗机构转变为护理机构,还是养老机构内设医疗机构,都体现出了具有行医资格的医护人员和高级护理人员数量的不足。相关从业人员数量与质量无法满足当前多元养老需求,这与中国养老服务产业从业人员培训体系不健全、薪酬待遇较低等因素密切相关。

第二节　医养结合服务内容与要素分析

一、医养结合核心服务内容和服务模式

(一) 主要服务对象和目标

从保障对象来看,医养结合养老模式面向的是老年人群体,尤其是处于大病康复期、患有慢性病、易复发病患者等无法在传统养老模式中得到良好照料的失能、半失能的老年人;从保障的目标来看,医养结合养老模式最终是要老年人享有健康有保障的生活。

(二) 提供的主要服务内容

从服务内容看,医养结合是指以客户为中心,将医疗服务与养老服务相结合,以"医养一体化"的发展模式,将医疗服务、康复理疗、护理服务、生活照料服务、精神文娱、营养膳食等融为一体的服务模式,包含医疗、养老、康复、护理四大服务体系。

(1)医疗服务:医疗服务包括非急重症治疗的全部医疗服务。服务内容主要有健康咨询服务、健康检查服务(基础查体、化验和影像检查)、健康管理干预服务、用药管理服务、常见病诊断与治疗、慢病管理治疗、院前急救等。

(2)养老服务内容:养老服务主要是指为老年人提供的生活层面的照料服务,包括生活照料服务、精神文娱、营养膳食,以及非专业医疗、护理、康复外的服务,也是医养结合服务中的基础服务内容。服务内容包括协助居室清洁、协助个人清洁(如洗脸、洗脚、进行口腔清洁、帮助洗浴)、协助穿衣打扮、协助用餐(用餐行为能力丧失、用餐意识能力丧失)、协助行动(床上行动受限,如定期翻身;行走能力受限,如借助轮椅、助行器行走)、协助"二便"(如对大小便失禁、困难的老人进行清洁及协助排泄)、组织文化娱乐活动(如组织棋牌、书画、社团活动)、提供营养膳食(如营养配搭、特殊疾病老人的配餐、咀嚼或吞咽困难老人特殊流食的配制)等。

(3)康复服务内容:康复服务是指维持或恢复机体运动功能、言语功能、认知功能的专业康复服务,理疗、按摩、艾灸、针灸等中医保健服务,以及对认知照护人群进行音乐、感知、参与、意识等干预治疗。康复服务是对老年人进行健康干预的主要服务手段,可以有效预防机能退化,提高自主活动能力,使其回归社会或家庭,提升其生活质量和尊严。

(4)护理服务内容:护理服务主要是指为老年人提供失能或术后的专业护理服务。在对失能老人的照护中,生活照料和专业护理是两项最基本的服务内容。服务内容包括有皮肤(如皮肤撕裂、皮肤破损溃烂)、管道(如气管插管、PICC 留置、胃管、尿管、瘘管)的护理以及用药服务。

(三) 养老服务模式

从基本模式上来分析,医养结合有 4 种模式:

(1)从医延养:一般是指以医院为主体,本质上是从医疗机构往下游的养老护理领域延伸,在医院内设置老年床位,以医疗机构为主成立养老机构;在医疗机构内增成立专门科室提供养老服务,将医疗机构转型,转变成能够提供医疗服务和养老服务的康护和护理机构。由于医疗机构的市场接受度普遍都高,因此较为容易切入养老护理领域。

(2)由养添医:一般是指规模较大的养老机构留出部分楼栋或区域,用以配置护理院、门诊部或一级甚至二级综合性医院等医疗服务机构。此为最普遍模式医院结合模式,在养老机构中设置老年病医院、康复医院、医务室以及护理院等医疗机构。

(3)医养协同:"医养协同"顾名思义指的是养老与医疗通过合作的形式,向老年人提供医疗卫生服务。目前市场上存在较多的传统签约合作模式,即养老机构与医疗机构签订合作协议,由医疗机构定期派医护人员到养老机构坐诊并提供医疗服务,而养老机构负责治疗后康复和恢复期的护理服务。

(4)地域囊括照护:其基本思路是在搭建好的政府服务平台之下,对于需要医疗和介护服务的长者,通过居家上门的服务形式,协调医院、诊所、访问看护机构、药局和介护服务机构等多种老年服务单位,根据老年人的需要,提供医养整合式照护服务。

(5)其他新型模式:利用移动互联网技术与远程医疗技术,将养老的概念线上化、虚拟化,通过建立一个区域化养老信息服务云平台,老年人将服务需求通过电话或者网络告知云平台,平台将会按照需求派企业员工上门为老年人提供服务,同时对服务质量进行监督。

二、医养结合服务关键要素

(一)医疗资源配置等级

医养结合服务模式中,医疗资源的配置程度决定了整体的服务深度。医疗资源配置分为3类:

第一类,医疗机构为一级及以上,如养老机构加一级/二级康复医院、老年病专科医院、护理院,或一级或二级医疗机构做服务扩增,增设养老机构,彼此独立运营又相互服务协同。这一类是比较完整意义上的医养结合,基本可以达到危急症以外的常见慢病诊疗、康复理疗、术后护理、院前急救等比较全面的服务能力。

第二类,医疗机构为内设医务室。这一类仅能满足机构在住老人健康管理、慢病开药、术后基础护理等基本医疗服务需求。

第三类,以社区卫生服务中心等医疗机构为主,开展家庭病床服务;或以驿站和护理站为服务载体,开展上门养老照料和基础护理服务。这一类满足的是居家老人的健康管理服务、基本护理服务和基础生活照料服务需求。

(二)打通支付渠道

医养结合模式中,医疗服务除了提供专业服务保障外,另一个价值是解决专业医护服务的支付问题。因此,各机构在设立医疗服务机构前,要充分了解属地的设立政策和医保政策。同时,也需要政府出台政策引导商业保险在养老和医疗相关的服务产品中加大投入,从而形成更加完善的养老支付体系。

(三)成熟的管理模式和服务体系

医疗的运营成本高、管理难度大,很难实现连锁化效益,通过构建成熟的管理模式,如专业的医养结合医疗管理模式,输出管理模式、服务体系、人才团队、连锁化供应链资源等,来解决医养结合的医疗专业运营问题,控制成本,提升效益,是一种能够实现可持续发展的盈利模式。

(四)专业人才的建立

医疗服务的核心竞争力在于人才,因此组建专业人才队伍、构建服务体系是提升服务品质和服务质量的保障。在人才队伍组建上,一是要借助政府政策引导,从教育源头上加大专业人才的供给;二是政府应扶持专业培训机构通过外培内训,提升基层服务人员的服务技能;三是应通过物联网、影像传输、可穿戴设备和床旁护理等技术的应用,推动远程医疗和护理技术的应用与升级,提升医疗人员的贡献价值。

三、智慧医养

2017年,三部委印发《智慧养老产业发展行动计划(2017—2020年)》,其核心是要利用物联网、云计算、大数据、智能硬件等技术,把各方健康养老资源进行对接和优化。"互联网＋医养结合"通过互联网技术来协同整合医院、社区、养老机构的医养护资源,发挥对现有资源的最大利用率,创新医养结合服务模式,满足老年人群多层次、多样化的健康养老需求。

（一）智慧养老定义

智慧养老是指利用信息技术等现代科技技术（如互联网、社交网、物联网、移动计算、云计算、大数据技术等），围绕老人的生活起居、安全保障、保健康复、医疗卫生、娱乐休闲、学习分享等各方面支持老年人的生活服务和管理，对涉老信息自动监测、预警甚至主动处置，使这些技术实现与老年人的友好、自主式、个性化智能交互。

（二）智慧养老服务领域

根据最新发布的《智慧健康养老产业行动计划》，目前我国智慧养老服务领域主要有以下6个方面：主要包括：慢性病管理、居家健康养老、个性化健康管理、互联网健康咨询、生活照护、信息化养老服务。

(1)慢性病管理：重点发展病情监测、档案管理、个性化评估、趋势分析、诊疗建议、异常预警、紧急救助、康复服务等。

(2)居家健康养老：重点发展健康体检监测、居家环境安全监测、远程看护、亲情关怀、健康干预、健康评估反馈等。

(3)个性化健康管理：重点发展信息采集、健康计划、健康教育、健康跟踪、病情诊断、风险筛查、健康信息查询等。

(4)互联网健康咨询：依托互联网平台，发展在线咨询、预约挂号、诊前指导、诊后跟踪等。

(5)生活照护：基于互联网平台，为老年人提供居家代买等智慧便民服务和关怀照料等养老互助服务。

(6)信息化养老服务：重点发展老年人的无线定位求助、跌倒监测、夜间监测、老人行为智能分析、阿尔茨海默病患者防走失、视频智能联动、门禁系统联动、移动定位、消费娱乐等。

2015年，国务院印发《关于积极推进"互联网＋"行动的指导意见》，明确提出了"促进智慧健康养老产业发展"的目标任务。2017年发布的《智慧健康养老产业发展行动计划》提出，要加快智慧健康养老产业发展，到2020年基本形成覆盖全生命周期的智慧健康养老产业体系，建立100个以上智慧健康养老应用示范基地，打造一批智慧健康养老服务品牌。这些利好政策与信息，意味着智慧养老已经开始上升到国家战略层面。

（三）信息化与智慧养老

信息化是养老服务从传统模式向智能化迈进的基础保障。主要包括智能居家养老体系、社区养老服务平台、养老机构信息系统、民政养老服务系统、新养老模式下的信息化支撑等。

(1)居家养老系统：运用物联网、互联网、移动互联网技术、智能呼叫、云技术、GPS定位技术等各种先进的信息技术，创建"系统＋服务＋老人＋终端"的智慧养老服务模式，对老人的身体状态，安全情况和日常活动进行有效监控，及时满足老人在生活、健康、安全、娱乐等各方面的需求。诸如利用移动APP、穿戴智能监测手环、智能跌倒报警器等各种智能硬件产品，建立智能化、信息化居家养老网络系统，提供助餐、助洁、助急、助医、护理等多样化的居家养老服务。

(2)社区养老服务平台：社区养老服务就是通过政府扶持、社会参与、市场运作，逐步建立以家庭养老为核心，社区服务为依托，专业化服务为依靠，向居家老人提供生活照料、医疗保健、精神慰藉、文化娱乐等为主要内容的服务。社区养老的组成由智能平台软件和老人用通信终端设备组成,智能平台软件实现信息交换和记录功能,通信终端实现呼叫功能。功能包括以居民健康档案为基础,建设老年人健康管理平台,这种平台的主要功能涵盖社区慢性病检测就诊、医药处方配送和影像检查配送等。

(3)养老机构信息系统:养老机构信息系统建设的重点是将养老、日常办公、医疗服务结合,主要包括养老费用的结算系统、医疗护理管理系统、药品管理系统、膳食管理系统、物质管理系统、基础信息维护系统等数个子系统。

(4)民政养老服务系统:民政养老服务信息管理解决方案主要帮助民政部门对养老行业实现信息化的管理。政府部门通过民政养老信息管理平台采取养老基础数据采集、养老机构监督、考核管理、统计分析、社会化养老服务、评估认证等信息化手段,实现对养老服务的信息化管理。

(5)新养老模式下的信息化支撑:

①旅居式养老服务的信息化与智能化:智能旅居养老是养老机构与旅行社、医疗机构共同借助移动信息工具和人工智能设备以及大数据分析而开展的新型互联网旅居养老模式。旅居养老是"候鸟式养老"和"度假式养老"的融合体,它将养老机构中的闲置床位与候鸟型"养游"结合起来,为老人提供舒适的行程,完善的服务。

②一站式健康小屋智能养老关怀服务:健康小屋主要位于社区、社康中心及大型团检企业内。在上海,社区老人们有了"每日打卡"的新去处,覆盖全市的智慧健康小屋正在老人们的"家门口"逐一落成,智能健康体检自测让老人们对自己的身体情况"一目了然"。社区卫生服务机构里设健康小屋,居民在家门口就可以免费测量血压、血糖,在家庭医生指导下调整高血压和糖尿病用药。

③面向养老的地产服务医养结合体系:我国的养老地产尚处于探索阶段,与传统的房地产项目不同的是养老地产实现的功能除了基本的配套设施外,还得提供老年人尤其是身患疾病的老年人的医治、护理、康复、紧急救护、生活照料、文娱活动甚至于临终关怀等服务。国内可以借鉴美国具有典型代表性的社区 CCRC 模式,根据养老地产服务对象的健康状况和个性化的护理需求,提供不同的医疗、护理、养老服务。

智慧健康养老产业是"供给侧结构性改革"背景下的产物,是解决中国养老产业结构失衡问题的一剂良方。医养结合式养老在"十四五"时期将大有发展空间。同时,医养结合服务体系建设也是一项系统工程,需要政府、机构和个人的充分参与。在尊重人口老龄化发展规律的前提下,找准老年人医养服务需求,调动各方面积极性,就能实现医养结合事业的长足发展,更好满足社会对更加美好老年生活的期待和需求。

思考题

1. 医养结合的定义?

2. 简述医养结合服务的人群和服务内容要点?

3. 病例分析型思考题:

89岁张老伯与女儿同住，每天早晨，女儿出门时他就跟着出门，散步后，10时到杨浦区四平社区的"日托所"，在一楼进门处，必备测温、戴口罩、登记信息、手部消毒，出示"随申码"，方能进入。有时候他会在棋牌室看人打扑克，看累了就回日托所看电视剧，或者与助老协管员聊天。11时多，去食堂用餐。午饭是粥和西红柿炒鸡蛋、蔬菜和水果。午饭后，助老协管员陪老人散步片刻，随后午睡。了解到张老伯有高血压，日托所每周还安排医务志愿者为他量血压，并为他制定了一份健康档案，随时观察他的身体状况，让张老伯享受到"家庭医生"的服务。

思考要点：

(1)该案例是什么养老模式？其优势和存在的问题有哪些？

(2)结合案例，请您谈一下对我国医养结合的思考和建议？

（孟 超 高 天）

参考文献

[1] 中国老年学和老年医学学会，杨一帆，张劲松，等.积极应对人口老龄化研究报告（2020）—聚焦医养结合[M].北京：社会科学文献出版社，2020.

[2] 陈作兵，杨芳.中国医养结合专家共识[M].浙江：浙江大学出版社，2019.

[3] 司明舒.老年人医养结合机构模式选择与服务供需研究[M].北京：化学工业出版社，2020.

[4] Integrated care for older people. Guidelines on community-level interventions to manage declines in intrinsic capacity WHO[G]. World Health Organization，2017.

[5] 熊功友，张传旗，徐伟，等.探索"互联网＋"医养结合模式的实践[J].当代医学，2019，25(4)：120-122.

[6] 陈洪波，杨华，虞智杰，等.上海市康健社区居家老年人医养结合服务需求和利用调查[J].上海医药，2020，41(12)：18-21.

[7] 徐健，孔灵芝.关注慢性病助力健康老龄化[J].中国慢性病预防与控制，2020，28(9)：641-644.

[8] 陈劲松，陈臻，蔡旭哲，等.医养结合实践中的法律风险及其防范[J].中华保健医学杂志，2020，22(5)：553-554.

[9] 范庆梅，陈乐，吴猛，等.医养结合视角下养老机构医疗服务供给现存问题及对策[J].中国老年学杂志，2021，41(3)：658-661.

[10] 尹雨晴，刘晴偲，张洁，等.现域下"医养结合"社区养老模式[J].中国老年学杂志，2020，40(14)：3130-3132.

下篇　老年常见病诊断与治疗

第十二章　老年口腔疾病

1. 老年人群口腔状况调查。
2. 老年人牙体病。
3. 老年人牙周病。
4. 老年人常见颌面部外科疾病。
5. 老年人口腔修复。
6. 牙周病影响老年人系统性疾病的研究进展。

教学目的 📝

1. 掌握
   老年牙髓病和根尖周病的临床表现、诊断和治疗，老年人牙周病的防治特点，牙及牙槽外科，种植修复，牙周病与全身系统性疾病相关性的研究进展。

2. 熟悉
   根面龋病因和防治，牙周病的新分类，引导组织再生技术，牙周病病原菌，颞下颌关节紊乱病治疗。

3. 了解
   老年人群口腔状况，固定修复和可摘局部活动修复。

现今社会，人们对健康的追求已不再局限于寿命的延长，而更注重生活质量的提高。口腔健康对人类的饮食、语言、社交、心理等多方面都有着重要影响，随着世界人口日益老龄化，老年口腔医学（geriatric stomatology）的研究与发展变得势在必行。

老年口腔疾病因各组织衰老产生的增龄性变化而有其自身特点，同时老年患者还常伴有多种影响口腔健康与口腔疾病治疗的全身系统性疾病，老年人的心理状况也有其特殊性。本章节介绍了多个口腔亚专业在老年口腔疾病中的最新研究进展，力求使临床医学生对老年口腔医学的新材料、新技术、新思路有一定的认识与了解，从而给老年患者带来更全面更优化的综合诊疗效果。

第一节　老年人群口腔状况调查

2015—2017 年,中华口腔医学会根据世界卫生组织推荐的《口腔健康调查基本方法》(第四版),组织完成了第四次全国口腔健康流行病学调查。以下介绍本次流行病学调查报告老年组(65～74 岁)的具体情况。

一、牙体状况

龋病为破坏牙齿硬组织健康或最终导致牙齿脱落的常见疾病之一。口腔流行病学常用龋失补牙数(DMFT)来反映患龋的程度,"龋"指已患龋未治疗的牙,"失"指因患龋而缺失的牙,"补"指已做充填治疗的龋牙。本次流调显示全国 65～74 岁年龄组恒牙患龋率 98.0%,恒牙龋均(DMFT 均数)13.33,其中根龋患病率为 61.9%。在 2005 年进行的前一次调查中,同年龄组该三项数据分别为 98.4%、14.65 和 63.6%。

二、牙周状况

牙齿支持组织疾病即为牙周病,是造成成人牙齿缺失的另一常见疾病。本次流调显示全国 65～74 岁年龄组的牙周健康率为 9.3%,牙龈出血、牙石、深牙周袋和附着丧失的检出率分别为 82.6%、90.3%、14.7% 和 74.2%。2005 年的调查中同年龄组牙周健康率为 14.1%,牙龈出血和深牙周袋检出率分别为 68.0% 和 11.4%。

三、牙列状况

全国 65-74 岁年龄组牙列上平均存留牙数为 22.50 颗(包括非功能牙),无牙颌率为 4.5%。其中拥有完整牙列(不包括第三磨牙)的人占 18.3%,缺牙人群中有 63.2% 进行了不同种类的义齿修复治疗。2005 年的调查中同年龄组平均存留牙数为 20.97 颗,无牙颌率为 6.8%,义齿修复率为 42.6%。

从两次全国口腔流调报告对比中可以看出,十年来我国老年人口腔存留牙数有一定提升,口腔健康保健知识有所增加,但造成牙齿功能异常甚至缺失的最常见疾病——龋病和牙周病的患病率仍不容乐观。为了早日完成 2001 年 WHO 提出的"8020"计划,即 80 岁的老年人应至少留有 20 颗功能牙,我国老年口腔保健的工作依然任重道远。

第二节　老年人牙体病

一、根面龋

龋病(dental caries)是在多因素相互作用下,牙体硬组织表面的无机物脱矿,有机物分解而形成的一种慢性进行性疾病。龋病按部位可分为冠龋和根面龋。

（一）根面龋病因

1. 宿主因素

由于老年人的牙周组织退缩明显，食物嵌塞普遍存在；老年人口腔中修复体的广泛存在也增加了菌斑控制的难度；此外，老年人唾液腺的生理性萎缩或一些系统性疾病常用药物均可造成唾液流量减少。加之老年人行动不便，口腔卫生习惯不良，进一步增加了暴露牙根的患龋风险。因此，根面龋在老年人中尤为好发。

2. 细菌特点

（1）菌群结构多样性：龋病本质上是一种由细菌介导的慢性感染性疾病。有研究发现在健康无龋部位及冠龋部位采集到的龈上菌斑菌群结构相似度高，多样性低，存在较为稳定的核心菌组，而根面龋龋损部位的菌群结构更为复杂，存在 306 个特有菌种，富集的细菌主要有红蜷菌、丙酸杆菌、乳杆菌、双歧杆菌，它们在根面龋发生发展进程中表达出活跃的代谢功能。

（2）菌群更替：非变异链球菌属和放线菌属是健康牙根表面的早期定植菌群。随着致龋条件的形成，以糖类为主的底物代谢后形成酸性局部环境，变异链球菌、乳杆菌、双歧杆菌和放线菌等耐酸菌群成为龋病优势菌的主体。当龋损进展至牙本质，随着胶原蛋白以及其他宿主蛋白的暴露，革兰氏阴性厌氧菌和蛋白水解细菌的数量会随之而增加。根面龋发展至晚期，同时具有糖酵解和蛋白水解活性的微生物菌群将变得更加多样化。

（二）根面龋防治

根面龋位置常在龈缘以下，可视性差，器材难以接近；不易制备固位型；龈沟液、唾液和血液的存在使难以获得干燥的创面，不利于修复材料的粘接，这些因素都对治疗提出了挑战。

1. 药物防治

氟化氨银（silver diamine fluoride，SDF）和氯己定（chlorhexidine，CHX）涂剂是目前最常用的防龋药物。

2. 充填治疗

（1）微创牙体治疗：该理念是指只去除龋坏和无法再矿化的牙体组织，不做预防性扩展，尽可能保留天然牙体组织。微创去龋法包括手用器械法、化学机械法、激光去龋法等，因相对简便的操作条件和避免涡轮制备窝洞时的刺激痛，非常适用于患有行动或认知障碍、全身耐受情况差的老年患者。

（2）材料：玻璃离子水门汀（glass ionomer cement，GIC）是目前最常用的根面龋充填材料。

二、老年人牙髓病和根尖周病

牙髓病（dental pulp disease）即牙髓组织出现病理改变，根尖周病（periradicular lesions）指发生于根尖周围组织的炎症性疾病，多继发于牙髓病。

（一）老年人发病病因和特点

牙髓病和根尖周病是多因素交互作用所致的病损，其主要病因包括微生物感染和物理化学因素刺激。老年人的牙髓组织因纤维化增加、钙化组织增多等退行性改变，导致牙髓的防御修复能力降低，受到外界刺激后更容易发生牙髓炎症和坏死，并通过根尖孔波及根尖周组织,形成根尖周病。

(二)临床表现及诊断

1. 牙髓病

牙髓炎的特征性表现就是牙痛,由于老年人的牙髓血管、神经减少,牙髓炎的疼痛往往较年轻人轻,慢性牙髓炎是老年人群更常见的牙髓炎类型。一般有长期的冷、热刺激痛史,偶尔出现轻微的阵发性隐痛、钝痛和放散性痛。由于病程较长,炎症常波及根尖牙周膜,患牙可出现轻度咬合痛,咬合无力等症状。检查时,患牙常可见龋病等牙体硬组织疾患或咬合创伤;叩诊可能有轻微疼痛或不适;牙髓活力测试反应多为迟钝。X线片检查可能有根尖周牙周膜间隙增宽或硬骨板模糊。

2. 根尖周病

急性根尖周炎主要表现为患牙咬合痛。初期只有轻微钝痛、浮出感,疼痛局限于牙根部,患者能指出患牙。若炎症继续发展,则发生根尖化脓性变化。积聚的脓液会引起患牙自发性剧痛,持续性跳痛,严重时会伴有颌面部蜂窝织炎、全身畏寒发热症状。慢性根尖周炎一般无明显自觉症状,可有咀嚼无力和不适,牙龈黏膜有时可见窦道口。检查时见患牙变色,对冷热诊无反应。X线片示根尖透射区,边界较模糊,周围骨质较疏松。

3. 鉴别诊断

心绞痛典型症状是左胸前区发作性沉重、压迫、疼痛感,常放散到左肩胛及左臂,另有18%患者牵涉至左侧下颌及牙齿,出现后牙区牙髓炎样疼痛。老年患者心血管疾病较为常见,接诊有这类症状的患者时,应当详细询问全身状况和既往病史,以免贻误病情。除此之外,临床工作中还应注意将老年牙髓病和根尖周病与三叉神经痛、颞下颌关节疾病、颌骨肿瘤等其他疾病进行鉴别诊断。

(三)治疗

牙髓病和根尖周病的治疗原则为缓解疼痛和尽量保存患牙。目前,根管治疗术(root canal therapy,RCT)是保存患牙最有效的手段。RCT是通过机械清创和化学消毒的方法预备根管,经过对根管的清理、成形,必要的药物消毒,以及严密充填,从而达到控制感染,促进根尖周病变愈合或预防根尖周病变发生的目的。

因老年人髓腔体积变小,根管变细且易钙化,这些因素降低了RCT的成功率。此外,部分老年患者全身状况不佳,对复杂根管治疗术耐受性差。因此干髓术、空管药物疗法、牙髓塑化疗法作为姑息疗法在老年人群中也有较多的应用。对于久治不愈的患牙可考虑拔牙术或辅助显微根尖外科手术(apical microsurgery)。

急性牙髓病或根尖周病的主要症状是疼痛,应急处理常采用的措施有:开髓引流、切开排脓、调整咬合及药物处理。

第三节 老年人牙周病

牙周炎(periodontics)是发生在牙周支持组织,以附着丧失、牙周袋形成、牙槽骨吸收为特征的一类炎症性疾病,是老年人群牙缺失的主要原因。

一、牙周病的新分类

2017 年 11 月，美国牙周病学会和欧洲牙周联盟联合发布了"牙周病和种植体周病与状况的新分类"。

首先，新分类提出"临床龈健康"理念，其标准是：在牙周组织完整或有降低的情况下，探诊出血位点<10%，牙周探诊深度≤3mm；或经牙周炎治疗后，虽有牙周探诊深度达到 4mm 的位点，但无探诊出血。当个体被诊断为牙周炎，在治疗成功后存在"临床龈健康"阶段，但依然有牙周炎复发风险，需要进行终生支持治疗。

其次，新分类中不再区分侵袭性牙周炎与慢性牙周炎，没有足够证据表明它们是不同的疾病，这样分类也无法为临床干预提供指导。但是人群中确实存在特定部分个体表现出不同的牙周疾病进展速度，表现为疾病的易感性。基于以上发现，新分类将这两种疾病重归为牙周炎，并针对牙周炎进行分期和分级。

分期体现了疾病的严重程度以及疾病诊疗的复杂性。分级体现了疾病的进展速度、危险因素以及疾病对全身健康的影响评估。通过对牙周炎的分期分级，可以指导临床医生制定个体化的治疗方案和预后评估。

二、牙周病发病机制研究新进展

菌斑微生物是牙周病发生的始动因子，但易感的宿主及某些能增加宿主易感性的因素（如遗传性疾病、糖尿病、妊娠、吸烟、精神压力等）是影响牙周病的类型、进程和治疗后反应的重要因素。

（一）牙周病原菌

牙菌斑中最重要的牙周致病菌包括伴放线聚集杆菌（*A. actinomycetemcomitans*，Aa）、牙龈卟啉单胞菌（*P. gingivalis*，Pg）、福赛坦氏菌（*T. forsythia*，Tf）和齿垢密螺旋体（*T. denticola*，Td）。近期也有研究发现疱疹病毒 HSV-1 和牙周致病菌二者可在牙周病发病的多个阶段内相互影响，疱疹病毒能促进细菌的黏附和定植，牙周致病菌能促进病毒的活化，二者共同改变宿主的免疫反应。

（二）发病机制

各种与牙周相关的微生物除了通过自身和自身分泌的产物造成牙周组织损伤外，还能通过过度活化宿主的免疫反应引起或加重牙周病的发展，其中通过免疫反应产生的炎症介质起了至关重要的作用。

目前研究发现较典型的细胞因子和效应分子有白介素家族（interleukin，IL）、肿瘤坏死因子-α（tumor necrosis factor，TNF-α）、前列腺素 E2（prostaglandin E2，PGE2）、干扰素-γ（interferon，IFN-γ）。

（三）老年人牙周病发病特点

随着年龄增长，细胞增殖修复能力逐渐下降，组织呈现一个生理学和形态学上的衰变过程。对同一非易感个体而言，老年时期受到病原体感染时，炎症反应会更快速显著，创伤愈合得更慢。

三、老年人牙周病防治特点

(一) 预防特点

预防牙周病的关键在于做好牙菌斑的控制和专业的维护。老年人牙周病的预防要注意以下几点：

(1)提高自我口腔保健能力,选择合适的牙刷,坚持早晚刷牙,由于老年人多伴有牙龈退缩牙缝变大,可配合使用牙线、牙间隙刷、冲牙器等。对于一些有严重慢性疾病、生活难以自理的老年人,应由家庭成员或医务人员进行特殊的口腔护理。

(2)对龋齿做充填修复、不能保留的患牙尽早拔除、拆除不良修复体等治疗手段会明显减少牙菌斑的形成。缺失的牙齿尽早进行义齿修复,减轻余牙的负担。

(3)改善饮食营养,戒烟酒,控制基础疾病,并定期进行口腔健康检查,有条件者每三个月检查一次,每半年至一年清洁一次。

(二) 治疗特点

老年人牙周病的治疗原则是防止牙周炎症影响全身健康,尽可能多的保留健康牙为修复治疗做准备。由于老年人的生理心理状态和年轻人存在差异,对牙周病治疗结果的预期不同,可灵活选择治疗方案。在老年人身体状况及心理状况允许的情况下牙周病的治疗可以正常进行。

四、引导组织再生技术的新进展

(一) 概念

牙周组织的引导组织再生术(guided tissue regeneration,GTR)是在牙周手术中利用屏障膜在牙龈上皮与牙根之间创造一定的空间,引导牙周膜细胞优先占领根面,从而在原已暴露于牙周袋内的根面上形成新的牙骨质,并有牙周膜纤维埋入,形成牙周组织的再生,部分修复牙周炎的附着丧失和(或)牙槽骨吸收。将GTR概念应用于缺失牙位点,在牙龈软组织与骨缺损之间建立生物屏障,确保骨缺损区在成骨过程不受成纤维细胞和上皮细胞的干扰,最终达成骨增量以利于种植体植入,这一过程被称为引导骨组织再生术(guided bone generation,GBR)。两者既有共同点,又因再生目标的不同而存在细微差别。

(二) 屏障膜

生物屏障膜是GTR/GBR技术中的一个关键部分。

1. 分类

人工屏障膜按不同生物材料可分为合成高分子聚合物类、天然高分子聚合物类、不同聚合物复合类以及金属类。根据其降解特性分为不可吸收膜和可吸收膜两大类。胶原膜是目前临床应用最广泛的可吸收膜。而聚四氟乙烯膜、钛膜等不可吸收膜,因其具备的极佳理化性能,在垂直型骨增量技术中发挥着不可替代的作用。

2. 新进展

得益于组织工程的新技术手段,近年来屏障膜的实验研究突飞猛进。但因人体牙周组织再生的复杂性,这类材料尚未广泛应用于临床。

(1)改良膜的内部结构:利用静电纺丝技术制备纳米级支架,如聚乳酸-羟基乙酸共聚物(PLGA)或聚-L-丙交酯-已内脂(PLCL)电纺膜。

（2）改良膜的表面结构：将抗菌药物搭载至生物屏障膜，以增加膜的抗菌性。将骨替代材料、成骨相关细胞因子或者干细胞搭载至生物屏障膜，以增强膜的骨传导、骨诱导和骨促进作用。

（3）3D 打印技术：通过选择性激光溶化技术（selective laser melting，SLM）制作的个性化钛网，可以使钛网与牙槽骨解剖形态之间达成最佳的匹配，精确重建骨的三维体积和位置，并大大减少手术操作时间。

（三）骨移植材料

在临床上，这些材料主要用来支撑软组织防止其塌陷到骨缺损区，并具有稳定血凝块和促进骨形成的能力。

1. 分类

用于 GTR/GBR 技术的骨移植材料可分为四类：自体骨（autografts）；同种异体骨（allografts），如新鲜冷冻骨，冻干骨，脱钙冻干骨；异种骨（xenografts），如无机牛源性骨（anorganic bovine-derived bone mineral，ABBM）；人工合成骨（alloplasts），如羟基磷灰石，磷酸钙。

2. 临床应用考量

自体骨曾被认为是 GBR 金标准，因为它具有最佳的骨引导、骨诱导、骨形成潜力。在轻度水平骨量不足的情况下，建议直接收集自体骨骨屑或用同种异体骨移植于种植体颈部。然而当种植区域出现较严重骨缺损（<4mm）时，因为自体骨早期吸收，骨增量效果不理想的缺点，颗粒状自体骨和异种骨（如 ABBM）1:1 比例的混合物是更有效的骨增量方法。当骨缺损＞5mm 时，建议取颏部或下颌升支的块状骨，再联合异种骨材料，才能获得良好的骨增量，但这类骨增量技术增加了第二术区，技术敏感性也高。

在牙周手术时，可注射型纳米支架（如磷酸钙骨水泥，壳聚糖水凝胶）或者釉基质蛋白衍生物，可替代常规的骨移植材料，在牙周组织再生中发挥重要作用。

第四节　老年人常见口腔颌面外科疾病

一、牙及牙槽外科

拔牙术、牙槽骨隆突修整术、系带修整术和唇颊沟加深术等是老年人义齿修复前常见的治疗手段，但老年人常伴有全身系统性疾病和长期服用药物史，因此增加了该人群进行牙槽手术的复杂性。

（一）系统性疾病对老年人牙槽手术的影响

（1）心血管疾病：该类患者的拔牙及手术指征为：血压<180/100mmHg；心功能 Ⅰ～Ⅱ 级；心绞痛稳定后、心肌梗死半年以上未复发。手术应在心电监护下进行。

（2）内分泌疾病：对于糖尿病患者，要求拔牙当天空腹血糖<8.88mmol/L 或餐后<10mmol/L 并无尿酮体阳性，术前术后使用抗生素。甲状腺功能亢进的患者，要求基础代谢率控制在＋20%以下，心率<100 次/分，术后使用抗生素。

（3）肾病：应考虑某些抗生素的肾毒性作用，减少其剂量。尿毒症患者应考虑其出血倾向。

（4）肿瘤：3 年内接受过颌面部放疗的患者暂缓拔牙。接受过化疗患者拔牙前应注意血象检查。

（二）药物对老年人牙槽手术的影响

1. 影响术后凝血的药物

临床上大量的心脑血管疾病患者需要长期服用抗血栓药物进行治疗，对于这类患者进行牙槽手术时，如处理不当极易引起术后出血。

学者们对于牙槽手术前是否需要停药，停药后的"反跳现象"是否给患者带来更大的危害等疑惑开展了大量临床研究，大部分研究表明，对于口服抗血栓药物的患者进行拔牙手术前可不予停药。但对于该类患者应遵循以下原则：①术前详细询问病史，完善各项检查（如手术区影像学检查、出凝血时间、INR/国际标准化比值），待病情稳定，INR<2.5，手术方可进行。②遵循简单多次拔牙原则，一次拔除单颗牙，过大的拔牙创易增加止血难度；术中应轻柔，尽量使用微创技术；拔牙术后修整创面高而尖的骨嵴。③术后充分止血，常用的止血方式包括纱布卷加压、填塞止血材料（如明胶海绵、再生氧化纤维素等）、水平褥式缝合等。④术后留院半小时观察，离院时给予术后注意事项的书面说明，告知可能的术后出血风险及应对措施。

2. 影响术后骨愈合的药物

目前双膦酸盐药物（bisphosphonate，BP）在治疗原发性骨质疏松、恶性肿瘤骨转移的预防和辅助治疗中发挥着不可替代的作用。自 2003 年 Marx 首次报道了使用 BP 药物导致的颌骨骨坏死（bisphosphonate related osteonecrosis of the jaws，BRONJ）以来，该并发症逐渐得到重视。BRPONJ 发生率与所使用双膦酸盐种类、累积剂量、用药方式和时间长短有关。与口服药相比，静脉用药致颌骨坏死风险更高，剂量增加及疗程延长也会增加颌骨坏死风险。虽然目前 BRONJ 发病率很低，但一旦发生，患者往往有严重的临床表现，加之目前缺乏理想有效的治疗措施，因此对这类患者在接受口腔手术前如何预防显得尤为重要。

根据美国口腔颌面外科医师协会 2014 年更新的预防指南，提供如下临床建议：

（1）口服途径：

BP 治疗时间<4 年，无其他临床风险因素者：常规口腔手术正常进行。但对于种植手术患者，建议告知继续使用 BP 药物可能出现种植失败和颌骨坏死的风险；加强长期随访；调整 BP 药物剂量、暂停药物或寻找 BP 替代药物。

BP 治疗时间<4 年，同时应用激素或抗血管生成药物治疗者：全身条件允许情况下，口腔手术前停用 BP 药物 2 个月，术后骨愈合后再恢复 BP 用药。

BP 治疗时间>4 年者：全身条件允许情况下，口腔手术前停用 BP 药物 2 个月，术后骨愈合后再恢复 BP 用药。

（2）静脉注射途径：

对于使用或即将使用静脉注射 BP 的肿瘤患者因其全身状况复杂，药物累积量大，BRONJ 发生率显著增高。因此预防性口腔治疗；维持口腔卫生；避免任何涉及骨组织的有创治疗；避免种植手术显得尤为重要。而对于原发性骨质疏松患者，注射型 BP 也非拔牙的绝对禁忌，建议术前评估风险因素、口腔预防性治疗、微创拔牙原则以及术前术后使用抗生素控制感染，可以降低骨坏死风险。

二、颞下颌关节紊乱病

颞下颌关节紊乱病(temporomandibular disorders,TMD)是最为常见的颞下颌关节疾病,其泛指发生在颞下颌关节骨骼、肌肉、关节部位的一系列功能或器质性病变,张口受限、关节弹响、疼痛是其主要的临床特征。TMD 的发病原因一般认为与精神心理因素、殆因素、免疫学因素、关节负荷过重、解剖学因素等有关。

(1)保守治疗:TMD 患者的治疗强烈推荐应用保守的、可逆的、符合循证医学的治疗方法。老年人可通过理疗、按摩、肌力训练等手段提高自我调整能力;关节腔内或咀嚼肌注射治疗(医用透明质酸钠凝胶、糖皮质激素类药物、肉毒杆菌毒素-A 等)对缓解疼痛很有效果;修复缺失牙;对于牙齿磨损严重者可先通过咬合板治疗增加垂直距离,待咬合关系稳定后再行修复。

(2)手术治疗:通过颞下颌关节镜,可进行关节前带粘连松解、关节盘复位、关节囊紧缩等微创手术操作。仅对保守治疗无效或已出现关节结构明显器质性破坏的患者,才可考虑施行开放手术治疗。

第五节 老年人口腔修复

口腔修复学(prosthodontics)是应用符合生理的方式,采用人工装置修复口腔及颌面部各种缺损并恢复其相应功能,预防和治疗口颌系统疾病的一门临床科学。因牙体病或牙周病导致的牙体缺损或牙齿缺失是老年人群最常见的口腔缺损类型。

一、固定义齿修复材料新进展

全瓷材料具备优越的美学性能、生物相容性以及适宜临床要求的力学性能,同时大量比对研究证实当进行颅脑磁共振扫描时,全瓷修复体对周围组织成像的干扰最小。因此它已经逐渐替代金属,成为固定义齿修复最常用的材料,尤其是患有颅脑疾病的老年患者的优先选择。按照全瓷材料的化学组成和微观结构的不同,可将全瓷材料分为三大类:玻璃基陶瓷、多晶陶瓷和树脂基陶瓷。

二、可摘局部义齿修复的新工艺

可摘局部义齿(removal partial dentures,RPD)因适用范围广,牙体制备量少,临床操作简便,费用相对较低,是目前老年人群修复牙列缺损最普遍采用的方法。

随着数字化时代的到来,数字化扫描、计算机辅助设计和 3D 打印技术,为减少患者复诊次数,缩短椅旁时间和简化 RPD 技工工艺提供了可能。制作工艺先采用数字化扫描仪获取患者口内的三维数据,快速精准地复制出口腔牙齿和黏膜形态。再通过计算机软件,在数字工作模型上完成设计。最终用激光器打印出 RPD 金属支架。但目前口内扫描仪无法获取黏膜等软组织在功能状态下的形态,因此对于牙-黏膜混合支持或黏膜支持式 RPD 修复,仍需使用传统印模技术制取功能性印模。

三、种植修复(dental implant)

种植义齿较传统活动义齿能更有效地提供支持、固位和稳定功能,尤其在末端游离牙列缺损或全口牙列缺失的病例中可以获得最佳的修复效果。

(一)种植外科技术新进展

数字化导板辅助技术是一种利用个性化口腔外科辅助配件,将术前虚拟设计的种植方案,精准转移至口内的技术。其突出的优点在于:术前以修复为导向的设计,保证后期修复的可预测性;微创手术缩短了手术时间,减少术后疼痛、出血和肿胀反应;降低种植手术的技术敏感性。该技术的应用对牙齿缺失数目多、牙槽骨吸收严重、全身状况复杂的老年种植患者尤为有利。

(二)无牙颌种植修复方案的选择

1. 改良唇-牙-牙槽嵴分类法(modified lip-tooth-ridge classification,MLTR)

国内学者提出的 MLTR 法可以为种植体支持的上颌无牙颌修复方案选择起临床指导作用。根据牙槽嵴的宽度高度将上颌无牙颌分为三类:Ⅰ类为牙槽嵴宽度高度均适宜,可选择种植固定义齿修复;Ⅱ类为牙槽嵴宽度对于种植体足够但是对唇颊支撑不足,适合于种植覆盖义齿修复;Ⅲ类为牙槽嵴高度或宽度不足以支撑种植体植入,需要植骨或采用穿颧穿翼种植体等特殊方式种植,或者采用传统全口义齿修复(见图 12-5-1)。

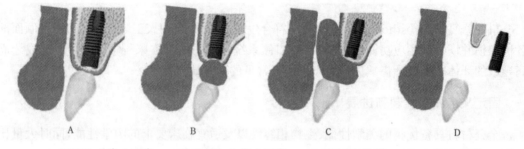

A. MLTR-Ⅰ类 1 亚类　　**B. MLTR-Ⅰ类 2 亚类**　　**C. MLTR-Ⅱ类**　　**D. MLTR-Ⅲ类**

图 12-5-1　MLTR 分类法

2. 全口种植覆盖义齿

种植覆盖义齿是目前解决无牙颌老年患者最常用的种植修复方式。与种植固定义齿相比,其植入的种植体数目较少(单颌一般 2~4 颗),费用较低,易被老年人接受;覆盖义齿的基托能补偿老年人群颌骨的明显萎缩,恢复唇及面颊的丰满度;义齿的人工牙易于调整,更适合老年患者较脆弱的口颌系统;义齿可以自由摘戴,易于灵活性较差的老年患者清洁义齿和植体区域。

种植覆盖义齿的连接方式通常采用杆卡、按扣式、球帽式、磁性固位体或套筒冠形式,不同的附着体各有优缺点和适应证。

(三)植体周炎

植体周炎是种植治疗最常见的生物并发症。

1. 分级

根据 2017 年美国牙周病学会和欧洲牙周病学会达成的共识,种植体周围疾病和状态分为：植体周健康、植体周黏膜炎、植体周炎和植体周软硬组织缺损。

2. 病因

植体周炎和牙周炎在微生物组成和发病机制上十分相似，由于种植体颈部与结合上皮的基底板与半桥粒附着较薄弱，植体周围结缔组织缺乏韧性，均削弱了阻挡细菌侵入的第一道屏障，因此与牙周炎相比，植体周炎进展速度更快。另有研究发现，金黄色葡萄球菌（S. aureus）在植体周炎中起重要作用，而其与牙周炎相关性不强。

3. 预防和治疗

菌斑仍是植体周炎的始动因子。因此，口腔卫生宣教、定期随访以及支持性维护被认为是降低植入并发症风险的关键因素，尤其对于老年种植患者，植体周炎的预防一切等同于老年人牙周病的预防特点。

一旦发生植体周炎，运用一种或多种清创方式清除菌斑是治疗的必要步骤。目前临床常用的清创方式包括机械清创、化学处理、激光治疗和光动力疗法。多种清创方式相结合能起到协同作用，多次治疗也比治疗方式本身更重要。

第六节 牙周病影响老年人系统性疾病的研究进展

20 世纪 90 年代以来，牙周医学（periodontal medicine）逐渐发展成牙周病学的一个分支学科，其一方面探讨牙周病对全身疾病的影响，另一方面研究某些全身疾病和状况对牙周病的发生发展及治疗的影响。大量研究证实，牙周炎患者罹患一些系统性疾病的风险显著增加，提示牙周炎与这些疾病可能存在关联。

一、牙周炎影响全身疾病的可能机制

（1）牙周致病菌直接通过呼吸道、消化道或通过牙周感染部位进入血液循环系统，在远处器官定植而致病。

（2）牙周致病菌诱发的宿主免疫反应会产生大量的炎症介质，这些致炎因子进入血液循环系统后介导其他部位的炎症反应，影响系统性疾病的发生发展。

二、牙周病与全身系统性疾病的相关性研究进展

本节就与老年人群密切相关的几类病种展开综述。

（一）阿尔兹海默病

阿尔兹海默病（Alzheimer's disease，AD）是一种以渐进性认知功能障碍及行为能力欠缺为临床表现的神经退变性疾病，β-淀粉样蛋白异常沉积形成神经细胞外斑块和过度磷酸化 Tau 蛋白聚集形成神经纤维缠结为其主要病理特征。

大量研究认为 AD 的发生与口腔致病菌有密切关系。有学者通过横向对比研究发现：AD 老年患者较健康老年人群的外周血中可检测到更高的 Aa、Pg、Td、具核酸杆菌（F. nucleatum）和中间普氏菌（P. intermedia）等牙周致病菌的抗体水平；在刚去世的 AD 患者的脑组织内可分离到 Pg 和 Td 的脂多糖成分，其水平远高于非 AD 死亡患者。2020 年，Dominy 等人进一步发现，AD 患者的大脑中不仅存在 Pg，且存在大量 Pg 分泌的牙龈蛋白

酶。这些发现间接提示牙周病与 AD 具有相关性。也有研究者认为口腔疱疹病毒 HSV-1
是诱发 AD 的诱因。2018 年,有学者发现载脂蛋白 E 基因 4 型等位基因(APOE-ε4)携带者,
脑内潜伏的 HSV-1 易被免疫抑制、外周感染等原因间歇性激活,不断造成大脑神经组织损
害,导致 β 淀粉样蛋白和异常的 Tau 蛋白积累,并最终诱发 AD 的发生。

炎症被认为是牙周病与 AD 之间的又一纽带。牙周感染时免疫应答引发的促炎因子进
入外周血,突破血脑屏障后进入中枢神经系统,导致中枢神经系统免疫失衡,被激活的神经
胶质细胞引发自身神经的免疫反应,从而加重神经变性。对 AD 患者使用非类固醇抗炎药
物和细胞因子受体拮抗剂,可延缓病程,也间接支持了神经炎症假说。

(二) 心脑血管病

动脉粥样硬化(atherosclerosis,AS)是冠心病、脑梗死等心脑血管疾病的主要致病原因。
有学者在 AS 斑块或动脉血栓检测到多种牙周致病菌 DNA,提示口腔致病菌可能通过血液
循环从牙周袋向远端血管定植。

进一步机制研究发现:Pg 和 Fn 可诱导一种参与脂质代谢调节的关键脂肪因子-脂肪细
胞型脂肪酸结合蛋白 4(FABP4)的表达,促进 AS 和 2 型糖尿病等多种疾病的发展。Pg 也
可通过激活 TLRs-NF-κB 信号轴,抑制 BMAL1 蛋白转录,促进血管内皮细胞氧化应激和炎
症反应,导致 AS 发生。牙周致病菌的毒力因子也能促进 AS 发展。如 Pg 的毒力因子-精氨
酸牙龈素可诱导血小板聚集,选择性水解高密度脂蛋白的主要成分载脂蛋白 B-100,导致脂
质蛋白过氧化,加速 AS 的进程。

另外,牙周炎可导致体循环中炎症因子如 C 反应蛋白、基质金属蛋白酶等升高。炎症是
AS 的基本病理特征,牙周炎导致的炎症因子升高在 AS 病变过程中也起着重要作用。

(三) 结直肠癌

结直肠癌(carcinoma of colon and rectum,CRC)是老年人群中较常见的恶性肿瘤,数
据统计显示其发病率随年龄增长而逐渐升高,65 岁以上的人群 CRC 发病率可达 176.1/
10 万。

研究表明,牙周致病菌是牙周疾病成为 CRC 相关危险因素的重要原因。牙周致病菌
Fn 被认为与 CRC 密切相关。2019 年,有综述讨论了 Fn 可能导致 CRC 的机制:Fn 通过其
特异性 FadA 黏附素结合 CRC 细胞的钙黏蛋白,激活 β-连环蛋白调节转录,上调一系列致
癌基因和炎症基因的表达,从而刺激 CRC 细胞的增殖。2020 年,有研究者发现 Fn 可通过
细菌表面黏附素 Fap2 蛋白与癌细胞表面的糖蛋白结合入侵癌细胞,导致癌细胞释放白介素
IL-8 和趋化因子蛋白 CXCL1,这两种细胞因子曾在多个研究中被证明是诱导癌细胞扩散的
重要组合。另外,有学者在 CRC 研究中证明,Fn 可吸附并感染中性粒细胞和巨噬细胞,引
起促癌蛋白释放进而影响癌症进程。

(四) 糖尿病

糖尿病是一组以高血糖为特征的代谢性疾病,对胰岛素的敏感性下降是 2 型糖尿病的
重要原因之一。

口腔疾病与糖尿病的关系公认为双向影响。首先,研究表明糖尿病可先于牙周炎,可能
是导致牙周炎的原因之一。另一方面,目前已知牙周炎症和胰岛素抵抗之间存在密切关系。
TNF-α、IL-1 β、IL-6 等炎症因子可以通过激活核因子 κB 抑制物激酶等多种通路使得胰岛
素受体底物-1 出现异常的丝氨酸磷酸化,抑制正常酪氨酸磷酸化,从而干扰胰岛素和受体结

合后信号的进一步传导,抑制糖原的合成,降低胰岛素的敏感性。

然而,现有的研究结果并不能充分证明牙周炎和这些疾病是因果关系,而可能是全身疾病的一种危险因素,甚至可能是这两种疾病具有共同的危险因素,因此还需要大量深入的研究来论证两者的双向关系。口腔医师在进行牙周病局部治疗的同时,要有宏观的治疗理念,而保持牙周健康可能有益于一些全身系统性疾病的预防和治疗。

思考题

1. 简述老年人根面龋的特点。
2. 简述老年人牙周病的防治特点。
3. 简述引导组织再生术的概念。
4. 简述药物对老年人牙根的影响。
5. 简述种植义齿老年人群中的应用。
6. 简述牙周病与全身系统性疾病的相关性。
7. 病例分析型思考题:

患者,女,68 岁,因左侧下牙咬合疼痛一周,昨日发展为左侧面部肿胀而就诊。

该患者 3 年前曾因左侧下后牙食物嵌塞至口腔科门诊治疗,近年来该区常有咬合无力感。一周前进餐时突感疼痛,牙浮出感,不敢咬合,自行服用牛黄解毒片 2 日后无明显缓解。昨日出现左侧面下部的肿胀、低热畏寒而前来就诊。

既往史:否认高血压、糖尿病史。3 个月前曾施行心脏瓣膜置换术,已服用华法林 3 个月。

查体:体温 38.7℃,血压 130/90mmHg,心率 90 次/分,意识清晰,对答切题,检查合作。口腔专科检查:左侧下颌角及下颌骨体部前缘区域有轻度水肿,皮温正常,扪诊无凹陷性水肿,张口中度受限。口内左下第二前磨牙(35)远中邻(殆)面有树脂充填体,牙体松动(＋＋),叩诊患牙明显疼痛,左下第一磨牙(36)牙体近远中向纵折至龈下,颊舌侧牙体松动(＋),牙体内树脂充填体松动。左下后牙区域颊侧前庭沟扪诊肿胀疼痛,尚无明显波动感。X 线片示:35 根尖透射影,边界较模糊。36 根尖及根分叉区较广泛的透射影,曾行干髓术。

思考要点:

(1)考虑患者什么疾病的可能性最大? 说明依据。

(2)目前应急的处理措施及后续的治疗原则是什么?

(3)针对该老年患者的全身情况,口腔治疗过程中需要注意哪些特点?

(陆尔奕　丁　玲)

参考文献

[1] 王兴.第四次全国口腔健康流行病学调查报告[M].北京:人民卫生出版社,2018.

[2] Zhang J, Sardana D, Wong M C M, et al. Factors associated with dental root caries: a systematic review [J]. JDR Clin Trans Res, 2020,5(1):13-29.

［3］毛敏,夏凌云,施俊,等.高龄老年人根尖周炎的诊治特点及显微手术治疗的临床疗效[J].临床口腔医学杂志,2020,36(12):738-740.

［4］Papapanou P N，Sanz M，Nurcan B，et al. Periodontitis：Consensus report of workgroup 2 of the 2017 World Workshop on the Classification of Periodontal and Peri—Implant Diseases and Conditions[J]. J Clin Periodontol,2018,89（Suppl 1）：S173-S182.

［5］Sheikh Z，Hamdan N，Ikeda Y，et al. Natural graft tissues and synthetic biomaterials for periodontal and alveolar bone reconstructive applications：a review[J]. Biomaster Res,2017,21(9)：

［6］王磊,沈敏华,黄伟琴,等.口服抗凝药物老年患者拔牙术中的临床治疗体会[J].中华老年口腔医学杂志,2020,18(1):26-29.

［7］Salvatore R L，Thomas D B，John F，et.al. American Association of Oral and Maxillofacial Surgeons Position Paper on Medication-related Osteonecrosis of the jaw-2014 Update[J]. J Oral Maxillofac Surg,2014,72(10):1938-1956.

［8］刘建彰.改良唇-牙-牙槽嵴上颌全口种植义齿分类设计[J].华西口腔医学杂志,2018,36(3):233-239.

［9］杜芹,马歆茹.牙周致病菌与系统性疾病的相关性研究进展[J].南方医科大学学报,2020,40(5):759-764.

［10］Bui F Q，Almeida-da-Silva C L C，Huynh B，et al. Association between periodontal pathogens and systemic disease[J]. Biomed J，2019,42(1):27-35.

第十三章　老年高血压

1. 老年高血压的概念。
2. 老年高血压的特点。
3. 老年高血压患者评估。
4. 老年高血压综合管理。

教学目的 📝

1. 掌握
   老年高血压定义,老年高血压诊断以及分级分层,老年高血压治疗原则。
2. 熟悉
   老年高血压特点,特殊老年人群高血压管理。
3. 了解
   特殊类型老年高血压治疗,老年高血压的社区管理。

第一节　老年高血压概述

一、老年高血压定义

(一) 老年高血压的定义与分级

根据《中国老年高血压管理指南(2019)》对老年高血压的定义:年龄≥65 岁,在未使用降压药物情况下,血压持续或 3 次以上非同日坐位收缩压≥140 mmHg 和(或)舒张压≥90 mmHg,可诊断老年高血压。对于已明确诊断高血压或目前正在接受药物治疗的老年人,即使血压正常,也应诊断为老年科高血压。

老年高血压的分级与普通成年人分级一致(见表 13 - 1 - 1)。

表 13-1-1 老年高血压分级

分级	收缩压 （mmHg）		舒张压 （mmHg）
正常血压	<120	和	<80
正常高值	120～139	和(或)	80～90
高血压	≥140	和(或)	≥90
1级高血压	140～159	和(或)	90～99
2级高血压	160～179	和(或)	100～109
3级高血压	≥180	和(或)	≥110
单纯收缩期高血压	≥140	和	<90

（二）老年高血压的特点

1. 单纯收缩期高血压多见

单纯收缩期高血压（isolated systolic hypertension，ISH）指血压持续或3次以上非同日坐位收缩压≥140 mmHg，舒张压<90mmHg。老年人收缩压水平随年龄增长而升高，舒张压也会随年龄增长平缓地升高，但在60岁左右舒张压呈缓慢下降趋势。在老年患者中，ISH发病率超过50%，是老年高血压中最为常见的类型。

2. 脉压增大

脉压（pulse pressure，PP）是反映动脉弹性的重要指标，也是心血管事件发生的预测因子。正常人脉压值多在30～40mmHg之间，老年人脉压可达50～100mmHg。多项研究显示：60岁以上老年人的基线脉压水平与全因死亡、心血管死亡、脑卒中和冠心病发病均呈显著正相关。

3. 血压波动大

随着增龄，动脉壁僵硬，血管顺应性降低，动脉壁上的压力感受器敏感性降低，血压调节功能减退，致使血压波动范围增大。且血压更易随情绪、体位、季节的变化而出现明显波动。

4. 体位性血压变化

直立性低血压（orthostatic hypotention，OH）是指从卧位改变为直立体位的三分钟内，收缩压下降≥20mmHg或舒张压下降≥10mmHg，同时伴有低灌注的症状。OH在年龄65岁及以上人群总体患病率可达20%～50%。OH是跌倒、晕厥和心血管事件的重要危险因素。

体位性高血压（orthostatic hypertension，OHT）是体位性血压变化的另一常见类型。OHT在人群中的患病率为2.4%～20.3%。血压体位性升高包括卧位转为直立位后血压在短时间内升高及持续升高两种情况。现多采用诊室立位激发试验或20分钟直立倾斜试验，以体位改变后收缩压升高20mmHg作为诊断标准。OHT的发病机制可能与自主神经功能障碍、交感神经系统过度激活有关。

5. 餐后低血压多见

餐后低血压（postprandial hypotension，PPH）是指餐后血压较餐前下降并出现临床症状的临床综合征。符合下列 3 条标准之一,即可诊断为。①餐后 2 小时内收缩压比餐前下降 20mmHg 以上;②餐前收缩压不低于 100 mmHg,而餐后<90 mmHg;③餐后血压下降未达到上述标准,但出现餐后心脑缺血症状(心绞痛、乏力、晕厥、意识障碍等)。

在老年人群较为常见。其发病机制主要是由于餐后内脏血流量增加、回心血量和心输出量减少,压力感受器敏感性减低,交感神经代偿功能不全;餐后具有扩血管作用的血管活性肽分泌增多所致。高碳水化合物、大量进食、热饮、胃排空快也是导致 PPH 的重要因素。高血压、糖尿病、OH、帕金森病、老年性痴呆、自主神经损害、多系统萎缩、瘫痪、血液透析等发生 PPH 的危险性亦明显增高。扩血管药物、利尿剂等均易诱发 PPH。

6. 高血压晨峰

老年人清晨高血压发生率高,60 岁及以上老年人发生率约 44%。其发病主要是由于清晨交感神经的兴奋性增高或肾素-血管紧张素系统功能亢进所致。清晨高血压者心血管疾病死亡率明显增加。及早控制清晨高血压有利于减少心血管事件的发生。为提高清晨高血压的检出应重视动态血压监测和家庭自测血压。

7. 血压昼夜节律异常多见

老年高血压患者常伴有血压昼夜节律的异常,表现为夜间血压下降幅度<10%(非杓型)或>20%(超杓型)、甚至表现为夜间血压不降反较白天升高(反杓型),使心、脑、肾等靶器官损害的危险性增加。这与老年人动脉硬化、血管壁僵硬度增加和血压调节中枢功能减退有关。

8. 白大衣高血压多见

白大衣高血压(white coat hypertension,WCH)指患者仅在诊室内测得血压升高而诊室外血压正常的现象,又称为诊室性高血压。诊断标准为未经治疗的老年患者经过多次随访诊室血压≥140/90 mmHg,而动态血压监测所测 24 小时平均血压<130/80 mmHg、白天平均血压<135/85 mmHg;或多次家庭血压监测均值<135/85 mmHg。WCH 患者处理不当常导致过度降压治疗而发生低血压诱发的不良事件。其发病可能与患者在医疗环境中精神紧张、交感神经活性增强有关。家庭自测血压和 24 小时动态血压监测是诊断 WCH 的重要手段。

9. 假性高血压多见

假性高血压(pseudohypertension,PHT)是指用普通袖带测压法所测血压值高于经动脉穿刺直接测得血压值,多见于动脉严重钙化的老年人。假性高血压也常见于糖尿病、尿毒症患者。患病率为 1.7%~50.0%,随增龄而增加。其原因是各种因素导致严重的动脉硬化阻碍了血压测量时袖带对肱动脉的压迫,从而使血压测值假性升高。

10. 难治性高血压

难治性高血压(refractory hypertension)是指在改善生活方式的基础上联合 3 种不同作用机制的降压药物(包括利尿剂)治疗至少 1 个月,血压仍不能达标,或至少需要 4 种降压药物才能使血压达标的情况。

老年难治性高血压较为常见,可能存在以下几方面原因:①药物依从性较差,尤其是存在认知功能障碍的老年人;②老年人共病,服用多种药物,药物间的相互作用;③与年龄相关的血管重塑及交感活性增强;④近年来研究发现睡眠呼吸暂停(OSA)是导致老年人难治性高血压的一个重要原因。

11. 并发症多

老年高血压常伴发动脉粥样硬化性疾病,如冠心病、脑血管病、外周血管病、缺血性肾病及血脂异常、糖尿病、老年痴呆等疾患。随着病情进展,血压持续升高,可导致靶器官损害,最终导致各种并发症。应进行综合评估并制定合理的治疗策略。

二、老年高血压流行病学

(一)老年高血压的流行病学特点

高血压病(Hypertensive disease)是老年人的最常见的慢性疾病之一,是导致心脑血管疾病的重要危险因素。高血压可显著增加老年人发生缺血性心脏病、脑卒中、肾功能衰竭、主动脉与外周动脉疾病等靶器官损害的风险,是老年人致残、致死的重要原因。

我国老龄化进程过速,WHO 2020 的数据显示,中国 65 岁以上老年人口占人群比例为11%,到 2040 年将会达到 20%左右。而老年高血压患病率也随之迅速增加。庞大的老年高血压患病人群是对我国医疗资源以及心脑血管防治工作的巨大挑战。随着年龄的增长,老年人不但患高血压的概率增加,还多合并其他的心脑血管危险因素(血脂异常、糖尿病等)。国外有研究显示,90%以上的高血压患者合并一种及以上其他心血管危险因素,同时老年高血压还有其特点,如直立性低血压、血压波动大等,这些均可导致老年高血压治疗复杂,控制率不佳。

(二)我国老年高血压现患率

我国 2012 年慢性病监测数据表明:我国≥60 岁人群高血压患病率,城市为 60.6%,农村为 57.0%,但农村地区的患病率增长速度快于城市。在年龄≥80 岁的人群中,高血压的患病率更高,接近 90%。老年人是一个独特的群体,高血压的发病机制、临床表现和预后等方面均具有一定特殊性,与一般人群不同,在临床实践中应予以重视。

2012~2015 年调查显示,≥60 岁人群高血压的知晓率、治疗率和控制率分别为 57.1%,51.4% 和 18.2%。不同人口学特征比较,知晓率、治疗率和控制率均女性高于男性,高血压治疗率城市显著高于农村;与我国北方地区相比,南方地区高血压患者的知晓率、治疗率和控制率较高;不同民族比较,少数民族居民的高血压治疗率和控制率低于汉族。值得注意的是,我国人群高血压"三率"仍处于较低的水平,老年高血压患者血压的控制率并未随着服药数量的增加而改善。

第二节　老年高血压的临床诊治

一、老年高血压诊断

老年高血压的诊断需要进行多方面的评估。首先要确定血压水平,评估心血管危险因素。寻找引起血压升高的可逆和(或)可干预的因素,排除有无继发性高血压。评估靶器官损害和相关临床情况,判断可能影响预后的合并疾病。

(一)正确的血压测量

老年人血压测量时需注意以下问题:①患者取坐位测量血压,保持室 内环境安静。

②测量血压前需静坐至少五分钟；③血压袖带与心脏保持同一水平；④首次测量血压时应测双侧上肢血压，评估时应以较高一侧血压为准；⑤老年人直立性低血压多见，因此初次测量血压和调整用药后，应注意立位血压的测量；⑥老年人假性高血压多见，可采用 Osler 试验辅助诊断。⑦另外由于老年人血压的波动性较大，有时需要多次测量不同时间段的血压才能诊断。

老年人白大衣高血压多见，家庭自测血压有助于提高血压评估的准确性。但需注意由于血压测量设备的标准化以及质控有待进一步完善，老年高血压诊断仍以诊室血压测量为主要依据，家庭自测血压仅作血压评估以及监测依据，不作为诊断的独立依据。

体位改变血压检测方法：检测前患者排空膀胱安静休息 10 分钟，平卧至少 5 分钟后，先测量卧位血压。嘱患者站立后，分别测量站立 1 分钟、3 分钟血压。但也有一些老年人直立时间超过≥3min 才出现明显的血压下降，若高度怀疑存在直立性低血压的老年患者，在保证患者安全的前提下可适当延长站立时间至出现明显的血压波动。

餐后血压检测方法：清晨患者清醒后在早餐前 15 分钟测量餐前血压，并于餐后 60 分钟再测量血压。

(二) 病史采集、体格检查和实验室检查

病史采集对于老年高血压患者非常重要，应尽可能全面，即有助于全面评估病情，对后续制定治疗方案也极有价值。全面的病史采集应包括以下内容。①病程：最初发现血压升高的时间、最高血压水平、接受过的降压治疗情况、依从性评估；②有无提示继发性高血压的临床表现；③正在服用的药物以及曾经发生过的药物不良反应；④既往史：有无冠心病、心力衰竭、脑血管病、肾脏疾病、外周血管疾病、糖尿病、血脂异常、高尿酸血症、睡眠呼吸暂停综合征、甲状腺功能异常和类风湿关节炎等疾病及治疗情况；⑤生活方式：膳食脂肪、盐、酒、咖啡摄入量、吸烟史及体重变化；⑥心理社会因素：包括家庭情况、生活环境及有无精神创伤史。

对于老年高血压患者的体格检查重点在于发现继发性高血压线索和靶器官损害情况：①测量体质量指数、腰围及臀围；②观察特殊面容、向心性肥胖、皮肤紫纹、多毛和甲状腺功能亢进性突眼征等；③触诊甲状腺；④颈动脉、胸主动脉、腹部动脉和股动脉杂音；⑤检查四肢血压（至少需要检测双上臂血压）；⑥眼底镜检查。

实验室检查除血生化（特别是血钾），血、尿液常规和电图等基本检查外，推荐对老年高血压患者监测空腹和餐后 2 小时血糖、糖化血红蛋白、尿微量白蛋白测定、24 小时尿蛋白定量（尤其是当尿常规检查蛋白阳性者）、24 小时动态血压监测、超声心动图等，有条件可进一步检测颈动脉超声、胸片、眼底检查、脉搏波传导速度、踝－臂血压指数等，并对老年人进行衰弱评估。对于怀疑继发高血压者，应进行相应的辅助检查。

(三) 老年高血压危险分层

血压水平是影响心血管事件发生和预后的重要因素，但非唯一因素。在对成年人高血压危险分层时，我们需要考虑其他的危险因素。而老年人一人多病，合并脏器的增龄老化，高血压合并危险因素的概率更高，严重程度也高于普通成年人。同时老年人对于药物治疗反应不如普通成年人，但不良反应的发生却远高于普通成年人，因此对于老年高血压患者的危险分层需要更加仔细和谨慎。故对于老年高血压患者需要更加全面危险因素评估，有助于确定降压治疗时机、优化治疗方案以及心血管风险综合管理。老年本身即是一种危险因

素,故老年高血压患者至少属于心血管病的中危人群。

危险因素评估的种类与普通成年人一致,但各有侧重。包括血压水平(1~3 级)、吸烟或被动吸烟、血脂异常(总胆固醇≥5.2mmol/L 或低密度脂蛋白胆固醇≥3.4mmol/L 或高密度脂蛋白胆固醇<1.0mmol/L)、糖耐量受损(餐后 2h 血糖 7.8~11.0mmol/L)和(或)空腹血糖异常(6.1~6.9mmol/L)、腹型肥胖(腰围:男性≥90cm,女性≥85cm)或肥胖(体质量指数≥28kg/m²)、早发心血管病家族史(一级亲属发病年龄<50 岁)等,其中血压水平是最重要的心血管危险因素;而高钠、低钾膳食,超重和肥胖,饮酒,精神紧张以及缺乏体力活动等又是高血压发病的重要危险因素。需要强调的是年龄本身就是心血管病和高血压的危险因素(见表 13‑2‑1)。

表 13‑2‑1　老年高血压患者的危险分层

危险因素及病史	血压水平		
	1 级	2 级	3 级
1~2 个危险因素	中危	中危	很高危
≥3 个危险因素或靶器官损害或糖尿病	高危	高危	很高危
并存临床症状	很高危	很高危	很高危

靶器官损害评估尽量采用相对简便、花费较少、易于推广的检查手段,在高血压患者中检出无症状性亚临床靶器官损害是高血压诊断评估的重要内容(见表 13‑2‑2)。

表 13‑2‑2　高血压危险因素级靶器官损害评估内容及临床意义

	评估项目	临床意义
心脏	心电图	筛查左心室肥厚,$S_{V_1}+R_{V_5}>3.8mV$ 或 Cornell 乘积>244mV.ms
	超声心动图	左心室质量指数(LVMI):男≥115g/m²,女≥95g/m²
血管　大血管	颈动脉多普勒	颈动脉内膜中层厚度(IMT)≥0.9mm 或动脉粥样斑块
	脉搏波速度(PWV)*	颈-股 PWV≥12m/s
	踝-臂指数(ABI)*	ABI<0.9
小血管	眼底检查	视网膜动脉出血或渗出 视乳头水肿

	评估项目	临床意义
肾脏	血肌酐、尿酸、eGFR	eGFR 30～59 mL·min^{-1}·1.73m^{-2} 或血清肌酐轻度升高： 男：115～133mol/L，女：107～124mol/L
	尿微量蛋白	微量白蛋白尿：30～300 mg/24 h
	尿白蛋白/尿肌酐	白蛋白/肌酐比： ≥30 mg/g(3.5 mg/mmol)
脑	MRA/CTA	脑腔隙性病灶、无症状性脑血管病变以及脑白质损害 （不作为靶器官受损筛查）
	经颅多普勒超声	脑血管痉挛、狭窄或闭塞
	MMSE/MoCA	MMSE＜27 分/MoCA＜26 分 认知功能障碍
其他	血脂	TC≥6.2 mmol/L(240mg/dl)或 LDL-C≥4.1mmol/L (160 mg/dl)或 HDL-C＜1.0 mmol/L(40mg/dl)
	血糖	·糖耐量受损（2 小时血糖 7.8～11.0 mmol/L)和（或） 空腹血糖异常(6.1～6.9 mmol/L) ·糖尿病 新诊断： 空腹血糖：≥7.0 mmol/L(126 mg/dl) 餐后血糖：≥11.1 mmol/L(200mg/dl) 已治疗但未控制： 糖化血红蛋白：(HbA1c)≥6.5%

＊考虑血管壁随增龄而发生退行性改变，且目前国内老年人群脉搏波速度参考范围尚无统一标准，故可选做，仅作参考。

　　老年高血压患者多伴发其他的相关临床疾病，例如心脏疾病（心肌梗死、心绞痛、冠脉血运重建后、充血性心力衰竭）、脑血管疾病（缺血性卒中、脑出血、短暂性脑缺血发作）、糖尿病、肾脏疾病（糖尿病肾病、肾功能受损）以及外周血管疾病。对于高血压管理增加了难度，在进行高血压危险度分层的时候，需要综合考虑，全面评估。

　　（四）老年综合评估

　　老年综合评估（comprehensive geriatric assessment，CGA）是指采用多学科方法评估老年人躯体、功能、心理状态和社会环境状况等，并可据此制订以维持和改善老年人健康及功能状态为目的的治疗计划，最大限度地提高老年人的生活质量。老年综合评估适合 60 岁以上，已出现生活或活动功能不全（尤其是最近恶化者）、已伴有老年综合征、老年共病、多重用药、合并有精神方面问题、合并有社会支持问题（独居、缺乏社会支持、疏于照顾）及多次住院者。

　　老年综合评估技术涉及 17 项内容，从一般情况、视力、听力、口腔问题、躯体功能、营养状态、精神和心理状态、衰弱、老年肌少症、疼痛、睡眠状态、尿失禁、压疮、社会支持、居家环境、共病和多重用药等内容。与我们老年高血压管理相关性最大的评估内容是衰弱评估以及认知功能评估。

衰弱是衰老的表现之一,随年龄增长其发生率显著升高。有研究发现衰弱是影响高龄老年人降压治疗获益的重要因素之一。尽管 HYVET 亚组与 SPRINT 研究均表明衰弱老年人可从强化降压治疗中获益,但由于入选研究对象相对健康和评估方法不统一,衰弱对老年高血压预后的影响及衰弱老年人的血压控制目标尚需要进一步研究。衰弱筛查推荐采用国际老年营养和保健学会提出的 FRAIL 量表或步速测定。

老年高血压与认知障碍,多项研究表明降压治疗可延缓增龄相关的认知功能下降以及降低痴呆发生风险。老年人血压过高或过低均能增加认知障碍发生风险。同时,存在认知功能障碍的老年人对于高血压治疗的依从性以及安全性都存在一定的问题。对于老年高血压患者推荐早期筛查认知功能,结合老年生物学年龄和心血管危险分层确定合理的降压治疗方案和目标值。

二、老年高血压治疗

(一) 老年高血压治疗目的与原则

老年高血压的治疗目标不能一味地追求降压达标,而是最大限度地降低患者心血管并发症及发生死亡的危险,提高其生活质量。需要治疗所有可逆心血管危险因素、亚临床靶器官损害及各种并存的临床疾病。根据近年来我国高血压防治指南及老年高血压诊治专家建议推荐,起始治疗血压值≥150/90mmHg。老年人降压治疗目标值:年龄≥65 岁患者,血压应降至 150/90 mmHg 以下,如能耐受可进一步降至 140/90 mmHg 以下;年龄≥80 岁患者一般情况下不宜低于 130/60 mmHg;老年人高血压合并糖尿病、冠心病、心力衰竭和肾功能不全患者降压目标应<140/90 mmHg。

生活方式干预应贯穿整个治疗过程。药物治疗方面,需要对危险因素、靶器官损伤及并存疾病进行综合治疗。老年人降压药物的选择应符合平稳、有效、安全、服药简单、依从性好等特点。常用降压药物包括钙离子拮抗剂(CCB)、(ACEI)、血管紧张素受体拮抗剂(ARB)、利尿剂和 β 受体阻滞剂五类,α 受体阻滞剂可应用于血管紧张素转换酶抑制剂伴良性前列腺增生及难治高血压的患者。

(二) 老年高血压非药物治疗

非药物治疗是高血压治疗的基础,包括纠正不良生活方式及不利于身心健康的行为和习惯。具体内容如下:

(1)减少钠盐的摄入:老年人群中盐敏感性高血压更为常见,建议老年高血压患者每日摄盐量应少于 5g。

(2)调整膳食结构:鼓励老年人摄入多种新鲜蔬菜、水果、鱼类、豆制品、粗粮、脱脂奶及其他富含钾、钙、膳食纤维和多不饱和脂肪酸的食物。

(3)减少膳食脂肪及饱和脂肪酸摄入:饮食中脂肪含量应控制在总热量的 25% 以下,饱和脂肪酸的量应小于 7%。

(4)戒烟:吸烟及二手烟增加高血压发病危险、使患者血管弹性降低、促进动脉粥样硬化斑块的进展,增加心脑血管事件发生率及病死率。戒烟并避免吸入二手烟对老年人血压控制,减少其心脑血管事件发生率和死亡率具有十分重要的意义。

（5）限酒：老年人应限制酒精摄入。每日摄入酒精量＞30 g 者，随饮酒量增加血压升高，降压药物疗效降低。

（6）肥胖者适当减轻体重：建议将体重指数（BMI）控制在 25 kg/m^2 以下。

（7）规律适度的运动：适量运动有利于减轻体重和改善胰岛素抵抗，提高心血管调节能力，降低血压。老年高血压患者可根据个人爱好和身体状况选择适合并容易坚持的运动方式，如快步行走，一般每周 3-5 次，每次 30-60 分钟。

（8）减轻精神压力，保持心理平衡，避免情绪波动。

需要注意的是，老年人（特别是高龄老年人）过于严格的控制饮食及限制食盐摄入可能导致营养障碍及电解质紊乱，如低钠血症。应根据患者具体情况选择个体化的饮食治疗方案。过快、过度减轻体重可导致患者体力不佳影响其生活质量，甚至导致抵抗力降低而易患其他系统疾病。因此，应鼓励老年人适度、逐渐减轻体重而非短期内过度降低体重。运动方式更应因人而异，需结合患者体质状况及并存疾病等情况制定适宜的运动方案。

（三）老年高血压药物治疗

1. 老年高血压药物治疗原则

（1）注意防止直立性低血压的发生：在药物治疗初期以及调整治疗方案过程中应注意监测立位血压，避免因直立性低血压或过度降压给患者带来的伤害。

（2）降压治疗的 J 型曲线：是指血压下降至一定程度后，心血管事件或总死亡率反而增加的一种临床现象。老年高血压治疗的主要目的是保护靶器官，最大限度地降低患者心血管事件发生和死亡的风险。血压过度降低可影响各重要脏器的血流灌注，对患者产生不利影响。

冠心病患者舒张压水平低于 65～70mmHg 时，可能会增加不良心脏事件的危险。对于伴有缺血性心脏病的老年 ISH 患者，在强调收缩压达标的同时，应避免过度降低舒张压。卒中与 J 形曲线的关系并不明显。由于我国老年人卒中发生率远高于西方人群，降压达标对老年高血压患者预防卒中尤为重要。

2. 药物选择和应用

（1）药物选择：老年人使用利尿剂和长效 CCB 疗效好、不良反应较少，推荐用于无明显并发症的老年高血压患者的初始治疗。若患者已存在靶器官损害，或并存其他疾病和（或）心血管危险因素，则应根据具体情况选择降压药物（见表 13 - 2 - 3）。

表 13 - 2 - 3　特殊情况下高血压药物选择

	首选药物	注意事项
糖尿病	ACEI/ARB	控制不佳加用 CCB
肾功能不全 eGFR≥30mL · min^{-1} · 1.73m^{-2} eGFR＜30mL · min^{-1} · 1.73m^{-2}	ACEI/ARB 袢利尿剂、CCB、β受体阻滞剂、 α受体阻滞剂	监测肾功能及血钾 慎用 ACEI/ARB
冠心病	β受体阻滞剂	控制不佳加用 CCB
慢性心功能不全	ACEI、β受体阻滞剂、利尿剂、 醛固酮拮抗剂	ACEI 不能耐受时用 ARB
COPD、哮喘、间歇性跛行	CCB	慎用 β受体阻滞剂

在药物剂型选择方面,老年人应以长效制剂(谷峰比值＞50%)为主,它不仅能提高依从性,而且能平稳降压、减少血压的波动、保护靶器官。

(2)药物应用

①小剂量开始、缓慢增量:老年高血压患者降压治疗时降压药应从小剂量开始,在患者可以耐受的前提下,逐步降压达标,避免因过快降压所导致重要器官供血不足。

②顺序疗法:优先降压药物的使用方法有阶梯疗法和顺序疗法两种。当使用的第一种药物无效时,阶梯疗法在此基础上加第二种,如仍无效加第三种,如此类推。而顺序疗法则是更换另一种,如仍无效再换一种。老年人常常是多病共存、多药合用,药物不良反应发生率很高。老年人应优先采用顺序疗法,可以减少用药种类和药物不良反应。当多种药物无效时,再用阶梯疗法,即联合用药。

③联合用药:老年高血压患者通常需服用两种或两种以上的降压药物才能使血压达标。老年人的联合用药应强调低剂量联合,既可增加疗效又可减少药物不良反应。

(四)特殊老年人群的降压治疗

1. 高龄老年高血压

年龄≥80岁的高血压患者,我们把其归为高龄老年高血压。此类患者的降压治疗不再追求绝对的达标,而以维持老年人器官功能、提高生活质量和降低总死亡率为目标。降压药物的选择应遵循:①初始治疗,小剂量单药;②选用平稳、安全、不良反应少、服药简单、依从性好的降压药物,如利尿剂、长效 CCB、ACEI 或 ARB;③若单药治疗血压不达标,推荐低剂量联合用药;④应警惕多重用药带来的风险和药物不良反应; ⑤治疗过程中,应密切监测血压(包括立位血压),并评估降压治疗的耐受性,若出现低灌注症状,应考虑降低治疗强度。

高龄老年高血压患者可考虑采用分段降压方案,血压≥150/90 mmHg,可启动降压药物治疗,首先将血压降至＜150/90 mmHg,若能耐受,收缩压可进一步降至 140 mmHg以下。

2. 合并脑血管疾病

对于老年高血压出现急性脑出血性疾病时,我们血压的管理应将收缩压控制在＜180mmHg。急性缺血性卒中的患者,应将收缩压控制在＜200 mmHg。对于长期接受降压药物治疗的急性缺血性脑卒中或短暂性脑缺血发作患者,为预防卒中复发和其他血管事件,推荐发病数日后可恢复降压治疗。而对于既往缺血性卒中或短暂性脑缺血发作患者,我们推荐应将血压控制在 140/90 mmHg 以下;对于既往缺血性卒中高龄患者血压应控制在 150/90mmHg 以下。

3. 合并冠心病

对于合并冠心病的老年高血压患者,应采取个体化、分级达标治疗策略。降压药物从小剂量开始,逐渐增加剂量或种类,使血压平稳达标。若出现降压治疗相关的心绞痛症状,应减少降压药物剂量并寻找可能诱因。

对于＜80岁者,血压控制目标为＜140/90mmHg,若患者一般状况良好,并可耐受降压治疗,尤其既往心肌梗死者,可降至＜130/80mmHg。

对于≥80岁者,血压控制目标为＜150/90mmHg,如耐受性良好,可进一步降至 140/90mmHg 以下。

药物选择方面,对于伴稳定型心绞痛和(或)既往心肌梗死病或 ACS 者,初始降压治疗首选 β 受体阻滞剂和 RAS 抑制剂。血压难以控制且心绞痛持续存在时,可加用长效二氢吡啶类 CCB;若无心绞痛可选择二氢吡啶类 CCB、噻嗪类利尿剂和(或)醛固酮受体拮抗剂。对于变异型心绞痛患者,首选 CCB。对于伴稳定型心绞痛患者,如无心肌梗死和心力衰竭病史,长效二氢吡啶类 CCB 也可作为初始治疗药物。若存在严重高血压或持续性心肌缺血,可选择静脉 β 受体阻滞剂(艾司洛尔等)。若血压难以控制或 β 受体阻滞剂存在禁忌,可选择长效二氢吡啶类 CCB。

4. 合并心力衰竭

心力衰竭是高血压较为常见的并存临床疾病。在老年人群中发生率较高,合理控制血压有助于缓解心力衰竭症状、延缓心功能进一步恶化。

合并心力衰竭的老年高血压患者应首先将血压控制在<140/90mmHg,若能耐受,进一步降至<130/80mmHg,若无禁忌证,可选用 ACEI 或 ARB、醛固酮受体拮抗剂、利尿剂、β 受体阻滞剂、血管紧张素受体-脑啡肽酶抑制剂(ARNI)类药物。

5. 合并房颤

随着年龄增长,房颤的发病率也明显升高,>65 岁的人群中房颤的发生率为 3%~4%。80% 的房颤患者合并高血压,房颤是高血压常见的合并症。房颤与脑卒中与心力衰竭发生率密切相关,并可增加患者的死亡率。积极控制血压是高血压合并房颤预防和治疗的关键。老年高血压患者血栓形成与出血风险明显增加,需进一步评估血栓和出血风险并积极给予抗凝治疗,注重个体化的治疗,根据具体情况给予"复律"或"室率"控制。

对于急性短暂性脑缺血发作或缺血性卒中患者应完善心电图及随后连续心电监测(至少 72 小时),进行房颤筛查。

对于房颤患者,特别是正接受抗凝治疗的患者,应积极降压治疗,将血压控制在<140/90mmHg。

药物选择,推荐选用 ARB 或 ACEI 进行降压治疗预防新发房颤和阵发性房颤复发。排除禁忌证后,CHA2DS-VASC 评分,男性≥2 分、女性≥3 分的患者开始口服抗凝药物治疗。

6. 合并肾功能不全

老年人群中慢性肾脏病的发病率较高,合并高血压的患病率也随年龄增长而增加,而血压控制率却逐渐下降,控制难度也明显增加。积极控制血压是有效减少老年慢性肾脏病患者发生心血管事件和死亡的重要手段之一,也是维持或减缓肾功能进一步恶化的重要方式。老年慢性肾脏病的分期同普通人群。

对于老年慢性肾脏病患者,建议血压降至<140/90mmHg。对于尿白蛋白 30~300mg/d 或更高者,推荐血压降至<130/80mmHg。

血液透析患者透析前收缩压应<160mmHg;老年腹膜透析患者血压控制目标可放宽至<150/90mmHg。

药物选择,慢性肾脏病患者首选 ACEI 或 ARB,尤其对合并蛋白尿患者。ACEI 或 ARB 类药物,应从小剂量开始,对于高血压合并糖尿病肾病者,用至可耐受最大剂量。CKD3~4 期的患者使用 ACEI 或 ARB 时,初始剂量可减半,严密监测血钾和血肌酐水平以及 eGFR,并及时调整药物剂量和剂型。对于有明显肾功能异常及盐敏感性高血压患者,首选 CCB。容量负荷大的 CKD 患者,CKD 4~5 期患者推荐应用袢利尿剂。若 CKD 患者出现难治性高血压可考虑选用 α/β 受体阻滞剂联合降压。

7. 合并糖尿病

糖尿病和高血压均为心脑血管疾病的独立危险因素。二者并存时可显著增加心脑血管疾病的风险。老年糖尿病患者合并高血压发病率很高,降压治疗可有效降低糖尿病患者的动脉粥样硬化性心血管事件、心力衰竭及微血管并发症发生率。ACCORD 研究提示,对于高血压合并糖尿病患者,收缩压控制过于严格(<120mmHg)并不能降低致死性及非致死性心血管事件发生率。因此,应对老年糖尿病患者进行综合评估(共病、认知及功能评价)。

对于老年糖尿病患者,推荐血压控制在<140/90mmHg,若能耐受,进一步降低至<130/80mmHg,推荐舒张压尽量不低于 70mmHg。

高血压合并糖尿病患者药物首选 ACEI/ARB 类。ACEI 不能耐受时考虑 ARB 替代。若合并存在糖尿病肾脏损害,特别是尿肌酐/尿蛋白>300mg/g 或者 eGFR<60mL/(min·1.73m^2)者,推荐使用 ACEI/ARB,或成为联合用药的一部分。

联合用药,推荐二氢吡啶类 CCB 与 ACEI 或 ARB 联合应用。糖尿病患者 eGFR<30mL/(min·1.73m^2)时可选用袢利尿剂。也可选用小剂量、高选择性 β$_1$ 受体阻滞剂与 ACEI 或 ARB 联合治疗。合并前列腺肥大患者可考虑应用 α 受体阻滞剂,但要警惕直立性低血压的风险。

(五) 老年特殊类型血压波动的治疗

1. 老年单纯收缩期高血压

老年单纯收缩期高血压患者收缩压≥150mmHg,舒张压 60~90mmHg,可起始单药治疗。收缩压≥160mmHg 或高危者可联合用药。而舒张压<60mmHg 时,降压治疗应以不使舒张压进一步降低为前提。舒张压<60mmHg 时,若收缩压 140~150mmHg,宜观察,可不用药物治疗;若收缩压 150~179mmHg,可谨慎用单药、小剂量降压药治疗,并密切观察;若收缩压≥180mmHg,则用小剂量降压药治疗,谨慎联合用药。降压药可用小剂量利尿剂、CCB,也可选择 ACEI 或 ARB 等。

2. 老年体位低血压伴卧位高血压

此类患者首先应鉴别病因,如存在血容量不足,则补充血容量;然后考虑有无药物因素(包括利尿剂、α 受体阻滞剂、血管扩张剂、硝酸酯类、三环类抗抑郁药物和 β 受体阻滞剂等)和疾病因素(包括心脑血管疾病和神经系统疾病),并进行病因治疗。一旦明确诊断,应首先考虑非药物治疗。建议患者逐渐变换体位,做物理对抗动作如腿交叉、弯腰及紧绷肌肉等;必要时停用或减少降压药物用量,穿弹力袜、使用腹带等。根据情况应用容量扩张剂、血管收缩剂及改善贫血药物。卧位高血压-立位低血压综合征者可在夜间使用短效降压药。

3. 老年高血压合并餐后低血压

对该类患者主要是治疗基础疾病,纠正可能的诱因。症状不明显者可用非药物治疗,包括:餐前饮水、减少碳水化合物摄入、少量多餐,餐后取坐位或卧位,避免饮酒,血液透析患者避免血透时进食,降压药宜在两餐之间服用。药物治疗可采用减少内脏血流量、抑制葡萄糖吸收和增加外周血管阻力的药物,如咖啡因、阿卡波糖、古尔胶,但目前尚缺乏循证医学证据。

4. 白大衣高血压

白大衣高血压患者比血压正常人群更容易发展为持续性高血压,提示白大衣高血压需要干预,防止其发展为持续性高血压。对于无危险因素的白大衣高血压患者,可不予药物治疗,进行健康宣教、生活方式干预,并做好定期随访。对于合并代谢紊乱危险因素的患者,需要针对相应的危险因素进行药物治疗。此时药物治疗是对生活方式改变的补充(具体措施包括控制体重、调节糖代谢、调脂治疗等),以及定期随访(动态血压、血糖、血脂、体质量指数等)。对于合并无症状性靶器官损害的患者,在生活方式改变和血压监测的基础上,需给予相应药物治疗,包括降压、保护靶器官功能等药物治疗。

5. 高龄、衰弱老年高血压

高龄老年人是指年龄≥80岁者。高龄老年高血压患者常伴多种疾病,认知功能下降以及衰弱的发生率高于其他年龄段的老年患者。故在治疗高血压的同时,还需对其认知功能以及衰弱程度进行评估。

高龄高血压患者治疗应从单药小剂量开始,结合患者自身特点,制订个体化治疗方案,在强调降压达标的同时,需要注意伴随疾病的影响,并加强靶器官的保护,避免过度降压。根据患者对降压药的反应情况调整剂量或药物种类,在患者能耐受的前提下,在数周甚至数月内逐渐使血压达标。

高龄老年人裁弱发生率升高,衰弱可加重不良预后,因此降压靶目标不宜太低,欧洲高血压学会建议,高龄衰弱老年患者的收缩压目标是<150mmHg,但不低于130mmHg。同时应重视在血压管理中进行虚弱评估。治疗过程中,应注意监测患者的立位血压和24小时动态血压;制订降压药物方案需综合评估多重用药的副作用。同时应注重老年综合评估,制订个性化营养支持方案、运动方案等,都将有助于对高龄患者血压水平的控制。

(六) 老年继发性高血压

老年人常见继发性高血压病因有肾性高血压、肾血管性高血压、内分泌相关高血压(肾上腺疾病、嗜铬细胞瘤等)。肾性高血压一般都有肾脏疾病病史,详细询问病史可以发现肾脏疾病发生早于高血压,实验室检查可以发现蛋白尿、血肌酐水平升高、eGFR下降、B超发现肾脏结构异常等。但需与高血压导致的肾脏功能损害鉴别。鉴别要点包括病史、肾功能损害程度、肾脏结构等。

老年人因动脉粥样硬化可引起单侧或双侧肾动脉狭窄,因肾缺血导致肾血管性高血压。在临床上很常见,如出现以下情况需排除肾血管狭窄:①血压持续升高,≥160/100mmHg伴冠心病以及其他大血管狭窄病史;②合并轻度低钾血症;③体检发现脐周血管杂音;④突然血压难以控制或顽固性恶性高血压;⑤非对称性肾萎缩;⑥服用ACEI或ARB出现血肌酐明显升高。

老年人原发性醛固酮增多症发病率与普通成年人一致,原醛的临床特点比较典型,但老年人可能症状不典型,当出现以下情况时需排查:①难治性高血压;②顽固复发性低钾血症;③肾上腺意外瘤;④家族早发脑血管意外。

老年人还需注意药物相关性高血压,如非甾体类抗炎药物、激素类、抗抑郁药物、甘草等。在病史询问时应详细询问上述药物使用情况。

第三节　老年高血压综合管理

一、社区支持

老年高血压患者血压波动大、易发生直立性低血压、餐后低血压,同时合并多种疾病。有部分老年人自理能力以及认知功能受损导致血压不能很好控制,极易出现高血压并发症。而高血压以及慢性疾病治疗管理不仅需要专科医生,更需要患者以及家庭、社区的支持。应完善推广社区随访制度,如入户随访、家庭监测和远程服务。

老年高血压患者需要系统、长期的随访和管理,需要依靠社区来完成。社区随访可采用多种方式,如入户随访、家庭监测和远程服务。目前大部分高血压患者会选择在基层医疗机构就诊,社区卫生服务中心(站)、乡镇卫生院、村卫生所、保健院、健康教育所等在内的基层医疗或健康管理机构和基层医务人员是高血压教育的主要力量。《健康中国2030》纲要指出要推进健康中国建设,要坚持预防为主,推行健康文明的生活方式,强化早诊断、早治疗、早康复,坚持保基本、强基层、建机制。突出解决妇女儿童、老年人、残疾人等重点人群的健康问题。故在老年高血压慢性疾病管理方面,需要打造有利的社区环境促进老年高血压患者采纳健康生活方式,鼓励活动能力较好的老年人到社区卫生服务中心定期复诊、接受健康教育,在患者出现严重并发症时便于及时转诊就医。

老年人由于社会角色发生变化,容易产生不良心理变化,尤其是出现功能衰退、活动受限、情感孤独等问题的时候。均可导致高血压管理不能达到理想效果。可针对老年人的特点,进行心理疏导。对于空巢老人,居委会和医疗机构应定期访问,提供情感支持和居家医疗服务。

二、远程管理

随着互联网科技的发展,使远程就诊,健康档案都成为可能。慢性疾病尤其使高血压远程管理优势非常明显。远程动态监测让医生实时掌握患者血压波动情况变成现实。同时可对病情变化进行预判,及时采取治疗措施,防止病情恶化,使患者个体化治疗落实到实处。同时,通过远程视频等技术还可利用优质的专家资源进行对基层医生以及患者和家庭经行培训、咨询和指导,协同提高高血压诊断率,知晓率和控制率。

高血压远程管理的内容主要包括及时监测数据与风险评估,优化治疗,生活方式干预,丰富健康教育内容,以及老年人情绪问题处理等。基于以上功能,高血压远程管理以数据监测为入口,为老年高血压人群打造预防、监测、干预、保障于一体的精准管理体系。将互联网技术的实时性、可及性、个体性优势与老年高血压群体的特殊性糅合,达到优化管理的目的。

思考题

1. 老年高血压的特点有哪些？

2. 简述老年人高血压药物治疗的原则以及各特殊人群老年人药物选择特点？

3. 病例分析型思考题：

患者，男，89 岁，诊断帕金森病 8 年，长期服用咪多吡 5mg Qd；美多芭 200mg Tid（总量 600mg）。自觉吞咽困难，PD 症状加重入院。患者有高血压史 30 年，曾服用多种降压药物，后因自测血压偏低，自行停用高血压药物（具体不详）。住院期间监测血压，波动在 180～100/80～60mmHg，予以氨氯地平片 5mg qd 控制血压。患者住院期间，某日清晨如厕时突发头晕，并跌倒，当时查体发现血压 80/45mmHg。

查体：T 37.0℃，P 65bpm，R 16 次/分，BP 145/80mmHg，神志清，对答部分切题，口齿含糊，心、肺未见明显异常，腹软，无压痛反跳痛，肝脾肋下未及，肠鸣音减弱，双下肢无浮肿，四肢肌张力增高，关节活动齿轮改变，肌力 IV 级。

思考要点：

(1) 该患者出现血压波动明显的原因是什么？

(2) 需要进一步完善哪些检查？

(3) 为确保安全有效在药物选择方面应注意哪些事项？

（黄黎莹　方宁远）

参考文献

[1] 中国高血压防治指南修订委员会.中国高血压防治指南 2018[J].心脑血管病防治,2019, 19(1):1-44.

[2] 中国老年学和老年医学学会.老年高血压的诊断与治疗中国专家共识（2017 版)[J].中华内科杂志,2017,56(11):885-893.

[3] 中国老年医学学会高血压分会.中国老年高血压管理指南 2019[J].中华老年多器官疾病杂志,2019,18(2):81-106.

[4] 中国老年医学学会高血压分会.老年人异常血压波动临床诊疗中国专家共识[J].中国心血管杂志,2017,22(1):1-11.

[5] The European Society of Cardiology and the European Society of Hypertension. 2018 ESC/ESH Guidelines for the management of arterial hypertension[J]. European Heart Journal. 2018,1:1-98.

[6] Athanasa B，Christopher J B，et al. An Expert Opinion From the European Society of Hypertension-European Union Geriatric Medicine Society Working Group on the Management of Hypertension in Very Old，Frail Subjects[J]. Hypertension. 2016, 67:820-825.

[7] Kario K，Shimada K.Risers and extreme-dippers of nocturnal blood pressure in hypertension：antihypertensive strategy for nocturnal blood pressure[J]. Clin Exp Hypertens. 2004,26(2):177-89.

［8］Aronow W S，Fleg J L，Pepine C J，et al. ACCF/AHA 2011 Expert Consensus Document on Hypertension in the Elderly：a report of the American College of Cardiology Foundation Task Force on Clinical Expert Consensus documents developed in collaboration with the American Academy of Neurology，American Geriatrics Society，American Society for Preventive Cardiology，American Society of Hypertension，American Society of Nephrology，Association of Black Cardiologists，and European Society of Hypertension［J］. J Am Coll Cardiol. 2011,57(20):2037 - 2114.

［9］Wang J W，Zhang L X，Wang F，et al. Prevalence，Awareness，Treatment，and Control of Hypertension in China：Results From a National Survey［J］. Am J Hypertension. 2014,27(11):1355 - 1361.

第十四章　呼吸道疾病

第一节　新型冠状病毒肺炎防控策略

本章要点 📝

1. 新型冠状病毒肺炎的流行病学和病理学特点。
2. 新型冠状病毒肺炎的临床表现。
3. 新型冠状病毒肺炎的诊断和鉴别诊断。
4. 新型冠状病毒肺炎的治疗原则。
5. 新型冠状病毒肺炎的防疫隔离。

教学目的 📋

1. 掌握
 (1)新型冠状病毒肺炎的临床表现、诊断标准、临床分型、治疗。
 (2)新型冠状病毒肺炎的有效防疫措施。
2. 熟悉
 (1)新型冠状病毒肺炎的流行病学特点、病理学特点。
 (2)新型冠状病毒肺炎重症/危重症的早期预警和预防。
3. 了解
 新型冠状病毒的病原学特点。

　　21世纪以来，全世界出现了三次冠状病毒的流行，如 2003 年首发在广东的非典（SARS）冠状病毒，2012 年首发在中东地区的中东呼吸综合征（MERS）冠状病毒，2019 年首发地不明的 2019 新冠病毒（2019-nCoV）。这三种冠状病毒的传染性和致病性都比较强，可以引起肺炎，甚至引起呼吸窘迫。

　　新型冠状病毒肺炎（新冠肺炎，COVID-19）为新发急性呼吸道传染病，目前已成为全球性重大的公共卫生事件。通过积极防控和救治，我国境内疫情基本得到控制，仅在个别地区出现局部暴发和少数境外输入病例。由于全球疫情仍在蔓延，且有可能较长时期存在，新冠肺炎在我国传播和扩散的风险也将持续存在。

一、流行病学

（一）全球疫情

2020年以来，新型冠状病毒肺炎在全球流行，成为第二次世界大战结束以来最严重的全球公共卫生突发事件。截至2021年2月底，全球确诊新冠肺炎病例超过1.1亿，死亡超245万例。感染人数排在世界前三位的分别是美国、印度和巴西。

（二）我国疫情

2020年初，我国武汉地区短期内出现了多例以发热、咳嗽、乏力和/或呼吸困难为主要表现的不明原因肺炎病例，后确定为一种新的冠状病毒，即2019新型冠状病毒（2019 novel coronavirus，2019-nCoV）。2020年1月23日武汉累计确诊新冠肺炎患者495例，新增70例，10时起，武汉市离汉通道关闭，中国率先打响疫情防控保卫战，4万多名医护人员驰援湖北武汉，用1个多月的时间初步遏制了疫情蔓延势头，用2个月左右时间将本土每日新增病例控制在个位数，用3个月左右时间疫情基本得到控制。此后的1年多时间里，全国仅在个别地区出现局部爆发或散发病例。截至2021年2月21日，中国境内累计确诊新冠肺炎病例101669例，累计死亡4842例。

（三）流行病学特点

1. 传染源

传染源主要是新型冠状病毒感染的患者和无症状感染者，在潜伏期即有传染性，发病后3～5天内传染性最强。

2. 传播途径

经呼吸道飞沫和密切接触传播是主要的传播途径。接触病毒污染的物品也可造成感染。在相对封闭的环境中长时间暴露于高浓度气溶胶情况下存在经气溶胶传播的可能。由于在粪便、尿液中可分离到新型冠状病毒，应注意其对环境污染造成接触传播或气溶胶传播。

3. 易感人群

人群普遍易感。老年人或有基础疾病者感染后易发展为重症。

二、病原学特点和病理学改变

1. 病原学特点

新型冠状病毒（2019-nCoV）属于冠状病毒β属，有包膜，颗粒呈圆形或椭圆形，直径60～140nm。具有5个必需基因，分别针对核蛋白（N）、病毒包膜（E）、基质蛋白（M）和刺突蛋白（S）4种结构蛋白及RNA依赖的RNA聚合酶（RdRp）。核蛋白（N）包裹RNA基因组构成核衣壳，外面围绕着病毒包膜（E），病毒包膜包埋有基质蛋白（M）和刺突蛋白（S）等蛋白。刺突蛋白通过结合血管紧张素转化酶2（ACE-2）进入细胞。体外分离培养时，新型冠状病毒96个小时左右即可在人呼吸道上皮细胞内发现，而在Vero E6和Huh-7细胞系中分离培养需4～6天。

冠状病毒对紫外线和热敏感，56℃30分钟、乙醚、75%乙醇、含氯消毒剂、过氧乙酸和氯仿等脂溶剂均可有效灭活病毒，氯己定不能有效灭活病毒。

2. 病理学改变

（1）肺脏。

肺脏呈不同程度的实变。实变区主要呈现弥漫性肺泡损伤和渗出性肺泡炎。不同区域肺病变复杂多样，新旧交错。肺泡腔内见浆液、纤维蛋白性渗出物及透明膜形成；肺泡隔可见充血、水肿，单核和淋巴细胞浸润。少数肺泡过度充气、肺泡隔断裂或囊腔形成。肺内各级支气管黏膜部分上皮脱落，腔内可见渗出物和黏液。小支气管和细支气管易见黏液栓形成。可见肺血管炎、血栓形成（混合血栓、透明血栓）和血栓栓塞。肺组织易见灶性出血，可见出血性梗死、细菌和（或）真菌感染。病程较长的病例，可见肺泡腔渗出物机化（肉质变）和肺间质纤维化。

电镜下支气管黏膜上皮和 II 型肺泡上皮细胞胞质内可见冠状病毒颗粒。免疫组化染色显示部分支气管黏膜上皮、肺泡上皮细胞和巨噬细胞呈新型冠状病毒抗原免疫染色和核酸检测阳性。

（2）脾脏、肺门淋巴结、骨髓。

脾脏缩小。白髓萎缩，淋巴细胞数量减少、部分细胞坏死；红髓充血、灶性出血，脾脏内巨噬细胞增生并可见吞噬现象；可见脾脏贫血性梗死。淋巴结淋巴细胞数量较少，可见坏死。免疫组化染色显示脾脏和淋巴结内 CD4＋T 和 CD8＋T 细胞均减少。淋巴结组织可呈新型冠状病毒核酸检测阳性，巨噬细胞新型冠状病毒抗原免疫染色阳性。骨髓造血细胞或增生或数量减少，粒红比例增高；偶见噬血现象。

（3）心脏和血管。

部分心肌细胞可见变性、坏死，间质充血、水肿，可见少数单核细胞、淋巴细胞和（或）中性粒细胞浸润。偶见心肌细胞新型冠状病毒核酸检测阳性。

全身主要部位小血管可见内皮细胞脱落、内膜或全层炎症；可见血管内混合血栓形成、血栓栓塞及相应部位的梗死。主要脏器微血管可见透明血栓形成。

（4）肝脏和胆囊。

肝细胞变性、灶性坏死伴中性粒细胞浸润；肝血窦充血，汇管区见淋巴细胞和单核细胞浸润，微血栓形成。胆囊高度充盈。肝脏和胆囊可见新型冠状病毒核酸检测阳性。

（5）肾脏。

肾小球毛细血管充血，偶见节段性纤维素样坏死；球囊腔内见蛋白性渗出物。近端小管上皮变性，部分坏死、脱落，远端小管易见管型。肾间质充血，可见微血栓形成。肾组织偶见新型冠状病毒核酸检测阳性。

（6）其他器官。

脑组织充血、水肿，部分神经元变性、缺血性改变和脱失，偶见噬节现象；可见血管周围间隙单核细胞和淋巴细胞浸润。肾上腺见灶性坏死。食管、胃和肠黏膜上皮不同程度变性、坏死、脱落，固有层和黏膜下单核细胞、淋巴细胞浸润。肾上腺可见皮质细胞变性，灶性出血和坏死。睾丸见不同程度的生精细胞数量减少，Sertoli 细胞和 Leydig 细胞变性。

鼻咽和胃肠黏膜及睾丸和唾液腺等器官可检测到新型冠状病毒。

三、临床表现

1. 症状

潜伏期 1~14 天,多为 3~7 天。

以发热、干咳、乏力为主要表现。部分患者以嗅觉、味觉减退或丧失等为首发症状,少数患者伴有鼻塞、流涕、咽痛、结膜炎、肌痛和腹泻等症状。重症患者多在发病一周后出现呼吸困难和(或)低氧血症,严重者可快速进展为急性呼吸窘迫综合征、脓毒症休克、难以纠正的代谢性酸中毒和出凝血功能障碍及多器官功能不全综合征等。极少数患者还可有中枢神经系统受累及肢端缺血性坏死等表现。值得注意的是重型、危重型患者病程中可为中低热,甚至无明显发热。

轻型患者可表现为低热、轻微乏力、嗅觉及味觉障碍等,无肺炎表现。少数患者在感染新型冠状病毒后可无明显临床症状。

多数患者预后良好,少数患者病情危重,多见于老年人、有慢性基础疾病者、晚期妊娠和围生期女性、肥胖人群。

2. 体征

轻症可无任何体征,部分可有肺部湿啰音,严重至呼吸衰竭者可出现呼吸频率加快,辅助呼吸肌参与呼吸、三凹征、发绀、心动过速、心律失常、血压下降、心搏骤停等。

四、实验室和影像学检查

(一)实验室检查

1. 一般检查

发病早期外周血白细胞总数正常或减少,可见淋巴细胞计数减少,部分患者可出现肝酶、乳酸脱氢酶、肌酶、肌红蛋白、肌钙蛋白和铁蛋白增高。多数患者血沉和 C 反应蛋白(CRP)升高,降钙素原正常。重型、危重型患者可见 D-二聚体升高、外周血淋巴细胞进行性减少,炎症因子升高,凝血功能指标异常。

2. 病原学检查

采用 RT-PCR 和(或)NGS 方法在鼻咽拭子、肛拭子、痰和其他下呼吸道分泌物、血液、粪便、尿液等标本中可检测出新型冠状病毒核酸。检测下呼吸道标本(痰或气道抽取物)更加准确。

核酸检测会受到病程、标本采集、检测过程、检测试剂等因素的影响,为提高检测阳性率,应规范采集标本,标本采集后尽快送检。

3. 血清学检查

新型冠状病毒特异性 IgM 抗体、IgG 抗体阳性,发病 1 周内阳性率均较低。

(二)影像学检查

早期呈现多发磨玻璃或实性小斑片影及间质改变,以肺外带明显。进而发展为双肺多发磨玻璃影、浸润影,严重者可出现肺实变,胸腔积液少见。合并心功能不全时可见心影增大,肺淤血。

五、诊断标准［国家卫生健康委办公厅《新型冠状病毒肺炎诊疗方案(试行第八版)》］

1. 疑似病例

结合下述流行病学史和临床表现综合分析,有流行病学史中的任何 1 条,且符合临床表现中任意 2 条。无明确流行病学史的,符合临床表现中任意 2 条,同时新型冠状病毒特异性 IgM 抗体阳性;或符合临床表现中的 3 条。

(1)流行病学史

①发病前 14 天内有病例报告社区的旅行史或居住史。

②发病前 14 天内与新型冠状病毒感染的患者或无症状感染者有接触史。

③发病前 14 天内曾接触过来自有病例报告社区的发热或有呼吸道症状的患者。

④聚集性发病(2 周内在小范围如家庭、办公室、学校班级等场所,出现 2 例及以上发热和/或呼吸道症状的病例)。

(2)临床表现

①发热和(或)呼吸道症状等新冠肺炎相关临床表现。

②具有上述新冠肺炎影像学特征。

③发病早期白细胞总数正常或降低,淋巴细胞计数正常或减少。

2. 确诊病例

疑似病例同时具备以下病原学或血清学证据之一者:

(1)实时荧光 RT-PCR 检测新型冠状病毒核酸阳性。

(2)病毒基因测序,与已知的新型冠状病毒高度同源。

(3)新型冠状病毒特异性 IgM 抗体和 IgG 抗体阳性。

(4)新型冠状病毒特异性 IgG 抗体由阴性转为阳性或恢复期 IgG 抗体滴度较急性期呈 4 倍及以上升高。

六、临床分型［国家卫生健康委办公厅《新型冠状病毒肺炎诊疗方案(试行第八版)》］

(一)轻型

临床症状轻微,影像学未见肺炎表现。

(二)普通型

具有发热、呼吸道症状等,影像学可见肺炎表现。

(三)重型

成人符合下列任何一条:

(1)出现气促,RR $\geqslant$ 30 次/分。

(2)静息状态下,吸空气时指氧饱和度 $\leqslant$93%。

(3)动脉血氧分压(PaO_2)/吸氧浓度(FiO_2)$\leqslant$300 mmHg(1 mmHg＝0.133kPa)。

(4)临床症状进行性加重,肺部影像学显示 24～48 小时内病灶明显进展＞50%者。

(四)危重型

符合以下情况之一者:

(1)出现呼吸衰竭,且需要机械通气。

(2)出现休克。

(3)合并其他器官功能衰竭需 ICU 监护治疗。

七、成人重症/危重症早期预警

有以下指标变化应警惕病情恶化：
(1)低氧血症或呼吸窘迫进行性加重。
(2)组织氧合指标恶化或乳酸进行性升高。
(3)外周血淋巴细胞计数进行性降低或外周血炎症标记物如 IL-6、CRP、铁蛋白等进行性上升。
(4)D-二聚体等凝血功能相关指标明显升高。
(5)胸部影像学显示肺部病变明显进展。

八、鉴别诊断

(1)新型冠状病毒肺炎轻型表现需与其他病毒引起的上呼吸道感染相鉴别。
(2)新型冠状病毒肺炎主要与流感病毒、腺病毒、呼吸道合胞病毒等其他已知病毒性肺炎及肺炎支原体感染鉴别,尤其是对疑似病例要尽可能采取包括快速抗原检测和多重 PCR 核酸检测等方法,对常见呼吸道病原体进行检测。
(3)还要与非感染性疾病,如血管炎、皮肌炎和机化性肺炎等鉴别。

九、治疗

(一)治疗原则

新型冠状病毒肺炎是呼吸道传染病,具有传播速度快,传染力强,重症/危重症预后差的特点,治疗以隔离和对症支持治疗为主,早期发现重症/危重症的预警信号,对于重症/危重症则尽早收入 ICU 治疗,积极治疗并防止并发症的产生,老年患者则需重视基础疾病的治疗。

(二)措施

1. 一般治疗

(1)卧床休息,加强支持治疗,保证充分能量摄入;注意水、电解质平衡,维持内环境稳定;密切监测生命体征、指氧饱和度等。
(2)动态监测:根据病情监测血常规、尿常规、CRP、生化指标（肝酶、心肌酶、肾功能等）、凝血功能、动脉血气分析、胸部影像学等。有条件者可行细胞因子检测。
(3)氧疗:及时给予有效氧疗措施,包括鼻导管、面罩给氧和经鼻高流量氧疗。
(4)抗菌药物治疗:避免盲目或不恰当使用抗菌药物,尤其是联合使用广谱抗菌药物。

2. 抗病毒治疗

目前仍未发现有效的抗病毒药物,但某些药物经临床观察研究显示可能具有一定的治疗作用。做临床试验的药物有瑞德西韦、利巴韦林、法匹拉维、洛匹那韦/利托那韦、羟氯喹、阿比多尔、二磷酸氯喹等。

目前较为一致的意见认为,具有潜在抗病毒作用的药物应在病程早期使用,建议重点应用于于有重症高危因素及有重症倾向的患者。不推荐单独使用洛匹那韦/利托那韦和利巴韦林,不推荐使用羟氯喹或联合使用阿奇霉素。以下药物可继续试用,在临床应用中进一步评价疗效。

(1)α干扰素：成人每次 500 万 U 或相当剂量，加入灭菌注射用水 2mL，每日 2 次，雾化吸入，疗程不超过 10 日。

(2)利巴韦林：单药很可能无效，建议与干扰素(剂量同上)或洛匹那韦/利托那韦(成人 200mg/粒，每次 2 粒，每日 2 次)联合应用，成人 500mg/次，每日 2～3 次静脉输注，疗程不超过 10 天。

(3)磷酸氯喹：用于 18 岁～65 岁成人。体重大于 50kg 者，每次 500mg，每日 2 次，疗程 7 日；体重小于 50kg 者，第 1、2 日每次 500mg，每日 2 次，第 3～7 日每次 500mg，每日 1 次；因它的潜在安全风险，不推荐高剂量使用(600mg，每日 2 次，治疗 10 天)。

(4)阿比多尔：成人 200mg，每日 3 次，疗程不超过 10 日。多项证据表明，阿比多尔对新冠病毒可能无效。

(5)瑞德西韦：临床数据显示，重症基本无效，其他程度新冠患者用药疗效有待更多研究。

要重视上述药物的不良反应、禁忌证以及与其他药物的相互作用等问题。不建议同时应用 3 种以上抗病毒药物，避免发生不可耐受的毒副作用，一旦出现药物副反应应立即停止使用相关药物。

3. 免疫治疗

(1)康复者恢复期血浆：使用遵循原则为病程不超过三周、病情进展快的重症患者。排除禁忌后通常输注剂量为 200～500 毫升(4～5 毫升/千克体重)。

(2)静注 COVID-19 人免疫球蛋白：可应急用于病情进展较快的普通型和重型患者。推荐剂量为普通型 20 mL、重型 40 mL，静脉输注，根据患者病情改善情况，可隔日再次输注，总次数不超过 5 次。

(3)托珠单抗：对于双肺广泛病变者及重型患者，且实验室检测 IL-6 水平升高者，可试用。

(4)其他：干扰素-α2b、JAK 抑制剂鲁索利替尼、骨髓间充质干细胞外泌体、脐带间充质干细胞等需要更多临床试验来验证对新冠病毒的作用。

4. 糖皮质激素治疗

对于氧合指标进行性恶化、影像学进展迅速、机体炎症反应过度激活状态的患者，酌情短期内(一般建议 3～5 日，不超过 10 日)使用糖皮质激素，建议剂量相当于甲泼尼龙 0.5～1 mg/(kg·d)，应当注意较大剂量糖皮质激素由于免疫抑制作用，可能会延缓对病毒的清除。

(三) 重型/危重型治疗

1. 治疗原则

在上述治疗的基础上，严密监测评估，积极防治并发症，治疗基础疾病，预防继发感染，及时进行器官功能支持，慎防医源性损害事件。

2. 呼吸支持

(1)鼻导管或面罩吸氧。

PaO_2/FiO_2 低于 300 mmHg 的重型患者均应立即给予氧疗。接受鼻导管或面罩吸氧后，短时间(1～2 小时)密切观察，若呼吸窘迫和(或)低氧血症无改善，应使用经鼻高流量氧疗(HFNC)或无创通气(NIV)。

（2）经鼻高流量氧疗或无创通气。

PaO_2/FiO_2 低于 200 mmHg 应给予经鼻高流量氧疗（HFNC）或无创通气（NIV）。接受 HFNC 或 NIV 的患者，无禁忌证的情况下，建议同时实施俯卧位通气，即清醒俯卧位通气，俯卧位治疗时间应大于 12 小时。

部分患者使用 HFNC 或 NIV 治疗的失败风险高，需要密切观察患者的症状和体征。若短时间（1～2 小时）治疗后病情无改善，特别是接受俯卧位治疗后，低氧血症仍无改善，或呼吸频数、潮气量过大或吸气努力过强等，往往提示 HFNC 或 NIV 治疗疗效不佳，应及时进行有创机械通气治疗。

（3）有创机械通气。

一般情况下，PaO_2/FiO_2 低于 150 mmHg，应考虑气管插管，实施有创机械通气。但鉴于重症新型冠状病毒肺炎患者低氧血症的临床表现不典型，不应单纯把 PaO_2/FiO_2 是否达标作为气管插管和有创机械通气的指征，而应结合患者的临床表现和器官功能情况实时进行评估。值得注意的是，延误气管插管，带来的危害可能更大。

早期恰当的有创机械通气治疗是危重型患者重要的治疗手段。实施肺保护性机械通气策略。对于中重度急性呼吸窘迫综合征患者，或有创机械通气 FiO_2 高于 50% 时，可采用肺复张治疗。并根据肺复张的反应性，决定是否反复实施肺复张手法。应注意部分新冠肺炎患者肺可复张性较差，应避免过高的 PEEP 导致气压伤。

（4）气道管理。

加强气道湿化，建议采用主动加热湿化器，有条件者可使用环路加热导丝保证湿化效果；建议使用密闭式吸痰，必要时气管镜吸痰；积极进行气道廓清治疗，如振动排痰、高频胸廓振荡、体位引流等；在氧合及血流动力学稳定的情况下，尽早开展被动及主动活动，促进痰液引流及肺康复。

（5）体外膜肺氧合（ECMO）。

ECMO 启动时机。在最优的机械通气条件下（$FiO_2 \geqslant 80\%$，潮气量为 6 mL/kg 理想体重，$PEEP \geqslant 5$ cmH$_2$O，且无禁忌证），且保护性通气和俯卧位通气效果不佳，并符合以下之一，应尽早考虑评估实施 ECMO：

①$PaO_2/FiO_2 < 50$ mmHg 超过 3 小时；②$PaO_2/FiO_2 < 80$ mmHg 超过 6 小时；③动脉血 pH < 7.25 且 $PaCO_2 > 60$ mmHg 超过 6 小时，且呼吸频率 > 35 次/分；④呼吸频率 > 35 次/分时，动脉血 pH < 7.2 且平台压 > 30 cmH$_2$O；⑤合并心源性休克或者心脏骤停。

符合 ECMO 指征，且无禁忌证的危重型患者，应尽早启动 ECMO 治疗，延误时机，导致患者预后不良。

3. 循环支持

危重型患者可合并休克，应在充分液体复苏的基础上，合理使用血管活性药物，密切监测患者血压、心率和尿量的变化，以及乳酸和碱剩余，必要时进行血流动力学监测，指导输液和血管活性药物使用，改善组织灌注。

4. 抗凝治疗

重型或危重型患者合并血栓栓塞风险较高。对无抗凝禁忌证者，同时 D-二聚体明显增高者，建议预防性使用抗凝药物。发生血栓栓塞事件时，按照相应指南进行抗凝治疗。

5. 急性肾损伤和替代治疗

危重型患者可合并急性肾损伤,应积极寻找病因,如低灌注和药物等因素。在积极纠正病因的同时,注意维持水、电解质、酸碱平衡。连续性肾替代治疗(CRRT)的指征包括:①高钾血症;②严重酸中毒;③利尿剂无效的肺水肿或水负荷过多。

6. 血液净化治疗

血液净化系统包括血浆置换、吸附、灌流、血液/血浆滤过等,能清除炎症因子,阻断"细胞因子风暴",从而减轻炎症反应对机体的损伤,可用于重型、危重型患者细胞因子风暴早中期的救治。

7. 其他

可使用肠道微生态调节剂,维持肠道微生态平衡,预防继发细菌感染。

(四) 中医、中药治疗

中成药双黄连、双黄连＋藿香正气胶囊、莲花清瘟胶囊、血必净注射液在新冠肺炎中有运用,但仍需要更多临床试验。

汤药:可根据不同的时期,不同的临床表现,疾病的严重程度进行辩证,选择不同的汤剂。

(五) 心理辅导

患者常存在焦虑恐惧情绪,应当加强心理疏导,必要时辅以药物治疗。

十、防疫隔离

1. 坚持预防为主的原则

(1)一般预防:保持良好的个人及环境卫生,均衡营养、适量运动、充足休息,避免过度疲劳。提高健康素养,养成"一米线"、勤洗手、戴口罩、公筷制等卫生习惯和生活方式,打喷嚏或咳嗽时应掩住口鼻。保持室内通风良好,科学做好个人防护,出现呼吸道症状时应及时到发热门诊就医。近期去过高风险地区或与确诊、疑似病例有接触史的,应主动进行新型冠状病毒核酸检测。

(2)疫苗:新冠肺炎的疫苗,可分为减毒疫苗、灭活疫苗、病毒载体疫苗、蛋白亚单位疫苗、核酸疫苗及病毒样颗粒疫苗。新冠疫情以来全世界加快了新冠疫苗的研发,中国自2020年12月开始高危人群疫苗的免费接种。疫苗的接种,可以降低病毒的感染率,减轻感染的症状,起到预防的作用,但不能达到治疗的作用。

2. 落实四早措施,即早发现、早诊断、早隔离、早报告

加强门诊预检分诊和发热门诊排查,及时发现疑似病例、确诊病例和无症状感染者,做到早发现、早治疗。及时完成流行病学调查,做好密切接触者的隔离和治疗、检测。对污染源要完成终末消毒。

3. 突出重点环节

对重点人群、重点部门进行重点防控。对医院、机场、海关、冷冻物流等相关工作人员定期检测核酸,加强防护和健康管理和监测。注重社区防控,尤其是社区发热哨点的管控。

4. 强化支撑保障和领导管理

完善国家重大疫情防控体制机制,健全国家公共卫生体系,增强应对突发重大公共卫生事件的能力。国家要建立稳定的公共卫生事业投入机制,强化科研与国际合作,促进试剂、疫苗、药物的研发等,发挥科技在重大疫情防控中的支撑作用。

思考题

1. 简述新型冠状病毒的传播途径和灭活方法

2. 简述新型冠状病毒肺炎的临床分型和重/危重型的标准。

3. 如何做好新冠肺炎个人防疫?

4. 病例分析型思考题:

患者,女性,75岁,因"咽痛15天,发热伴咳嗽10天"入院。

患者15天前出现咽痛,自服"板蓝根冲剂"效果不佳,10天前出现间断发热,最高体温38.5°,伴胸闷、心慌、咳嗽、喘息情况,予莫西沙星+更昔洛韦治疗,症状无明显改善,查咽拭子2019-nCoV核酸阳性,遂收治入院。入院胸部CT提示两肺弥漫性渗出、实变影。

查体:神清,平车推入,呼吸急促,30次/分,体温38.5°,口唇发绀,HR124次/分,律齐,SPO_2 80%,双下肢无浮肿。BP 100/50mmHg,神经系统检查阴性。

既往史及个人史:高血压2年,无烟酒嗜好。

思考要点:

(1)总结该患者病史特点。

(2)该患者最可能的诊断与诊断依据? 早期需要和哪些疾病鉴别?

(3)哪些指标可以作为重型/危重型的早期预警?

(4)该老年患者治疗中有哪些方面需特别关注?

(查琼芳　秦　慧)

参考文献

[1] 中华人民共和国国家卫生健康委员会.新冠肺炎康复者恢复期血浆临床治疗方案(试行第2版)[S].国家卫生健康委办公厅,2020.

[2] 中华人民共和国国家卫生健康委员会.新型冠状病毒肺炎诊疗方案(试行第8版)[EB/OL].2020,13(5).

[3] 瞿介明,曹彬,陈荣昌.新冠肺炎防治精要[M].上海:上海交通大学出版社,2020.

[4] 曹彬,瞿介明.新型冠状病毒肺炎临床实用手册[M].北京:中国协和医科大学出版社,2020.

[5] 上海市2019冠状病毒病临床救治专家组.上海市2019冠状病毒病综合救治专家共识[J].中华传染病杂志,2020,38(3),134-138.

第二节　老年社区获得性肺炎

本节要点

1. 老年社区获得性肺炎的概念,常见病因与临床表现。

2. 老年社区获得性肺炎的检查、诊断与治疗。

3. 老年社区获得性肺炎的防治工作。

4. 老年社区获得性肺炎的现状结局与思考。

5. 老年社区获得性肺炎患者的随访及沟通。

教学目的

1. 掌握

(1)老年社区获得性肺炎的概念、特点,常见病因。

(2)老年社区获得性肺炎患者的临床表现、并发症。

(3)老年社区获得性肺炎的检查、诊断与治疗。

2. 熟悉

(1)老年社区获得性肺炎的防治。

(2)老年社区获得性肺炎的现状结局与思考。

(3)老年社区获得性肺炎患者的随访及沟通。

3. 了解

(1)老年社区获得性肺炎的流行病学特点,各国指南更新。

(2)能对比分析不同人群中患社区获得性肺炎的异同点,探索老年人群的特殊性。

一、老年社区获得性肺炎的概念

(一)什么是老年社区获得性肺炎?

社区获得性肺炎(community acquired pneumonia,CAP)是指患者在医院外罹患的感染性肺实质炎症,包括具有明确潜伏期的病原体感染而在入院后潜伏期内(48h 内)发病的肺炎。目前普遍将老年社区获得性肺炎定义为:年龄≥65 岁人群在医院外罹患的感染性肺实质炎症肺炎,是老年人的常见病,老年 CAP 的发病率和病死率很高,是威胁老年人健康的常见疾病,重症老年社区获得性肺炎的死亡率可达 50%以上。

重症 CAP 是 CAP 进展到严重阶段的表现,根据中华医学会呼吸病分会《CAP 诊断和治疗指南》指出,重症 CAP 界定为具有下列 1 项主要标准或≥ 3 项次要标准者可诊断为重症肺炎,需密切观察,积极救治,有条件时收住 ICU 治疗(ⅡA)。其主要标准:①需要气管插管行机械通气治疗;②脓毒血症休克经积极体液复苏后仍需要血管活性药物治疗。次要标准:①呼吸频率≥30 次/分;②氧合指数≤ 250 mmHg;③多肺叶浸润;④意识障碍(或)和定向障碍;⑤血尿素氮≥ 7.14 mmol/L;⑥收缩压<90 mmHg 需要积极的液体复苏。

(二)老年社区获得性肺炎流行病学特点

老年 CAP 发病率一定程度上反映了地区医疗环境和人口的差异,与年龄的增长及合并症的存在有关。CAP 的发病率随年龄增长呈现 U 型分布,2013 年美国的老年 CAP 发病率约为 63/1 万～164.3/1 万人,约是其他年龄段的三倍,同期欧洲老年 CAP 发病率约为 76/1 万～140/1 万人。老年 CAP 住院率也很高,2013 年一项国内研究结果显示,16585 例住院的 CAP 患者中≥65 岁老年人占 28.7%,26~45 岁的青壮年占 9.2%,可见老年 CAP 患者的住院构成比远高于青壮年。尽管由于公共卫生体系的完善及抗菌药物的应用和普及,CAP 病死率有所下降,但其死亡人数的下降远远低于其他感染所致病死率。在欧洲,大约 90% 死于肺炎的患者是老年人。在美国,CAP 是老年人第六大死因。中国一项纳入 5828 例患者的研究显示,住院 CAP 患者 30 天病死率为 4.2%,≥65 岁患者,住院病死率明显上升。

（三）老年社区获得性肺炎指南及指南的更新

（1）国际指南的修定与完善:美国、英国、欧洲、日本等众多国家都是基于本国国情制定 CAP 诊治指南,并不断更新指南。为了改进 CAP 的诊疗工作,各国的相关学术组织先后依据新的循证医学证据制订了 CAP 的诊治指南,目前被国际上广泛接受和使用的证据等级划分标准为牛津大学循证医学中心制定的证据等级标准以及 GRADE 标准。

（2）我国指南的修定与完善:我国 2016 年更新版 CAP 诊治指南证据等级和推荐等级参照美国感染病学会（IDSA）/美国胸科学会（ATS）2007 年 CAP 指南,使用了 GRADE 标准,体现了我国指南推荐意见等级与国外指南的一致性,更加权威可信。同时对于 CAP 的诊疗思路也根据我国的国情及现状做出调整与更新。

（3）遵循指南指导,判断和治疗 CAP 的诊疗思路如下:

①判断 CAP 诊断是否成立;a.对于临床疑似 CAP 患者,要注意与肺结核等特殊感染以及非感染性疾病进行鉴别;b.评估 CAP 病情的严重程度,选择治疗场所;c.推测 CAP 可能的病原体及耐药风险;d.合理安排病原学检查,及时启动经验性抗感染治疗;e.动态评估 CAP 经验性抗感染效果,初始治疗失败时查找原因,并及时调整治疗方案;f.治疗后随访,并进行健康宣教。

②对比国内外较有影响力 CAP 指南之间的差异:在方法学、指南证据等级和推荐等级存在差异。我国是全球结核病流行较为严重的国家之一,我国指南着重推荐了结核筛查项目,其他国家并未推荐。我国和日本均推荐常规进行 CT 检查以诊断成人 CAP,而欧洲、英国指南均未推荐。

③病原学:各国家地区病原学分布差异较大。在亚洲地区非典型病原体检出率及耐药率很高的背景下,我国 2016 版 CAP 指南提出对非典型病原体感染要及时做出临床倾向性判断,日本 JRS 2017 版指南则提出利用评分系统快速辅助诊断非典型病原体肺炎。

④诊断思路:病情严重程度的分层评估。我国 2016 版 CAP 指南对于 CAP 的诊断思路有所创新,提出了诊断 6 步法。

⑤抗菌药物的使用分层、分场所的推荐;

⑥激素等辅助治疗;

⑦预防疫苗的应用和普及。

由于我国的社会经济发展水平与这些发达国家存在较大差距,医疗保障体系不同,CAP 的致病原构成及耐药状况也与这些国家存在一定差异,完全照搬发达国家的 CAP 诊治指南并不恰当,我国 CAP 指南也基于本国当前的挑战与需求下,不断更新完善,更客观的进行科学指导实践。

二、老年社区获得性肺炎的常见病因与临床表现

(一) 老年社区获得性肺炎的常见病因：

老年患者因增龄老化生理功能下降，易感因素增多易患 CAP，其中主要的原因包括：

(1) 年龄：CAP 的患病风险随着年龄的增长而增加。

(2) 慢性共存病：慢性阻塞性肺疾病（COPD）是 CAP 住院风险最高的共病。与 CAP 发病率增加有关的其他合并症包括其他慢性肺病（如支气管扩张、哮喘）、慢性心脏病（特别是充血性心力衰竭）、脑血管病、糖尿病、营养不良和免疫缺陷等。

(3) 吸入因素：吸入性肺炎占 CAP 患者的 5%～15%。且发病率随年龄增长而增加，是高龄患者第二常见的 CAP 病因。在一项涉及老年肺炎患者和健康老年人的病例对照研究中发现，口咽部吞咽困难会增加患肺炎的风险（并存在于近 92% 的肺炎患者中）。老化性吞咽功能障碍常引起误吸，致口腔或胃内容物进入肺，没有有效咳嗽反射的患者更易发生。

(4) 可纠正因素：吸烟、酗酒（>80g/d）和阿片类药物使用是 CAP 的主要可改变的行为危险因素。

(5) 其他因素：肌少症患者肺炎发病率高于非肌少症患者（增加死亡和医院感染风险）。最近对观察性研究的系统回顾表明，营养不良、功能状态差、既往 CAP、口腔卫生不良、免疫抑制治疗、口服皮质醇类激素和胃酸抑制性药物、抗精神病药物、抗胆碱能药物是 CAP 的明确危险因素。

(6) 复发因素：我国一项研究表明，COPD、糖尿病和既往呼吸衰竭史是老年人反复发生 CAP 的独立危险因素。了解 CAP 风险增加的基本机制，对危险因素进行监测及早期干预治疗，在老年人中改进预防方法和治疗很重要。

(二) 老年社区获得性肺炎的临床表现

老年社区获得性肺炎患者常表现为发热、咳嗽、咳痰等；部分患者也会有精神萎靡、乏力、呕吐，还会发生精神异常或者意识障碍、食欲不振、呼吸障碍等。高龄者常有典型的老年病五联征（尿失禁、精神恍惚、跌倒、不想活动、丧失生活能力等）之一或多项表现。由于老年人呼吸道黏膜萎缩和上皮纤毛系统功能下降，呼吸道防御功能减低，极易发生呼吸道感染。老年 CAP 患者局部全身免疫应答与症状严重程度直接相关。超过一半的老年人可能没有典型肺部感染的表现，如咳嗽、咳痰、发热、白细胞明显升高等；非呼吸道症状的恶化，如：精神状态的改变、功能状态的下降、厌食或腹痛等胃肠道症状和合并症，反而可能是较先出现的症状，也可能是出现的唯一症状。呼吸急促、呼吸频率增快、肺部湿啰音的出现是老年 CAP 患者中较为敏感的体征。

(三) 老年社区获得性肺炎的并发症

社区获得性肺炎是常见的一种疾病，对于老年人来说，由于大都患有其他基础疾病，如慢性阻塞性肺疾病、冠心病、高血压、糖尿病、脑卒中等，对其治疗相对比较困难。此外，由于老年患者免疫力低下，可能会发生炎症反应不足，白细胞增多通常不明显。与年轻患者相比，老年 CAP 中重症 CAP 占有较大比例，并随年龄增加，比例明显上升，老年 CAP 不仅呼吸衰竭多见，也常出现多器官功能障碍等严重并发症（如意识障碍、谵妄、心力衰竭、心律失常、上消化道应激性病变、肾损害、代谢紊乱及休克），水电解质紊乱更是常见。脓毒症、住院并发症的发展和死亡在老年患者中所占的比率一直居高不下。

三、老年社区获得性肺炎的检查、诊断与治疗

(一) 老年社区获得性肺炎的检查

(1)准确的病原学检测：这是诊断肺炎和合理选择治疗方案的基础，应尽量在使用抗感染药物之前进行检查。疑似 CAP 的门诊患者，留置痰标本行革兰染色、抗酸杆菌染色和培养，并联合尿抗原检测，可能是最有助于快速诊断 CAP 的方法。多重聚合酶链式反应(PCR)可用于检测肺炎衣原体、肺炎支原体及 14 种呼吸道病毒病原体。吸入相关的老年 CAP 患者送检标本时，应常规行厌氧菌培养。

(2)生物标记物检查：这可协助诊断和减少抗菌药物的使用时间。许多生物标记物如白细胞计数、白蛋白、降钙素原(PCT)、C 反应蛋白(CRP)和可溶性髓系细胞表达触发受体-1(sTREM-1)，在老年 CAP 早期诊断和预后方面起到关键作用。多种生物标记物的组合可能更有意义，但需要进一步的临床评估。

(二) 老年社区获得性肺炎的诊断

老年社区获得性肺炎的诊断一直以来依靠临床，结合急性呼吸道感染的表现、血炎症指标和胸片上新出现的影像表现。但对于老年 CAP 患者不典型的临床表现，再加上炎症反应不足及约 30% 病例胸片结果不明确，其诊断更具挑战。若条件允许，应对疑似肺炎患者进一步行肺 CT 等检查。

(三) 老年社区获得性肺炎的治疗

(1)治疗原则：社区获得性肺炎的指南和评判标准随真实世界的变化不断进行完善调整。老年 CAP 患者治疗过程中，要加强动态评估，根据病情严重程度、肝肾功能、既往用药、药敏史、并发症以及所在地区病原学情况进行综合评估后，具体制定个体化诊疗方案及具体措施用药方案的调整，尽早启用安全合理抗感染治疗。

(2)治疗措施

①门诊患者治疗：在治疗 48～72h 后没有反应，应再次接受评估，在保持不发热状态至少 48h，并且临床情况稳定后，才能停止治疗。多数患者应接受 5 天治疗。

②住院患者治疗：血流动力学稳定、临床情况有改善，并且能够口服药物时，应从静脉给药转为口服给药。总疗程一般为 5～7 天，某些情况可能需要更长疗程。老年患者治疗 7～12 周后行胸片/胸部 CT 检查，特别是男性和吸烟者。

③老年 CAP 患者治疗期间要控制体温，对咳痰比较困难的患者，积极给予化痰药物治疗，协助患者排痰，及时翻身、拍背护理，注意患者液体摄入量，进一步稀释痰液；若患者出现痰液影响呼吸功能，可考虑给予吸痰处理。如患者出现呼吸困难，可考虑吸氧，必要时应用辅助机械通气。持续监测心功能不全等其他原因引起的胸闷、呼吸困难症状，在用药时要对各类疾病进行综合考虑，及时处理，避免出现心衰加重的情况。

④有其他合并症的老年 CAP 患者处理：对其基础病给予相应的处理，如患者有糖尿病在静脉补液时，应尽量避免使用 5% 葡萄糖溶液，如出现血糖过高情况，及时给予降血糖治疗，定时监测血糖，避免出现治疗后低血糖的发生；如患者既往有冠心病、心功能不全，患者治疗时要注意补液的总量及补液速度的控制，避免造成心衰的发作。

(3)老年 CAP 患者治疗特别注意

①评估老年 CAP 的抗感染治疗时，应考虑共病和多重药物应用，根据年龄及肝肾功能，

选择药物种类,调整药物剂量和给药间隔。如肝功能受损时,应用多种经肝脏代谢的抗菌药物,会增加不良反应;肾功能下降时,部分药物需调整剂量,减少肾脏负担。老年 CAP 患者治疗过程中,患者可接受呼吸科医师、老年科医师和临床药师等多学科联合诊疗,提高和改善患者治疗疗效。

②由于老年患者的特殊性,抵抗功能低下,加上大多患者多病共存、并发症多,可能因初始经验性抗生素治疗方案不敏感或剂量不足,老年患者更易出现病情加重,预后不良,因此危重老年患者住院后,在加强痰培养等方面检查的同时,建议应接受广谱联合抗菌治疗,待痰培养结果,可根据具体的病原菌选择药物敏感的抗生素进行下一步治疗。

四、老年社区获得性肺炎的防治工作

(一)各类综合预防措施

综合治疗是目前 CAP 最主要的治疗手段,辅以对症及营养支持治疗。预防接种也是预防老年 CAP 的重要手段。

(1)对症及营养支持治疗:了解增加感染风险有关的生活方式因素和医疗因素后,应当采取针对性预防措施。建议戒烟戒酒、营养均衡、避免与下呼吸道感染的儿童接触、保持口腔健康、定期牙科随访等。对有误吸风险的老年患者护理需注意:保持口腔卫生;床头抬高,采用适当的进食体位;权衡利弊留置胃管给予鼻饲饮食;停用或少用抗精神病药物、质子泵抑制剂和抗胆碱能药物。

(2)重视预防和康复:①避免受凉、淋雨、吸烟、酗酒,防治过度疲劳;②在高热期需要卧床休息,退热后可以适当增加活动,包括户外活动;③保证开窗通风,室内空气流通,但是要注意保暖;④可进食高蛋白、高热量、易消化食物,补充维生素,防止机体出现过度消耗;⑤足量饮水;⑥促进排痰,经常改变体位,翻身拍背帮助咳出气道痰液;⑦按时服药,忌擅自换停药或调整药物剂量;⑧生活规律,劳逸结合,适当参加体育锻炼;⑨按时复诊,注意并发症的发生;⑩同时积极治疗原有慢性疾病。

(二)疫苗接种在老年人群中的特殊性

预防接种是预防老年 CAP 的重要手段。目前应用的肺炎链球菌疫苗主要包括肺炎链球菌多糖疫苗(pneumococcal polysaccharide vaccines,PPSV)和肺炎链球菌结合疫苗(pneumococcal conjugate vaccines,PCV)。根据老年人疫苗接种中国专家建议推荐,建议老年人接种 PPSV23,基础接种为一剂,不推荐免疫功能正常者再次接种。同样,老年人是流感病毒感染的高危人群,建议每年流感流行季节前都接种一剂流感疫苗。联合接种肺炎链球菌疫苗和流感疫苗能协同获益。

五、老年社区获得性肺炎的现状结局与思考

老年人随着增龄性的改变,出现呼吸道黏膜和腺体萎缩,黏液分泌减少,小气道周围弹性纤维减少,管壁弹性牵引力减弱,致使气道阻力增加,影响异物和分泌物的排出,易发生误吸而导致肺部感染。一旦发作此类疾病就易于反复,且并发症较多,在年老体弱者中病死率明显升高,从而严重威胁老年患者的正常生活与身心健康。

CAP 与近期和远期病死率的增加相关,已成为全球重要的公共卫生问题。老年基础疾病和 CAP 易感因素多,临床表现不典型,病原学复杂,及时发现和早期诊断治疗就显得格外

重要。老年人的特殊体征可影响治疗反应和预后,需充分考虑老年人的特点和药物不良反应,准确进行病情评估,早期适当的抗菌药物选择、合理的疗程、集束化管理,有助于改善预后。因此,准确客观地评估病情严重程度,合理的使用抗菌药物是 CAP 管理关键;预防性疫苗注射是防治关键。目前,CAP 的临床试验中,老年人的比例一直偏低,需要进一步研究这一群体及其特征,以制定特定的治疗方法,并改善其预后。

六、老年社区获得性肺炎患者的随访及沟通

护理与沟通在患者治疗及康复过程中起到了相当重要的作用。通过对 CAP 患者实施老年综合评估,充分了解患者的病情、检查化验指标、用药情况、饮食、生活习惯等,获取个体化的多元化护理、治疗需求,在此基础上实施综合护理与治疗,充分评估 CAP 患者的健康水平。

在患者出院前进行各项检查,确认各项指标均恢复后,发放健康宣教材料,并教会患者呼吸操,规律长期的呼吸锻炼有利于改善肺功能。为患者制订一份出院指导,叮嘱患者清淡饮食,避免剧烈运动,按时服药,勿自行停药,定期到医院复查。

良好的人文关怀和心理疏导能提高老年患者对疾病的认知、改善负面情绪。主动和患者及家属进行有效沟通,了解其心理特点及需求,能一定程度上减轻心理压力。了解患者家庭情况,对患者的心理进行评估,减轻患者的消极情绪。家属的支持可为患者提供较好的社会支持力量。健康宣教活动,能帮助患者建立克服疾病的信心。实施有针对性、序贯性的健康教育,及时评价健康教育的效果,加强医院与社区的联动。通过发放健康教育手册、专业人员系统的讲解,以讲座、视频及电话、微信随访等多方面途径,给予个体化的健康教育。

思考题

1. 老年社区获得性肺炎的定义和易感因素有哪些?

2. 简述老年社区获得性肺炎的临床特点?

3. 病例分析型思考题:

患者,男,83 岁,因"发热伴咳嗽咳痰 3 天,加重 1 天"入院。

该患者入院前 3 天因受凉后出现发热,体温最高 38℃,伴咳嗽、咳痰,为白色黏痰,不易咳出,无胸闷气促,无胸痛,无恶心呕吐。当时自服百服宁、化痰药等控制,但患者症状无好转。此次入院当天,患者体温进一步升高,体温最高 39℃,咳黄色脓痰,伴胸闷、气促。故至我院就诊并收治入院。

既往史:有高血压、2 型糖尿病史,自诉服药控制可;吸烟史 30 年,20～30 支/日,已戒烟 10 年,无饮酒史。

查体:神情,气稍促,精神萎,两肺呼吸音粗,可及散在湿啰音,心率 95 次/分,律齐,血压 160/85mmHg,腹软无殊,神经系统检查未见阳性体征。

思考要点:

(1)该病例病史特点及诊断?

(2)入院后需完善哪些检查?诊断时要排除哪些疾病?

(3)该疾病老年患者的防治有何特别提示?

（张春炳　邵　莉）

参考文献

[1] 中华医学会,中华医学会临床药学分会,中华医学会杂志社,等.成人社区获得性肺炎基层合理用药指南[J]中华全科医师杂志,2020,19(08):689-697.

[2] 中华医学会呼吸病学分会.中国成人社区获得性肺炎诊断和治疗指南(2016年版)[J].中华结核和呼吸杂志,2016,39(4):253-279.

[3] 中华医学会,中华医学会杂志社,中华医学会全科医学分会,等.成人社区获得性肺炎基层诊疗指南(2018年)[J].中华全科医师杂志,2019,18(2):127-133.

[4] 国家药典委员会.中华人民共和国药典临床用药须知:化学药和生物制品卷(2015年版)[M].北京:中国医药科技出版社,2015.

第十五章 老年消化不良的诊断思路与应对原则

1. 消化不良的定义、分类及诊断流程。
2. 老年人消化道衰老的基本机制。
3. 老年消化不良诊断流程。
4. 老年功能性消化不良的特点及诊断流程。
5. 老年功能性消化不良的应对原则。

教学目的 🗒

1. 掌握
   消化不良的定义、分类及诊断流程；老年功能性消化不良的特点和应对原则。
2. 熟悉
   消化不良的国内外指南的更新要点；老年器质性消化不良的常见病因老。
3. 了解
   老年人消化道衰老的基本机制及其临床意义，探索老年人群的特殊性。

第一节 消化不良概述

一、消化不良的定义

消化不良（dyspepsia）指位于上腹部的一个或一组症状，主要包括上腹部疼痛、上腹部烧灼感、餐后饱胀感及早饱，也包括上腹部胀气、嗳气、恶心和呕吐等。消化不良症状的产生与胃肠疾病有关，也可由胰、胆、肝脏疾病以及全身系统性疾病等引起。但一半以上患者经内镜检查、生化检验等无法发现可以解释这些症状的器质性疾病。

二、流行病学

全球范围内,未经检测的消化不良的发病率为 7%～45%,取决于消化不良的定义以及地理位置的不同。由于消化不良的症状反反复复发作,且发作没有一定的规律性,因此统计准确的患病率难度很大,但是总体而言患病率基本保持稳定约占 1%。据《中国消化不良诊治指南》报道,我国广东城镇居民的问卷调查显示消化不良的患病率为 18.9%,美国社区居民的患病率为 25%;女性患病率高于男性,患病率随年龄增长而升高。据统计,在我国以消化不良为主诉的患者占普通内科门诊的 11.05%、占消化专科门诊的 52.85%。

与消化不良发病的相关因素有:脑力劳动、工作紧张、睡眠状况差、服用非甾体抗炎药(NSAID)和饮食不当等。

三、消化不良的分类

从病因上消化不良可分为器质性消化不良(organic dyspepsia,OD)和功能性消化不良(functional dyspepsia,FD)。Ford 等的一项荟萃分析显示,在因消化不良症状而接受胃镜检查的人群中,约 72.5%的人群胃镜检查正常,糜烂性食管炎约占 20%,Barrett 食管约占1.1%,消化性溃疡约占 6%,胃-食管恶性肿瘤仅占 0.4%。

(一)器质性消化不良(organic dyspepsia,OD)

部分具有慢性消化不良症状的患者可用存在的器质性疾病如消化性溃疡、胃食管反流病、肝胆胰疾病以及全身性疾病如糖尿病、慢性肾功能不全、充血性心力衰竭、甲状腺功能亢进症、免疫性疾病以及某些药物相关性因素等来解释,这类由明确的疾病所致的器质性消化不良症状,该疾病一旦得到成功治疗,消化不良症状可得以缓解。

(二)功能性消化不良(functional dyspepsia,FD)

功能性消化不良是指一组源自上腹部、持续存在或反复发生的症候群,主要包括上腹部疼痛或烧灼感、上腹胀闷或早饱感或餐后饱胀、食欲缺乏、嗳气、恶心或呕吐等症状,并且缺乏能解释这些症状的任何器质性、系统性和代谢性疾病,以慢性、持续性、易反复发作为其特点。中国健康成年人中(15～75 岁),功能性消化不良患病率为 23.5%。

1. 功能性消化不良的指南及指南更新

1984 年 Thompson 提出以"非溃疡性消化不良(non-ulcer dyspepsia,NUD)"来命名此类患者,后认为 NUD 不能概括本病的全义,经多次国际性的专题研讨会讨论,建议改名为功能性消化不良,以区别于器质性消化不良。

由多国专家组成的"罗马委员会"于 1994 年、1999 年、2006 年先后公布了罗马Ⅰ、罗马Ⅱ、罗马Ⅲ共识意见,对功能性胃肠疾病的诊断进行了标准化定义。

参照罗马Ⅲ标准及我国国情,2007 年我国发布了《中国消化不良诊治指南(2007 年,大连)》(见图 15-1-1);2015 年日本又发布了《京都 H.pylori 胃炎全球共识》。在此基础上,我国学者重新制订了《中国功能性消化不良专家共识意见(2015 年,上海)》,作为适合我国国情的 FD 诊治策略,其中 FD 的诊断标准仍是采用罗马Ⅲ标准。

2016 年基于更多的循证医学基础,罗马委员会再次对罗马标准进行修订,推出了罗马Ⅳ标准。罗马标准作为现代神经胃肠病学临床和科研的联合成果,一直是功能性消化不良(FD)临床诊治过程的"金标准"。从最初的罗马Ⅰ到目前的罗马Ⅳ,对功能性胃肠病

（FGIDs）的认识随着对疾病模式的认识转变和相关研究证据的更新而发生变化，由单一的胃肠动力异常转变为包括神经胃肠病学和脑-肠互动等多方面的异常。

罗马Ⅳ标准中重新定义了功能性胃肠病，正式提出：脑肠互动障碍（disorders of gut-brain interaction）的概念：功能性胃肠病为脑-肠相互作用疾病，强调其症状产生与动力紊乱、内脏高敏感性、黏膜和免疫功能的改变、肠道菌群的改变以及中枢神经系统（central nervous system，CNS）处理功能异常有关。

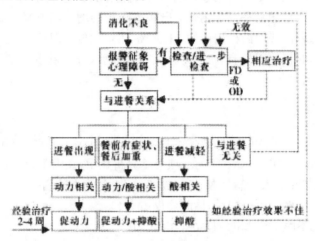

图 15-1-1　中国消化不良的诊治指南（2007 年，大连）

2. 目前我国 FD 共识意见中诊断标准

最新罗马Ⅳ标准对 FD 的诊断，仍然延续了罗马Ⅲ的标准，亦即《中国功能性消化不良专家共识意见（2015 年，上海）》中的诊断标准：FD 应具有以下一项或多项症状：①餐后饱胀不适；②早饱感；③上腹痛；④上腹烧灼感。且无可解释症状的器质性疾病证据。诊断前，症状出现至少 6 个月，近 3 个月符合以上标准，在胃镜或其他检查未发现可以解释症状的器质性疾病的证据。FD 进而可分为 2 个亚型：①餐后不适综合征（postprandial distress syndrome，PDS），特征为餐后出现消化不良的症状，例如不适、疼痛、恶心和饱腹感；②上腹疼痛综合征（epigastric pain syndrome，EPS），特征为上腹部疼痛或上腹烧灼感，症状不仅发生在进餐后，也可发生于空腹时，甚至可因进食而缓解；重叠型 PDS 和 EPS 的特征是餐后出现消化不良的症状，且伴有上腹痛或烧灼感。

一项根据罗马Ⅳ标准针对北美和英国的流行病研究发现，普通人群中约 10%从症状学上符合 FD 的诊断，其中餐后不适综合征占 61%，而上腹痛综合征为 18%，另有 21%两种亚型症状有重叠，这一部分患者所述躯体症状更为严重，生活质量受影响程度也更大。

四、消化不良的诊断流程

对初诊的消化不良患者应在详细采集病史和进行体格检查的基础上有针对性地选择辅助检查。胃镜检查作为消化不良诊断的主要手段，其他辅助检查包括肝、肾 功能以及血糖等生化检查、腹部超声检查和消化系统肿瘤标志物检测，必要时行腹部 CT 扫描。对经验性治疗或常规治疗无效的 FD 患者可行幽门螺杆菌检查。对怀疑胃肠外疾病引起的消化不良患者，应选择相应的检查以利病因诊断。对症状严重或对常规治疗效果不明显的 FD 患者,可行胃电图、胃排空、胃容纳功能和感知功能等胃功能检查,对其动力和感知功能进行评估,指导调整治疗方案。

第二节　老年消化不良

一、老年人消化道衰老的基本机制及其临床意义

随着年龄的增长,人体各器官、系统从结构到功能都会发生一系列衰老与退化。消化系统衰老导致的变化直接或间接地参与了老年人消化系统疾病的发生、发展。

(一)衰老和胃肠道运动功能

随着年龄的增长,即使老年人中胃肠道运动障碍(例如吞咽困难,消化不良,厌食和便秘)的患病率增加,但衰老本身似乎对大多数胃肠道功能仅具有较小的直接影响,这在很大程度上是由于胃肠道功能的储备能力。

1. 食道动力

对健康人进行食道测压,发现年龄与上下食管括约肌的压力和长度、蠕动波幅度和速度成反比。研究发现 80～90 岁患者食道蠕动压力幅度显著降低,老年人下段食管的蠕动收缩幅度降低,导致老年人胃食管反流后食管酸清除受到影响,故反流发作的持续时间更长。

2. 胃动力

老年时胃排空是否改变仍存在争议。Madsen 等使用伽玛相机技术测定老年人(平均年龄＞ 80 岁)的胃排空和小肠通过率,显示随着年龄的增长,对胃排空或小肠通过率没有影响。而 Shimamoto 等通过胃电描记法和^{13}C 醋酸呼气试验研究老年人胃动力表明,老年人的餐后胃蠕动及收缩力降低,并且运动少的群体降低幅度大于运动多的群体。Nakae 等发现脂质对健康老年人胃排空的延迟作用增强,而服用脂肪酶可加速胃中脂质的排空。导致老年人胃排空变慢的机制仍未确定,动物实验显示随着年龄增长,胃肠道胆碱能细胞亚群中的肌丛神经元会大量丢失。

(二)衰老和胃肠道组织学变化

胃肠道黏膜生长的调节

衰老的胃肠组织细胞显示出快速增殖的特征,与年轻成熟的啮齿动物相比,稳定喂养的老年啮齿动物的胃、小肠和大肠的上皮细胞会出现过度增殖的状态。发现年龄较大的动物中发生凋亡的胃、结肠黏膜细胞数量较少。此外,当胃肠组织受到损伤或饥饿和再喂养刺激时,增殖和分化反应异常明显。胃肠黏膜细胞增殖与年龄相关的变化也可能继发于激素影响的改变,特别是在胃黏膜中。Majumdar 报道,胃黏膜对不同肽类(即胃泌素、蛙皮素、表皮生长因子)的反应在生命的不同时期发生变化。例如,一些结果表明胃泌素分泌与年龄有关,这可能部分归因于胃窦黏膜中的生长抑素与胃泌素细胞的比例更高。随着年龄的增长,胃泌素的功能性受体会丢失,可能导致胃黏膜对胃泌素的酸分泌和促生长作用的反应性也逐渐丧失。

(三)衰老和胃肠道癌变

衰老动物中最一致的病理学观察之一是许多类型恶性肿瘤(包括胃癌和结肠直肠癌)的

发病率增加。在老年患者中,消化道癌的发生率增加。多种原因包括恶性肿瘤的年龄依赖性上升、致癌物代谢改变和致癌剂的长期暴露,致癌作用是由正常上皮发展为癌的过程中突变积累所致。Majumdar 报告了老年患者胃黏膜中几种抑癌基因,特别是 APC、DCC 和 p53 突变的发生率较高。许多研究报告说胃酸分泌随着年龄的增长而显著减少。这些研究大多数是回顾性的,没有考虑可能的胃萎缩性病变的存在。包括更多近期老年患者在内的研究也没有胃萎缩性病变,表明随着年龄的增长,90%的患者胃酸分泌正常;Haruma 等报道,年龄增长对幽门螺杆菌阴性患者的胃酸分泌没有影响,而幽门螺杆菌阳性患者的胃酸分泌则随着年龄的增长而降低。幽门螺杆菌阳性患者的胃酸分泌下降取决于胃底萎缩性胃炎和炎症性细胞因子(即 IL-1β 和 TNF-α)的流行率增加,众所周知,IL-1α 和 TNF-β 可以抑制壁细胞。流行病学研究表明,老年患者萎缩性胃炎的患病率增加,>80 岁的患病率在 50%~70%。一系列主要来自日本的研究集中在幽门螺杆菌感染的长期影响及其在衰老引起的组织学变化(即萎缩性胃炎)发展中的作用。一项大型的多中心试验提示萎缩性胃炎和肠上皮化生,均与幽门螺杆菌感染密切相关,而与衰老本身无关。

二、老年消化系统的病理生理基础与临床表现的关系

口腔。随着年龄增长,牙龈、牙齿发生萎缩性变化、牙齿松动脱落、咀嚼肌萎缩、唾液分泌减少、味觉钝化等变化,不利于食物吞咽,也会降低老年人进食的兴趣。

口咽。老年人经常有口咽肌运动障碍和吞咽食物改变,吞咽协调能力降低、吞咽反射减退,食物在咽部转运时间延长,易发生食物咽部滞留、误吸,引发吸入性肺炎,甚至危及生命。

食管。随着年龄增加,食管蠕动功能减退,食管下括约肌张力下降,使老人易发生胃食管反流、吞咽困难、误吸等疾病。

胃。老年人胃排空延迟,胃蛋白酶原分泌减少,胃黏膜-碳酸氢盐屏障受损,可能导致胃溃疡,更易发生功能性消化不良,包括上腹胀闷、早饱感、餐后饱胀等症状。

结肠。老年人结肠蠕动功能减退,慢性便秘高发。

肝脏。老年人的肝脏重量减轻、体积缩小,肝血流量减少,代谢清除药物的"肝药酶"含量和活性下降,药物代谢清除能力减退,易患药物性肝病。

胰腺。老年人胰腺腺泡萎缩、胰岛数量减少,胰酶(消化酶的来源)和胰岛素分泌减少,导致消化不良和糖尿病高发。

三、老年消化不良的诊断流程

老年人是 FD 的高发人群,也是 OD 的高发人群,FD 主要应与 OD 鉴别。在老年患者中,考虑到器质性疾病患者的比例更高和发生恶性肿瘤的可能性,首先进行必要的检查可能比经验治疗更合适。

针对存在消化不良症状的老年人,首先对消化不良的症状进行评估,详细询问病史,全面体格检查,尤其注意是否存在报警症状和体征。报警症状和体征主要包括呕血或黑便、贫血、无法解释的体重减轻、进行性吞咽困难、吞咽疼痛、持续性呕吐及淋巴结肿大或腹部肿块等。对有报警症状者更应推荐尽早进行全面检查以排除消化系统器质性疾病(见图 15 - 2 - 1)。

常用于消化不良鉴别诊断的检查包括胃镜,上腹部的超声、CT、MR 检查,血液生化及消化系统肿瘤标志物检测,食道动力和食管 pH 监测,胃电图、胃排空和胃容纳功能及感知

功能检查等。

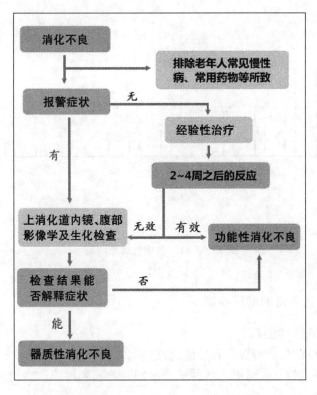

图 15-2-1　老年人消化不良诊断流程

第三节　老年器质性消化不良

一、老年器质性消化不良的患病状况

随着老龄化的进一步加深,我国老年人的慢性病及共病问题日益严重。一项来源于中国健康与养老追踪调查(China health and retirement longitudinal study,CHARLS)的研究,收集了代表中国 45 岁及以上中老年人家庭和个人的高质量微观数据,CHARLS 调查问卷对 14 种慢性病进行了研究,11 698 个总样本中,发现 69.13% 的老年人患有慢性疾病,提示我国老年人慢性病患病率较高。14 种慢性病中,关节炎或风湿病、高血压、胃部疾病或消化道系统疾病的患病率最高,分别为 38.5%、26.42%、24.53%,居于慢性病患病率排名前列(见图 15-3-1)。在所研究的这 14 种慢性病中,二元疾病组合共 76 种,其中发生频数居于首位的二元疾病组合为胃部疾病或消化道系统疾病＋关节炎或风湿病,占比 23.33%;三元疾病组合共 169 种,其中发生频数居首位的三元疾病组合为高血压＋胃部疾病或消化道系统疾病＋关节炎或风湿病,占比 10.14%。无论是消化系统疾病本身,或者其他慢性病均可导致老年人消化不良的症状。

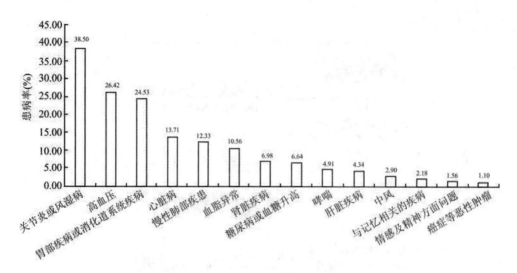

图 15 - 3 - 1 各慢性病患病率

二、老年器质性消化不良的常见疾病

（一）消化系统的器质性疾病

常见的导致 OD 的疾病有胃食管反流、食管癌、消化性溃疡、胃癌、十二指肠肿瘤、缺血性肠病、慢性胆囊炎、胆石症、胆道恶性肿瘤、慢性胰腺炎、胰腺癌、急慢性肝炎、肝癌等消化系统本身的器质性疾病。

（二）其他全身系统性疾病

老年人还需排除慢性心功能不全、慢性肾功能不全、肺心病、糖尿病、帕金森病、脑供血不足、恶性肿瘤、自身免疫性疾病等与易致消化不良的老年人常见慢性病及服用非甾体抗炎药、抗菌药物、抗帕金森病药和降糖药等药物所致的消化不良症状。

三、老年器质性消化系统疾病的应对原则

（一）老年器质性消化系统疾病的表现主要有三大特点

第一，症状表现隐匿、不典型，这会导致延误诊断和治疗，特别是恶性肿瘤，常常一发现就是晚期，无痛性胆道感染、无痛性肠穿孔等在高龄老年人中并非罕见。

第二，易出现并发症，例如胆道感染、肠道感染极易伴发脓毒血症。

第三，对侵入性检查（胃镜、肠镜）和手术的耐受性差，有时无法确诊。这些情况在高龄（80 岁以上）老人中尤为突出。

（二）应对原则

应对具有消化不良症状的老年患者，应遵循指南的诊断流程：

（1）首先鉴别器质性还是功能性消化不良，明确病因。

（2）对 OD 的治疗主要是针对原发病，明确诊断后积极治疗原发病，去除病因。

第四节 老年功能性消化不良

老年功能性消化不良是指具有慢性消化不良症状,但上消化道内镜、肝胆胰影像学和生化检查均未见明显异常。老年人上消化道结构和功能存在生理性退化,是 FD 高危人群。鉴于老年人多病共存、多重用药等方面的特殊性,2015 年中华医学会老年医学分会发布了《老年人功能性消化不良诊治专家共识》以规范诊治流程。

一、老年功能性消化不良的病因和病理、生理

功能性消化不良的发病机制目前仍未完全阐明,主要包括动力障碍,内脏感觉异常,幽门螺杆菌感染,精神心理异常等等。对于老年患者,受到消化道衰老所致的胃肠道动力、胃肠道组织学变化、分泌功能等因素的影响,具有以下特点:

(一) 动力障碍

老年人动力障碍方面的特点更突出:其胃电活动减弱、节律紊乱,胃运动功能减退,导致老年人餐后胃蠕动和收缩力降低,胃排空延迟,低体力活动者多见;这些改变可能与肠神经系统的改变(肠神经元数量减少和 Cajal 间质细胞丢失)和自主神经功能异常有关。

(二) 内脏高敏感

FD 患者存在内脏高敏感,主要表现为胃肠道对化学性刺激或机械性扩张的阈值降低,老年人胃肠道对此感受阈值降低更显著。

(三) 胃酸分泌异常

绝大多数老年人仍有良好的泌酸能力,甚至代偿性增加。部分存在胃酸分泌降低的主要是与幽门螺杆菌阳性相关。

(四) 精神心理因素

部分老年人因退休后社会角色变化、患多种慢性疾病,加之社会和家庭等因素,心理障碍者明显增加,而消化不良症状迁延不愈又会加重精神心理负担,精神心理因素与消化不良症状相互影响。上海一项社区调查显示,社区 FD 老年患者合并抑郁和(或)焦虑症状的比例达 24.6%,其中半数患者同时受到抑郁和焦虑的双重困扰。

(五) 幽门螺杆菌

老年人幽门螺杆菌感染率高于中青年人。

(六) 其他因素

生活方式、饮食结构、环境、遗传、急性胃肠炎史及老年人消化酶分泌减少等因素可能也与 FD 的发病有关。

二、老年人功能性消化不良的诊断

(一) 诊断流程

首先对消化不良的症状进行评估;详细询问病史,全面体格检查;尤其注意是否存在报警症状和体征。对有报警症状者更应推荐尽早进行内镜检查及其他辅助检查,以排除消化系统器质性疾病(见图 15 - 4 - 1)。

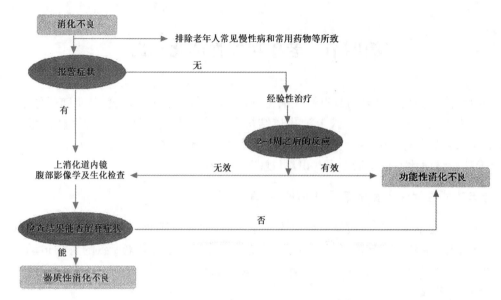

图 15-4-1　老年人功能性消化不良诊断流程

(二) 老年人 FD 的诊断标准

根据《老年人功能性消化不良诊治专家共识》,参考 FD 的罗马Ⅲ诊断标准(见表 15-4-1)。

表 15-4-1　FD 的罗马Ⅲ诊断标准

疾病	类型	诊断标准	支持诊断的条件
FD		1. 以下 1 项或多项:(1)餐后饱胀;(2)早饱感;(3)上腹痛;(4)上腹烧灼感 2. 无可解释上述症状的结构性疾病的证据(包括胃镜检查)	
FD 亚型	餐后不适综合征	包括以下 1 项或 2 项 (1)发生在进平常餐量后的餐后饱胀,每周发作数次 (2)早饱感使其不能完成日常餐量的进食,每周发作数次	(1)上腹胀或餐后恶心或过度嗳气 (2)可同时存在上腹痛综合征
	上腹痛综合征	诊断前症状出现至少 6 个月,近 3 个月症状符合以上标准: (1)至少中等程度的上腹部疼痛或烧灼感,每周至少 1 次 (2)疼痛为间断性 (3)不放射或不在腹部其他区域和(或)胸部出现 (4)排便或排气后不缓解 (5)不符合胆囊或 Oddi 括约肌功能障碍的诊断标准 诊断前症状出现至少 6 个月,近 3 个月症状符合以上标准	(1)疼痛可为烧灼样,但不向胸骨后传导 (2)疼痛常因进食诱发或缓解,但也可发生在空腹状态 (3)可同时存在餐后不适综合征

注:FD:功能性消化不良。

三、老年功能性消化不良的应对原则与措施

（一）应对原则

老年 FD 治疗目的在于迅速缓解症状，提高患者的生活质量，去除诱因，恢复正常生理功能，预防复发。治疗原则遵循指南中老年人 FD 治疗流程（见图 15-4-2）。

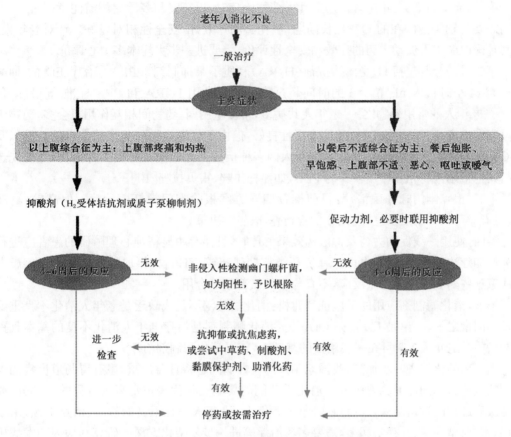

图 15-4-2　老年人功能性消化不良治疗流程

（二）应对措施

1. 一般治疗

针对老年人消化系统的病理生理特点，指导患者通过改变生活方式缓解消化不良。主要措施可包括：①将食物制作得细软可口，有利于食物在口腔的初步消化和吞咽；②进食要细嚼慢咽，食团要小，以防误吸；③吃饭不要过饱，睡前 1 小时禁食禁饮；④饮食清淡、少食多餐，适当运动，帮助胃排空；⑤增加膳食纤维摄入，保证充足的蔬菜水果等。如果通过对饮食与生活方式的改变，症状仍未得到改善，可以依据主要症状合理选择安全、有效的药物；用药控制症状的情况下，也要注意患者心理及情绪的调节。切记在老年人中，由于恶性肿瘤的发生率增加，应重新评估持续的症状。

2. 药物治疗原则

（1）老年患者需格外关注药物安全性。老年肝脏对药物的代谢转化能力降低，肾脏对药

物的清除能力降低,药物半衰期延长、肾毒性增加,容易导致不良反应。并且老年人常常多种疾病并存,使用多种药物,而大多数药物都要经过肝药酶代谢,要充分考虑药物间的相互作用,避免副作用。需要了解老年人药代动力学特点及作用机制,以利于合理应用药物。

(2)老年 FD 治疗方案在《老年人功能性消化不良诊治专家共识》基础上,兼顾老年人生理特点,根据患者具体情况给予个性化治疗。

第一,促动力剂:老年患者使用促动力药物治疗时,胃复安和多潘立酮需注意剂量;莫沙必利需要特别关注潜在的 QT 延长问题;伊托必利疗效好,安全性相对较好。针对老年人,尤其是国内老年人促动力药的疗效和安全性评价,需要进一步大样本多中心评价。

第二,抑酸剂:包括 H_2 受体拮抗剂(H_2RA)和质子泵抑制剂(PPIs)。治疗 FD 的 抑酸要求为 24 小时胃内 pH 值>3 的时间超过 12 小时,常用 H2RA 和 PPIs 标准 剂量即可。PPIs 是老年人的常用药物之一,老年人共病多,常多重用药,药物间相互作用机会多,药物不良反应发生率高。常用的 5 种 PPIs 安全性良好,但由于代谢途径和药代动力学的差异以及受 CYP2C19 多态性的影响,考虑到老年人因多种疾病并存而同时服用多种药物,宜优先选用与其他常用药物相互作用较少的 PPIs,如泮托拉唑、雷贝拉唑[10]。

第三,根除幽门螺杆菌治疗:目前推荐四联方案根除幽门螺杆菌治疗。但高龄($\geqslant 80$ 岁)患者对药物的耐受性差,应充分权衡利弊,医患共决策。

第四,使用一线促动力药及抑酸药效果欠佳时,且伴有明显精神心理障碍的患者应进行行为认知疗法和心理干预,也可选择三环类抗抑郁药或 5-HT_4 再摄取抑制剂。但老年患者应注意这些药物的锥体外系反应,不宜与甲氧氯普胺等合用。

第五,消化酶制剂应用的适应证和时机:消化酶分泌不足或缺乏是老年人消化不良重要的发病因素之一,不论是 FD 还是 OD,补充消化酶制剂是治疗老年人消化不良的基本且重要的措施。老年人 FD 可在一线治疗的基础上,辅以消化酶制剂治疗。

随着老龄化的进一步加深,我国老年人的慢性病问题将日益严重,患有胃肠道疾病的老年人的慢病管理同样面临着挑战。消化道功能的哪些变化代表正常衰老过程的一部分,哪些是疾病过程的病理结果,仍有待于进一步探寻。老年人消化不良的诊断、治疗干预,由于老年人非典型症状、并存疾病多,需要多药治疗等进一步复杂化。深入研究其病因和发病机制,将为有效治疗提供合理的依据。完善针对老年人消化不良诊治流程可使老年患者及时得到诊断和合理治疗。加强健康教育,强化预防理念,加速完善全科医生制度,加大对全科医生的培养力度,形成完整的社区管理网络,以使这个老年患者群体的健康得到最大的守护。

思考题

1. 老年人消化不良的预警症状有哪些?
2. 餐后不适综合征(PDS)的临床特点是什么?
3. 上腹疼痛综合征(EPS)的临床特点是什么?
4. 简述老年人消化不良的治疗流程?
5. 病例分析型思考题:

患者:女,年龄:51岁。主诉:反复上腹烧灼感伴饱胀不适3年。患者3年前无明显诱因出现上腹烧灼感及饱胀不适,烧灼感餐后明显,近3个月平均每周发作2次,伴嗳气,无反酸、恶心、呕吐及早饱,无上腹部疼痛及胀气,无黑便、贫血、消瘦及吞咽困难。行雷贝拉唑、铝碳酸镁片及中药(具体不详)治疗无明显好转。起病以来,睡眠欠佳,大小便如常,体力体重无明显改变。既往有剖宫产手术史,患者四年前绝经,否认高血压、糖尿病、冠心病及传染病史,否认肿瘤家族史。体检腹部无阳性体征。

辅助检查:

血常规及生化未见明显异常,肝胆胰脾超声显示未见明显异常,胃镜检查显示慢性萎缩性胃炎,13C呼气试验(一)。

思考要点:

(1)从病例患者的主诉症状到辅助检查,最终的诊断是什么?

(2)该病例可以判定其属于哪种疾病亚型?

(3)针对这一患者的治疗方案是什么?

(4)如治疗效果欠佳,进一步还需要做什么检查?

(郑 青)

参考文献

[1] 中华医学会消化病学分会胃肠动力学组,中华医学会消化病学分会胃肠功能性疾病协作组.中国功能性消化不良专家共识意见(2015年,上海)[J].中华消化杂志,2016,36(4):217-229.

[2] 中华医学会消化病学分会胃肠动力学组.中国消化不良的诊治指南(2007大连)[J].中华消化杂志,2007,27(12):832-834.

[3] Ford A C,Marwaha A,Lim A,et al. What is the prevalence of clinically significant endoscopic findings in subjects with dyspepsia? Systematic review and meta-analysis [J]. Clin Gastroenterol Hepatol,2010,8:830-837.

[4] Drossman D,Talley N,Whitehe Ad W,et al. Rome Ⅲ:The functional gastrointestinal disorders[M]. Degnon Associates,2007.

[5] 中华医学会消化病学分会胃肠动力学组,中华医学会消化病学分会胃肠功能性疾病协作组.中国功能性消化不良专家共识意见(2015年,上海)[J].中华消化杂志,2016,36(4):217-229.

[6] Stanghellini V,Chan F K,Hasler W L,et al. Gastroduodenal disorders [J]. Gastroenterology,2016,150(6):1380-1392.

[7] Palsson O S,Whitehead W E,van Tilburg M A L,et al. Development and validation of the Rome Ⅳ diagnostic questionnaire for adults[J]. Gastroenterology,2016,150:1481-1491.

[8] Tack J,Drossman D A. What's new in Rome Ⅳ[J]. Neurogastroenterology & Motility the Official Journal of the European Gastrointestinal Motility Society,2017,

29(Suppl 1)：e13053.

［9］ Salles N. Basic mechanisms of the aging gastrointestinal tract［J］. Dig Dis，2007，25：
112－117.

［10］ 闫伟，路云，张冉，等. 基于 CHARLS 数据分析的我国老年人共病现状研究［J］.中华
疾病控制杂志，2019，23(4)：426－430.

［11］ 中华医学会老年医学分会,《中华老年医学杂志》编辑委员会.老年人质子泵抑制剂合理
应用［J］. 中华老年医学杂志,2015,34(10):1045－1052.

［12］ 中华医学会老年医学分会,老年消化学组. 消化酶制剂在老年人消化不良中应用中国
专家共识(2018)［J］.中华老年医学杂志.2018,37(6)：605－611.

第十六章　内分泌与代谢性疾病

第一节　老年血糖与血脂管理

本章要点 ✎

1. 增龄引起的糖、脂代谢变化。
2. 老年血糖管理。
3. 老年血脂管理。

教学目的 📝

1. 掌握
(1)老年糖尿病的诊断及分型。
(2)老年2型糖尿病患者的降糖药物种类和初步应用。
(3)老年2型糖尿病患者起始短期胰岛素治疗的指征,老年血脂异常患者的常用药物治疗。
2. 熟悉
(1)老年糖尿病患者的血糖控制目标,老年糖尿病患者的生活方式治疗。
(2)老年2型糖尿病患者的治疗路径,低血糖的防治。
(3)老年血脂异常患者的调脂目标,老年血脂异常患者的生活方式治疗。
3. 了解
增龄引起的糖、脂代谢变化机制。

　　随着人们生活水平的提高及生活方式及膳食结构的改变,全球糖尿病、血脂异常的患病率逐年上升。随着老龄化的加剧,老年糖尿病和老年血脂异常的患病率明显增高,亟需规范化管理。

一、增龄引起的糖、脂代谢变化

(一)增龄引起的糖代谢变化

流行病学调查显示老年人更易患2型糖尿病,一般认为其是遗传及环境因素共同作用的结果,其机制尚未完全阐明。增龄导致机体器官功能衰退,胰岛素敏感性降低,导致空腹血糖升高。增龄可以改变糖代谢,年龄增长与机体血糖水平升高密切相关。年龄越大、血糖水平越高,空腹血糖受损和餐后血糖受损的发生风险也随之增加。其可能的机制为:

(1)增龄可能引起老年人活动量减少、脂肪增加及腹型肥胖的增加,可能导致胰岛素抵抗及高胰岛素血症。

(2)增龄会导致胰岛β细胞功能减退、胰岛功能受损,表现为胰岛素分泌减少及胰岛素释放延迟。

(3)增龄引起的体重上升、脂肪组织增加、非脂肪组织减少,可能会影响胰岛素的信号传导。

(4)增龄引起的肌肉含量减少、脂肪在肌肉和肝脏中堆积过多、脂肪含量增多、活动量减少等因素可导致胰岛素抵抗,进一步促进高血糖和糖尿病的发生。

(5)肠促胰岛素刺激的胰岛素分泌缺陷与增龄相关,进而导致老年人糖耐量异常。

(二) 增龄引起的脂代谢变化

老年人群血脂异常率较高,增龄效应是其重要原因之一。随年龄的增长,老年人从脂肪中摄取的热量百分比逐渐下降。同时,老年人无功能脂肪组织增加、低密度脂蛋白(low-density lipoprotein,LDL)受体减少、肝脏胆固醇储量增加等导致体内脂肪分解加速,为肝脏合成极低密度脂蛋白(very low-density lipoprotein,VLDL)提供更多游离脂肪酸(free fatty acid,FFA),引发高三酰甘油(triglyceride,TG)血症、高密度脂蛋白(high-density lipoprotein,HDL)降低和小而密低密度脂蛋白(small dense low-density lipoprotein,sdLDL)增多,后者更易于转化为氧化低密度脂蛋白(oxidized low-density lipoprotein,Ox-LDL),具有更强的致动脉粥样硬化作用。在高龄老年人中,血脂代谢异常与能量摄入增加的相关性较小,更多的是与能量消耗的减少有关。

二、老年血糖管理

(一) 老年糖尿病的诊断及分型

2021年发布的中国老年糖尿病诊疗指南指出,老年糖尿病患者为年龄≥65周岁的糖尿病患者,包括65岁以前和65岁及以后诊断为糖尿病的老年人。老年糖尿病的诊断采用1999年世界卫生组织(World Health Organization,WHO)的糖尿病诊断标准(见表16-1-1)。

表16-1-1 老年糖尿病诊断标准

诊断标准	静脉血浆葡萄糖或糖化血红蛋白水平
有典型糖尿病症状(烦渴多饮、多尿、多食、不明原因体重下降)加上	
随机血糖	≥11.1mmol/L
或加上空腹血糖	≥7.0mmol/L
或加上葡萄糖负荷后2h血糖	≥11.1mmol/L
或加上糖化血红蛋白	≥6.5%

诊断标准	静脉血浆葡萄糖或糖化血红蛋白水平
无糖尿病症状者,需改日复查确认	

注:随机血糖指不考虑上次用餐时间,一天中任意时间的血糖,不能用来诊断空腹血糖受损或糖耐量异常,空腹状态指至少8小时没有进食热量;糖化血红蛋白需在符合标准化测定要求的实验室进行检测。

2021年中国老年糖尿病诊疗指南根据1999年WHO糖尿病病因学分型体系,将老年糖尿病患者分为2型糖尿病(type 2 diabetes mellitus,T2DM)、1型糖尿病(type 1 diabetes mellitus,T1DM)和其他类型糖尿病,其中老年糖尿病患者以T2DM为主。

(二) 老年糖尿病患者的血糖控制目标

每个老年糖尿病患者的疾病阶段、并发症、合并症、治疗需求、自我管理能力有很大差别,需选择个体化的治疗目标。老年糖尿病患者易发生无症状低血糖,严格控制血糖对老年糖尿病患者并发症获益有限,而老年人多存在脏器功能受损,需评估老年患者躯体情况、功能状态、心理健康和社会环境状况等,权衡患者降糖方案的获益风险比,对老年糖尿病患者血糖控制需实行个体化、分层管理。

中国老年糖尿病诊疗指南(2021年版)根据中国老年人健康综合功能评价量表、《中国健康老年人标准》评估量表和老年健康功能多维评定量表将老年糖尿病患者的健康状态分为良好(Group 1)、中等(Group 2)、差(Group 3)三个等级(见表16-1-2),根据老年人健康评估结果及是否应用低血糖高风险药物在安全有效的基础上制定血糖控制目标(见表16-1-3)。对健康状态差(Group 3)的老年糖尿病患者可适当放宽血糖控制目标,但应基于以下原则:不因血糖过高而出现明显的糖尿病症状;不因血糖过高而增加感染风险;不因血糖过高而出现高血糖危象。

表16-1-2 老年健康状态综合评估

健康等级	老年糖尿病患者特点
良好(Group 1)	患者无共病或合并≤2种除糖尿病外的慢性疾病(包括卒中、高血压、1~3期肾脏病、骨关节炎等)和患者无ADL损伤,IADL损伤数量≤1
中等(Group 2)	患者合并≥3种除糖尿病外的慢性疾病(包括卒中、高血压、1~3期肾脏病、骨关节炎等)和(或)患者满足以下任意一项:(1)中度认知功能受损或早期痴呆;(2)IADL损伤数量≥2
差(Group 3)	患者满足以下任意一项:(1)合并≥1种治疗受限的慢性疾病(包括转移性恶性肿瘤、需氧疗的肺部疾病、需透析的终末期肾病、晚期心力衰竭)且预期寿命较短;(2)中、重度痴呆;(3)ADL损伤数量≥2;(4)需长期护理

注:ADL为日常生活活动能力,包括如厕、进食、穿衣、梳洗、行走;IADL为工具性日常生活活动能力,包括打电话、购物、做饭、服药和财务管理。

表 16-1-3　老年糖尿病患者血糖控制目标

血糖监测指标	未使用低血糖风险较高药物			使用低血糖风险较高药物		
	良好 (Group 1)	中等 (Group 2)	差 (Group 3)	良好 (Group 1)	中等 (Group 2)	差 (Group 3)
HbA1c(%)	<7.5	<8.0	<8.5	7.0～7.5	7.5～8.0	8.0～8.5
空腹或餐前 血糖(mmol/L)	5.0～7.2	5.0～8.3	5.6～10.0	5.0～8.3	5.6～8.3	5.6～10.0
睡前血糖 (mmol/L)	5.0～8.3	5.6～10.0	6.1～11.1	5.6～10.0	8.3～10.0	8.3～13.9

注:HbA1c 为糖化血红蛋白;低血糖风险较高的药物:如胰岛素、磺脲类药物、格列奈类药物等;HbA1c、空腹或餐前血糖及睡前血糖控制目标源于美国内分泌学会发布的老年糖尿病治疗临床实践指南。

(三) 老年糖尿病患者的生活方式治疗

生活方式治疗是老年糖尿病的基础治疗,所有的老年糖尿病患者均应接受生活方式治疗。对于一部分健康状态良好(Group 1)、血糖水平升高不明显的老年糖尿病患者,单纯的生活方式干预即可达到预期血糖控制。

1. 营养治疗

营养治疗是糖尿病治疗的基础,应长期、严格的执行。由于老年糖尿病患者常合并口腔及牙齿疾病、胃肠道功能减退、食欲减退、味觉及嗅觉改变等,难以均衡饮食,营养不良发生率高,不合理的干预可能增加患者骨质疏松、肌少症的发生风险。

首先应评估老年糖尿病患者的营养状态,早期识别并管理营养不良,以阻止和延缓并发症的发生发展。老年糖尿病患者肌肉含量低,应适当增加蛋白质摄入,可以选择动物蛋白或优质植物蛋白,健康老年人蛋白质需摄入 1.0～1.3g/(kg·d),合并慢性疾病者需摄入 1.2～1.5g/(kg·d),而合并肌少症或严重营养不良者需摄入 1.5g/(kg·d)。碳水化合物是中国老年患者的主要能量来源,由于碳水化合物分解迅速,可快速升高血糖,应关注患者进食碳水化合物、蛋白质与蔬菜的顺序,后进食碳水化合物可降低患者的餐后血糖增幅。对于长期摄入不均衡的老年 T2DM 患者需注意补充维生素和矿物质。此外,应保证老年患者所需热量供给,制定个体化饮食结构。

2. 运动治疗

运动可增加胰岛素敏感性、改善胰岛素抵抗,运动治疗在糖尿病治疗中占有重要地位。由于老年患者的特殊性,运动治疗方案需个体化。运动前需进行充分的风险评估,制定个体化运动方案。老年糖尿病患者首选中等强度的有氧运动,有计划的抗阻运动能延缓肌少症进展,运动能力较差者可选择低强度的有氧运动。建议患者每周运动 5～7 天,餐后 1 小时是运动最佳时间段,其有利于缓解餐后高血糖,每餐餐后运动 20 分钟左右。由于老年患者常服用多种降糖药物,运动可能影响药物代谢,需加强运动前、中及运动后的血糖监测,关注患者有无头晕、出冷汗、乏力等低血糖症状,一旦发生,应立即停止运动并及时处理。

(四) 老年 2 型糖尿病患者的药物治疗

老年糖尿病患者确诊后,即应开始生活方式的干预并维持全程。结合老年糖尿病患者综合评估结果设定血糖控制目标,并给予其个体化的生活方式指导。当单独的生活方式干预不能达到目标血糖时,应尽早开始药物方案降糖。药物选择除应考虑有效性之外,需权衡获益风险比,优先选择低血糖风险较低、依从性较高的药物,治疗过程中需关注患者肝肾功能、心功能、并发症、合并症、药物相关副反应等。

根据作用机制的不同,降糖药物分为:①非胰岛素促泌剂,包括二甲双胍、α-糖苷酶抑制剂、噻唑烷二酮类、钠-葡萄糖协同转运蛋白 2 抑制剂;②胰岛素促泌剂:磺脲类、格列奈类;③肠促胰岛素类:胰高血糖素样肽-1 受体激动剂、二肽基肽酶Ⅳ抑制剂;④胰岛素。

1. 二甲双胍(Metformin,MET)

二甲双胍降高血糖的主要机制为:通过抑制肝葡萄糖输出,改善外周组织对胰岛素的敏感性,减少小肠内葡萄糖的吸收。单药应用极少引起低血糖,且有减轻体重、降低心血管疾病风险、抗肿瘤、改善血脂的作用,多个国内外指南及共识将其推荐为一线降糖药物。但胃肠道反应与体重下降限制了二甲双胍在部分老年患者中的使用,对于老年患者应小剂量起始(500 mg/d),逐渐增加剂量,最大剂量不应超过 2550 mg/d,使用缓释剂型或肠溶剂型有可能减轻胃肠道反应,且缓释剂型服药次数减少。二甲双胍无肝肾毒性,但肝功能损伤患者乳酸盐的清除能力会明显受限制,肾功能不全者二甲双胍肾脏清除率下降,乳酸酸中毒风险增加。若老年患者已出现肾功能不全,需定期监测肾功能,并根据肾功能调整二甲双胍剂量:对于 eGFR 为 45~59 mL/(min · 1.73 m²)的老年患者应考虑减量,当 eGFR<45mL/(min · 1.73 m²)时应考虑停药。严重感染、外伤、外科大手术、以及存在可造成组织缺氧疾病(如失代偿性心力衰竭、呼吸衰竭、近期心肌梗死和休克等)的老年患者禁用二甲双胍。血清转氨酶超过正常上限 3 倍或有严重肝功能不全的患者应避免使用。其常见不良反应为胃肠道反应及头痛,多数患者可耐受,且可随治疗时间延长而消失。二甲双胍会增加老年糖尿病患者维生素 B₁₂缺乏的风险,需在用药后定期监测维生素 B₁₂水平。除非存在禁忌证,应首选二甲双胍作为一线及全程治疗药物。

2. α-糖苷酶抑制剂(Alpha glucosidase inhibitor,AGI)

α-糖苷酶抑制剂主要包括阿卡波糖、伏格列波糖和米格列醇。其主要通过抑制小肠 α-糖苷酶活性,延缓肠道内碳水化合物的分解、吸收,从而降低餐后血糖。该类药物安全性良好,是临床常用降糖药物,单药应用不引起低血糖,可与任何降糖药物联用,主要的不良反应为胃肠道反应,如腹胀、排气等,eGFR<30 mL/(min · 1.73 m²)患者不宜应用阿卡波糖和米格列醇。适用于以碳水化合物为主要能量来源和餐后血糖升高的糖尿病患者。

3. 噻唑烷二酮类(Thiazolidinediones,TZDs)

噻唑烷二酮类主要包括罗格列酮和吡格列酮,作用机制为通过增加胰岛素的敏感性发挥降糖作用。该类药物单用不引起低血糖,同时有延缓糖尿病进程和心血管保护的作用,但也可能导致患者体重增加、水肿、骨折、心力衰竭的风险增加。有骨质疏松、跌倒或骨折风险的老年患者需谨慎使用该类药物;心功能不全(NYHA II 级)以上及活动性肝病或 ALT 大于 2.5 倍正常上限患者禁用罗格列酮;NYHA 心功能 III 级及以上者不宜使用、ALT 大于 3 倍正常上限或出现黄疸时禁用吡格列酮。

4. 钠-葡萄糖共转运蛋白 2 抑制剂(Sodium-Glucose Cotransporter-2 Inhibitor,SGLT2i)

钠-葡萄糖共转运蛋白 2 抑制剂通过抑制 SGLT2 或 SGLT1,抑制近端肾小管钠-葡萄糖重吸收,降低肾糖阈,促进尿糖排泄,从而降低血糖。其同时有减重、降血压、降尿酸,减少尿蛋白排泄,降低胆固醇、降低心力衰竭患者住院风险的作用,可同时升高高密度脂蛋白-胆固醇(high density liptein cholesterol,HDL-C)和低密度脂蛋白-胆固醇(low density liptein cholesterol,LDL-C),但 LDL/HDL 比值不增加。其单独使用不增加低血糖发生的风险,主要不良反应为生殖泌尿系统感染,罕见不良反应为酮症酸中毒,可能的不良反应包括急性肾损伤和骨折。初用药时应注意避免直立性低血压和脱水。目前我国批准临床使用的有达格列净、恩格列净和卡格列净,我国指南推荐该类药物作为合并心力衰竭、慢性肾脏病或动脉粥样硬化性心血管疾病的老年糖尿病患者的一级推荐药物。老年糖尿病患者起始 SGLT2 抑制剂治疗前需检测肾功能:eGFR<45 mL/(min·1.73 m²),不建议使用达格列净、卡格列净,不应使用恩格列净;eGFR<30 mL/(min·1.73 m²)的患者禁用卡格列净和达格列净。重度肝功能不全患者不推荐使用该类药物。

5. 磺脲类(sulfonylureas,SUs)

磺脲类通过刺激胰岛 β 细胞分泌胰岛素及部分胰岛素增敏作用降低血糖,常用的主要有格列美脲、格列齐特、格列吡嗪、格列喹酮、格列本脲等。该类药物降糖作用强,其不良反应主要为低血糖、体重增加,老年糖尿病患者宜选择作用温和、低血糖风险小、作用时间短的药物,应避免格列本脲。研究发现,格列齐特缓释片可降低患者蛋白尿、肾脏事件风险和心血管事件死亡率。重度肝功能不全及 eGFR<15 mL/(min·1.73 m²)、有磺胺类药物过敏史者禁用磺脲类药物。

6. 格列奈类(glinides)

格列奈类为非磺脲类胰岛素促泌剂,通过直接刺激胰岛 β 细胞分泌胰岛素,起效快、半衰期较短,以降低餐后血糖为主。我国上市的有瑞格列奈、那格列奈、米格列奈。该类药物主要通过肝脏代谢,严重肝功能不全患者禁用。慢性肾功能不全的患者可全程使用瑞格列奈,但心功能不全(NYHA Ⅱ 级以上)患者禁用。

7. 胰高血糖素样肽—1 受体激动剂(glucagon like peptide-1 receptor agonists,GLP-1RA)

胰高血糖素样肽—1(glucagon like peptide-1,GLP-1)由小肠 L 细胞的胰高血糖素原基因产生,以葡萄糖浓度依赖性方式促进胰岛素及抑制胰高血糖素释放降低血糖,并能保护胰岛 β 细胞,延缓胃排空,抑制食欲。胰岛细胞、心血管系统、脑、肺、胃肠等系统均存在 GLP-1 受体,GLP-1RA 通过与 GLP-1 受体结合发挥降糖效应,同时在预防心血管疾病、减轻体重、改善中心性肥胖、保护中枢神经系统和肾脏等方面具有较好的作用,单独使用 GLP-1RA 不会导致低血糖。目前我国上市的 GLP-1RA 有艾塞那肽、利拉鲁肽、度拉糖肽、贝那鲁肽、利司那肽、洛塞那肽、艾塞那肽微球,均需皮下注射。与人 GLP-1 具有高度同源性的利拉鲁肽、司美鲁肽、度拉糖肽均有改善心血管预后的作用;利拉鲁肽、利司那肽、度拉糖肽、艾塞那肽可降低 T2DM 患者不良肾脏结局风险、减少尿白蛋白排泄量。老年患者使用 GLP-1RA 不增加低血糖风险,指南推荐合并动脉粥样硬化性心血管疾病或心血管风险极高危患者或慢性肾脏病的患者优选 GLP-1RA。其常见不良反应为恶心、呕吐、腹泻等胃肠道反应,与其他降糖药物联用时降糖风险增加,有胰腺炎病史或高风险 T2DM 患者不推荐使用。

8. 二肽基肽酶 Ⅳ 抑制剂(dipeptidyl peptidase-4 inhibitors,DPP-4i)

二肽基肽酶 Ⅳ 抑制剂属于肠促胰岛素增强剂,国内上市的有西格列汀、维格列汀、沙格列汀、阿格列汀和利格列汀,通过抑制 DPP-4 而增强肠促胰岛素效应,增加肠促胰岛素的水平。其刺激胰岛素分泌的作用具有葡萄糖依赖性,故单独使用该类药物时无低血糖风险。研究显示,DPP-4 抑制剂有降低空腹及餐后血糖的疗效,同时可改善胰岛 β 细胞功能、促进伤口愈合、减少骨折风险。DPP-4 抑制剂是近年来国内外指南推荐的老年糖尿病一线降糖药物之一,对有二甲双胍禁忌证的老年 T2DM 患者,可单药起始 DPP-4 抑制剂。其主要不良反应有鼻咽炎、头痛、上呼吸道感染等,沙格列汀及阿格列汀可能增加基线无心衰史者心衰住院风险。有胰腺炎病史者不推荐使用 DPP-4 抑制剂。在肾功能不全患者中,西格列汀、维格列汀、沙格列汀和阿格列汀在肾功能不全患者中需调整剂量。利格列汀可用于任何肝、肾功能状态的老年患者,无需调整剂量;沙格列汀在肝功能不全时亦无需调整剂量,肝病者应慎用阿格列汀,ALT 或 AST 大于正常上限 3 倍者禁用维格列汀;重度肝功能不全(Child-Pugh 积分>9)者不推荐使用西格列汀。

9. 胰岛素

老年糖尿病患者在生活方式及非胰岛素降糖药物治疗的基础上血糖仍未达标者可加用或改为胰岛素降糖,老年糖尿病患者是胰岛素治疗的主要人群。由于老年人群的特殊性,胰岛素方案应简单、方便,使用胰岛素前需评估老年糖尿病患者的健康状态、低血糖风险及自我管理能力,在权衡利弊的基础上制定个体化降糖方案。

胰岛素能较好地控制血糖、预防和减少糖尿病远期并发症,同时能避免口服降糖药副作用,但是,胰岛素会导致患者低血糖风险增加,强化方案需多次注射及血糖监测,同时有增加患者体重作用。根据来源及化学结构的不同,胰岛素可分为动物胰岛素、人胰岛素及胰岛素类似物;根据起效快慢及维持时间的长短,动物和人胰岛素分为短效、中效、长效和预混胰岛素,胰岛素类似物分为速效、长效和预混胰岛素类似物。短效及速效胰岛素起效快、维持时间短,主要用于控制餐后高血糖,中效及长效胰岛素可提供基础胰岛素,中效胰岛素可控制两餐后高血糖,长效胰岛素无明显作用高峰。基础胰岛素用药方便、依从性高、低血糖风险低,推荐作为老年糖尿病患者首选胰岛素。

(五)老年 2 型糖尿病患者的治疗路径

1. 非胰岛素治疗路径

根据老年患者健康状态选择口服降糖治疗药物,对于健康状态综合评估结果为良好(Group 1)和中等(Group 2)的老年患者可参照老年 T2DM 患者非胰岛素治疗路径图(见图 16-1-1)。当单药治疗 3 个月以上仍血糖控制不佳时,应联合不同机制的药物进行治疗,但避免联合应用增加低血糖及其他不良反应风险的药物。经过规范的非胰岛素治疗无法达到血糖控制目标的老年患者应及时启动胰岛素治疗,使用胰岛素治疗方案应加强患者低血糖防治及胰岛素注射方法宣教,尽量减少低血糖的发生。健康状态综合评估结果为差(Group 3)的患者(包括临终前状态的患者),不建议依据上述路径进行方案选择,而应基于重要脏器功能、药物治疗反应、低血糖风险等,制定相对宽松的血糖控制目标。

2. 胰岛素治疗路径

若患者健康状态综合评估为 Group 1 和 Group 2,建议首选基础胰岛素。患者基础胰岛素起始剂量通常为 0.1～0.3 U/(kg·d),随后根据患者空腹血糖水平每 3～5 天调整一次胰岛素剂量至 FPG 达标,若 FPG 达标而 HbA1c 不达标,应监测患者餐后血糖,必要时首选联合餐时胰岛素注射(1～3 次/天),二级推荐为换用预混胰岛素注射(2～3 次/分),预混胰岛素与基础联合餐时的方案相比注射次数少,但在老年患者中,尤其是长病程、自身胰岛功

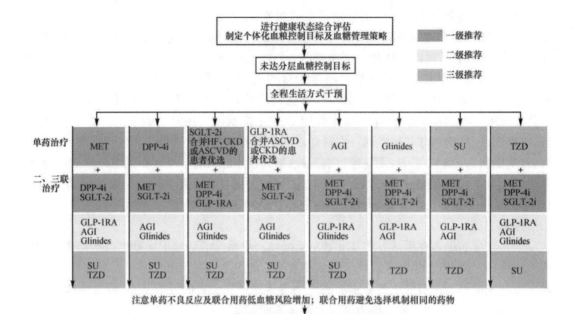

图 16-1-1　老年 T2DM 患者非胰岛素治疗路径图

注：MET 为二甲双胍；DPP-4i 为二肽基肽酶Ⅳ抑制剂；SGLT2i 为钠-葡萄糖共转运蛋白 2 抑制剂；GLP-1RA 为胰高血糖素样肽-1 受体激动剂；AGI 为 α-糖苷酶抑制剂；Glinides 为格列奈类；SU 为磺脲类；TZD 为噻唑烷二酮类；HF 为心力衰竭；CKD 为慢性肾脏病；ASCVD 为动脉粥样硬化性心血管疾病。此路径图适用于健康状态良好（Group 1）和中等（Group 2）的老年患者。

能较差、进餐不规律的患者中，每日 2 次预混胰岛素治疗灵活性差，可能增加低血糖风险。换用持续皮下胰岛素注射为三级推荐。健康状态差（Group 3）、预期寿命短的老年糖尿病患者（包括临终前状态患者）应制定相对宽松的血糖控制目标，以不发生低血糖和严重高血糖为基本原则，不建议多针胰岛素治疗。非胰岛素方案可达降糖目标的老年糖尿病患者需将胰岛素减停，必须使用胰岛素者需尽量简化胰岛素方案。

若老年糖尿病患者 HbA1c ＞10.0%，或伴有高血糖症状（如烦渴、多尿等），或有分解代谢证据（体重降低等），或严重高血糖（FPG＞16.7mmol/L）时，根据患者的健康状态及治疗目标，可采用短期胰岛素治疗。除自身胰岛功能衰竭外，老年糖尿病患者经短期胰岛素治疗血糖控制平稳、高糖毒性解除后，应及时减少胰岛素注射次数并优化降糖方案。

（六）低血糖的防治

糖尿病患者在治疗过程中可能发生低血糖现象，会造成严重后果，必须高度重视，并告知患者及家属预防、早发现及紧急处理低血糖的方法。糖尿病患者低血糖诊断标准为血糖≤3.9mmol/L，而老年糖尿病患者低血糖的诊断标准尚未统一。低血糖可导致患者不适甚至生命危险。老年糖尿病患者低血糖症状临床表现常不典型，常表现为头晕、视物模糊、意识障碍等脑功能受损症状而非出汗、心慌等交感神经兴奋症状，夜间低血糖可表现为睡眠质量下降、噩梦等。老年糖尿病患者出现跌倒、突发行为异常时，需要考虑低血糖可能。老年糖尿病患者低血糖的常见原因有：进食量较少、使用降糖药物后未能及时进食、运动量增大、使用胰岛素促泌剂或胰岛素、降糖药物剂量增加过大等。低血糖可增加老年患者跌倒、骨折等不良事件、心血管事件、认知功能下降、住院及死亡等风险,而夜间低血糖由于难以被发现和及时救治,极为凶险,甚至危及患者生命。

预防低血糖特别是夜间低血糖、及时发现及处理低血糖对老年糖尿病患者血糖管理及改善预后至关重要。老年糖尿病患者需慎重选择胰岛素促泌剂或胰岛素等低血糖风险高的降糖药物,对该类药物应从小剂量开始使用,谨慎调整剂量,并在第一时间告知老年患者和(或)家属低血糖的防治措施。建议患者加强自我血糖监测,由于老年患者多合并其他疾病,需注意药物之间的相互作用。对有严重低血糖发生史的老年患者,若不能彻底阻断发生原因,需调整血糖的控制目标至不发生低血糖且无严重高血糖。患者应根据进餐量、运动量调整降糖药物剂量,因酒精能直接导致低血糖,建议患者避免酗酒和空腹饮酒。对于已经发生低血糖者,意识清楚者可口服 15～20g 糖类食品,每 15 分钟监测血糖,若仍≤3.9mmol/L,需再次给予葡萄糖口服或静脉注射直至低血糖纠正;对于意识障碍的低血糖患者,需直接静推 50%葡萄糖 20～40mL 或肌注胰高血糖素 0.5～1.0mg,每 15 分钟监测血糖,必要时重复葡萄糖静脉注射或加用糖皮质激素。

三、老年血脂管理

(一) 老年血脂异常患者的调脂目标

老年患者血脂的诊断及异常血脂的控制目标与普通成人一致。低密度脂蛋白胆固醇(low-density lipoprotain cholesterol,LDL-C)或总胆固醇(total cholesterol,TC)水平是个体或群体动脉粥样硬化性心血管疾病(arteriosclerotic cardiovascular disease,ASCVD)发病的独立危险因素,而 LDL-C 升高是 ASCVD 发生、发展的关键因素。但 ASCVD 的总体危险是由多个危险因素共同作用的结果。总体心血管危险评估是制订血脂防治策略的前提,这是近 10 年来所有国际血脂指南或共识一致公认的原则。然而,总体心血管危险评估与种族、地域、时代均密切相关。《2019 年 ESC/EAS 血脂异常管理指南》将心血管危险分层分为 4 个危险分层:极高危、高位、中危、低危(见表 16-1-4),建议不仅要考虑个体健康状况和药物相互作用,还应根据危险分层和基线 LDL-C 水平考虑他汀类药物治疗方案(见表16-1-5)。

表 16-1-4 《2019 年 ESC/EAS 血脂异常管理指南》心血管危险分层

危险分层	症状
极高危	存在以下任一情况: 确诊的 ASCVD 患者(包括既往心肌梗死或不稳定型心绞痛、稳定型心绞痛、冠状动脉血运重建、卒中、短暂脑缺血发作、外周动脉疾病以及冠状动脉造影或冠状动脉 CT 证实两支及以上主要冠状动脉狭窄＞50%、超声心动图证实颈动脉狭窄＞50%者) 糖尿病合并靶器官损害(微量白蛋白尿、视网膜病变、肾病)或合并至少 3 种主要危险因素或病程＞20 年的早发 1 型糖尿病患者 重度慢性肾病患者[eGFR＜30mL/(min·1.73 m²)] 10 年 SCORE 风险≥10%者 家族性高胆固醇血症合并 ASCVD 或其他主要危险因素者

（续表）

危险分层	症状
高危	存在以下任一情况： 单一危险因素显著升高者，包括 TC＞8.0mmol/L、LDL-C＞4.9mmol/L 或 BP≥180/110mmHg 者 无其他主要危险因素的家族性高胆固醇血症患者 无靶器官损害但病程≥10 年或合并其他危险因素的糖尿病患者 中度慢性肾病患者［eGFR 为 30～59 mL/(min·1.73 m^2)］ 5%≤10 年 SCORE 风险＜10%
中危	病程＜10 年且无其他危险因素的年轻糖尿病患者(1 型糖尿病＜35 岁,2 型糖尿病＜50 岁) 1%≤10 年 SCORE 风险＜5%
低危	10 年 SCORE 风险＜1%者

注：ASCVD,动脉粥样硬化性心血管疾病；CT,计算机断层扫描；eGFR,估算的肾小球滤过率；SCORE,系统性冠状动脉风险评估；TC,总胆固醇；LDL-C,低密度脂蛋白胆固醇；BP,血压；1 mmHg＝0.133 kPa。

表 16-1-5 《2019 年 ESC/EAS 血脂异常管理指南》对老年人的治疗建议

建议	推荐级别	证据等级
患有 ASCVD 的老年人使用他汀类药物的治疗建议同年轻患者	I	A
推荐年龄≤75 岁的老年人使用他汀类药物进行一级预防	I	A
年龄＞75 岁心血管高危或极高危的老年人,考虑使用他汀类药物进行一级预防	IIb	B
如有明显肾功能受损和(或)潜在药物相互作用的老年人,推荐使用低剂量他汀类药物并根据目标 LDL-C 水平调整剂量	I	C

注：ASCVD,动脉粥样硬化性心血管疾病；LDL-C,低密度脂蛋白胆固醇。

2016《中国成人血脂异常防治指南》根据 ASCVD 的不同危险程度,确定调脂治疗需要达到的 LDL-C 基本目标值。2019 年 ESC/EAS 血脂异常管理指南未单独推荐老年人的调脂治疗目标,对 LDL-C 控制目标较既往更为积极(见表 16-1-6)。

表 16-1-6 LDL-C 控制目标

危险分层	2016 年中国成人血脂异常防治指南	2016 年 ESC/EAS 血脂异常管理指南	2019 年 ESC/EAS 血脂异常管理指南
极高危	＜1.8 mmol/L ①LDL-C 基线值较高不能达到目标值者,LDL-C 至少降低50%(Ⅱa 类推荐,B 级证据); ②若 LDL-C 基线在目标值以下者,LDL-C 仍应降低 30%左右(Ⅰ类推荐,A 级证据)	＜1.8 mmol/L,若基线 LDL-C 介于 1.8～3.5 mmol/L,降低LDL-C≥50%	＜1.4mmol/L 且降低LDL-C≥50%

危险分层	2016 年中国成人血脂异常防治指南	2016 年 ESC/EAS血脂异常管理指南	2019 年 ESC/EAS血脂异常管理指南
高危	<2.6mmol/L	<2.6 mmol/L,若基线 LDL-C介于 2.6～5.2mmol/L,降低LDL-C≥50%	<1.8mmol/L 且降低LDL-C≥50%
中危	<3.4mmol/L	<3.0 mmol/L	<2.6 mmol/L
低危	<3.4mmol/L	<3.0 mmol/L	<3.0 mmol/L

注:LDL-C,低密度脂蛋白胆固醇。

（二）老年血脂异常患者的生活方式治疗

1. 饮食

血脂异常与饮食和生活方式有密切关系,饮食治疗和改善生活方式是血脂异常治疗的基础措施。无论是否选择药物调脂治疗,都必须坚持控制饮食和改善生活方式(见表 16‐1‐7)。在满足每日必需营养和总能量需要的基础上,当摄入饱和脂肪酸和反式脂肪酸的总量超过规定上限时,应该用不饱和脂肪酸来替代。

表 16‐1‐7　生活方式改变基本要素

要素	建议
限制使 LDL-C 升高的膳食成分	
饱和脂肪酸	<总能量的 7%
膳食胆固醇	<300mg/d
增加降低 LDL-C 的膳食成分	
植物固醇	2～3 g/d
水溶性膳食纤维	10～25 g/d
总能量	调节到能够保持理想体重或减轻体重
身体活动	保持中等强度锻炼,每天至少消耗 200kcal 热量

注:LDL-C:低密度脂蛋白胆固醇。

2. 身体活动

建议每周 5～7 天、每次 30 min 中等强度代谢运动。对于 ASCVD 患者应先进行运动负荷试验,充分评估其安全性后,再进行身体活动。共识推荐≥75 岁老年患者应在保证热量摄入的基础上,以摄入不饱和脂肪酸为主,不推荐积极的运动减重作为常规治疗。

3. 戒烟

完全戒烟和有效避免吸入二手烟,有利于预防 ASCVD,并升高 HDL-C 水平。可以选择戒烟门诊、戒烟热线咨询以及药物来协助戒烟。

4. 限制饮酒

中等量饮酒(男性每天 20～30g 乙醇,女性每天 10～20 g 乙醇)能升高 HDL-C 水平。

但即使少量饮酒也可使高 TG 血症患者 TG 水平进一步升高。饮酒对于心血管事件的影响尚无确切证据,提倡限制饮酒。

（三）老年血脂异常患者的药物治疗

人体血脂代谢途径复杂,有诸多酶、受体和转运蛋白参与。临床上可供选用的调脂药物有许多种类,大体上可分为两大类:主要降低胆固醇的药物和主要降低 TG 的药物。其中部分调脂药物既能降低胆固醇,又能降低 TG。对于严重的高脂血症,常需多种调脂药联合应用,才能获得良好疗效。

1. 主要降低胆固醇的药物

这类药物的主要作用机制是抑制肝细胞内胆固醇的合成,加速 LDL 分解代谢或减少肠道内胆固醇的吸收,包括他汀类、胆固醇吸收抑制剂、普罗布考、胆酸螯合剂及其他调脂药(脂必泰、多廿烷醇)等。

（1）他汀类。

他汀类（statins）亦称 3-羟基 3-甲基戊二酰辅酶 A （3-hydroxy-3-methylglutaryl-coenzyme A,HMG-CoA)还原酶抑制剂,能够抑制胆固醇合成限速酶 HMG-CoA 还原酶,减少胆固醇合成,继而上调细胞表面 LDL 受体,加速血清 LDL 分解代谢。此外,还可抑制 VLDL 合成。因此他汀类能显著降低血清 TC、LDL-C 和载脂蛋白 B（apolipoprotein B, Apo B)水平,也能降低血清 TG 水平和轻度升高 HDL-C 水平。

他汀类药物适用于高胆固醇血症、混合性高脂血症和 ASCVD 患者。目前国内临床上有洛伐他汀、辛伐他汀、普伐他汀、氟伐他汀、阿托伐他汀、瑞舒伐他汀和匹伐他汀。不同种类与剂量的他汀降胆固醇幅度有较大差别,但任何一种他汀剂量倍增时,LDL-C 进一步降低幅度仅约 6%,即所谓"他汀疗效 6% 效应"。此外他汀类可使 TG 水平降低 7%～30%, HDL-C 水平升高 5%～15%。

血脂康胶囊虽被归入调脂中药,但其调脂机制与他汀类似,系通过现代 GMP 标准工艺,由特制红曲加入稻米生物发酵精制而成,主要成分为 13 种天然复合他汀,系无晶型结构的洛伐他汀及其同类物。常用剂量为 0.6 g,2 次/d。血脂康胶囊能够降低胆固醇,并显著降低冠心病患者总死亡率、冠心病死亡率以及心血管事件发生率,不良反应少。

绝大多数人对他汀的耐受性良好,其不良反应多见于接受大剂量他汀治疗者,常见表现有肝功能异常,肌痛、肌炎和横纹肌溶解等肌肉相关不良反应,增加新发糖尿病的危险及一过性认知功能异常。失代偿性肝硬化及急性肝功能衰竭是他汀类药物应用禁忌证。老年人使用高强度他汀治疗的不良反应风险增加,应考虑使用低强度他汀。

此外,≥75 岁老年患者血脂异常管理的专家共识指出:Ⅰ:≥75 岁老年患者中,不推荐常规应用他汀类药物进行一级预防治疗;如 75 岁以前具有一级预防的指征并已使用他汀类药物,在年龄≥75 岁后视共病、营养状态和不良反应等情况继续或减量使用他汀类药物; Ⅱ:≥75 岁老年患者中,应将他汀类药物作为二级预防的首选药物,老年患者应从小剂量开始,根据患者的危险分层确定调脂的目标,逐渐合理调整剂量;Ⅲ:≥75 岁老年患者中,首次应用他汀类药物治疗,应定期复查转氨酶及肌酸激酶水平,转氨酶升高超过正常上限 3 倍或肌酸激酶超过正常上限 10 倍,应及时停药;Ⅳ:≥75 岁老年患者在调脂治疗达标的基础上,可首选亲水性他汀类药物(普伐他汀、瑞舒伐他汀等)以减少对肝脏和肌肉可能的影响。

（2）胆固醇吸收抑制剂。

依折麦布能有效抑制肠道内胆固醇的吸收。IMPROVE-IT[7]研究表明急性冠脉综合征(acute coronary syndrome，ACS)患者在辛伐他汀基础上加用依折麦布能够进一步降低心血管事件。依折麦布推荐剂量为 10 mg/d。依折麦布的安全性和耐受性良好，其不良反应轻微且多为一过性，主要表现为头疼和消化道症状，与他汀联用也可发生转氨酶增高和肌痛等副作用。≥75 岁老年患者中，暂不推荐应用依折麦布作为一级预防治疗，若单独应用他汀类药物不能达标或存在严重不良反应风险者，推荐应用依折麦布作为联合用药进行二级预防，根据患者危险分层确定调脂目标值。

(3)普罗布考。

普罗布考通过掺入 LDL 颗粒核心中，影响脂蛋白代谢，使 LDL 易通过非受体途径被清除。普罗布考常用剂量为每次 0.5g，2 次/d，主要适用于高胆固醇血症，其降脂作用缺乏选择性，可同时降低 LDL-C 和 HDL-C。但缺乏普罗布考用于≥75 岁老年人群降脂、抗氧化或心血管获益方面的证据。常见不良反应为胃肠道反应；也可引起头晕、头痛、失眠、皮疹等；极为少见的严重不良反应为 QT 间期延长。室性心律失常、QT 间期延长、血钾过低者禁用。

(4)胆酸螯合剂。

胆酸螯合剂为碱性阴离子交换树脂，可阻断肠道内胆汁酸中胆固醇的重吸收。临床用法：考来烯胺每次 5g，3 次/d；考来替泊每次 5g，3 次/d；考来维仑每次 1.875 g，2 次/d。与他汀类联用，可明显提高调脂疗效。常见不良反应有胃肠道不适、便秘和影响某些药物的吸收。此类药物的绝对禁忌证为异常 β 脂蛋白血症和血清 TG＞4.5mmol/L(400mg/dl)。

(5)其他调脂药。

脂必泰是一种红曲与中药(山楂、泽泻、白术)的复合制剂。常用剂量为每次 0.24～0.48 g，2 次/d，具有轻中度降低胆固醇的作用。该药的不良反应少见。多廿烷醇是从甘蔗蜡中提纯的一种含有 8 种高级脂肪伯醇的混合物，常用剂量为 10～20 mg/d，调脂作用起效慢，不良反应少见。

2. 主要降低 TG 的药物

有 3 种主要降低 TG 的药物：贝特类、烟酸类和高纯度鱼油制剂。

(1)贝特类。

贝特类通过激活过氧化物酶体增殖物激活受体 α(peroxisome proliferator activated receptor-α，PPARα)和激活脂蛋白脂酶(lipoprotein lipase，LPL)而降低血清 TG 水平和升高 HDL-C 水平。常用的贝特类药物有：非诺贝特片每次 0.1 g，3 次/d；微粒化非诺贝特每次 0.2 g/次，1 次/d；吉非贝齐每次 0.6 g，2 次/d；苯扎贝特每次 0.2g，3 次/d。主要用于降低 TG 和升高 HDL-C，其中吉非罗齐还可能增加他汀药物的不良反应，通常不推荐与他汀类药物合用。常见不良反应与他汀类药物类似，包括肝脏、肌肉和肾毒性等，血清肌酸激酶和 ALT 水平升高的发生率均＜1%。临床试验结果荟萃分析提示贝特类药物能使高 TG 伴低 HDL-C 人群心血管事件危险降低 10%左右，以降低非致死性心肌梗死和冠状动脉血运重建术为主，对心血管死亡、致死性心肌梗死或卒中无明显影响。

(2)烟酸类。

烟酸也称作维生素 B3，属人体必需维生素。大剂量时具有降低 TC、LDL-C 和 TG 以及升高 HDL-C 的作用。调脂作用与抑制脂肪组织中激素敏感脂酶活性、减少游离脂肪酸进入肝脏和降低 VLDL 分泌有关。烟酸有普通和缓释 2 种剂型,以缓释剂型更为常用。缓释片常用量为每次 1～2 g,1 次/d。建议从小剂量(0.375～0.5 g/d)开始,睡前服用;4 周后逐渐加量至最大常用剂量。最常见的不良反应是颜面潮红,其他有肝脏损害、高尿酸血症、高血糖、黑棘皮症和消化道不适等,慢性活动性肝病、活动性消化性溃疡和严重痛风者禁用。早期临床试验结果荟萃分析发现,烟酸无论是单用还是与其他调脂药物合用均可改善心血管预后,心血管事件减少 34%,冠状动脉事件减少 25%。由于在他汀基础上联合烟酸的临床研究提示与单用他汀相比无心血管保护作用,欧美多国已将烟酸类药物淡出调脂药物市场。

(3)高纯度鱼油制剂。

鱼油主要成分为 n-3 脂肪酸即 ω-3 脂肪酸。常用剂量为每次 0.5～1.0 g,3 次/d,其所含的 ω-3 脂肪酸等成分,可将 TG 浓度降低 25%～30%,膳食剂量或低剂量(<1g/d)补充时,TG 水平小幅降低,而摄入较高剂量鱼油(3～4g/d)时,TG 水平明显降低,最高降幅达 45%,主要用于治疗高 TG 血症。不良反应少见,发生率约 2%～3%,包括消化道症状,少数病例出现转氨酶或肌酸激酶轻度升高,偶见出血倾向。早期有临床研究显示高纯度鱼油制剂可降低心血管事件。≥75 岁老年 ASCVD 患者,高纯度鱼油(ω-3)可作为胆固醇代谢异常合并高 TG 血症的辅助治疗,但普通鱼油仅为保健品,需经医生确认后方可服用。

3. 新型调脂药物

近年来在国外已有以下 3 种新型调脂药被批准临床应用:微粒体 TG 转移蛋白抑制剂(洛美他派,Lomitapide,商品名为 Juxtapid)、载脂蛋白 B100 合成抑制剂(米泊美生,Mipomersen)、前蛋白转化酶枯草溶菌素 9/kexin9 型(PCSK9)抑制剂。其中 PCSK9 是肝脏合成的分泌型丝氨酸蛋白酶,可与 LDL 受体结合并使其降解,从而减少 LDL 受体对血清 LDL-C 的清除。通过抑制 PCSK9,可阻止 LDL 受体降解,促进 LDL-C 的清除。PCSK9 抑制剂以 PCSK9 单克隆抗体发展最为迅速,其中 Alirocumab、Evolocumab 和 Bococizumab 研究较多。研究结果显示 PCSK9 抑制剂无论单独应用或与他汀类药物联合应用均明显降低血清 LDL-C 水平,同时可改善其他血脂指标,包括 HDL-C、脂蛋白 a[Lipoprotein（a）,Lp(a)]等。欧盟医管局和美国 FDA 已批准 Evolocumab 与 Alirocumab 两种注射型 PCSK9 抑制剂上市。初步临床研究结果表明,该药可使 LDL-C 降低 40%～70%,并可减少心血管事件。至今尚无严重或危及生命的不良反应报道,国内尚处于临床试验阶段。专家共识指出:Ⅰ:≥75 岁老年 ASCVD 患者的二级预防中,PCSK9 抑制剂可考虑作为他汀类药物或联用他汀和依折麦布仍不达标患者的联合用药选择,根据患者危险分层确定调脂目标值;Ⅱ:≥75 岁老年 ASCVD 患者,接受 PCSK9 抑制剂治疗时,建议应定期复查转氨酶及肌酸激酶水平。

思考题

1. 老年糖尿病如何诊断和分型?

2. 老年 2 型糖尿病患者的治疗药物包括哪些? 其中一线降糖药物有哪些?

3. 老年 2 型糖尿病患者起始短期胰岛素治疗的指征是什么?

4. ≥75 岁老年患者如何使用他汀类药物?

5. 主要降低胆固醇和甘油三酯的传统药物分别有哪些？

6. 病例分析型思考题：

患者，男性，70 岁，因"口干多饮 6 个月"就诊。患者 6 月前无明显诱因下出现口干多饮、多尿，体重未见明显变化，当时未予以重视。1 月前社区医院测定空腹指尖血糖 8.5mmol，予以格列齐特治疗，2 天前患者夜间出现冷汗、心悸、头晕等不适，自测指尖血糖 3.2mmol/L，进食后症状好转。目前患者空腹血糖 4.5mmol/L，餐后血糖 6.5mmol/L。6 个月以来体重下降 2kg。既往患者有高血压病史，长期服用氨氯地平，血压控制可；有慢性肾脏病病史，近日 eGFR 40mL/(min·1.73 m²)。患者无 ADL 损伤和 IADL 损伤。

查体：神志清楚，对答切题，生命体征正常，身高：168cm，体重：65kg。心肺检查无异常，神经系统检查无异常，足背动脉搏动正常，感觉功能检查正常，双下肢水肿(一)。

思考要点：

(1)结合患者病史，糖尿病诊断可以明确吗？如不明确，需要完善哪些检查明确诊断和分型诊断？

(2)这位患者的起始降糖治疗是否规范？请说明理由。

(3)这位患者在起始降糖治疗后为何会出现低血糖？对于老年糖尿病患者，应如何预防和处理低血糖？

(4)如这位患者的 2 型糖尿病诊断明确，血糖控制目标是怎样的？

(5)如这位患者停用格列齐特后，单纯采取生活方式干预 1 月，空腹血糖 8.2mmol/L，餐后血糖 12mmol/L，此时应首选那种降糖药物？

(韩亭亭 胡耀敏)

参考文献

[1] 国家老年医学中心，中华医学会老年医学分会，中国老年保健协会糖尿病专业委员会. 中国老年糖尿病诊疗指南(2021 年版)[J]. 中华糖尿病杂志，2021，13(1)：14 - 46.

[2] 《改善心血管和肾脏结局的新型抗高血糖药物临床应用中国专家建议》工作组：改善心血管和肾脏结局的新型抗高血糖药物临床应用中国专家建议[J]. 中国循环杂志，2020，35(3)：231 - 238.

[3] 王川，严励. 老年血脂异常的防治[J]. 中华内分泌代谢杂志，2014，30(11)：1035 - 1038.

[4] Mach F，Baigent C，Catapano A L，et al：2019 ESC/EAS Guidelines for the management of dyslipidaemias：lipid modification to reduce cardiovascular risk[J]. Eur Heart J，2020，41(1)：111 - 188.

[5] 中国成人血脂异常防治指南修订联合委员会：中国成人血脂异常防治指南(2016 年修订版)[J]. 中国循环杂志，2016，31(10)：937 - 950.

[6] 海峡两岸医药卫生交流协会老年医学专业委员会. ≥75 岁老年患者血脂异常管理的专家共识[J]. 中国心血管杂志，2020，25(3)：201 - 209.

[7] Cannon C P，Blazing M A，Giugliano R P，et al. Ezetimibe added to statin therapy

after acute coronary syndromes[J]. N Engl J Med，2015，372(25)：2387 - 2397.

[8] Jun M，Foote C，Lv J，Neal B，et al. Effects of fibrates on cardiovascular outcomes：a systematic review and meta-analysis[J]. Lancet，2010，375(9729)：1875 - 1884.

第二节　老年甲状腺功能异常

本章要点

1. 增龄及共病对甲状腺功能的影响。
2. 老年甲状腺功能减退症的病因、诊断和治疗。
3. 老年甲状腺功能亢进症的病因、诊断和治疗。
4. 非甲状腺性病态综合征。

教学目的

1. 掌握
   (1)老年甲状腺功能异常疾病的种类。
   (2)老年甲状腺功能减退症的病因、诊断和治疗。
   (3)老年甲状腺功能亢进症的病因、诊断和治疗。
2. 熟悉
   (1)老年甲状腺功能异常疾病的特点。
   (2)老年人甲状腺功能变化的机制；老年人甲状腺功能各指标的变化特点。
3. 了解
   (1)老年甲状腺功能异常和共病；
   (2)非甲状腺性病态综合征；
   (3)黏液性水肿昏迷。

　　老年甲状腺功能异常主要包括甲状腺功能减退症(简称"甲减")、亚临床甲减、甲状腺功能亢进症(简称"甲亢")、亚临床甲亢、以及非甲状腺性病态综合征。伴随衰老，甲状腺无论从组织学、生物化学和功能上都有显著的改变。老年人群的普遍趋势是，随着年龄增长，甲减的患病率明显增长；但甲亢的患病率增长不明显。亚临床甲状腺功能异常是指甲状腺激素水平正常，仅促甲状腺激素(thyroid stimulating hormone，TSH)水平异常，包括亚临床甲减、亚临床甲亢，以前者患病率更高，并常见于女性。

一、增龄及共病对甲状腺功能的影响

(一) 老年甲状腺功能异常疾病的特点

老年甲状腺功能异常有其自身的病情特点。老年人甲状腺功能异常的症状不典型,起病缓慢,具有隐蔽性。由于老年人机体功能退化,有时生理性变化与病理性变化的界限很难区分。特别是亚临床甲状腺功能异常,初期症状常不明显,往往要经过一段时期才能被发现,造成临床不能及时诊断。美国第 3 次健康与营养普查(National Health and Nutrition Examination Survey Ⅲ,NHANES Ⅲ)发现 TSH 水平随年龄增加而逐渐升高,而确诊为甲减或亚临床甲减、甲亢或亚临床甲亢的患者既往均无甲状腺病史,都是通过普查才发现的。国内宁波地区 1709 例>60 岁退休老年人调查表明,甲状腺疾病患病率在新诊患者超过了已诊患者(分别为 6.7%和 3.8%),在新诊患者中 87.3%为亚临床甲减。

(二) 老年人甲状腺功能变化的机制

在整个生命过程中,甲状腺激素的分泌率逐渐减低可以看作是机体的一种自稳反应,老年人甲状腺功能变化的机制可能有:

(1)丘脑-垂体-甲状腺轴的活动减弱,对外界的反应能力下降,应激能力减弱。

(2)随着年龄的增长甲状腺本身合成和释放甲状腺激素水平的下降,负反馈致 TSH 水平逐渐升高,但由于衰老对垂体功能也有一定的影响,TSH 的升高不能代偿甲状腺本身功能下降所致的甲状腺激素水平改变。

(3)老年人热量摄入减少,如糖尿病控制不良、慢性肝脏疾病、肾脏疾病等病理生理改变可引起甲状腺合成三碘甲状腺原氨酸(T_3)、甲状腺素(T_4)减少,但外周组织降解 T_4 的能力也下降,故一般可维持血 T_4 水平在正常范围或基本正常范围并相对保持稳定。

(4)正常情况下甲状腺分泌全部的 T_4 以及约 30%的 T_3 和 3%的反 T_3(rT_3),血清中约 70%的 T_3 和 97%的 rT_3 都是由外周组织中的 T_4 经 5'-脱碘酶催化转化而来的;许多慢性或危重疾病过程中一些体液因素如疾病代谢产物的参与,抑制了 5'-脱碘酶的活性,使 T_4 脱碘向活性 T_3 转化途径受阻,而转化为无活性的 rT3 增多,T3 减少。

(5)老年人长期服用一些含碘药物治疗心脑血管疾病及其他慢性疾病,这些药物可导致甲状腺功能异常。

(三) 老年人甲状腺功能各指标的变化特点

老年人甲状腺功能变化的机制即提示了甲状腺各激素指标随年龄变化的趋势。近年关于甲状腺激素与年龄关系的研究越来越多,多数结果相似,但有些结果仍不甚相同。目前在成年人中绝大多数研究结果均表明血清 T_3 水平随增龄而下降,但大多数血清 T3 浓度的这种轻度降低主要存在于健康老年人群的正常值范围内,不一定与衰老过程中的功能改变有关。对于血清 T_4 及游离 T_4(FT_4)水平,多数研究显示血清 T_4 和 FT_4 水平无增龄变化。在衰老的过程中,人体组织对热量的需求不断下降,会造成不具有产热活性的 rT_3 增多,相反 T_3 的生成减少,可能为机体避免过度代谢消耗的一种保护性机制,提示临床上应注意观察健康高龄老年人血 rT_3 的变化,它能比较灵活地反映机体的健康状况,但能否将 rT_3 检测作为临床衰老的独立观察指标还有待进一步的研究证实。对于血清 TSH 的增龄性改变国内外的许多大型研究结果也有争议,国外大样本的研究结果均显示,血清 TSH 随年龄增大有升高的趋势。另外有少数研究显示,血清 TSH 水平随着增龄而下降或无显著变化。总之,多数

研究显示 TSH 的增龄性升高,与 T_3 及游离 T_3(FT_3)的显著增龄性降低应结合考虑,TSH 为反馈性增高。

(四) 老年甲状腺功能异常和共病

老年人常存在多系统疾病,因此临床表现可以错综复杂。研究发现,在罹患糖尿病的老年人群中常见甲状腺功能异常,据报道甲减患病率为 8.1%~23.3%,甲亢患病率为 0.5%~16.6%。尽管影响患病率的因素很多,但以上数据可以看到老年疾病的共患性。甲状腺功能异常严重威胁老年人健康,对老年心脑血管功能的影响很大,即便在亚临床状态也被认为与脂代谢异常、心肾等脏器损害、精神感知障碍、骨质疏松等具有相关性。由于老年人临床表现常呈隐匿,其病情往往容易被忽视,对机体更具潜在危害性。

二、老年甲状腺功能减退症的病因、诊断和治疗

(一) 老年甲状腺功能减退症的病因

甲减是由于甲状腺激素合成和分泌减少或组织利用不足导致的临床综合征。20 世纪 70 年代,Tunbridge 等首次指出甲减的发生率在老年人中有增加趋势,而其中绝大多数表现为亚临床甲减。以后又有很多研究表明,随着衰老,甲减的发病率上升尤其明显。其主要原因有:

(1)随着年龄的增长,老年人的全身脏器功能不同程度地减退,甲状腺也发生纤维化、腺体萎缩、功能减低。

(2)随着增龄,甲状腺自身抗体增高的比例可能增加,故自身免疫性甲状腺炎(桥本病)的发生率可增加。

(3)老年人由于之前的甲状腺疾病行甲状腺部分切除术或因甲亢行[131]I 治疗以及颈部放疗史的比例均较年轻人高,因此患甲减的比例也增高。

(4)老年人常因某些慢性疾病需长期应用某些可能影响甲状腺功能的药物(如糖皮质激素、胺碘酮等)。

(二) 老年甲状腺功能减退症的诊断

甲状腺功能老年甲减和亚临床甲减的诊断思路同成人,详见图 16-2-1。老年甲减的临床症状较少,并缺乏典型性,易与衰老本身伴随的症状混淆而不易引起足够重视,这可能与衰老本身伴随甲状腺激素水平的变化有一定关系,而亚临床甲减患者更缺乏明显的症状及体征,仅能靠实验室检查确诊。有研究表明亚临床甲减患者常常发生脂质代谢紊乱,表现为总胆固醇、甘油三酯、低密度脂蛋白胆固醇的升高和高密度脂蛋白胆固醇的降低,这些变化可以在治疗后得到明显改善,尤其是 TSH 值大于 10mU/L 时,但亚临床甲减导致的脂质代谢紊乱与动脉粥样硬化疾病之间的关系目前尚不清楚。心肌为甲状腺激素作用的一个靶组织,在亚临床甲减患者中,TSH 的升高会影响心肌的收缩或舒张功能,尤其是在运动时常有收缩功能不全,替代治疗可以改善甚至逆转心脏收缩功能。

(三) 老年甲状腺功能减退症的治疗

临床甲减的老年患者均应给予左旋甲状腺素(L-T_4)的替代治疗,大多数专家认为血清 TSH>10mU/L 的亚临床甲减患者也应进行治疗,尤其是合并甲状腺过氧化物酶抗体阳性及已经有血脂代谢紊乱的患者。而对于轻度亚临床甲减(TSH<10mU/L)的老年患者是否需要治疗仍有争议。Surks 等进行的一项 Meta 分析指出,血清 TSH 在 4.5~10mU/L 的患

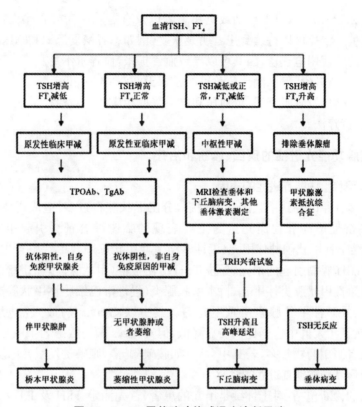

图 16-2-1 甲状腺功能减退症诊断思路

注:TSH:促甲状腺素;FT₄:游离 T4;TPOAb:甲状腺过氧化物酶抗体;TgAb:甲状腺球蛋白抗体;TRH:促甲状腺激素释放激素。

者不建议行常规替代治疗,尤其是 85 岁以上的高龄老年患者,但是应在 6~12 个月之间复测甲状腺功能以监测 TSH 水平有无改善或进展。对于 60~75 岁的患者,合理的 TSH 目标应该在 3~4 mU/L 之间;70 岁以上的老年患者进行替代治疗的目标是将 TSH 控制在 4~6mU/L。应该注意的是,对于老年亚临床甲减患者的治疗应遵循起始小剂量、调整剂量周期不能太短、密切随访防止药物过量的原则,过度治疗会引起负面效应。

(四)黏液性水肿昏迷

黏液性水肿昏迷是一种罕见的危及生命的重症,但多见于老年患者。通常由并发疾病所诱发。临床表现为嗜睡、精神异常,木僵甚至昏迷,皮肤苍白、低体温、心动过缓、呼吸衰竭和心力衰竭等。本病预后差,病死率达到 20%。治疗包括:

(1)去除或治疗诱因:感染诱因占 35%。

(2)补充甲状腺激素:开始应当给予静脉注射甲状腺激素替代治疗。先静脉注射 L-T₄ 200~400μg 作为负荷剂量,继之每天静脉注射 L-T₄ 1.6μg/ kg,直至患者的临床表现改善改为口服给药或者其他肠道给药。如果没有 L-T₄ 注射剂,可将 L-T₄ 片剂磨碎后胃管鼻饲。鉴于黏液性水肿昏迷患者甲状腺素转换为三碘甲腺原氨酸可能会减少,所以除了给予 L-T₄ 之外,有条件时还要静脉注射左旋三碘甲状腺氨酸(L-T₃)。但避免 L-T₃ 剂量过高,因为治疗中高 T₃ 血症与致死性相关。可以予 L-T₃ 5~20 μg 负荷剂量静脉注射,随后维持剂量为每 8

小时静脉注射 2.5～10 μg,对于年幼或老年患者以及有冠脉疾病或心律失常病史的患者则采用较低的剂量。治疗可以持续到患者明显恢复(例如患者恢复意识和临床指标改善)。

(3)保温:避免使用电热毯,因其可以导致血管扩张,血容量不足。

(4)补充糖皮质激素:静脉滴注氢化可的松每天 200～400 mg。

(5)对症治疗:伴发呼吸衰竭、低血压和贫血采取相应的抢救治疗措施。

(6)其他支持疗法。

三、老年甲状腺功能亢进症的病因、诊断和治疗

(一) 老年甲状腺功能亢进症的病因

甲亢指由多种原因导致甲状腺功能增强,分泌甲状腺素过多,造成机体的神经、循环及消化等系统兴奋性增高和代谢亢进为主要表现的临床综合征。引起甲亢的病因包括:Graves 病、多结节性甲状腺肿伴甲亢(毒性多结节性甲状腺肿)、甲状腺自主性高功能腺瘤、碘甲亢、垂体 TSH 腺瘤引起的甲亢、异位 TSH 分泌征群(甲状腺以外的肿瘤产生异位 TSH,多为恶性)、亚急性甲状腺炎伴甲亢、桥本甲状腺炎(慢性淋巴细胞性甲状腺炎)伴甲亢、肢端肥大症伴甲亢、外源性甲状腺素所致甲亢等。其中以 Graves 病最为常见,占所有甲亢的85%左右,虽然老年人群中这个比例明显降低,但 Graves 病仍然是老年甲亢最常见的病因,此外因老年患者服用药物较多,若其中含碘(如胺碘酮等),则碘诱发甲亢的发生率较高。

(二)老年甲状腺功能亢进症的诊断

老年甲亢的诊断包括:对于怀疑是甲亢的患者,首先测定 TSH 及 FT_4 水平,若 FT_4 水平高而 TSH 水平低,则诊断成立,无需进一步检查;若 FT_4 浓度正常,TSH 浓度低,则可能存在 T_3 型甲亢或亚临床甲亢,再测 T_3 和 FT_3 水平加以鉴别;若血清 FT_4 和 TSH 水平升高,提示可能存在甲状腺激素抵抗综合征或垂体 TSH 腺瘤。若 FT_4 水平高而 TSH 水平低,同时促甲状腺素受体抗体(TRAb)升高,病因诊断考虑 Graves 病。少数 Graves 甲亢可以和桥本甲状腺炎并存,可称为桥本甲亢,甲状腺过氧化物酶抗体(TPOAb)、血清甲状腺球蛋白抗体(TGAb)和 TRAb 均为高滴度,当 TRAb 占优势时表现为 Graves 病,TPOAb 占优势时表现为桥本甲状腺炎或(和)甲减。也有少数桥本甲状腺炎患者在早期因炎症破坏滤泡、甲状腺激素漏出而引起一过性甲状腺毒症,但[131]I 摄碘率降低。高功能腺瘤或多结节性甲状腺肿伴甲亢,甲状腺超声有单结节或多结节,甲状腺核素静态显像有显著特征,有功能的结节呈"热结节",周围和对侧甲状腺组织受抑制或者不显像。典型亚急性甲状腺炎常有发热、颈部疼痛,为自限性,血清甲状腺激素升高与[131]I 摄碘率减低呈分离现象,在甲状腺毒症期过后可有一过性甲减,然后甲状腺功能可恢复正常。

老年人因甲状腺肿大、突眼征不明显或缺如而呈轻型或不典型甲亢,老年甲亢可呈淡漠型,无神经精神兴奋性表现,神经精神多表现为神志淡漠、反应迟钝、抑郁不欢、嗜睡、寡言少语等,无食欲亢进,消化道症状多表现为食欲不振、纳差、厌食、恶心呕吐、便秘、腹泻等,易被误诊为老年性痴呆、胃炎,有些明显消瘦的患者常被误诊为胃癌;临床上还经常可以看到老年人因房颤、心力衰竭首诊从而发现甲亢的情况。亚临床甲亢患者除了可进展为甲状腺功能亢进症,也同样可能表现为心血管功能障碍(尤其是房颤),骨质疏松、骨折的危险性增高。亚临床甲亢的患病率更是高于临床甲亢。由于检测方法和研究人群的差异,亚临床甲亢的发病率报道不尽相同,一般在 0.2%～16%之间,但随年龄的增长其患病率并不像亚临床甲

减一样有较明显的增加趋势。

（三）老年甲状腺功能亢进症的治疗

老年甲亢在明确病因后,治疗上以抗甲状腺药物(甲巯咪唑或丙硫氧嘧啶)为主,从小剂量开始,且总剂量宜偏小,但药物治疗疗程长、复发率高;也可采用放射性[131]I治疗,治愈率高、复发率低、服药简单、治疗费用较低,特别适用于老年难治性重度甲亢,选择时需充分考虑患者年龄、24小时内[131]I摄取率、[131]I计量、甲状腺重量等因素;因老年人基础疾病较多,手术风险大,术后并发症发生率高,一般不推荐手术治疗。考虑到老年亚临床甲亢患者可能发生的临床风险,在明确病因后对亚临床甲亢也应该予以适当的干预治疗。美国内分泌协会建议有甲亢症状、房颤、不能解释的体质量减轻、骨质疏松的患者应该治疗,如果是医源性亚临床甲亢,要根据患者原发病的情况权衡利弊调整甲状腺素的剂量。多数专家建议对由于 Graves 病或结节性甲状腺疾病所导致的亚临床甲亢(TSH<0.1mU/L)应予以治疗。而考虑到年龄超过 60 岁的亚临床甲亢患者发生房颤及骨质疏松的危险性均较年轻人高,即使 TSH 在 $0.1\sim0.45$ mU/L 也建议对有以上风险的老年人予以治疗,并根据患者情况进行随访。

四、非甲状腺性病态综合征（Euthyroid sick syndrome,ESS）

ESS 是指由于严重的急性或慢性非甲状腺疾病、创伤和禁食等原因引起血循环中甲状腺功能检测指标异常,临床上无明显甲状腺功能减退表现的一组综合征。血清甲状腺激素测定常表现为 FT_3 和 T_3 降低,FT_4 和 T_4 正常或降低,而 TSH 通常在正常范围,rT_3 明显升高。国外 Zargar 等报道 ESS 在严重急、慢性非甲状腺疾病中的发生率分别为 32.6% 和 20.6%;国内杨丹英等对常规就诊和住院的老年患者进行甲状腺功能检测时符合 ESS 诊断者分别占 18% 和 21.8%,明显高于所有甲状腺功能异常(临床、亚临床甲亢及临床、亚临床甲减)的患者,尤其在危重症和(或)老年患者更常见。甲状腺激素检测最多见低 T_3、FT_3,后有低 T_4,TSH 多正常,严重者也可低于正常,需与垂体性甲减相区别。目前认为 ESS 是人体处于严重疾病状态下出现的一种自我保护调节机制,是机体对疾病的一种适应性反应。FT_3、FT_4 下降的程度往往反映了病情的轻重。尚缺乏对 ESS 状态患者补充甲状腺激素能获益的确切证据,故仅观察检测、以治疗原发病为主要措施。

思考题

1. 与中青年人比较,老年甲状腺功能减退症和老年甲状腺功能亢进症的临床表现分别有什么特点?

2. 老年甲状腺功能减退症应如何治疗?

3. 病例分析型思考题:

患者,女性,75 岁,因"嗜睡乏力伴食欲不振 3 月"就诊。患者 3 月前无明显诱因下出现嗜睡乏力、反应迟钝、懒言少语,伴有食欲下降、大便次数增多(3~4 次/天,稀便)、胸闷心悸,3 月以来体重下降 7kg。患者有冠心病、房颤病史,长期服用拜阿司匹林、阿托伐他汀、可达龙。

查体:神志淡漠,回答问题迟缓,生命体征正常,身高:155cm,体重:50kg。双侧甲状腺对称,未触及肿大、结节、震颤,血管杂音(-),无突眼,眼征(-),心率 95 次/分,心律绝对不齐,肺部检查无异常,四肢关节活动好,神经系统检查无异常,双下肢水肿(-)。

思考要点:

(1)考虑患者患什么疾病的可能性最大?说明依据。

(2)为明确诊断,进一步需行哪些检验?

(3)如何诊断这个疾病,并初步鉴别病因?

(4)针对这位患者,应如何治疗该疾病?

(韩亭亭　胡耀敏)

参考文献

[1] Boucai L,Hollowell J G,Surks M I:An approach for development of age-,gender-,and ethnicity-specific thyrotropin reference limits[J]. Thyroid,2011,21(1):5-11.

[2] 毛玉山,刘志民,陈长喜,等.宁波市某石油化工企业退休老年人甲状腺功能异常患病率调查[J].中华老年医学杂志,2009,28(11):959-961.

[3] Takashima N,Niwa Y,Mannami T,et al. Characterization of subclinical thyroid dysfunction from cardiovascular and metabolic viewpoints:the Suita study. Circulation J,2007,71(2):191-195.

[4] Weissel M. Disturbances of thyroid function in the elderly [J]. Wiener Klinische Wochenschrift,2006,118(1-2):16-20.

[5] 张宏,方佩华,郑凝,等.住院 2 型糖尿病患者甲状腺功能状态的分析[J].国际内分泌代谢杂志,2007,27(2):139-141.

[6] 高谷,夏斯桂,郁新迪,等.2 型糖尿病合并甲状腺功能异常的临床分析[J].中国糖尿病杂志,2014,22(6):507-510.

[7] Rodondi N,Bauer D C,Cappola A R,et al. Subclinical thyroid dysfunction,cardiac function,and the risk of heart failure. The Cardiovascular Health study[J]. J Am Coll Cardiol. 2008,52(14):1152-1159.

[8] Blum M R,Bauer D C,Collet T H,et al. Subclinical thyroid dysfunction and fracture risk:a meta-analysis[J]. JAMA,2015,313(20):2055-2065.

[9] Tunbridge W M,Evered D C,Hall R,et al. The spectrum of thyroid disease in a community:the Whickham survey [J]. Clin Endocrinol,1977,7(6):481-493.

[10] 中华医学会内分泌学分会:成人甲状腺功能减退症诊治指南[J].中华内分泌代谢杂志,2017,33(2):167-180.

[11] Surks M I,Ortiz E,Daniels G H,et al:Subclinical thyroid disease:scientific review and guidelines for diagnosis and management[J]. JAMA,2004,291(2):228-238.

[12] 中华医学会内分泌学分会,《中国甲状腺疾病诊治指南》编写组.中国甲状腺疾病诊治

指南——甲状腺功能亢进症[J].中华内科杂志，2007，46(10)：876-882.

[13] Zargar A H，Ganie M A，Masoodi S R，et al. Prevalence and pattern of sick euthyroid syndrome in acute and chronic non-thyroidal illness--its relationship with severity and outcome of the disorder[J]. J Assoc Phys India，2004，52：27-31.

[14] 杨丹英，赵咏桔. 老年住院患者正常甲状腺功能病态综合征的发生率及临床特点[J]. 中华老年医学杂志，2010，29(4)：271-275.

第三节 高尿酸血症与痛风

本节要点

1. 高尿酸血症与痛风的定义、发病机制、诊断及治疗。
2. 老年高尿酸血症与痛风的防治特点。

教学目的

1. 掌握
   痛风的临床表现及老年高尿酸血症与痛风的治疗特点。
2. 熟悉
   高尿酸血症的发病机制及痛风的诊断标准。
3. 了解
   难治性痛风的定义和治疗原则。

一、定义

高尿酸血症是指在正常嘌呤饮食情况下，非同日两次空腹血尿酸水平男性＞420μmol/L(7.0mg/dl)、女性＞360μmol/L(6.0mg/dl)。痛风是过多的尿酸在关节或周围软组织形成磷酸盐晶体沉积，从而诱发形成的急性炎症。

二、发病机制

痛风分为原发性和继发性两类。原发性痛风患者中有不到1%为嘌呤合成酶缺陷所致，其余大多病因未明。继发性者可由肾脏病、血液病及药物等多种原因引起。

（一）嘌呤的代谢

尿酸是人体嘌呤代谢的中间产物。嘌呤合成有两条途径：一是主要途径，在肝内由磷酸核糖和三磷酸腺苷(ATP)形成磷酸核糖焦磷酸(PRPP)，在谷氨酰胺作用下形成氨基磷酸核糖。在甘氨酸及磷酸核糖焦磷酸酰胺转换酶（PRPPAT）催化下形成次黄嘌呤核苷酸（IMP），而后转换成腺嘌呤核苷酸（AMP）或鸟嘌呤核苷酸（GNP），最终生成尿酸；二是补救途径，直接在脑或骨骼等组织内，利用游离的嘌呤或嘌呤核苷合成嘌呤核苷酸参与嘌呤代谢。人体每天产生的尿酸增加和（或）肾排泄尿酸不足，则可产生高尿酸血症。

（二）遗传因素

高尿酸血症和痛风的发病均有家族聚集倾向，原发性痛风患者中，10%～25%有痛风的家族史，痛风患者近亲中发现15%～25%有高尿酸血症。

（三）继发性高尿酸血症

继发性高尿酸血症主要是由一些遗传病、急慢性疾病引起的。老年患者继发性高尿酸血症大多发生于血液系统疾病如多发性骨髓瘤、白血病、淋巴瘤。癌症患者化疗时，细胞内核酸大量分解而致尿酸产生过多；或在肾脏疾病、高血压、动脉硬化晚期，肾衰竭导致尿酸排泄障碍而使血尿酸增高。药源性的高尿酸血症常发生于较长时间使用噻嗪类利尿药或非甾体类解热镇痛药物后。铅等重金属中毒时造成肾小管损害，也可以引起高尿酸血症及痛风。

三、临床表现

（一）无症状高尿酸血症期和亚临床痛风

男性在青年时期即可出现高尿酸血症，而女性往往发生于绝经期后。大多数高尿酸血症可以持续终生不出现痛风性关节炎、尿酸性肾结石和痛风石，称为无症状高尿酸血症。

近年来，随着高频超声、双能CT等影像检查手段的广泛应用，发现无症状高尿酸血症患者关节及周围组织可出现尿酸盐晶体沉积甚至骨侵蚀现象，提示无症状高尿酸血症和痛风是一个连续的病理过程。对于无症状高尿酸血症患者，如影像学检查发现尿酸盐晶体沉积和（或）痛风性骨侵蚀，可诊断为亚临床痛风。

（二）急性痛风性关节炎

急性痛风性关节炎是痛风常见的首发症状。好发于跖趾关节（尤其是第一跖趾关节），其次是足背、踝、膝、指、腕等关节；而肩、髋、脊椎等关节则较少发病。起病急骤，且半夜起病者多。病程数小时内症状发展至高峰。关节及周围软组织出现明显的红、肿、热、痛。大关节受累时可有关节渗液。可伴有发热、头痛等全身症状。多数患者在发病前无前驱症状，少部分患者在发病前可有乏力、局部关节刺痛等。首次发病常常只累及单个关节，反复发作则受累关节增多。关节局部的损伤、饮酒、疲劳、潮湿阴冷和感染等都可能诱发急性痛风性关节炎。

痛风发作持续数天至数周可自然缓解，关节活动可完全恢复，仅留下局部皮肤色泽改变、蜕皮等痕迹，而后进入无症状间隙期。大多数患者此后每年发作数次或数年发作一次，偶有终生仅发作一次者。部分患者有越发越频的趋势，受累关节越来越多，最终引起慢性关节炎及关节畸形。极少数患者自初次发作后没有间隙期，直接迁延至慢性关节炎期。

（三）痛风石的沉积

尿酸盐结晶可在关节内及关节附近肌腱、腱鞘及皮肤结缔组织中沉积，形成大小不一的隆起赘生物即痛风结节（或称为痛风石）。常发生于耳廓、第一跖趾、指关节、鹰嘴滑囊、跟腱等处。若关节炎症长时间反复发作则进入慢性阶段，关节发生僵硬、畸形、活动受限，并可破溃形成瘘管，伴有白色豆腐渣样物排出。瘘管周围组织呈慢性炎症性肉芽肿，不易愈合。在慢性病变的基础上仍可有急性关节炎症反复发作，使病变越来越重，畸形越来越显著，严重影响关节功能。病程愈长，发生痛风结节的机会愈多。

（四）肾脏病变

慢性痛风患者约 1/3 出现肾脏损害，表现为三种形式：

（1）慢性痛风性肾病。尿酸盐结晶沉积于肾组织引起间质性肾炎，表现为轻度肾区酸痛，早期可仅有蛋白尿和镜下血尿。随着病程进展，逐渐出现夜尿增多、尿比重偏低等，最终进展到尿毒症。

（2）急性肾衰竭。大量尿酸结晶广泛阻塞肾小管腔，导致尿流梗阻而产生急性肾衰竭。

（3）尿路结石。原发性痛风患者 20%～25% 并发尿酸性尿路结石；继发性高尿酸血症者尿路结石的发生率更高。细小泥沙样结石可随尿液排出而减轻症状，较大者常引起肾绞痛、血尿及尿路感染等症状。

四、实验室检查

（一）血清、尿液尿酸测定

成年男性血正常尿酸水平不超过 $420\mu mol/L$，绝经前女性尿酸水平不超过 $360\mu mol/L$，绝经后女性血清尿酸水平与男性相当。绝大多数老年痛风患者血尿酸可明显升高，但有少数呈波动性。血尿酸水平可以受到多种因素影响，比如饮水利尿、药物等因素影响，所以需要反复检查才能免于漏诊。

尿液尿酸测定在高尿酸血症的临床分型中具有指导意义。在摄取低嘌呤饮食 5 天后，若 24 小时尿尿酸排泄少于 600mg（3.6mmol）则定义为尿酸排泄减少型，24 小时尿尿酸排泄超过 800mg（4.8mmol）定义为尿酸产生过多型。也可根据肾脏尿酸排泄分数来分型：尿酸排泄分数（FE_{UA}）＝（血肌酐×24 小时尿尿酸）/（血尿酸×24 小时尿肌酐），以百分数表示。根据尿酸排泄分数结果将高尿酸血症和痛风分为三型：排泄减少型（$FE_{UA}<7\%$）、混合型（$7\%\leqslant FE_{UA}\leqslant 12\%$）及生成增多型（$FE_{UA}>12\%$）。该指标更能反映肾脏排泄尿酸的情况。

（二）滑囊液检查

急性期如踝、膝等较大关节肿胀时可抽取滑囊液进行偏振光显微镜检查，可见双折光的针形尿酸钠晶体，具有确诊的意义。

（三）关节超声

高频超声可用于评估软骨和软组织尿酸盐结晶沉积、滑膜炎症、痛风石及骨侵蚀。关节腔积液时关节液内出现不均质的细小点状回声，类似云雾状，称为"暴雪征"。受累关节软骨靠近关节腔表面出现条线状强回声，轮廓欠清晰，与软骨下骨皮质形成无回声软骨周围的双层平行强回声，称为"双轨征"。"暴雪征"和"双轨征"是痛风性关节炎最有特征性的超声表现，对痛风诊断有很高的特异性。

（四）X 线及 CT 检查

早期急性关节炎除软组织肿胀外，关节显影多正常，反复发作后逐渐出现关节软骨缘破坏，关节面不规则，关节间隙狭窄，病变发展则在软骨下骨质及骨髓内可见痛风石沉积，骨质呈凿孔样缺损，骨质边缘可有骨质增生反应。

双能 CT 较特异显示组织与关节周围尿酸盐结晶，有助于痛风性关节炎诊断和评价降尿酸治疗疗效。

五、诊断与鉴别诊断

(一)痛风的诊断标准

目前临床上采用 2015 年美国风湿病学会(ACR)/欧洲抗风湿病联盟(EULAR)共同推出的新版痛风分类标准。该标准将"至少一次外周关节或滑囊发作性肿胀、疼痛或压痛"作为诊断流程准入的必要条件。"在关节或滑膜液中发现尿酸钠结晶,或出现痛风石"作为确诊的充分条件。若不符合此项充分条件,则依据临床症状、体征、实验室及影像学检查结果计分,≥8 分可临床诊断痛风(表 16-3-1)。

表 16-3-1 2015 年 ACR/EULAR 痛风分类标准

临床		
症状发作曾累及的关节/滑囊	踝关节或中足(作为单关节或寡关节的一部分发作而没有累及第一跖趾关节)	1
	累及第一跖趾关节(作为单关节或寡关节发作的一部分)	2
关节炎发作特点(包括以往的发作): 1. 受累关节"发红"(患者自述或医生观察到) 2. 受累关节不能忍受触摸、按压 3. 受累关节严重影响行走或无法活动	符合左栏一个特点	1
	符合左栏两个特点	2
	符合左栏三个特点	3
发作或者曾经发作的时序特征(无论是否抗炎治疗,符合下列两项或两项以上为一次典型发作): 1. 到达疼痛高峰的时间<24 小时 2. 症状缓解≤14 天 3. 发作间期症状完全消退(恢复至基线水平)	一次典型的发作	1
	典型症状复发(即两次或两次以上)	2
痛风石的临床证据: 透明皮肤下的皮下结节有浆液或粉笔灰样物质,常伴有表面血管覆盖,位于典型的部位:关节,耳廓,鹰嘴黏液囊,指腹,肌腱(如跟腱)	存在	4
实验室检查		
血尿酸:通过尿酸酶方法测定 理想情况下,应该在患者没有接受降尿酸治疗的时候和症状发作 4 周后进行评分(如发作间期),如果可行,在这些条件下进行复测,并以最高的数值为准	<4mg/dl(<0.24mmol/L)	−4
	≥6 且≤8mg/dl(≥0.36 且≤0.48mmol/L)	2
	≥8 且≤10mg/dl(≥0.48 且≤0.60mmol/L)	3
	≥10mg/dl(≥0.60mmol/L)	4
有症状关节或滑囊进行滑液分析(需要由有经验的检查者进行检测)	MSU 阴性	−2
影像学		
尿酸盐沉积在(曾)有症状的关节或滑囊中的影像学证据:超声中"双轨征""或双能 CT 显示有尿酸盐沉积	存在(任何一个)	4
痛风相关关节损害的影像学证据:双手和(或)足在传统影像学表现有至少一处骨侵蚀	存在	4

（二）鉴别诊断

老年痛风症状、体征及 X 线表现常不典型，临床易误诊，应以下疾病相鉴别：

（1）化脓性关节炎 痛风初发时常易与化脓性关节炎混淆，但后者血尿酸盐不高，滑囊液检查无尿酸盐结晶，化脓性关节炎滑囊液内含大量白细胞，培养可得致病菌，可作鉴别。

（2）假性痛风 为关节软骨钙化所致，大多见于老年人，以膝关节最常累及，急性发作时症状酷似痛风，但血尿酸盐不高，关节滑囊液检查含焦磷酸钙盐结晶或为磷灰白，X 线片示软骨钙化。

（3）蜂窝织炎 痛风急性发作时，关节周围软组织常呈明显红、肿、热、痛，如忽视关节本身的症状，极易误诊为蜂窝织炎，后者血尿酸盐不高，畏寒、发热及白细胞增高等全身症状更为突出，而关节疼痛往往不甚明显。注意鉴别不难诊断。

（4）类风湿关节炎 多见于青、中年女性，好发于手指近端指间小关节和腕、膝、踝等关节，伴明显晨僵，可引起关节畸形。在慢性病变基础上反复急性发作，易与痛风混淆，但血尿酸不高，有高滴度类风湿因子和（或）抗 CCP 抗体，X 线示关节面粗糙，关节间隙狭窄，甚至关节面融合，与痛风性凿孔样缺损有明显不同。

六、老年高尿酸血症与痛风的防治

高尿酸血症与痛风患者需要保持健康的生活方式，比如：控制体重、规律运动；限制酒精及高嘌呤、高果糖饮食的摄入；鼓励奶制品和新鲜蔬菜的摄入及适量饮水。加强对患者的健康宣教，定期筛查与监测靶器官损害和相关合并症，以期早期发现、早期治疗，改善患者预后。

痛风的治疗目标是迅速终止急性关节炎发作，纠正高尿酸血症，防止关节炎复发，减少痛风性肾病和结石的形成。对于老年患者的治疗应注意以下几个方面。

（一）急性发作期的治疗

1. 秋水仙碱

目前治疗痛风急性发作的首选药物之一，通过降低白细胞趋化和吞噬作用及减轻炎性反应而起止痛作用。该药应在痛风发作 36 小时内开始使用。首次服用 1.0mg，1 小时后服用 0.5mg，12 小时后改为 0.5mg，每日 1～2 次。老年患者剂量宜小，以免引起肾功能损害。秋水仙碱在老年患者中使用毒副作用增加，与老年患者常使用药物如大环内酯类抗生素，环孢素，维拉帕米，或降脂药物合用毒副作用增加。

2. 非甾体抗炎药

NSAID 也是痛风急性期一线用药，建议早期足量服用。首选起效快、胃肠道不良反应少的药物。老龄、肾功不全、既往有消化道溃疡、出血、穿孔的患者应慎用。痛风急性发作时，选择性 COX-2 抑制剂（依托考昔）治疗 2～5 天时疼痛缓解程度与非选择性 NSAI（吲哚美辛和双氯芬酸）相当，但胃肠道不良反应和头晕的发生率明显减低。但近年也发现，一些选择性 COX-2 抑制剂具有明显的心血管副作用，故在老年人群应用中应密切关注。

3. 糖皮质激素

糖皮质激素主要用于痛风急性发作累及多关节、大关节或合并全身症状时。建议口服小剂量强的松，3～5 天停药。急性痛风累及一个或两个大关节可关节内给药。由于老年人的机体抵抗力较低，应用糖皮质激素要十分慎重，必须要用时，要特别注意感染和出血等副作用。

（二）发作间期的治疗

1. 降尿酸药物的应用

痛风急性发作完全缓解后 2～4 周可以开始降尿酸药物治疗，正在服用降尿酸药物的痛风急性发作患者，不建议停用降尿酸药物。当痛风患者的血尿酸≥480 μmol/L 时，开始降尿酸药物治疗，并控制血尿酸<360 μmol/L。如果患者出现以下任何情况之一（痛风发作次数≥2 次/年、痛风石、慢性痛风性关节炎、肾结石、慢性肾脏疾病、高血压、糖尿病、血脂异常、脑卒中、缺血性心脏病、心力衰竭和发病年龄<40 岁）并且血尿酸≥420 μmol/L 时，也应该应用降尿酸药物治疗，并控制血尿酸水平<300 μmol/L。

降尿酸药物主要可分为抑制尿酸生成的药物和促尿酸排泄药物两大类。

（1）别嘌醇：其作用机制是通过抑制黄嘌呤氧化酶，使尿酸生成减少。应用时从小剂量起始，并根据肾功能调整剂量。主要的不良反应是瘙痒、皮疹和肝酶增高。在中国人群中使用应特别关注别嘌醇超敏反应。

（2）非布司他：具有独特的非嘌呤分子结构，能更特异性地抑制黄嘌呤氧化酶。非布司他的不良反应较少并可用于轻、中度肝或肾功能不全患者。但在合并心脑血管疾病的老年人中应谨慎使用，并密切关注心血管事件。

（3）苯溴马隆：苯溴马隆能抑制尿酸在肾小管的重吸收，促进尿酸排泄。老年患者在使用前应检查肾功能和有无尿酸性肾结石的存在，若肾功能异常或有肾结石时应慎用。必须使用时应注意从小剂量开始，同时碱化尿液，有利于尿酸的排泄。

2. 碱化尿液的药物

碳酸氢钠、枸橼酸氢钾钠等药物能碱化尿液的 pH 至 6.2～6.9，由此提高尿酸盐的溶解性，进而减少尿酸盐结晶形成及有利于尿酸排泄。老年患者长期应用碳酸氢钠需警惕血钠升高、高血压以及心力衰竭的风险。

3. 其他药物

氯沙坦可以减少尿酸在近曲小管的重吸收、促进尿酸排泄，是高尿酸血症伴有高血压患者较好的辅助降尿酸药物。非诺贝特可以通过促进尿酸排泄而降低血尿酸浓度，可用于伴有高脂血症的高尿酸血症患者。

（三）痛风石的治疗

对于存在痛风石并出现局部并发症（感染、破溃、压迫神经等）或严重影响生活质量的患者，可考虑手术治疗。手术去除痛风石可提高患者的生活质量并改善其关节功能。但患者术后仍须积极改善生活方式、控制血尿酸等。

（四）无症状高尿酸血症的治疗

高尿酸血症与多种疾病的发生、发展相关。有研究认为高尿酸血症是诱发心血管病的独立危险因素，所以积极控制高尿酸血症对预防心血管病的发生有重要意义。一般认为血尿酸浓度不超过 480μmol/L 者暂不须药物治疗，避免高嘌呤饮食、酗酒、过劳、受凉等，密切随访观察；血尿酸浓度在 480～540μmol/L 者，若伴有以下合并症之一（肾脏损害、肾结石、高血压、脂代谢异常、糖尿病、肥胖、脑卒中、冠心病、心功能不全），给予降尿酸治疗，并将血尿酸控制小于 360μmol/L；血尿酸浓度超过 540μmol/L 者均应给予降尿酸治疗，且控制目标为小于 420μmol/L。

（五）继发性高尿酸血症的治疗

除治疗原发疾病外,降低血尿酸以别嘌呤醇为首选。由于尿酸生成和排出较多,排尿酸药易加重肾脏负担而避免应用。

六、老年高尿酸血症和痛风的预后

经过及时诊断和治疗,大多数患者能恢复正常生活、工作。慢性痛风石性的关节炎通常在急性发作后出现,往往是在没有足够的治疗后出现。需加强宣教,强调长期控制血尿酸水平可明显减少痛风发作频率,预防痛风石形成,防止骨破坏,改善患者生活质量,是预防肾功能损害、心功能衰竭、降低死亡风险的关键。

七、难治性痛风的定义和治疗原则

难治性痛风是指具备以下三条中至少一条:①单用或联用常规降尿酸药物足量、足疗程,但血尿酸仍≥360μmol/L;②接受规范化治疗,痛风仍发作≥2 次/年;③存在多发性和(或)进展性痛风石。

难治性痛风的治疗原则主要包括两点:降低血尿酸水平和改善临床症状。在降低血尿酸水平方面,普瑞凯希(聚乙二醇重组尿酸酶制剂)对大部分难治性痛风有较好的疗效,且其药代动力学不受年龄、性别、体重和肌酐清除率的影响,可用于传统降尿酸治疗无效的难治性痛风。但这类药物易诱发痛风急性发作,且具抗原性,易引起超敏反应和耐药。

白细胞介素-1(IL-1)作为炎症因子在痛风过程中起重要作用。近年来,新型痛风抗炎镇痛药物 IL-1 拮抗剂逐渐被用于痛风的治疗和预防,主要包括阿纳白滞素(Anakinra)、卡那单抗(Canakinumab)和利纳西普(Rilonacept)。当 NSAIDs、秋水仙碱或激素治疗无效的难治性急性痛风或者当患者有使用 NSAIDs 和秋水仙碱的禁忌时,可以考虑 IL-1 拮抗剂。

思考题

1. 高尿酸血症开始降尿酸治疗的时机和降尿酸治疗的目标?
2. 老年患者应用降尿酸药物的特点和注意事项?
3. 病例分析型思考题:

患者,男性,77 岁,反复双侧踝关节、左手中指掌指关节疼痛 8 年。自服扶他林片(双氯芬酸)有效,停药后症状反复。一年前检查发现血尿酸 552μmol/L。

思考要点:

(1)患者罹患哪种疾病的可能性最大? 并说明诊断依据。

(2)为进一步明确诊断,可以进行哪些检查?

(3)该疾病的诊断标准与鉴别诊断?

(4)该患者的治疗是否规范? 如果不规范,应该如何治疗?

（顾玉婷　胡耀敏）

参考文献

[1] 杨雪，刘磊，朱小霞，等.2015 年美国风湿病学会/欧洲抗风湿病联盟痛风分类标准评述[J].中华风湿病学杂志，2016，20(2)：141－143.

[2] 中华医学会内分泌学分会.中国高尿酸血症与痛风诊疗指南(2019)[J].中华内分泌代谢学杂志，2020，36(1)：1－13.

[3] 高尿酸血症相关疾病诊疗多学科共识专家组.中国高尿酸血症相关疾病诊疗多学科专家共识[J].中华内科杂志，2017，56(3)：235－248.

[4] 邹和建，姜林娣.2012 年美国风湿病学会痛风治疗指南评析[J].内科理论与实践，2012，7(6)：458－460.

[5] 中华医学会风湿病学分会.2016 中国痛风诊疗指南[J].中华内科杂志，2016，55(11)：892－899.

[6] 中国医师协会肾脏内科医师分会.中国肾脏疾病高尿酸血症诊治的实践指南(2017 版)[J].中华医学杂志，2017，25(97)：1927－1936.

[7] 林果为.实用内科学[M].北京：人民卫生出版社，2017.

[8] 李小鹰.老年医学高级教程[M].北京：中华医学电子音像出版社，2019.

第十七章　老年贫血

本章要点 ✍

1. 老年贫血的临床特点。
2. 老年贫血的常见病因。
3. 老年贫血的诊断思路。
4. 老年贫血的综合防治。

教学目的 📑

1. 掌握
   老年贫血的常见病因及诊断。
2. 熟悉
   老年贫血的临床特点及治疗。
3. 了解
   老年贫血的预防及护理。

第一节　老年贫血概述

一、贫血的定义

贫血(anemia)是指单位容积的外周血中血红蛋白浓度、红细胞计数和(或)红细胞压积低于正常最低值,其中以血红蛋白浓度最为重要。国内目前尚无 60 岁及以上年龄组贫血的统一专用标准。老年人贫血标准参照成年人,如男性血红蛋白<120g/L,女性血红蛋白<110g/L 即可诊断为贫血。国外有文献指出贫血的定义应随年龄、性别及人种进行调整,比如≥60 岁的白人男性低于 132g/L 为贫血,而相同年龄段黑人男性低于 127g/L 才诊断贫血。贫血是一种症状,而非一种独立的疾病,多系统疾病均可引起贫血,必须对贫血原因加以分析并指导治疗。

(一) 老年贫血流行病学现状

贫血是 60 岁及以上老年人中一个常见的临床问题。全球范围内老年贫血总的发生率在 17%左右(其中社区人群发生率 7%～11%,居家护理人群发生率 47%,住院人群发生率40%)。老年贫血发生率随年龄增长而增高,在 80 岁及以上人群中发生率接近 50%。

（二）血液系统增龄老化的改变

随着年龄增长,骨髓也发生一些特征性的改变,造血组织占据的骨髓空间百分比从出生时的 90%下降到 30 岁时的大约 50%,至 65 岁时只有约 30%,而骨髓脂肪相应增加。骨髓中比如细胞总数的改变、细胞衰老、祖系分化、造血干细胞的细胞成分及功能均发生变化。对正常老年人骨髓功能评估发现红系并没有明显减少,但是促红素水平有升高,可能随着年龄增加,对促红素刺激的反应下降,需要较高的促红素水平来维持正常的血红蛋白。这也解释了慢性炎症患者中促红素浓度较低,从而导致贫血。

第二节　老年贫血的病因

一、失血过多

分为急性失血和慢性失血,其中尤以慢性失血多见。常见于消化道疾病,如溃疡、肿瘤、痔疮等。此外,老年人常患有高血压、冠心病、糖尿病等慢性疾病,最常用的如抗血小板聚集功能药物阿司匹林,该药长期应用可引起 2%左右患者因消化道失血而造成贫血。

二、红细胞生成减少

①造血干细胞或红系祖细胞增殖与分化异常,如再生障碍性贫血,纯红再障性贫血,骨髓增生异常综合征等;②DNA 合成障碍,如巨幼细胞贫血,老年人由于糖尿病等原因不恰当的节食、偏食,以及有胃部手术史导致营养吸收不良,易罹患巨幼细胞贫血;③血红蛋白合成障碍,如缺铁性贫血、铁粒幼细胞贫血;④不能分类,如慢性病贫血,骨髓病性贫血等。

三、红细胞破坏过多

①红细胞内在异常:主要有遗传性和获得性两种,遗传性因素有膜缺陷(遗传性球形细胞增多症,遗传性椭圆形细胞增多症);酶缺陷(葡萄糖-6-磷酸脱氢酶缺陷,丙酮酸激酶缺陷);珠蛋白生成异常(镰形细胞贫血,不稳定血红蛋白病)。获得性则见于阵发性睡眠性血红蛋白尿;②红细胞外在异常:主要有免疫性(自身免疫性溶血性贫血、药物诱发红细胞相关抗体所致溶血)、机械性(弥散性血管内凝血)、化学与物理因素(苯中毒或大面积烧伤)、感染和生物因素(疟疾、蛇毒)。

四、老人贫血的常见病因

（一）缺铁性贫血

老年人是缺铁性贫血(iron-deficiency anemia,IDA)高发人群之一。慢性失血是老年人缺铁性贫血最多见、最重要的原因。多见于慢性消化道出血,如溃疡病、消化道癌肿、痔、憩室病、食道裂孔疝及钩虫病等。此外支气管扩张或肺癌引起的咯血、泌尿系炎症或肿瘤引起的反复血尿及老年女性妇科肿瘤引起的阴道出血等也较常见。长期服用阿司匹林可诱发慢性出血性胃炎导致贫血。其次慢性萎缩性胃炎,胃肠手术者,吸收不良综合征,慢性腹泻或老年性便秘长期使用缓泻剂等导致吸收障碍也是常见原因。约50%胃大部切除或胃全切除的病例在术后数年内患缺铁性贫血。再者,由于老年人龋齿,牙齿脱落,进食固体食物少,或长期使用缓泻剂,胃黏膜萎缩、胃酸缺乏致食欲减退,摄入铁不足。一旦发生贫血,胃肠道黏膜进一步萎缩,形成恶性循环。

(二)巨幼细胞贫血

巨幼细胞贫血(megaloblastic anemia)是指叶酸和/或维生素 B_{12} 缺乏或其他原因引起脱氧核糖核酸(deoxyribonucleic acid,DNA)合成障碍及 DNA 复制速度减缓所致的疾病。叶酸缺乏原因:①摄入不足,老年人因牙齿疾病食用新鲜绿色蔬菜过少或不良饮食习惯,如食物烹煮过度、腌制及贮存过久,缺乏肉、蛋等。②吸收障碍,可见于各种空肠疾患,如口炎性腹泻、乳糜泻、小肠短路形成或切除术后。某些药物如抗癫痫药、柳氮磺吡啶、乙醇等可抑制叶酸吸收。③叶酸利用障碍,甲氨蝶呤等叶酸拮抗物可影响叶酸的代谢及利用。先天性酶的缺陷,如二氢叶酸还原酶缺乏、四氢叶酸甲基转化酶缺乏等可影响叶酸的利用。④叶酸需要量增加,可见于代谢率增快,细胞生长迅速的情况,如甲状腺功能亢进、感染、慢性溶血性贫血、恶性肿瘤等。

维生素 B_{12} 缺乏原因:①吸收障碍是维生素 B_{12} 缺乏的主要原因。胃酸缺乏,胃蛋白酶分泌减少,可见于半数 70 岁以上老年人,及胃大部切除术后者,维生素 B_{12} 难以从与食物蛋白结合的状态中释放出来,内因子的分泌也常减少,维生素 B_{12} 的吸收明显下降;全胃切除,严重的胃黏膜萎缩,或恶性贫血时,内因子完全缺乏,仅需 3～5 年即可出现维生素 B_{12} 缺乏的表现;肠道疾患如回肠切除、节段性回肠炎、乳糜泻及浸润性小肠疾病(如淋巴瘤)可影响维生素 B_{12} 吸收;对氨基水杨酸钠、秋水仙碱等药物可影响维生素 B_{12} 吸收。②摄入不足,长期素食的老年人易患维生素 B_{12} 缺乏,一般完全素食者需经 10～15 年才出现维生素 B_{12} 缺乏的表现。

(三)再生障碍性贫血

原发性再障(aplastic anemia,AA)老年人少见,常见继发性再障,化学品如苯,电离辐射,感染(一些病毒,如肝炎病毒、EB 病毒等)或药物尤其是抗生素、抗肿瘤药物、抗风湿药(非甾体类解热镇痛药)及抗惊厥剂引起。

(四)慢性病贫血

慢性感染性疾病的贫血是慢性病贫血的常见病因之一,原因是铁利用障碍,此外各种非特异性因素刺激单核-巨噬细胞系统,促进对红细胞的吞噬破坏作用,导致红细胞寿命缩短,当红细胞破坏加快时,其造血组织缺乏相应的代偿能力,引起贫血。常见为尿路感染、感染性下肢溃疡、顽固性软组织感染、结核、伤寒、慢性鼻窦炎及支气管扩张等。另一个病因是慢性肾性贫血,肾脏疾病导致肾功能衰竭可引起贫血,此种贫血在老年贫血中常见,以反复发作的尿路感染、糖尿病肾病多见。发病机制为肾脏内分泌功能失常,致红细胞生成素生成障碍而使红细胞生成减少,此为肾病性贫血的主要原因之一;此外潴留的代谢产物抑制红细胞生成及分化,并损害红细胞膜,使其寿命缩短;骨髓增生不良;尿毒症时禁食、腹泻以及容易出血也会造成缺铁、叶酸缺乏和蛋白质不足,尿中运铁蛋白的丢失,也易造成贫血。恶性肿瘤导致的贫血也属于慢性病贫血,贫血机制也是铁利用障碍,前列腺、乳腺、甲状腺及肺等易骨转移的肿瘤癌细胞转移到骨髓影响正常造血机制,称为"骨髓病性贫血";肿瘤细胞生长过快或消化道肿瘤引起营养吸收障碍,造血原料缺乏致营养不良性贫血;消化道肿瘤慢性失血;放疗、化疗对骨髓的抑制;老年肿瘤患者免疫力低下,易感染而导致贫血加重等。消化道肿瘤贫血发生率高且重,伴出血的癌肿贫血出现早。此外,慢性肝病、内分泌疾病及结缔组织病等也可以发生慢性病贫血。

(五)溶血性贫血

原发性溶血性贫血常由 IgG 类温抗体或 IgM 类冷凝集素引起的自身免疫性溶血性贫血。原发性冷凝集素症基本上只在老年人中发生。老年人溶贫继发性更多见,以继发于恶性淋巴瘤、慢淋及多发性骨髓瘤多见,少数为全身转移性癌肿所致微血管损伤性溶血性贫血。系统性红斑狼疮、病毒感染、肺炎支原体感染和梅毒等也常并发免疫性溶血性贫血。老年人比年轻人更容易发生药物诱发的溶血性贫血,因老年人服用的药物常比年轻人多。常见的有甲基多巴、头孢菌素、青霉素、磺胺类、奎尼丁、奎宁、利福平、异烟肼和氯丙嗪等。一般停药后溶血即可停止。

(六)不明原因的贫血

在年轻和中年人,血液医生很容易找出贫血的原因。然而,在老年人,大约有 1/3 的贫血患者通过常规检查找不到特定的原因。通常贫血为轻度(血红蛋白浓度在 $100\sim120g/L$ 范围),正细胞性和增生减低(网织红细胞绝对数相对低)。有假设认为贫血与几个因素有关,包括睾酮水平下降、隐性炎症、肾功能损害伴有血清促红细胞生成素降低,以及隐性骨髓增生异常。很可能不明原因的贫血是这些以及其他因素综合作用的结果,如红细胞寿命缩短、红细胞前体细胞对促红细胞生成素刺激没有反应和(或)存在诊断不明的疾病。

第三节　老年贫血的分类

一、按贫血的病因和发病机制分类

根据贫血产生病因和发病机制不同可将贫血分为三大类:

(一)红细胞生成减少

主要是骨髓造血功能障碍,可以是干细胞增殖分化障碍,如:再生障碍性贫血、纯红再障、骨髓增生异常综合征;也可以是骨髓被异常组织侵害,如:骨髓病性贫血(白血病、骨髓瘤、癌转移、骨髓纤维化)。其次为造血物质缺乏或利用障碍,如:铁缺乏导致的缺铁性贫血和铁利用障碍引起的铁粒幼细胞性贫血,维生素 B_{12} 或叶酸缺乏所致的巨幼细胞性贫血。

(二)红细胞破坏过多

红细胞内在缺陷,如:红细胞膜异常,红细胞酶异常,珠蛋白异常。也可以是红细胞外在异常,免疫溶血因素,如自身免疫性溶血性贫血,药物诱发,血型不合输血等;理化感染等因素也可以导致红细胞破坏过多,如机械性损伤(机械性溶血性贫血),见于创伤性心源性溶血性贫血、微血管病性溶血性贫血。其他如脾大,脾功能亢进。

(三)失血

急性失血性贫血,慢性失血性贫血。

二、按红细胞的形态分类

贫血的形态学分类主要是根据平均红细胞容积(mean corpuscular volume,MCV),平均红细胞血红蛋白量(mean corpuscular hemoglobin,MCH),平均红细胞血红蛋白浓度(mean corpuscular hemoglobin concentration,MCHC),根据这三项红细胞平均值进行贫血的形态学分类。

表 17 - 3 - 1 贫血的形态学分类

类　　　型	MCV(fl)	MCH(pg)	MCHC(%)	病　　　因
大细胞性贫血	>100	>32	31~35	巨幼细胞贫血,骨髓增生异常综合征,溶血性贫血伴网织红细胞明显增多等。
正常细胞性贫血	80~94	26~32	31~35	再生障碍性贫血、急性失血性贫血等
小细胞低色素性	<80	<26	<30	缺铁性贫血、铁粒幼细胞性贫血、珠蛋白生成障碍性贫血、慢性失血性贫血等
单纯小细胞贫血	<80	<26	31~35	慢性感染、炎症、肾病贫血等

三、按血红蛋白的浓度分类

根据血红蛋白减低的程度将贫血分为四级:血红蛋白在>90g/L 为轻度,在 60~90g/L 为中度,在 30~59g/L 为重度,血红蛋白<30g/L 为极重度。

四、按骨髓增生情况分类

根据骨髓细胞红系增生情况分类,有以下两种:增生性贫血,见于缺铁性贫血、巨幼细胞性贫血、急慢性失血性贫血、溶血性贫血、某些继发性贫血。增生不良性贫血,见于再生障碍性贫血、继发性骨髓造血功能衰竭性疾病。

第四节　老年贫血的临床特点与诊断思路

一、临床特点

老年贫血的临床表现取决于患者年龄、基础疾病、贫血的速度、贫血的程度、机体对缺氧的代偿能力、适应能力及诱发病因,如:有无心脑血管的基础疾病。如贫血发生较迅速,血容量即可减少,临床症状会比较严重,尤其是老年患者,同时伴有心血管和肺部疾病的,不适症状会更加明显。如果贫血是缓慢发生的,身体有足够的时间适应低氧的状态,贫血的临床表现可以较为轻微。此外老年贫血继发性多见,约占 50%,其次为缺铁性贫血、巨幼细胞性贫血、溶血性贫血。而在引起贫血的原因中,急性出血也占相当大比例。

(一)全身各系统受累表现

(1)一般表现:头晕、乏力、疲乏、困倦是贫血最常见和最早出现的症状,有些患者伴有起立性眩晕。贫血严重时,有些患者会出现低热。

(2)呼吸系统:患者活动后有气促,严重贫血时感觉呼吸困难。

(3)循环系统:活动后感胸闷、心悸、心率过快,部分严重贫血患者由于血氧含量下降可出现心绞痛、心肌梗死、心律失常、心力衰竭。心电图可以出现相应的改变,如 ST 段降低。周围血管病如间歇性跛行比较多见。

(4)消化系统:患者可以出现食欲减退、消化不良,便秘或腹泻,舌炎、口炎味觉异常等症状。严重缺铁性贫血时可出现间歇性吞咽困难;巨幼细胞性贫血时可以出现舌乳头的萎缩;黄疸和脾肿大见于溶血性贫血。

(5)泌尿系统:严重贫血患者可以出现轻度蛋白尿以及尿浓缩功能减退,表现为夜尿增多。

(6)神经系统:常表现为头晕、目眩、耳鸣、注意力不集中及嗜睡等症状。严重贫血时可以出现晕厥,可有神志模糊、精神异常的表现,如:激动、淡漠、健忘、失眠、偶可发生精神错乱乃至谵妄。伴维生素 B_{12} 缺乏时,可有肢体麻木、感觉障碍。

(二) 体征特点

皮肤黏膜苍白是贫血的主要体征,一般观察甲床、口腔黏膜、睑结膜和舌质。有些可以发现皮肤干燥、毛发枯干、缺少光泽,这常见于较严重的慢性贫血患者。维生素 B_{12} 缺乏导致的巨幼细胞贫血时可有肢体麻木、感觉障碍。溶血性贫血时可有皮肤苍黄、巩膜黄染。部分贫血严重者可有心脏扩大,心尖部或心底部出现轻柔的收缩期杂音,心律心率的异常及下肢水肿。

(三) 必要体征检查特点

通过详细地询问患者的病史及系统的体格检查,寻找老年贫血发生的病因。

(1)同时伴有紫癜及瘀斑,可见于血小板减少性紫癜、再生障碍性贫血、白血病等。

(2)指甲变平或凹陷,可见于严重缺铁性贫血。

(3)色素沉着见于慢性肝病、慢性肾上腺皮质功能减退症;面部蝶形红斑见于系统性红斑狼疮;下肢踝部内侧或外侧迁延不愈慢性溃疡可见于遗传性球形细胞增多症、镰形细胞贫血。

(4)舌乳头萎缩、舌面光滑、舌质绛红如瘦牛肉,见于巨幼细胞贫血;坏死性口腔溃疡可见于急性再生障碍性贫血、急性白血病、粒细胞缺乏症等;齿龈增生见于急性单核细胞白血病。

(5)贫血伴无痛性和进行性淋巴结肿大可见于白血病、淋巴瘤等恶性病。

(6)贫血伴脾肿大可见于慢性溶血性贫血、慢性肝病、脾功能亢进、急性白血病;脾脏显著肿大或巨脾见于慢性粒细胞白血病、恶性淋巴瘤、骨髓纤维化等。

(7)双下肢水肿可见于肾性贫血、巨幼细胞贫血及并发心功能不全等。

二、贫血诊断思路

贫血的诊断包括:确定是否存在贫血及贫血的程度;确定是何种类型的贫血;查明发生贫血的原因。在对贫血患者的诊断中,查明引起贫血的原因是诊断最重要的环节。明确贫血的原因不仅是合理和有效治疗的基础,在某些情况下,去除病因对防止贫血复发和做好预防工作,都具有重要意义。

贫血的诊断方法:通过详细询问病史、全面体格检查、必要的实验室检查确定贫血最终的诊断。

(1)血常规检查:最基本的检测,了解外周血液属一系细胞减少还是多系细胞减少。白细胞有异常者,作白细胞分类人工目测检查,仔细分类有否异常细胞。

(2)网织红细胞计数:反映骨髓红系细胞的造血功能,网织红细胞一般以百分数和绝对数表示,计数网织红细胞绝对值更具价值。

(3)外周血红细胞形态观察:应注意红细胞的大小、形状、胞质着色的特征、深浅和分布,有无异常结构、包涵体等。有否小细胞低色素性改变,有否靶形红细胞多见,有否球形细胞、椭圆性细胞、血片中见红细胞呈钱缗样形成。这些形态学改变对贫血的病因诊断常能提供重要的线索。

(4)骨髓检查:任何不明原因的贫血应该做骨髓细胞形态学检查,必要时还应做骨髓活检病理学检查、骨髓细胞造血干细胞培养及细胞遗传学和基因检测。了解骨髓造血情况,有否异常细胞出现,有否病态造血,有否骨髓纤维化等。

①骨髓增生明显活跃或增生活跃且常伴有红系细胞增生,见于低色素性贫血、溶血性贫血、失血性贫血、脾功能亢进、MDS 等。如同时出现巨幼红细胞系列增生,可见于巨幼细胞贫血。

②骨髓增生减低或明显减低,除红系细胞减低外,常伴粒系和巨核系细胞减低,见于再生障碍性贫血、纯红细胞再生障碍性贫血、部分阵发性睡眠性血红蛋白尿、骨髓纤维化、部分骨髓转移癌等。

③骨髓铁染色:分为细胞外铁和细胞内铁,缺铁性贫血,细胞外铁呈"−",铁粒幼细胞百分率减低,常<15%,甚至为 0。非缺铁性贫血,如溶血性贫血、巨幼细胞贫血、再生障碍性贫血、骨髓病性贫血,以及珠蛋白生成障碍性贫血、铁粒幼细胞性贫血等,细胞外铁多增加,常为 3+~4+。铁粒幼细胞贫血,因血红素合成障碍,铁利用不良,铁粒幼细胞增多,并可见到环状铁粒幼细胞,占幼红细胞的 15% 以上。

(5)贫血病因相关检查:根据患者不同的临床表现选择相应的病因检查项目。

①慢性失血性贫血:老年患者如有长期慢性失血,常引起铁丢失而造成缺铁性贫血,一定要详细询问病史。如果有慢性消化道出血,一定要做胃肠道相关的检查,是否有胃十二指肠溃疡、慢性胃炎、消化道肿瘤、消化道息肉、痔出血等;如果有血尿,一定要做泌尿系统相关的检查,尤其是老年男性,要注意膀胱肿瘤。

②慢性病性贫血:引起这种贫血的慢性感染和炎症较常见的有:结核病、慢性肺脓肿、慢性脓胸、慢性支气管扩张、感染性心内膜炎、慢性肝病、慢性肾功能不全、某些慢性真菌或化脓性感染等。此外,类风湿关节炎、系统性红斑狼疮等风湿免疫性疾病也会伴有。故对此类老年患者的贫血,需要进一步检查,明确病因。

③骨髓病性贫血:是由于骨髓被恶性肿瘤细胞浸润、原发或继发的骨髓纤维化、肉芽肿性炎症等,导致骨髓造血功能障碍所发生的贫血。肿瘤组织浸润骨髓包括血液系统恶性疾病,如各种类型急性和慢性白血病、多发性骨髓瘤、恶性淋巴瘤等,以及非血液系统恶性肿瘤,如乳腺癌、前列腺癌、肺癌、胃肠道肿瘤、肾癌等,无论骨髓中有无癌细胞转移时均可发生贫血。

第五节　老年贫血的综合防治

一、治疗原则

贫血是多数疾病的共同症状，积极寻找和去除病因是治疗贫血的首要原则。贫血病因的性质决定了贫血的治疗效果，在病因诊断尚未确诊之前，切忌讳乱投药物。但是针对严重的老年贫血患者而言，可以先对症治疗，如输血能迅速纠正贫血，减少严重并发症发生和减轻患者的症状。

二、治疗措施与避免走进误区

（一）病因治疗

出现贫血有很多原因，虽然对很多患者来说，贫血的病因不可能完全清除，但是贫血这种疾病却可以得到改善。针对不同病因的贫血患者，在治疗过程当中，需要注意：①出血是贫血最常见的病因之一，可以有不同原因引起，如消化道出血，可以先采取相应的治疗措施使出血停止后，急需检查病因，是否为消化道溃疡或者肿瘤等，只有根治原发疾病后，贫血才能完全纠正。②营养缺乏引起的造血原料不足而发生的贫血，例如铁缺乏引起的缺铁性贫血，叶酸或维生素 B_{12} 缺乏引起的巨幼细胞贫血，需要分别用铁剂、叶酸或维生素 B_{12} 来补充。但是引起营养缺乏的原因如不去除，即使一时见效，停止补充后贫血很快又会复发。③慢性病贫血，如感染或炎症能够控制，贫血就能够减轻。但慢性肾功能不全、肝硬化及全身性红斑性狼疮等造成贫血，因其基础疾病疗效较差，故贫血有时很难减轻。

（二）药物治疗

在贫血病因明确之后，要及时给予药物治疗。

（1）铁剂。老年人缺铁性贫血首要先查明病因，针对病因治疗相当重要，单纯的铁剂治疗有可能使血象好转或恢复正常，但对原发病不做处理，将不能巩固疗效。口服铁剂是首选的补铁治疗方法，铁剂对胃肠道反应较大，尤其老年人胃肠功能减退，可从小剂量开始，数天后增至全剂量。临床常用的铁剂有右旋糖酐铁，每次 0.1g，每日 3 次，或维铁缓释片每日一片，或多糖铁复合物，每次 0.15g，每日 2 次。铁剂与进餐同时或餐后服用可减轻其副作用。同时服用维生素 C 可促进铁剂吸收。需注意避免同时进食浓茶、咖啡、蛋类、牛奶及抗酸药物等干扰铁剂吸收的物质。口服铁剂治疗有效的患者，外周血中网织红细胞最早升高，5～10 天后达到高峰。血红蛋白多在治疗 2 周后开始升高，1～2 个月后恢复正常。当血红蛋白恢复正常后仍需继续服用铁剂 2～3 个月以补充铁的储备，防止复发。只有严重的胃肠道反应不能耐受口服铁剂或慢性腹泻、胃肠手术影响铁吸收的病例才考虑用注射铁剂。对于中重度贫血，贫血症状明显的患者，可以考虑输注红细胞悬液辅助治疗。

（2）叶酸和维生素 B_{12}。维生素 B_{12} 和（或）叶酸替代治疗的同时积极去除病因，治疗原发病。补充治疗维生素 B_{12} 缺乏时，采用肌肉注射维生素 B_{12}，500 μg/d，直到血红蛋白恢复正常，以后相同剂量每月一次维持，有神经系统症状每 2 周维持一次，至少半年。凡神经系统症状持续超过 1 年者即不可逆。凡恶性贫血、胃切除者及先天性内因子缺陷者需终生注射

维生素 B_{12} 治疗。口服维生素 B_{12} 用于不能肌肉注射的患者,如血友病。叶酸缺乏时口服叶酸,每次 5mg,每天 3 次;对肠道吸收不良者也可肌肉注射甲酰四氢叶酸钙 3mg/d,直至血象恢复为止。如同时有维生素 B_{12} 缺乏,则必须同时注射维生素 B_{12},否则会加重维生素 B_{12} 缺乏所致的神经系统损害。叶酸缺乏者常伴多种维生素的缺乏,需同时补充维生素 C、B_1 和 B_6。

补充治疗开始后一周网织红细胞升高达高峰,两周内白细胞和血小板恢复正常。老年人血红蛋白恢复时间明显比 50 岁以下患者延长,多数在一个月以后,方能纠正贫血。此外,要加强老年人的健康宣教,老年人应注意各方面营养物的补充,纠正偏食及不良烹调习惯,多食新鲜蔬菜及动物蛋白质。

(3)雄激素治疗。临床常用的有睾酮类:丙睾 50~100mg/d,肌注;十一酸睾酮针 250mg 每周 1~2 次,肌注;或安雄片,每次 40mg,每日 3 次口服。蛋白同化激素类:康力龙 6~8mg/d,口服;大力补 30mg/d,口服,疗效较睾酮类相对好,但肝功能损害明显。老年患者使用雄激素注意可能加重前列腺肥大。

(4)免疫抑制剂。重型再障可用 ATG 和抗淋巴细胞球蛋白(antilymphocyte globulin,ALG),剂量因来源不同而异,马 ALG(或 ATG)15~20mg/(kg·d),兔 ALG(或 ATG) 0.5~1.0mg/(kg·d),连用 5 天为一疗程。不良反应有发热、寒战、无力、皮疹和胃肠道反应。近年来,CsA 已广泛用于各型再障,不良反应有肾功能损害、高血压、震颤、齿龈增生、乏力及多毛等,需定期监测环孢素 A 血药浓度和肾功能。

(5)糖皮质激素。老年人继发性溶血性贫血多见,首先应治疗原发病。一线治疗为糖皮质激素,可选用强的松每日 40~60mg,分次口服。有高血压、动脉硬化、心与肾性水肿及糖尿病的老年人应慎用。长期大量应用糖皮质激素可引起老年人骨质疏松、股骨头坏死,应予重视。避免服用有关药物以免诱发溶血。脾切除对遗传性球形红细胞增多症、糖皮质激素治疗无效的自身免疫性溶血及地中海贫血者适用。

(6)红细胞生成素(EPO)。对肾性贫血有一定的疗效,用法:1 万单位,每周 3 次,皮下注射。在使用 EPO 时,如果缺铁,需要补充铁剂。

(三)对症及支持治疗

主要方法是输血,是对症治疗的主要措施,尤其是老年患者,其目的是短时间内改善贫血,恢复血容量,缓解组织器官的缺氧状态及恢复其功能。由于输血可能会发生输血反应,因此必须严格掌握输血的适应证。输血的指正:①急性失血引起贫血,Hgb<80g/L 或 Hct<0.24,输血可以及时纠正贫血。②慢性贫血常规治疗效果欠佳,Hgb<60g/L 或 Hct<0.20 伴有缺氧症状,输血可使其减轻症状。但是长期多次输血可引起铁负荷加重,或出现继发性血色病可能,应尽量减少输血。输血时应采用红细胞成分输血。

(四)避免走进误区

(1)饮食误区:老年贫血患者易进入饮食误区,认为多吃营养补品,就有助于贫血的治疗。很多人不知道多吃蔬菜和水果对补铁也有帮助,因为蔬菜和水果中含有丰富的维生素 C、柠檬酸和苹果酸,有利于铁的吸收。有些老年人认为多吃肉对身体不好,肉食会损害健康的说法,只重视植物性食品的保健效果。实际上动物性食物不仅富含铁,而且吸收率也很高,一般达到 25%。因此忌肉容易引起缺铁性贫血,平日饮食中水果和肉类的摄取应该保持平衡。

（2）用药随意：部分贫血患者，未按照医生的要求服用铁剂，贫血的状况改善或稳定后自行停止服用，这也是错误的做法，这会造成贫血情况再次出现的后果。正确的方法是服用铁剂治疗缺铁性贫血，直到贫血症稳定后，再继续服用铁剂6～8周，以补充体内的储存铁。

三、老年贫血患者的特殊护理

（一）常用的护理诊断

老年严重贫血患者，出现这些症状时需要进行特殊护理。

（1）活动无耐力，这与贫血导致的身体组织缺氧有关。

（2）营养失调，低于机体的需要量，这与各种原因导致造血原料摄入不足，机体消耗增加或丢失过多有关。

（二）护理方法与措施

（1）活动无耐力者。①休息与运动相结合：要根据贫血的程度、发生发展的速度、基础疾病等，给患者制定休息和详细的活动计划，逐步提高患者的活动耐力水平。若自测脉搏≥100次/分，或出现明显的心悸、气促时，应停止活动。②给氧：严重贫血患者应给与常规氧气吸入，目的就是患者的缺氧症状得以减轻或消失，活动耐力恢复正常。

（2）营养失调，低于机体的需要量。①饮食护理，一般给予高蛋白、富含维生素、容易消化的食物。②输血或成分输血的护理，输血前做好查对工作，老年患者需控制输血速度，严重贫血患者输入速度应低于1mL/kg·h)，以防止心脏负荷过重而诱发心力衰竭。同时要加强监测，及时发现和处理输血反应。③预防感染，重症患者尤其是伴有白细胞减少者，应注意预防感染。

四、老年贫血的预防

（一）早发现

老年人发生贫血不易被早期诊断，漏诊率、误诊率高。由于老年患者多伴有心脑血管、消化、内分泌等其他内科疾病，症状多为胸闷、心悸、头晕、乏力、食欲不振、恶心、消瘦等，病症无特异性，常因就诊其他科室，贫血易漏诊。故对老年人应当定期进行全面身体检查，早期发现贫血及相关的疾病。如老年人出现以下症状时，一定要提高警惕，及时就医。①近期出现不明原因的消瘦；②大便习惯的改变，如便秘、腹泻；③大便隐血试验阳性；④如缺铁性贫血服用铁剂治疗后，血红蛋白上升不明显，或血红蛋白仍然逐渐下降。

（二）药膳食疗

老年人可以加强食疗，以补充造血需要的原料。膳食中要注意：①高蛋白饮食，蛋白质是合成血红蛋白的原料，应注意膳食补充，可选用动物肝脏、瘦肉类、蛋、奶及豆制品等优质蛋白质食物；②宜食含铁量丰富的食物，如动物肝脏、鸭肫、乌贼、海蜇、蛋黄等动物性食品，以及芝麻、海带、黑木耳、紫菜、香菇、黄豆、黑豆、芹菜、大枣、核桃仁等植物性食品；③含维生素丰富食物，特别是B族维生素和维生素C对防治贫血有很好效果。如新鲜绿叶蔬菜和水果，以促进肠道内铁的吸收；④适量脂肪摄入，脂肪不可摄入过多，否则会使消化吸收功能降低及抑制造血功能。

（三）饮食宜忌

贫血患者必须纠正不良的饮食习惯，如偏食、素食主义等。

(1)不能偏食:因偏食可能会造成某些重要营养元素的不足和缺失,因此贫血患者的食谱应该广泛,这样才能保证营养平衡。

(2)忌食用大蒜:大蒜含较多挥发性物质,过多食用会抑制胃液分泌,使血红蛋白、红细胞减少,加重贫血。

(3)少食碱性食物:碱性环境不利于铁质吸收,因此贫血患者尽量少食用碱性食物,如馒头、荞麦面等。此外,贫血患者往往同时存在消化功能紊乱,不易消化的食物尽量少吃。

(4)忌饮茶和咖啡:茶和咖啡都会阻碍铁的吸收,多喝茶会使贫血症状加重,因食物中的铁易与茶中的鞣酸结合而形成不溶性鞣酸铁,而咖啡里的多酚类物质会和铁形成难以分解的盐类。如果想要喝饮料,最好喝橘子汁之类的。

(5)限制脂肪,食用过多脂肪,可抑制人体造血功能,同时脂肪过多对贫血患者消化和吸收也有影响,因此每天摄入脂肪量一般以 50 克左右为宜,最好是食用植物油脂。

思考题

1. 简述老年人贫血有哪些常见的病因?

2. 老年缺铁性贫血的诊断和治疗过程中需要注意哪些事项?

3. 病例分析型思考题:

患者,男,68 岁,因头晕、乏力伴纳差 2 月余入院。患者近 2 月觉头晕、乏力,活动后气促,伴纳差,无发热,偶有牙龈出血,至门诊查血常规示:白细胞 2.5×10^9/L,红细胞 2.0×10^{12}/L,血红蛋白 56g/L,血小板 28×10^9/L,平均红细胞体积 92fl,平均血红蛋白量 28pg,平均血红蛋白浓度 340g/L,网织红细胞 0.2%,分类中性粒细胞 25%,淋巴细胞 75%。

既往史:5 年前诊断 2 型糖尿病,目前达美康控制,空腹血糖 6.0mmol/L。

查体:血压 135/90mmHg,心率 90 次/分,贫血貌,双下肢皮肤可见散在出血点,余查体未见明显异常。

思考要点:

(1)考虑患者患什么疾病的可能性最大? 说明依据。

(2)为明确诊断,进一步需行哪几项检查?

(3)分析该患者三系下降需和哪些疾病鉴别?

(4)该疾病的诊断标准是什么? 治疗原则是什么?

(5)该患者诊断和治疗过程中,高龄患者处理与预防有何特别提示?

(韩晓凤 陈芳源)

参考文献

[1] 再生障碍性贫血诊断与治疗中国专家共识(2017 年版)[J]. 中华血液学杂志,2017,38(1):1-5.

[2] Lanier J B, Park J J, Callahan R C. Anemia in Older Adults [J]. Am Fam Physician. 2018,98(7):437-442.

［3］Stauder R，Valent P，Theurl I. Anemia at older age：etiologies，clinical implications，and management ［J］. Blood. 2018，131(5)：505－514.

［4］Groarke E M，Young N S. Aging and Hematopoiesis ［J］. Clin Geriatr Med. 2019，35(3)：285－293.

［5］陆惠华. 实用老年医学［M］.上海：上海科学技术出版社,2006.

［6］李小鹰. 老年医学高级教程 ［M］.北京：中华医学电子音像出版社,2019.

［7］Kaushansky K. 威廉姆斯血液学 ［M］. 9 版. 陈竺，陈赛娟译. 北京：人民卫生出版社，2011.

第十八章　老年肾脏病

1. 老年急性肾损伤和慢性肾脏病的定义和分期。
2. 老年急性肾损伤的病因、临床表现和治疗。
3. 老年慢性肾脏病的病因、临床表现和治疗。
4. 肾替代治疗在老年肾脏病的应用。

1. 掌握
　(1)老年急性肾损伤和慢性肾脏病的定义。
　(2)老年急性肾损伤和慢性肾脏病的原因。
2. 熟悉
　(1)老年急性肾损伤的临床表现和治疗。
　(2)老年慢性肾脏病的临床表现和治疗。
3. 了解
　(1)老年肾脏病的流行病学。
　(2)肾替代治疗原理和模式。
　(3)老年患者肾替代治疗急慢性并发症。

第一节　老年肾脏病概述

　　肾脏病发病率高、知晓率低、病因繁多、病情多变,已成为全球性的公共卫生问题。同青壮年相比,老年人更容易发生肾脏损害,是老年医学和肾脏病学中非常重要的疾患。由于老年人基础疾病多,并发症多,病程长,一旦发生肾脏损害,预后则更差。

一、老年肾脏病流行病学特点

(一) 老年急性肾损伤(acute kidney injury,AKI)的流行病学特点

　　我国学者的一项流调数据显示 65～79 岁年龄组的 AKI 发生率为 15.44%,死亡率为

10.3%,80 岁以上高龄组发生率为 22.22%,死亡率为 19.6%,老年患者的 AKI 发生率、住院死亡率、需要透析和肾脏未恢复的比例均高于青壮年患者。

(二)老年慢性肾脏病(chronic kidney disease,CKD)**的流行病学特点**

全球普通人群 CKD 患病率已高达 14.3%,全世界有八亿五千万人因各种原因罹患 CKD,预测到 2040 年,CKD 将成为全球第五位的致死病因。在中国,CKD 的患病率高达 10.8%,患者人数超过一亿。老年 CKD 患病率明显高于青壮年,美国数据显示 65~79 岁人群 CKD 患病率为 31.5%,80 岁以上 CKD 发生率高达 65.0%。欧洲数据显示老年 CKD 的患病率为 29.4%,其中 65~69 岁 CKD 的患病率为 16.0%,90 岁以上 CKD 的患病率高达 63.3%。我国流行病学资料亦显示 60~89 岁人群 CKD 的患病率 33.0%,90 岁以上 CKD 的患病率高达 65.2%。

(三)老年终末期肾病(end stage renal disease,ESRD)**流行病学特点**

随着年龄的增长,ESRD 的患病率也呈升高趋势,2000—2013 年全球 75 岁以上老年人群中的 ESRD 患病率总体上增加了 48%。美国数据显示 2017 年美国需要行肾脏替代治疗(renal replacement therapy,RRT)的 ESRD 患者中≥65 岁占了 41.5%,欧洲肾脏协会-欧洲透析和移植协会(ERA-EDTA)登记系统 2016 年度报告显示,需要接受肾替代治疗的 ESRD 中约 42%的患者年龄≥65 岁,在我国约有一半的 ESRD 患者年龄≥60 岁。

二、老年急性肾损伤的定义

AKI 是短期内出现肾功能急骤下降的一组临床综合征,导致血清尿素氮(blood urea nitrogen,BUN)、肌酐及其他正常情况下经肾脏排泄的代谢废物升高。老年 AKI 的定义采用改善全球肾脏病预后组织(Kidney Disease:Improvement Global Outcomes,KDIGO)的 AKI 定义和分期的基础上规定了年龄的范围。

(一)老年 AKI 的定义

60 岁及以上人群符合以下任一项即可诊断:

(1)48 小时内血清肌酐(Scr)上升幅度≥26.5 μmol/L。

(2)7 天内肌酐较基础值上升≥1.5 倍。

(3)尿量<0.5mL/kg/h 持续 6h 以上。

(二)老年 AKI 的分期标准(见表 18-1-1)

表 18-1-1　老年 AKI 的分期标准

分期	血肌酐标准	尿量标准
1 期	升高幅度≥26.5 μmol/L,或升高至基础值的 1.5~1.9 倍	<0.5mL/kg/h(≥6h)
2 期	升高至基础值的 2.0~2.9 倍	<0.5mL/kg/h(≥12h)
3 期	升高至基础值的 3.0 倍, 或血肌酐>354 μmol/L, 或开始行 RRT	<0.3mL/kg/h(≥24h) 或无尿(≥12h)

(三)慢性肾脏病急性加重(acute kidney injury on chronic kidney disease, A on C)

在 CKD 发生发展过程中,如出现急性加重的诱发因素,可发生 AKI。AKI on CKD 指患者在原有 CKD 基础上,由于各种原因导致短期内肾小球滤过率迅速减退的一组临床综合征,诱因包括原有肾脏基础疾病未控制或急性加重,血容量不足,感染,肾毒性药物,恶性高血压,其他器官功能障碍和尿路梗阻等。老年 CKD 中尤其多见,需要高度重视这一 AKI 的特殊类型。

三、老年慢性肾脏疾病的定义和分期

(一) 老年 CKD 定义

老年 CKD 的定义指 60 岁及以上人群由于各种病因,存在肾损伤或肾功能减退至少 3 个月即为 CKD。肾损伤或肾功能减退持续至少 3 个月是区分 CKD 和急性肾脏病的必要条件。

(1)肾脏损伤,可表现为以下任何一条:①白蛋白尿(尿白蛋白排泄率≥30mg/24h 或尿白蛋白/肌酐比值≥30mg/g);②尿沉渣检查异常(如血尿、红细胞管型等);③肾小管功能异常导致的电解质异常等;④肾脏病理检查异常;⑤影像学检查发现肾结构异常;⑥有肾移植病史。

(2)肾功能减退:肾小球滤过率(GFR)下降,GFR<60 mL/(min·1.73 m²)>3 个月。

(二) 老年 CKD 分期

老年 CKD 分类系统与其他年龄段一致,包括三方面:原发病、GFR 和尿白蛋白。依据 GFR 和尿白蛋白进行 CKD 分期(见表 18-1-2),包括 GFR 的 6 个分期(G 分期)和尿白蛋白的 3 个分期(A 分期)。其中 GFR 3 期又细分为 G3a 和 G3b 期,主要同转归和预后有关。尿白蛋白分期则根据排泄量的多少分为正常、微量白蛋白尿和大量白蛋白尿 3 期。同时要明确病因,老年人以高血压、糖尿病、药物中毒、尿路梗阻等多见,肾脏病病因对疾病进展和并发症发生有重要影响。

表 18-1-2 CKD 分期(根据 GFR 和白蛋白尿)

GFR 分期	GFR[mL/(min·1.73m²)]	减退程度
G1	≥90	正常或增高
G2	60~89	轻度减退
G3a	45~59	轻到中度减退
G3b	30~44	中到重度减退
G4	15~29	重度减退
G5(D/T)	<15	肾衰竭(透析或移植)
白蛋白尿	AER(mg/d)	程度
A1	<30	正常到轻度增加
A2	30~300	中度增加
A3	>300	重度增加

GFR:glomerular filtration rate,肾小球滤过率;AER:albumin excretion rate,白蛋白排泄率;D:dialysis 透析;T:transplantation,移植。

（三）老年 CKD 和肾脏老化

衰老是一种不可避免的自然生物学过程，会导致很多器官系统发生结构性及功能性改变。肾脏会因为老化而发生解剖学改变及功能减退，肾脏老化是指衰老肾脏出现生理性解剖学改变和肾小球滤过率下降的功能性变化，GFR 通常小于 60mL/(min·1.73m²)。肾脏老化时发生的显微解剖学改变主要为肾硬化和肾单位肥大，肾硬化可导致功能性肾单位数量逐渐减少，肾单位肥大可导致肾单位密度的减少，这种生理性改变使得肾小球滤过率的下降。约半数 70 岁以上老年人测定 GFR 或 eGFR 小于 60mL/(min·1.73m²)，但临床上很难区别老年 CKD 病理性改变，还是肾脏老化生理性变化，实际往往是二者复合影响的结果。白蛋白尿则是鉴别两者最重要的标志物，肾脏老化为主时白蛋白尿为阴性。值得一提的是老化的肾脏无法增加更多的代偿性肾单位导致肾脏的储备功能减少，这一点和老年 CKD 相似，所以两者同样可出现容量不足、肾毒性药物和感染等危险因素导致的 AKI 发生。

第二节　老年急性肾损伤

一、老年 AKI 的病因

老年 AKI 的病因同普通成年人相似，从解剖因素分类可分为肾前性（肾灌注压过低）、肾性（包括血管、肾小球或肾小管-间质病变等肾实质病变）或肾后性（梗阻所致排尿障碍）。

（一）肾前性因素

急性肾前性损伤主要由于肾灌注不足，常见的原因包括低血容量、心排量降低、外周血管扩张、肾血管自主调节失衡、肾毛细血管灌注压下降等

（二）肾性因素

1. 肾性血管性疾病

肾性血管性疾病可直接影响肾内小血管和大血管，老年患者主要多见血管炎、动脉粥样硬化和高血压。

2. 肾性肾小球疾病

肾小球疾病包括原发性肾小球肾炎和继发性肾病，老年人多见系统性血管炎所致急进性肾炎

3. 肾性肾小管及肾间质疾病

（1）急性肾小管坏死（acute tubular necrosis，ATN）

①缺血性：肾前性 AKI 未得到纠正持续加重进展，常见原因同肾前性 AKI。

②药物直接损伤小管细胞，常见于外源性毒素，老年人多见氨基糖苷类抗生素、顺铂类化疗药物、造影剂等。

③体内蛋白阻塞小管引起损伤，常见于内源性毒素，包括溶血、横纹肌溶解、等产生的血红蛋白，肌红蛋白等，老年人好发的多发性骨髓瘤所致的管型肾病也是造成小管性 AKI 的病因。

（2）急性间质性肾炎（acute interstitial nephritis，AIN）

常由药物或食物引起的过敏性间质性肾炎，细菌、病毒、真菌感染和肿瘤浸润也可造成

间质性改变。另外老年人中还需关注急性尿酸盐肾病和急性磷酸盐肾病,前者和化疗后的肿瘤溶解综合征有关,后者和应用含磷酸盐灌肠剂有关。

(三) 肾后性因素(梗阻性肾病)

梗阻可能发生在泌尿道的任何部位,常见梗阻因素包括尿道梗阻、功能性膀胱梗阻和输尿管梗阻,老年患者的肾后性因素同青壮年有所不同,主要以前列腺疾患和肿瘤为主的肾后性 AKI。

二、老年 AKI 的临床表现

老年 AKI 病因和损伤程度不同,临床表现差异很大,许多老年患者并没有临床症状,仅实验室检查时发现肌酐水平升高。如实验室检查为 AKI 首次诊断,临床表现无特异性。

(一) 老年 AKI 临床表现

(1)少尿:可出现尿量进行性减少,发生少尿(<400mL/d)或无尿(<100mL/d)。

(2)代谢废物积聚、氮质血症:可出现恶心、呕吐、烦躁、乏力、意识模糊、甚至昏迷。

(3)出血倾向:由于血小板质量下降、凝血因子减少,出现齿龈、皮肤黏膜、胃肠道出血。

(4)水、电解质、酸碱平衡紊乱

①容量负荷过多可导致心衰肺水肿,出现头晕、心悸、呼吸困难、全身水肿等表现。

②电解质紊乱:可出现高钾血症、低钙血症和高磷血症。

③酸中毒:可出现呼吸深快、胸闷、气促、嗜睡、昏迷、心律失常、心搏骤停等症状。

(二) 老年 AKI 的病程演变

老年 AKI 的病程演变取决于是否及时合理安全有效治疗。按照不同阶段将 AKI 分为起始期、维持期和多尿期。起始期往往以低血压、缺血、脓毒症等为主的临床症状;维持期则出现少尿,由于尿毒症毒素增加出现尿毒症临床症候群;恢复期即出现多尿,进行性尿量增多是肾功能开始恢复的一个标志,后期易有低钾、低钠和低氯血症,多尿期可持续 1~3 周或更长,应注意体液平衡。

三、老年 AKI 诊断的特别提示

(一) 肌酐仍然是最具价值的诊断指标

对于一般经常监测血清肌酐的老年患者,根据血清肌酐升高和/或尿量减少较容易诊断 AKI。肾功能改变的许多其他生物标志物也正在研究之中,但血清肌酐仍是目前唯一能正式定义 AKI 的实验室指标,也是临床实践中最常使用的生物标志物。为了及时治疗,所有后续评估都应以明确 AKI 的基础病因为目标。

(二) 药物相关性肾损伤

由于慢性病、急性病症和肿瘤筛查等各种原因使得老年人暴露肾毒性药物的机会更多,老年 AKI 中药物相关性的 AKI 比例明显高于青壮年,有报道由药物诱导引起 AKI 在 65~80 岁 AKI 患者占了 38.6%,在 80 岁以上 AKI 患者中占了 51.4%。值得注意的是,除了解热镇痛、抗感染和造影剂等药物外,中药在老年患者中使用非常普遍,其中高龄 AKI 患者有超过三分之一在发病前使用过中药。因此在诊断老年 AKI 时应详细梳理既往用药史。

四、老年 AKI 的治疗原则

老年 AKI 的病因治疗是首要问题,尽早诊断,积极干预有利于 AKI 的预后,对症治疗是 AKI 各阶段病情演变重要支持措施。老年人由于基础疾病和合并症较多,容量反应较差,临床表现不典型,初始评估应包括仔细评估容量状态,检测量血气和血清电解质、血磷、血钙、血镁、尿酸、白蛋白和全血细胞计数等指标。

（一）病因治疗

（1）肾前性因素治疗:积极扩容,容量复苏,改善心功能,维持血流动力学稳定,提高肾脏局部灌注。

（2）肾性因素治疗:及时阻断肾外诱发因素,积极治疗肾性原发病。

（3）肾后性因素治疗:及早发现梗阻原因,尽快解除梗阻。

（二）紧急肾替代治疗

对于由老年 AKI 引起的危及生命的水、酸碱失衡和电解质紊乱,应立即开始肾替代治疗。包括如下症状:

（1）内科治疗难以纠正的容量过负荷。

（2）内科治疗难以纠正的高钾血症(血清钾>5.5mmol/L)或血清钾迅速升高。

（3）尿毒症毒素所致的心包炎、脑病。

（4）内科治疗难以纠正的严重代谢性酸中毒(pH 值<7.1)。

（三）容量问题

所有老年 AKI 患者均应进行容量状态的评估,纠正容量不足或容量过负荷可以逆转或改善 AKI。

（四）高钾血症

内科难治性高钾血症的老年 AKI 患者都应接受肾替代治疗,而高钾血症较轻(即血钾浓度≤5.5mmol/L)且 AKI 的病因已知可快速逆转的部分患者可以密切观察和随访为主。

（五）代谢性酸中毒

给予碳酸氢钠纠正酸中毒,难治性则考虑肾替代治疗。

（六）低钙血症

低钙血症在老年 AKI 患者中很常见,对于出现症状的患者则可通过静脉补钙进行治疗。

（七）高磷血症

肿瘤溶解综合征和横纹肌溶解引起的 AKI 患者中可出现高磷血症,一般采用磷酸盐结合剂治疗。

（八）出血性疾病

AKI 可引起血小板质量障碍,从而造成出血,临床表现为皮肤出血,或胃肠道出血,对症处理即可。

（九）营养

对于老年 AKI 患者,营养需求取决于基础疾病的严重程度、即刻营养状况以及合并症,患者的热量需求为 25～30kcal/(kg·d),在轻度至中度疾病且不进行透析的患者中蛋白质补充量为 0.8～1.2g/(kg·d)[优质低蛋白 0.6g/(kg·d)],在病情危重或接受透析治疗的患者蛋白质需补充量为 1.2～1.5g/(kg·d)。

第三节　老年慢性肾脏病

一、老年 CKD 的病因

老年 CKD 的病因包括原发性肾小球疾病、继发性肾小球疾病、梗阻性肾病、慢性间质性肾病、肾血管疾病、先天性或遗传性肾脏疾病等。特发性膜性肾病是老年患者原发性肾小球疾病中以肾病型蛋白尿为表现的常见病因，以肾炎型蛋白尿为表现的病理类型包括局灶节段硬化、系膜增生和膜增生性等慢性肾小球肾炎。继发性肾小球疾病在老年患者中以糖尿病肾病、高血压肾硬化和血管炎相关性肾病为主。梗阻性肾病在老年人中并不少见，主要由于泌尿系统结石和肿瘤所致。老年人由于反复尿路感染或干燥综合征迁延不愈可发生慢性间质性病变，而高血压和动脉粥样硬化这两个老年病亦可引起肾血管病变。此外，有些先天性或遗传性疾病在老年期才出现症状，比如一些孤立肾患者至老年逐渐肾功能不全，部分常染色体显性遗传性多囊肾（autosomal dominant polycystic kidney disease，ADPKD）患者直至老年才发现蛋白尿、高血压，逐渐发展至肾功能衰竭。此外，老年患者肾毒性药物的使用和脓毒症等所致的 AKI 未完全恢复至基线而发展为 CKD。

老年 CKD 发生后，引起肾损害加重和加速肾功能下降的因素包括持续高水平的蛋白尿、未控制的高血压和血糖、长期镇痛药物的应用、不良的生活习惯（如吸烟、酗酒）和不合理的饮食习惯等。

二、老年 CKD 的临床表现

老年 CKD 患者不同于青壮年 CKD 患者病因单一，症状典型，由于老年患者多病共存，起病缓慢，病症不典型或重叠，需要全面系统评估肾内和肾外症状：

（一）血尿和/或蛋白尿

尿液分析检出血尿和/或蛋白尿时，应怀疑肾小球疾病。当存在红细胞管型或≥3 种异形红细胞且占 75% 以上，可诊断肾小球性血尿。

（二）肾功能不全

无其他诱因的情况下，随着病程发展，老年 CKD 患者可出现 GFR 缓慢性下降。A on C 反复发作或 AKI 未恢复可导致肾功能进行性恶化。

（三）高血压

若既往血压正常者出现急性高血压，或既往高血压控制良好的患者出现高血压急性恶化，则应考虑有无肾小球疾病，尤其是还存在血尿、水肿等其他表现时。

（四）水肿

血尿或蛋白尿患者出现外周和/或眶周水肿可能是肾小球疾病所致水钠潴留的体征。

（五）高凝状态

某些肾小球疾病可能会导致高凝状态，尤其是膜性肾病，其次是其他原因的肾病综合征。因此，老年患者要注意深静脉血栓和肺栓塞等血栓栓塞事件。

（六）系统性表现

肾小球疾病可主要局限于肾脏，也可与感染、自身免疫性疾病、恶性肿瘤及药物反应等系统性病症有关。

（七）老年 CKD 的评估

对于老年 CKD 患者的评估，应进行尿液检测以评估白蛋白水平，并进行血液检测肌酐水平以估算 GFR 值。检测白蛋白尿的首选方法为测定随机尿液样本中的白蛋白/肌酐比。

1. 肾损伤

在大多数老年患者中，存在下列临床标志物之一可确定肾损伤：①白蛋白尿；②尿沉渣镜检异常；③影像学异常；④肾活检病理学异常；

2. GFR 下降

GFR 是最能反映整体肾功能的指标，GFR 下降是进展性肾脏病的标志。

三、老年 CKD 的治疗原则

（一）治疗肾衰竭的可逆性病因

除了初始肾病加重以外，近期出现肾功能下降的 CKD 患者可能也具有潜在可逆性病程，如能发现并予以纠正可使肾功能恢复。肾衰竭的可逆性病因如下：

（1）低血容量和心排量下降引起肾脏灌注下降。

（2）肾毒性药物的使用。

（3）尿路梗阻。

（4）血压控制不佳。

（二）预防或延缓老年肾病进展

1. 基础病因治疗

CKD 的原发病因治疗可延缓其进展速度，主要包括各类老年常见肾病病因，如糖尿病肾病、血管炎肾损伤、多发性骨髓瘤肾病等等。控制基础疾病同样可以延缓其进展，包括降压、降脂、纠酸等对症治疗。

2. CKD 蛋白尿的治疗

目前 CKD 蛋白尿的治疗主要采用 ACEI/ARB 和 SGLT2 抑制剂，以缓解肾小球高滤过状态，是独立于病因治疗的一种延缓肾病的措施。

3. 感染与疫苗接种

老年 CKD 患者发生感染的风险明显升高，同样也是促进 CKD 进展的重要因素。应注意采取预防措施，避免感染，例如接种流行性感冒疫苗和肺炎球菌疫苗。2020 年的全球新冠肺炎大流行中，老年 CKD 发病率明显高于青壮年 CKD 患者，预后更差。建议传染病流行期间，如无禁忌，老年 CKD 患者应及时接种相关疫苗。

4. 改变不良生活习惯

肾脏保护的其他策略改变不良生活习惯，包括饮食、戒烟和戒酒等。

（三）治疗肾衰竭的并发症

肾衰竭并发症包括容量过负荷、高钾血症、代谢性酸中毒和矿物质/骨代谢紊乱、贫血和心脑血管事件等。

（四）准备和启动肾脏替代治疗

在老年 CKD 晚期,为了能够及时判断肾替代治疗指征,需要增加随访和检查的频率。

四、老年 CKD 并发症的特别警示

（一）老年 CKD 患者是否可用 ACEI/ARB

ACEI/ARB 扩张入球动脉和出球动脉可以降低肾小球灌注压,进一步缓解肾小球高滤过状态,从而减少蛋白尿,延缓 CKD 的进展,另一方面,入球动脉和出球动脉血流比例失调导致肾小球灌注压的降低,促进 CKD 的进展。这两方面看似很矛盾,其实并不冲突,两者灌注压下降的基线值不同,前者是将过高的灌注压降至正常范围改善滤过,后者是正常范围的灌注压进一步下降,使得灌注不足导致肾损伤。此类药物在老年 CKD 治疗中是极其重要,首先,ACEI/ARB 是降压药,可以降低体循环压力,对心血管和肾脏直接的保护作用;其次,CKD 蛋白尿同肾小球高滤过、高灌注和高压力有关,此时给予 ACEI/ARB 是降低肾小球高滤过,从而减轻蛋白尿,并且防止肾单位向球性硬化发展。如果老年患者存在高血压和蛋白尿状况,是可以应用 ACEI/ARB;如果老年患者处于透析状态下的高血压,基本不再考虑肾功能可以恢复的情况下,ACEI/ARB 仍然是降压和改善心室重构的药物选择。

那么哪种情况下应该慎用或停用此类药物呢?老年 CKD 患者肾脏储备功能差,在血容量不足,其他肾毒性药物的应用,新发生 AKI 以及梗阻等促进 CKD 进展的因素同时存在时,ACEI/ARB 导致灌注压可能在原有基础上进一步下降,加速 CKD 的进程,起到 CKD 恶化的叠加作用,这种情况不建议使用此类药物。值得注意的是老年 CKD 3b 期以上患者上述危险因素发生的可能性增加,则需要综合考虑肾功能的进展速度,高血压程度以及高钾血症的发生等情况,谨慎使用甚至暂停使用此类药物。

总之,ACEI/ARB 使用在老年 CKD 患者中并不是禁忌,但是需要严密监测血压和肌酐的水平,如出现低血压表现(收缩压小于 95mmHg)或两周内肌酐升高 50% 以上的情况,则应停用。老年 CKD 中晚期患者尤其需要动态监测,随时调整治疗处方,避免增加肾功能恶化的风险。

（二）GFR 不降反升不代表肾病好转

老年 CKD 患者如出现 GFR 上升并不代表肾病改善,可能是血流动力学因素引起的反常滤过增加,仍然是高滤过状态,这种情况可见于感染时炎症介质释放引起的滤过率一过性增加。

老年 CKD 患者 GFR 稳定也不一定代表疾病稳定,应检查除 GFR 改变之外提示疾病进展的其他征象,包括尿沉渣活动性指标增加、蛋白排泄量增加、血压升高以及原有基础疾病的活动指标。

第四节　肾替代治疗在老年肾损伤中的应用

一、肾替代治疗的概述

老年肾脏病患者不论危重症 AKI,还是 CKD G5 期,都需面临肾替代治疗以缓解症状,挽救生命。肾替代治疗包括透析和肾移植,绝大部分老年患者主要以透析作为替代方式,透析模式包括血液透析和腹膜透析,而老年慢性肾衰竭患者并不是肾移植主要人群。

血液透析包括间歇性血液透析(intermittent hemodialysis, IHD)和连续性肾替代治疗(continuous renal replacement therapy, CRRT)等,其中IHD包括医院透析中心血透、独立透析中心血透、居家血透、自助血透等。国际上将居家血透和腹膜透析统称为居家透析。

考虑老年人的行动问题以及交通问题,居家透析也是比较适合老年透析患者的形式之一,除了居家腹膜透析已经被许多老人和家庭所接受,居家血透也是老年终末期肾衰患者的选择之一。

二、肾替代治疗的原理和模式

(一) 血液透析

1. 血液透析原理

血液透析的基本原理涉及患者与透析过程中的各个要素(主要是透析器与透析液)之间复杂的相互作用。在透析过程中毒素及水的清除主要依靠扩散、对流和吸附这三个原理进行的物理过程。

2. 血液透析模式

(1)间歇性血透

血液透析(hemodialysis, HD)采用扩散原理清除血液中小分子代谢废物、有害物质和过多水分,是最常用的肾脏替代治疗方法之一。

血液滤过(hemofiltration, HF)模仿正常人肾小球滤过和肾小管重吸收原理,以对流方式清除体内过多的水分和尿毒症毒素,与血液透析相比中分子物质清除率高。

血液透析滤过(hemodiafiltration, HDF)是血液透析和血液滤过的结合,具有两种治疗模式的优点,可通过弥散和对流两种机制清除溶质,在单位时间内 比单独的血液透析或血液滤过清除更多的中小分子物质。

血液灌流(hemoperfusion, HP):主要依靠树脂等膜材对溶质的吸附作用,可吸附一些蛋白质及肽,可用于脓毒症AKI的炎症介质清除。

(2)连续性肾脏替代治疗

CRRT是指一组体外血液净化的治疗技术,是所有连续、缓慢清除水分和溶质治疗方式的总称。CRRT应持续治疗24小时以上,是危重症AKI救治中重要的支持措施之一。包括连续性静脉-静脉血液滤过(continuous venovenous hemofiltration, CVVH),连续性静脉-静脉血液透析(continuous venovenous hemodialysis, CVVHD),连续性静静脉血液透析滤过(continuous venovenous hemodiafiltration, CVVHDF)和缓慢连续单纯超滤(slow continuous ultrafiltration, SCUF)。

(3)延时间歇性肾脏替代疗法(prolonged intermittent renal replacement therapy, PIRRT)

PIRRT是介于IHD和CRRT之间的一种混合式治疗,至少一周3次间歇性提供延时血液透析治疗(每次6~18小时),包括对流(即血液滤过)和扩散(即血液透析),地点可以根据患者病情状态和运送条件选择在床旁或者透析中心进行。

(二) 腹膜透析

1. 腹膜透析原理

腹透液中通常含有电解质、缓冲碱(如乳酸盐)和葡萄糖,当腹透液存留在患者腹腔中时,腹膜毛细血管血液中的溶质包括毒素通过扩散的方式进入腹透液,同时腹透液中高糖产生的高渗透压吸引水分从血管进入腹腔。在清除水分的同时,部分溶质也随之进入腹透液被清除。此外,腹腔中水分和溶质还以一定的速率经腹腔淋巴系统吸收。

2. 腹膜透析模式

腹透包括人工交换模式和自动化腹膜透析(automated peritoneal dialysis,APD),人工主要以连续非卧床腹膜透析(continuous ambulatory peritoneal dialysis,CAPD)为主,用机器代替人工进行操作称为 APD。

(三) 老年 AKI 肾替代治疗的模式选择

老年 AKI 肾替代治疗模式主要包括:IHD、CRRT、PIRRT 以及 PD。老年 AKI 起病较急,合并症较多,仍具有可逆性,如果出现紧急透析指征,可选择 CRRT 作为替代治疗的方式之一,一旦症状改善但肾功能仍未恢复,则可以过渡到 PIRRT 或 IHD 治疗,直至停止透析。另外老年 AKI 患者如果存在血流动力学不稳定或重度凝血障碍,或无法采用其他血液透析方法时,可选择紧急腹膜透析。

(四) 老年 ESRD 需肾替代治疗的模式选择

老年 CKD 发展到 ESRD 阶段的治疗同普通成人类似,一旦符合透析指征需要肾替代治疗,方式包括肾移植、血液透析和腹膜透析。由于供体肾源缺乏,老年患者本身基础疾病和合并症,以及老年患者的预期寿命等原因,肾移植并不能作为大部分老年患者的首选模式,不论是等待移植,还是继续治疗,老年 ESRD 患者仍然需要选择血透或腹透作为替代治疗方案,目前提示这两种方案对预后结局并没有差异。此外,对于不愿意或不能接受替代治疗的患者,还应继续给予非透析的保守治疗方法或者针对疾病所致躯体病痛和心理变化的姑息治疗(palliative care)。

三、老年患者血液透析并发症

(一) 血液透析急性并发症

老年患者刚开始接受透析时,急性并发症发生率更高,以后每次透析过程中仍然会有不同的并发症发生,大部分急性并发症和青壮年患者类似:①透析中低血压;②失衡综合征;③透析器反应(既往又称为"首次使用综合征");④肌肉痉挛;⑤头痛、恶心和呕吐;⑥胸痛:可能的原因包括心绞痛、溶血、空气栓塞等;⑦心律失常;⑧呼吸困难;⑨高血压;⑩皮肤瘙痒;⑪发热;⑫透析器破膜;⑬凝血。

(二) 血液透析远期并发症

指 ESRD 患者长期接受血液透析治疗过程中出现的并发症,包括心脑血管并发症、贫血、感染、骨矿物质代谢紊乱、营养不良等。老年患者和青壮年血透患者远期并发症类似。

四、老年患者腹膜透析并发症

除了和血液透析远期并发症相同外,老年腹膜透析患者还可能发生腹透相关的并发症。包括:①腹膜透析管功能障碍:导管漂移和堵管;②腹腔内压力增高所导致的腹壁和管周渗漏;③腹腔内压力增高所导致的疝;④胸腔积液;⑤腹膜炎;⑥电解质紊乱;⑦胃食管反流病及胃排空延迟。

五、肾替代治疗在老年人群中的特别警示

(一)姑息性治疗

老年 ESRD 患者一旦进入透析阶段,部分患者态度较矛盾,个人意愿选择非透析的保守治疗,针对这类患者仍应密切随访,关注贫血、血压、CKD-MBD 以及饮食管理,需要我们严格控制血压、避免 NSAIDs 和造影剂,最大限度保存残肾功能。另一方面,除了关注躯体疾患,还应该关心 ESRD 带来的心理和精神创伤,同样需要持续评估,及时介入干预,进行心理治疗。

(二)蛋白能量消耗

蛋白能量消耗(protein-energy wasting,PEW)综合征是指 ESRD 患者体内蛋白质量和能量储备丢失。测定 PEW 综合征的指标包括身型、肌肉质量、脂肪质量、白蛋白以及胆固醇水平等,老年透析患者比青壮年更常出现 PEW。相关原因包括味觉及嗅觉受损、吸收不良及胃肠道动力障碍、长期便秘等胃肠道因素,厌食、抑郁、认知功能下降等心理精神因素,经济收入、社会失接触等社会因素和对基本营养需求缺乏了解、佩戴不适合的假牙、食物购买及烹饪的意愿或能力下降等个人因素。

(三)虚弱的影响

虚弱是生命晚期的一种生理状况下降综合征,其特征为力量和耐力下降,并且明显容易出现不良健康结局,定义为体重下降、无力、衰竭、体力活动下降和步速下降。老年透析患者比青壮年透析患者更易出现虚弱,预后更差。血液透析操作本身就可能会引起乏力和不适,与青壮年透析患者相比,老年患者的这些表现会更明显且持续时间更长。

思考题

1. 老年急性肾损伤的定义?

2. 老年 CKD 定义?

3. 简述老年 CKD 和肾脏老化异同点?

4. 简述老年 CKD 的治疗原则。

5. 病例分析型思考题:

患者,男性 68 岁,体重 65kg,急诊入院。昨晚出现发热(38.5℃)伴咳嗽咽痛,自服"感冒退热"药(包装盒显示含对乙酰氨基酚),半小时后大汗淋漓,体温逐渐降至 37.8℃,今晨体温再次升至 38.5℃以上,伴咽痛不适,乏力纳差,近 16 小时以来未解尿。

既往有高血压病 10 余年。否认药物过敏史。否认吸烟和酗酒史。

入院查体:体温 38.6℃,血压 95/50mmHg,脉搏 120 次/分,呼吸 28 次/分。神清,咽红,两肺呼吸音清,未及干湿啰音,心音正常,未及杂音,心率 120 次/分,律齐。腹平软,无压痛,肠鸣音不亢。双肾区叩痛阴性。神经征阴性。

思考要点:

(1)病史特点?

(2)诊断与鉴别诊断要点? 注意急慢性疾病相关性?

(3)老年患者处理发热症状时,有哪些警示,尤其注意哪些是肾损伤的诱因?

(朱铭力　倪兆慧)

参考文献

［1］陆惠华,实用老年病学［M］.上海：上海科技出版社,2006.

［2］Kidney Disease：Improving Global Outcomes（KDIGO）Acute Kidney Injury Work Group. KDIGO Clinical Practice Guideline for Acute Kidney Injury ［J］. Kidney Int Suppl. 2012，1：1－138.

［3］National Kidney Foundation. K/DOQI clinical practice guidelines for chronic kidney disease：evaluation，classification，and stratification［J］. Am J Kidney Dis，2002，39：S1

［4］National Kidney Foundation. KDOQI Clinical Practice Guideline for Hemodialysis Adequacy：2015 update［J］. Am J Kidney Dis，2015，66：884.

［5］KDIGO 2012. Clinical Practice Guideline for the Evaluation and Management of Chronic Kidney Disease［J］. Kidney Int Suppl，2013，3：136.

［6］Cullis B，Abdelraheem M，Abrahams G，et al. Peritoneal dialysis for acute kidney injury［J］. Perit Dial Int. 2014，34(5)：494－517.

［7］Kurella M，Chertow G M，Fried L F，et al. Chronic kidney disease and cognitive impairment in the elderly：the health，aging，and body composition study［J］. J Am Soc Nephrol，2005，16(7)：2127－2133.

［8］陈香美. 血液净化标准操作规程(2010 版)［M］. 北京：人民军医出版社，2010.

第十九章　老年急危重症

第一节　老年脑血管意外

本节要点

1. 各型脑血管意外的临床表现。
2. 各型脑血管意外的诊断、处理。

教学目的

1. **掌握**
   各型脑血管意外的临床表现、诊断、处理。
2. **熟悉**
   老年脑血管意外的危险因素和预防。
3. **了解**
   老年脑血管意外的流行病学特点。

一、老年脑血管意外概述

（一）定义和类型

脑血管病(cerebrovascular disease)是指各种病因所致脑血管病变引起的脑部疾病的总称。脑血管意外属于急性脑血管病，又称脑卒中(stroke)，是急性发生的脑局部血液循环障碍导致的神经功能缺损综合征。一般来说，脑卒中分为缺血性脑卒中和出血性脑卒中两大类。前者包括短暂脑缺血发作、脑梗死，后者主要有脑出血、蛛网膜下腔出血。

（二）流行病学特点

脑血管意外是神经系统常见病及多发病，目前已成为危害我国中老年人群健康和生命的主要原因，其发病率、致残率、死亡率均高，与冠心病、恶性肿瘤构成了三大致死疾病。与西方发达国家相比，我国脑血管意外的发病率和死亡率明显高于心血管病。统计数据表明，脑血管意外的自然人口发病率每年114～187人/10万，患病率253～620人/10万，死亡率每年79～89人/10万。而在60岁以上老年人中,发病率和死亡率分别为1325.7人/10万和886.1人/10万。随着人口的老龄化进程加速,发病年龄有提前趋势,但高发年龄逐渐向后推迟。此外,其发病率和死亡率男性显著高于女性。在地理分布上呈现北方高于南方,西部高于东部的特点。具有明显的季节性,寒冷季节发病率高,尤其是出血性卒中的季节性更为明显。

(三) 危险因素和预防

脑血管意外的危险因素是指能够增加该病发生风险的因素。根据是否可以干预分为可干预及不可干预两类。不可干预的危险因素主要有年龄、性别、种族、遗传因素,可干预的危险因素包括高血压、心脏病、糖尿病、高脂血症、高同型半胱氨酸血症、无症状性颈动脉狭窄、口服避孕药、抗凝治疗、外源性雌激素摄入、肥胖、情绪应激以及吸烟、酗酒、高盐摄入、高脂饮食、缺乏运动等不良生活方式。其中可干预的危险因素是脑卒中预防的主要目标。

二、短暂性脑缺血发作

短暂性脑缺血发作(transient ischemic attack,TIA)是指某种因素致局灶性脑缺血,导致相应供血区突发短暂的神经功能障碍。症状持续数分钟,常在30分钟内完全恢复,可反复发作。传统TIA定义时限为24h内恢复,随着影像学的发展,该定义受到质疑。研究表明,TIA症状持续时间>1 h在弥散加权成像(diffusion weighted imaging,DWI)上可有不可逆的缺血表现。目前区分TIA和脑梗死不应依据症状持续时间,而是有无急性梗死证据。TIA是公认的脑梗死独立危险因素。

(一) 临床表现

TIA好发中老年,男多于女,患者多有脑血管病危险因素。起病突然,迅速出现局灶性神经功能缺失症状及体征,数分钟达高峰,持续数分钟或数十分钟完全缓解,不遗留后遗症。症状可反复发作。血流动力学型TIA的表现较为刻板,系同一个血管供血区发生缺血,每次TIA的发病形式基本一致。微栓塞型TIA的表现多样,与每次发作时栓子大小、栓塞部位、侧支循环代偿状态等因素有关。

(1)颈内动脉系统TIA:主要表现为视网膜或大脑半球缺血所致的神经缺损症状。对侧运动感觉障碍、同侧视觉受累,可单独、相继或同时累及。最常见症状为对侧发作性单瘫或偏瘫,其他症状有肢体或面部麻木、口齿不清、失语、单眼黑矇。颈动脉系统TIA的特征性表现有:①眼动脉交叉瘫,病变侧单眼一过性黑矇、对侧偏瘫及感觉障碍。②一过性言语表达或理解困难(运动性、感觉性失语)。

(2)椎-基底动脉系统TIA:主要表现为脑干、小脑、枕叶、颞叶缺血所致的神经缺损症状。常见症状有单侧或双侧肢体无力和麻木、眩晕、平衡障碍、复视、构音障碍等。椎-基底动脉系统TIA特征性症状有:①跌倒发作,下肢突然失去张力而跌倒,无意识障碍,很快站立(网状结构缺血)。②发作性双眼黑矇,系双侧大脑后动脉缺血致皮质盲。③面部肢体交叉性瘫或交叉性感觉障碍。短暂性全面性遗忘症(transient global amnesia,TGA),表现为短时记忆力丧失伴定向力障碍,患者有自知力,曾被认为是椎-基底动脉系统TIA。目前认为其发病机制尚不清楚,并非都为血管性因素。

(二) 诊断与评估

TIA诊断与评估包括:①是否TIA?是颈动脉系统TIA还是椎-基底动脉系统TIA?

②进一步评估 TIA 潜在的病因、发病机制。

因就诊时症状多已缓解,TIA 诊断主要是依靠详细病史。中老年患者,常有血管危险因素,急性起病,临床症状符合颈动脉系统或椎-基底动脉系统及其分支缺血的表现,持续数分钟恢复,可反复发作。头颅 CT 或 MRI 正常或未显示责任病灶。结合必要的辅助检查排除其他疾病(低血糖发作、良性位置性眩晕发作、晕厥、偏头痛、部分性癫痫、脱髓鞘疾病等)以及其他脑血管病后作出诊断。

诊断 TIA 后,应对 TIA 的病因、发病机制进行评估,如监测血压、完善颅内外的血管评估、心脏方面检查、血生化以及凝血指标等,了解或明确患者是否存在血流动力学异常、微栓塞、血液成分异常等,以利有针对性的预防治疗。

(三) 处理

TIA 是脑梗死的高危因素,应给予足够重视。积极筛查病因及危险因素,完善血管评估,予以相应治疗。注意遵循个体化原则。

(1)所有 TIA 疑诊病例均应被视为具有潜在发生卒中的高风险,应在首发症状 24 h 内尽早转诊至脑卒中单元专科进行病情评估和后续诊疗。

(2)排除禁忌证后,TIA 疑诊病例均应立即予以阿司匹林 300 mg/d 口服。一旦 TIA 诊断成立,继续单联或双联抗血小板治疗(阿司匹林和氯吡格雷),对不能耐受阿司匹林者,可考虑选用氯吡格雷、西洛他唑等抗血小板药物。同时尽早给予规范的二级预防措施。若症状性颈动脉狭窄达到 50%~99%,评估后予以手术或介入治疗。

三、脑梗死

脑梗死(cerebral infarction)是指因脑部血液循环障碍,缺血、缺氧导致局部脑组织的缺血性坏死或软化,出现局灶性神经系统症状体征。脑梗死是脑血管意外中最常见类型,约占全部脑血管病的 70%。

(一) 临床表现

中老年好发,常有卒中危险因素。部分病例有前驱 TIA 史。临床表现取决于梗死的部位和大小,主要表现为偏瘫、失语、共济失调等局灶性神经功能缺损的症状体征,可有头痛、呕吐、意识障碍等全脑症状。部分患者症状可在数小时或数天内达高峰。基底动脉闭塞或大面积脑梗死时,病情严重,可出现昏迷、脑疝形成、死亡。

1. 颈内动脉系统(前循环)脑梗死

(1)大脑中动脉闭塞:主干闭塞可出现对侧偏瘫、偏身感觉障碍和同向偏盲、双眼病灶侧凝视,优势半球病变可出现失语,非优势半球病变可有体象障碍。如出现大面积脑梗死,患者多有不同程度意识障碍。皮层支闭塞引起的偏瘫及偏身感觉障碍,以面部和上肢为重。深穿支闭塞最常见,主要表现为上下肢受累程度相似的对侧偏瘫、偏身感觉障碍。

(2)大脑前动脉闭塞:可出现对侧偏瘫,下肢重于上肢,优势半球病变可有失语,可伴有尿失禁(旁中央小叶受损)及对侧强握反射等。

(3)颈内动脉闭塞:颈内动脉分支除大脑前、中动脉外,尚发出眼动脉供应视网膜。临床表现取决于侧支循环的代偿情况,可无症状,或表现为颈动脉系统 TIA、大脑中动脉和(或)大脑前动脉缺血症状。

2. 椎-基底动脉系统(后循环)脑梗死

(1)大脑后动脉闭塞:常导致对侧视野的同向偏盲、命名性失语、失读症和视觉失认。双侧大脑后动脉闭塞引起皮质盲(黄斑视力保存)和因颞叶损害的记忆障碍。深穿支闭塞:出现对侧偏身感觉障碍、自发性疼痛、轻偏瘫、共济失调、不自主运动等丘脑综合征的表现。

(2)椎-基底动脉闭塞:基底动脉主干闭塞,表现为眩晕、呕吐、眼球震颤、复视、构音障碍、吞咽困难及共济失调等,病情进展迅速可出现四肢瘫、昏迷、中枢性高热、消化道出血,常导致死亡。基底动脉分支闭塞会引起脑干、小脑梗死,主要的临床综合征有:①基底动脉尖综合征:基底动脉尖端分出大脑后动脉和小脑上动脉,供血区域包括中脑、丘脑、小脑上部、颞叶内侧和枕叶,表现为眼球运动障碍、瞳孔异常、觉醒和行为障碍、可伴有记忆力丧失、病灶对侧偏盲或皮质盲。②Weber综合征:中脑梗死,表现为同侧动眼神经麻痹、对侧偏瘫。③Millard-Gubler综合征:基底动脉短旋支闭塞致桥脑梗死,表现为同侧面神经和展神经麻痹、对侧偏瘫。④闭锁综合征(locked-in syndrome):脑桥基底部双侧梗死,表现为双侧面瘫、延髓麻痹、四肢瘫,但因脑干网状结构未受累,患者意识清楚,可通过睁闭眼及眼球垂直运动来表达自己的意愿。⑤延髓背外侧综合征(Wallenberg syndrome):小脑后下动脉闭塞致延髓背外侧梗死,表现为眩晕、呕吐、眼球震颤、声音嘶哑、吞咽困难、同侧共济失调、交叉性感觉障碍、同侧Horner征。

根据OCSP分型,脑梗死分为四种临床类型:完全前循环梗死、部分前循环梗死、后循环梗死、腔隙性脑梗死。

(二)诊断与评估

(1)明确是否脑梗死:脑梗死诊断基于临床及影像。中老年患者,急性起病的局灶神经功能缺损症状和体征,头颅CT排除脑出血,首先考虑脑梗死的诊断。头颅CT早期多正常,24～48h内出现低密度病灶,头颅MRI上DWI高信号有助于早期诊断。须与出血性卒中、颅内占位性病变、脱髓鞘病变、线粒体脑病等鉴别。

(2)脑梗死的病因分型:明确脑梗死后,应完善颅内外的血管评估、心脏和其他方面检查,进行病因分型。国际广泛使用的TOAST分型将脑梗死分为5型:①大动脉粥样硬化型;②心源性栓塞型;③小动脉闭塞型;④其他明确病因型;⑤不明原因型。病因分型有助判断预后、指导治疗及选择个体化的二级预防措施。

(三)治疗

脑梗死治疗应采取个体化的综合治疗方案。急性期治疗主要包括血管再通、抗栓治疗、早期启动他汀降脂、对症支持和防治并发症等,酌情选用脑保护、改善循环药物等。有神经功能缺损患者要及早功能康复。急性期后注意规范二级预防。

1. 血管再通治疗

时间就是大脑。对于有静脉溶栓适应证的患者,不应为做更多的检查而延误溶栓治疗。推荐静脉应用阿替普酶(0.9 mg/kg,最大剂量90 mg)。溶栓治疗必须在具有确诊卒中和处理出血并发症能力的医院进行,注意掌握溶栓适应证及禁忌证、并发症。适应证中最重要的是时间窗<4.5h。对于醒后卒中或发病时间不明确的患者,如果在症状发现4.5 h以内,DWI显示的病灶<1/3大脑中动脉供血区域并且在FLAIR上无明显可见的信号改变,静脉溶栓治疗是可以获益的。轻型非致残性卒中患者(NIHSS评分0～5分),不推荐溶栓治疗。

对于距最后正常时间 6 h 内且疑似大血管闭塞患者,推荐基于 CTA 或 MRA 等来决策是否行机械取栓治疗。适合溶栓的患者,即使考虑机械取栓,也应先予静脉溶栓治疗。

2. 抗栓治疗

不符合溶栓适应证且无禁忌证的缺血性脑卒中患者应在发病后尽早给予抗血小板治疗,首选阿司匹林 150～300 mg 口服。而对溶栓患者通常将阿司匹林给药时间推迟至 24 h 后。对未接受溶栓治疗的非心源性栓塞性轻型缺血性卒中(NIHSS 评分≤3 分)患者,在发病后 24 h 内开始双联抗血小板治疗(阿司匹林和氯吡格雷)并持续 21 天,可有效减少发病后 90 天内的缺血性卒中复发。不建议替格瑞洛代替阿司匹林用于轻型卒中的急性期治疗。对不能耐受阿司匹林者,可考虑选用氯吡格雷、西洛他唑等抗血小板药物。

不推荐对急性缺血性卒中患者抗凝治疗来预防早期卒中复发、阻止神经功能恶化或改善预后。对于少数特殊情况,如存在心脏内附壁血栓或动脉夹层等,可在评估风险和获益后慎重选择抗凝治疗。

症状性出血转化应停用抗血小板及抗凝等抗栓治疗药物。

3. 对症支持治疗

(1)基本处理原则:病情严重的患者注意保持呼吸道通畅,必要时气管插管或切开,吞咽困难予鼻饲。调控血压、血糖,保持内环境平衡,及时处理脑水肿、癫痫,重视肺部感染、肺栓塞和深静脉血栓形成的防治。对大面积脑梗死,可施行开颅减压术和(或)部分脑组织切除术。

(2)血压管理:何时恢复降压治疗、降压目标值等问题尚缺乏可靠研究证据。目前推荐意见:准备溶栓者,收缩压<185mmHg、舒张压<110mmHg;起病数小时内血压偏高的患者应先处理焦虑、疼痛、颅内压增高等情况,血压持续升高收缩压≥200mmHg 或舒张压≥110mmHg,或伴有严重心功能不全、主动脉夹层、高血压脑病,在严密观察下予缓慢降压;有高血压病史且已服降压药者,如病情平稳,可在卒中 24 小时后恢复使用降压药物。

4. 其他治疗

脑保护、改善脑循环治疗尚缺乏有说服力的大样本临床证据,可酌情应用依达拉奉、丁基苯酞。高压氧和亚低温的疗效和安全性还需证实。不推荐血液稀释疗法治疗急性缺血性卒中。

5. 二级预防

(1)积极查找并处理病因及危险因素。

(2)抗栓治疗:非心源性栓塞性缺血性卒中,建议使用抗血小板药物而非口服抗凝药物,抗血小板药物选择注意个体化。而心源性栓塞性缺血性卒中,在神经系统症状发作后 4～14 d 改为口服抗凝治疗是合理的,目前仍首先推荐华法林(INR 在 2.0～3.0)。新型口服抗凝药在非瓣膜性心房颤动患者获益明确。

(3)他汀类应用:缺血性卒中患者入院后即启动他汀治疗,已经服用他汀类药物的患者,在卒中急性期继续服用。根据评估情况选择他汀治疗强度。

(4)手术及介入:颈动脉狭窄超过 50%的患者可根据具体情况考虑颈动脉内膜切除术、颅内外血管经皮腔内血管成形术及血管内支架置入等。

四、脑出血

脑出血(intracerebral hemorrhage,ICH)是指原发性非外伤性脑实质内出血。最常见病因是高血压,其他病因包括脑血管畸形、动脉瘤、脑淀粉样血管病(cerebral amyloid angiopathy,CAA)、脑肿瘤、血液病、抗凝或溶栓治疗等。脑出血是急性期病死率(30%~40%)最高的急性脑血管病。

(一) 临床表现

50 岁以上患者好发,多有高血压病史。常在活动中或情绪激动时突发起病。症状在数分钟至数小时内达到高峰。表现为头痛、呕吐、肢体瘫痪、意识障碍、脑膜刺激征和痫性发作等,血压常明显升高。临床表现主要取决于出血量和部位。

(1)基底节出血:约占全部脑出血的 70%。尤以壳核出血常见,其次为丘脑出血,尾状核出血少见。

①壳核出血:系豆纹动脉尤其是其外侧支破裂所致。血肿向内扩展波及内囊,引起对侧偏瘫、偏身感觉障碍、偏盲,双眼向病灶侧凝视,优势半球出血可有失语。出血量大时患者病情在数小时内迅速恶化。

②丘脑出血:系丘脑穿通动脉或丘脑膝状体动脉破裂引起。表现为对侧肢体深、浅感觉障碍,可有偏身自发性疼痛,出血侵及内囊出现对侧偏瘫。出血向下累及下丘脑或中脑上部时,可出现眼位异常,如分离性斜视、凝视鼻尖等。累及丘脑下部或破入第三脑室,出现意识障碍加深、瞳孔缩小、中枢性高热。

(2)脑叶出血:常见原因有 CAA、脑动静脉畸形、血液病、moyamoya 病等。与脑深部出血相比,一般血肿体积较大,癫痫发作常见,肢体瘫痪较轻,昏迷较少见。根据累及脑叶不同,出现相应的局灶性定位症状和体征。

(3)脑干出血:绝大多数为脑桥出血,由基底动脉脑桥支破裂导致。临床表现为眩晕、复视、交叉性瘫痪或偏瘫、四肢瘫等。出血量少时,可呈典型的脑干综合征。大量出血(>5mL)时,患者很快出现意识障碍、针尖样瞳孔、四肢瘫痪、中枢性高热,常于 1~2 天内死亡。

(4)小脑出血:多由小脑齿状核动脉破裂出血所致。突发眩晕、频繁呕吐、枕颈部疼痛、步态不稳等。重症小脑出血,常因血肿增大或破入第四脑室而引起急性枕骨大孔疝,很快昏迷、呼吸不规则或突然停止,最终死亡。

(5)脑室出血:原发性脑室出血指脉络丛动脉或室管膜下动脉破裂出血破入脑室,多数出血量较小,仅表现头痛、呕吐、脑膜刺激征阳性,无局限性神经体征,临床上易误诊为蛛网膜下腔出血。出血量大时,预后差,多迅速死亡。

(二) 诊断与评估

中老年患者,活动中或情绪激动时突然起病,出现头痛、恶心、呕吐等颅内高压表现,偏瘫、失语等局灶性神经功能缺损症状和脑膜刺激征,可伴有意识障碍,血压增高,应高度怀疑脑出血。

头部 CT 检查有助于明确诊断。注意与脑梗死、蛛网膜下腔出血、外伤性颅内血肿、其他原因昏迷进行鉴别。脑出血后数小时内常血肿扩大,应密切监测,必要时复查头颅 CT。

如怀疑血管畸形、肿瘤或 CAA 等病因,可根据需要选择行 CTA、MRA、MRI 增强、SWI、DSA 检查以明确诊断。

（三）治疗

脑出血以内科治疗为主,病情危重或发现有继发原因,且有手术适应证者,排除手术禁忌后,则应进行外科治疗。基本治疗原则:防止继续出血,减轻脑水肿,促进神经功能恢复,防治并发症。

1. 内科治疗

（1）一般治疗:严密观察患者生命体征。昏迷患者如短期不能恢复自主进食,则需鼻饲。注意保持呼吸道通畅,必要时行气管切开。清醒患者一般应卧床2～4周,保持安静。烦躁患者可适度镇静,便秘者可选用缓泻剂。注意血糖监测并相应处理,纠正凝血异常,保持内环境稳定。注意防治上消化道出血、肺部感染、深静脉血栓形成等并发症。有痫性发作者应予抗癫痫药物。

（2）血压管理:积极处理血压升高的原因,再根据血压情况决定是否应用降压药物。INTERACT2结果表明,在脑出血急性期强化降压是安全的,且可能获得更好预后。急性期收缩压＞180mmHg或舒张压＞100mmHg,可予以平稳降压。

（3）降颅压治疗:卧床、适度抬高床头。根据需要选用甘露醇、甘油果糖、白蛋白等。药物、用量、疗程应个体化。注意监测心、肾及电解质情况。

（4）其他治疗:不推荐无选择性使用氨甲环酸。神经保护剂的疗效与安全性尚需更多高质量的临床试验。

2. 手术治疗

手术适应证、手术方式和时机必须结合患者情况进行综合评判。

思考题

1. 脑血管意外有哪些常见危险因素?

2. 颈动脉系统和椎基底动脉系统 TIA 的特征性表现有哪些?

3. 病例分析型思考题:

患者,男性,65岁,因左侧肢体活动障碍1.5小时入院,既往有高血压、糖尿病史,嗜烟。查体:血压155/86mmHg,心率96次/分,律齐,神清,表达困难,左鼻唇沟浅,伸舌左偏,左上下肢肌力3级,右侧肌力5级,左巴氏征（＋）。头颅CT:未见明显异常。血常规、凝血功能、生化指标正常。

思考要点:

（1）总结该患者病史特点。

（2）简述该病例的诊断思路。

（3）该患者急性期如何处理?

（4）如何进一步评估及二级预防?

（张　瑛）

参考文献

[1] 中华医学会神经病学分会,中华医学会神经病学分会脑血管病学组.中国急性缺血性脑

卒中诊治指南 2018[J].中华神经科杂志,2018，51(9)：666－682

[2] National Guideline Centre（UK）. Stroke and transient ischaemic attack in over 16s：diagnosis and initial management[M]. London：National Institute for Health and Care Excellence（UK），2019.

[3] Powers W J，Rabinstein A A，Ackerson T，et al. Guidelines for the Early Management of Patients With Acute Ischemic Stroke：2019 Update to the 2018 Guidelines for the Early Management of Acute Ischemic Stroke：A Guideline for Healthcare Professionals From the American Heart Association/American Stroke Association[J]. Stroke,2019,50(12)：e344－e418.

第二节　老年心血管急症

本节要点

1. 老年高血压急症的诊断和处理要点与特点。
2. 老年急性胸痛的鉴别诊断和治疗措施。
3. 老年急性心力衰竭的诊断和处理要点。
4. 老年心律失常急症的鉴别诊断和治疗措施。
5. 老年心血管急症处理中的伦理事项。

教学目的

1. 掌握
   (1)老年高血压急症的诊断与处理要点。
   (2)老年急性胸痛的鉴别诊断。
   (3)老年急性心力衰竭的治疗措施。
2. 熟悉
   (1)老年各型心律失常急症的诊断与鉴别诊断。
   (2)老年各型胸痛急症的处理要点。
3. 了解
   老年心血管急症处理中的伦理问题。

一、老年高血压急症

(一) 老年高血压急症的特点

(1)高血压急症定义:高血压急症是一组以急性血压升高(>180/120 mmHg),伴有靶器官损伤,或原有功能受损进行性加重为特征的一组临床综合征。若收缩压(SBP)≥220mmHg 和(或)舒张压(DBP)≥140mmHg,则无论有无症状都应视为高血压急症。此标准同样适用于老年患者。

据统计,高血压急症患者的急性期死亡率达到 6.9%,发病后 90 天病死率和再住院率达 11%,部分严重的高血压急症患者 12 个月内的病死率达 50%。

(2)临床表现:老年高血压急症的临床表现可以是短时间内出现血压急剧升高,同时出现明显的头痛、眩晕、烦躁、胸痛、恶心呕吐、呼吸困难和视力模糊等靶器官急性损害的临床表现。同时,老年患者因为高龄衰弱、痴呆、认知功能减退,合并症多,常常出现非靶器官损害症状混杂,或者症状表述不清等情况,导致临床判断难度增大。

高血压急症本身具有高死亡率和高致残率的特点,对于器官储备功能差、衰弱、共病及多重用药状况的老年患者来说,更容易出现多个靶器官功能受损,尤其是脑、心、肾脏,更易成为严重威胁生命健康的急症。

(二) 老年患者高血压急症的处理原则

(1)一般处理:立即给予生命体征监测,短时间内、有侧重地了解病史,第一时间完成实验室和影像学检查。

(2)评估病情严重程度:首先评估影响短期预后的脏器受损表现,如肺水肿、胸痛、抽搐及神经系统功能障碍等;其次了解血压急性升高的程度,评估对脏器损害存在的风险;再者判断急性血压升高的速度和持续时间。

(3)降压原则:高血压急症早期治疗原则是减少过高血压对靶器官的持续损伤,但同时要避免降压过快导致脏器灌注不足,排除此次血压升高的诱因。用药方式上均应采用起效快、可控性强的静脉药物,力求快速而平稳地降压,最终达到目标血压,这是急诊救治此类患者的关键。

(4)老年高血压急症的安全降压步骤:降压治疗对于老年患者减少心血管疾病的发病和死亡都是有益的。对于老年高血压急症降压治疗第一目标:在 30~60min 内将血压降至安全水平,除特殊情况外(脑卒中、主动脉夹层),建议第 1~2 小时内使平均动脉压迅速下降但不超过 25%。降压治疗第二目标:在达到第一目标后,应放慢降压速度,加用口服降压药,逐步减慢静脉给药速度,建议在后续的 2~6 小时内将血压降至 160/100mmHg。降压治疗第三目标:若第二目标的血压水平可耐受且临床情况稳定,在后续的 24~48 小时逐步使血压降至正常水平。老年患者切忌快速过度降压,以免诱发严重心脑血管意外事件。

(三) 老年患者高血压急症的预防

(1)制定个体化降压目标和达标时间:老年患者经常存在多种心血管病危险因素、靶器官损害和心、脑、肾疾病,在血压的管理过程中,除了合理地确定降压目标及血压达标时间外,同时积极控制心血管病危险因素、治疗靶器官损害和并存疾病,如血脂、血糖的控制,抗栓药物的合理使用等等。

(2)倡导老年人健康合理的生活起居方式和习惯:这有助于血压的控制,如限盐、合理膳食、控制总热量摄入、戒烟、限酒、减重、适度运动、缓解精神压力等。

（3）充分发挥专业高血压随访管理团队作用：推进家庭、社区和社会医疗卫生服务支持，加强家庭血压监测，在家庭成员和社区医疗卫生服务人员的配合下，能够更有效、便捷地对老年患者进行血压管理，有助于提高血压达标率，预防高血压急症的发生。

二、老年患者急性胸痛

（一）急性胸痛综合征的诊疗思路

急性胸痛是老年人常见的急诊原因。胸痛可以有高度致命风险，常见病因依次为高危急性冠脉综合征（ACS）、主动脉夹层、急性肺栓塞和张力性气胸；也可以为非重危类型，包括肺部感染，带状疱疹，神经肌肉和骨痛以及反流性食管炎。老年患者有时自诉能力差，症状体征也可以不典型，急诊的重点是迅速筛查致命性胸痛。

（二）老年高危急性冠脉综合征临床诊疗

（1）诊疗思路：高度重视老年患者的临床表现不典型特点。高危的急性冠脉综合征包括ST段抬高型心肌梗死（STEMI）、非ST段抬高型心肌梗死（NSTEMI）和明显缺血的不稳定性心绞痛（UA）。部分老年患者对症状描述能力欠缺，因糖尿病或认知功能障碍引起的所谓"沉默型胸痛"也不少见，有些则表现为心衰症状。因而，虽然典型的胸痛患者通过"胸痛中心"可以第一时间通过心电图确认ACS，对其他气促、胸闷或者血流动力学不稳定的患者，也应当第一时间采集心电图，避免漏诊ACS。

（2）紧急处理：尽管介入治疗对于ACS的疗效证据多来源于75岁以下患者。但逐步积累的临床证据表明，采用PCI方式进行急诊再灌注治疗同样适用于多数老年STEMI，反之，对于高龄老人采用溶栓的再灌注风险较大。对老年NSTEMI和UA老患者，在无禁忌证情况下，经冠脉造影明确冠脉情况也是首选诊疗方案。

（3）老年综合评估、个体化、适度原则的重要性：与年轻患者不同，高龄患者接受经导管冠脉诊疗的风险相对增高。术前应仔细正确进行综合评估各器官功能，尤其关注是否存在贫血和肾功能损害，后两者将导致出血和急性肾功能不全风险明显增加。即使是STEMI，也应尽可能在术前获得生化检验资料，以降低手术风险。术中肝素剂量应根据ACT值进行调整，避免过度抗凝。

（三）老年急性主动脉夹层的临床特点和诊疗

（1）急性主动脉夹层分型：发病高峰在60～70岁，是老年急性胸痛患者必须排除的致死性疾病。STANFORD分型临床常用，任何累及升主动脉的夹层为A型，过程凶险，死亡率高，升主动脉之外的夹层为B型，病情相对缓和。

（2）临床特点：主动脉夹层者多有高血压病史，但到院血压不是排除主动脉夹层的可靠指标。经典主动脉夹层的症状特点是剧烈胸痛，短期内达到峰值并持续不缓解，以此和心肌梗死逐步加剧的胸闷胸痛鉴别。但在部分老年患者，由于表达和认知功能的减退，主诉的胸痛并不那么典型，易造成医生对主动脉夹层的警惕性下降。

（3）诊疗思路：升主动脉夹层的患者心电图常有非特异ST-T改变，可能来源于长期高血压引起的心肌肥厚，或夹层导致的心包积液。如夹层血肿挤压冠脉或夹层直接累及冠脉开口，可出现从ST段明显压低到抬高的典型缺血改变。考虑冠脉缺血的患者通常会负荷抗血小板药物，如启动急诊冠脉造影还会使用肝素抗凝，对于主动脉夹层而言都是用药禁忌。因而,对主动脉夹层和急性冠脉综合征的鉴别诊断是老年急性胸痛患者诊疗中的重点。左右侧手臂血压的显著不对称,D-D 二聚体的明显增高以及 CT 平扫中主动脉的增宽都提示主动脉夹层可能。增强 CT 是急诊明确主动脉夹层的最重要工具,目前部分医院开展冠脉-主动脉-肺动脉三联增强可以迅速鉴别急性冠脉综合征,主动脉夹层和肺栓塞,对老年急性胸痛患者的迅速确诊具有重要意义。

(四) 老年患者急性肺栓塞的临床特点和诊疗

(1)常见发病原因:肺栓塞也是老年胸痛急症的常见病因。人群中肺栓塞总体发生率在60 岁及以上老年人种陡然增高。导致肺栓塞的栓子可以来源于腔静脉系统以及右心本身,以下肢静脉来源的血栓最为多见。慢性心肺疾病如心房颤动和心力衰竭者、糖尿病、肿瘤、下肢静脉曲张和各种原因导致的长时间制动/卧床是肺栓塞的高危因素,而这些正是老年患者中的多发情况,应在接诊时仔细询问。

(2)临床特点和诊断思路:肺栓塞的经典症状为呼吸困难,胸痛和咯血三联征,但在临床较为少见。主诉呼吸困难和胸痛是最常见的表现,但在部分老年患者,主诉价值有限。心电图可以见到心率增快,电轴右偏,第一导联深 S 波,第三导联出现病理性 Q 波和 T 波倒置,即所谓 S1Q3T3 图形,但很多患者除心率增快外,其余表现为非特异性改变。血样饱和度是临床一个简易的观察指标,首先应观察患者未吸氧状态下的指脉氧饱和度,任何胸痛伴有血氧饱和度下降的患者都要警惕肺栓塞。在大面积肺栓塞患者,血压会降低。因而,以胸闷胸痛就诊的老年患者,如过存在快速心律,低血氧饱和度和血压偏低中的一项或几项,往往是联系到肺栓塞的常见线索。血浆 D-二聚体的显著升高也提示肺栓塞的可能,但在其他胸痛如急性心肌梗死和急性主动脉夹层患者也会增高。但 D-二聚体<500μg/L 可以排除急性肺栓塞。大面积肺栓塞患者的肌钙蛋白可为阳性,是预后不良的标志之一。CTA 是急诊明确肺栓塞最最重要的手段,可以探查栓塞的部位和范围。而急诊心脏超声则可以发现右心系统压力(肺动脉压力)增高的表现,是危险分层的重要手段。在病情危重或 CT 检查暂不可行的情况下,可作为诊断的首选。

(3)处理要点:肺栓塞患者存在明显血压下降或休克、右心室功能不全表现和心肌损伤的均为高危患者,需要进行溶栓治疗。但在老年患者,溶栓治疗的出血风险显著增高,需要仔细评估是否存在相关禁忌证。通过介入导管技术粉碎或抽吸血栓,可以迅速恢复肺动脉内受阻血流,适用于不能溶栓或者溶栓失败的病例,但其长期疗效仍然有待进一步观察。所有确诊肺栓塞的患者都需要接受抗凝治疗。对于病因可逆和低危患者,通常抗凝 3~6 个月,而在危险因素持续的患者需要长期抗凝。

三、老年急性心力衰竭

心力衰竭(心衰)定义:心衰是多种原因导致心脏结构和(或)功能的异常改变,使心室收缩和(或)舒张功能发生障碍,从而导致的一组复杂临床综合征,其病理生理学特征为肺淤血和/或体循环淤血、以及组织器官低灌注,主要临床表现为呼吸困难、活动耐量受限以及液体潴留。心衰是各种心脏疾病的严重表现或晚期阶段,死亡率和再住院率都比较高。

在发达国家,80%的心衰住院患者是 65 岁以上老年人,85 岁以上患者占到了 24%。在我国,35~74 岁成人心衰患病率为 0.9%。根据心衰发生的时间、速度,分为慢性心衰和急性心衰。

急性心力衰竭定义：是指继发于心脏功能异常而迅速发生或恶化的症状和体征，既可以是急性起病，也可以表现为慢性心力衰竭急性失代偿。

（一）老年急性心力衰竭的特点

（1）病因特点：老年患者急性心衰的最主要病因是冠心病和高血压。在老年急性心衰患者中，女性发病比例（60%）要高于男性，合并肥胖以及糖尿病的患者比例则低于高血压，而且相比青壮年患者，房颤患者比例更高。

（2）临床表现不典型：由于衰弱、认知缺陷、日常活动受限以及共病状态等原因，老年患者的心力衰竭临床表现常常缺乏典型性，尤其可能导致劳力性呼吸困难、疲劳和嗜睡等症状出现延迟或复杂化。相对青壮年患者，老年急性心衰患者在肺部啰音、颈静脉充盈、心动过速以及低氧血症等临床表现方面更为常见。感染、肾脏疾病、体液负荷过重和高血压是老年人心力衰竭急性发作或加速恶化的常见重要因素。

（3）老年急性心力衰竭以射血分数正常或略降低型为多：增龄老化致左心房扩大，左心室顺应性下降，老年急性心衰患者的左室射血分数常为正常值或略低于正常值，即所谓射血分数保留的心衰（heart failure with preservedejection fraction，HFpEF），相对于射血分数降低的心衰（heart failure with reduced ejection fraction，HFrEF），前者在老年急性心衰患者中占据主要比例（40%～80%）。

（4）生物标志物测定是急性心衰筛选的重要手段：在急诊室，使用利钠肽［B 型利钠肽（B-type natriuretic peptide，BNP）或 N 末端 B 型利钠肽原（N-terminal pro-BNP，NT-proBNP）］等生物标志物的测定对呼吸困难患者进行急性心衰筛查是必须的，当然针对 NT-proBNP 水平应注意根据年龄和肾功能进行分层。

（二）老年急性心力衰竭的处理

1. 诊疗原则

针对疑诊急性心力衰竭发作的老年患者，应及时启动病情评估，同时严密监测生命体征。用最短的时间完成病史收集，开展必要的检查。迅速识别和排除威胁生命的疾病（急性冠状动脉综合征、高血压急症、心律失常、急性肺栓塞等），并给予及时准确的针对性治疗。

2. 处理要点

（1）一般处理：包括调整体位，吸氧，镇静等。

（2）容量管理：肺淤血、体循环淤血及水肿明显者应严格限制饮水量和静脉输液速度，及输液总量。

（3）药物治疗：

①利尿剂：有液体潴留证据的急性心衰患者均应使用利尿剂。首选静脉注射襻利尿剂，如呋塞米和托拉塞米，应及早应用。有低灌注表现的患者应在纠正后再使用利尿剂。

②血管扩张药：如硝酸酯类药物、硝普钠、重组人利钠肽和乌拉地尔。收缩压是评估患者是否适宜应用此类药物的重要指标，尤其适用于伴有高血压的急性心衰患者。

③正性肌力药物：如多巴酚丁胺和多巴胺，磷酸二酯酶抑制剂，左西孟旦等适用于低血压（收缩压＜90 mmHg）和（或）组织器官低灌注的患者，可增加心输出量，升高血压，缓解组织低灌注，维持重要脏器的功能。

④血管收缩药：如去甲肾上腺素、肾上腺素，对外周动脉有显著缩血管作用，适用于应用正性肌力药物后仍出现心源性休克或合并明显低血压状态的患者。

⑤洋地黄类药物:如西地兰,地高辛,主要适应症是房颤伴快速心室率的急性心衰患者。老年患者应严密监测药物浓度。

⑥抗凝治疗:如低分子肝素,华法林和新型口服抗凝药物(利伐沙班等),用于深静脉血栓和肺栓塞发生风险较高且无抗凝治疗禁忌证的患者。

(4)非药物治疗:如主动脉内球囊反搏(intra-aortic ballon pump,IABP)、无创呼吸机辅助通气,气道插管和人工机械通气以及床旁超滤治疗。针对高龄老年人面临的预期寿命缩短、手术风险增加等问题,选择此类非药物治疗更需严格掌握适应证,术前与家属进行充分的沟通,仔细评估风险收益比。

(5)姑息治疗:当确定老年心衰患者出现反复积极治疗无效时,经患者家属和医护团队共同评估病情后,可以考虑采取姑息治疗。姑息治疗并非放弃治疗,而是尽可能长时间地为患者提供最高质量的生活。如果风险大于益处,则限制不必要的治疗和干预。

(三) 老年患者急性心力衰竭的预防

(1)有效控制病因和诱因:老年急性心衰的预防首先要从危险因素着手,尤其是针对高血压、糖尿病、冠心病等重要合并症加以严格规范地管理。

(2)倡导老年人健康的生活习惯:如保持正常体重、不吸烟、定期锻炼、健康合理饮食等。

(3)充分发挥专业心衰随访管理团队作用:针对老年心衰患者,要配备专业的心衰随访管理团队,给予专业、规范、合理的诊治和长期随访管理,降低心衰患者的死亡率,减少住院次数,改善生活质量。积极治疗老年心衰患者的基础疾病和合并症,以防止急性心衰发作和慢性心衰加剧恶化。

四、老年心律失常急症

(一) 老年快速性心律失常急症

常见的快速性心律失常包括快速性室上性心律失常,如频发的房性早搏、房速、房扑、阵发性室上性心动过速和房颤;快速性室性心动过速,如频发的室性早搏和室速。

频发的房早和室早可在部分老年人引起明显的心悸症状和焦虑因而至急诊。房早和室早通常不引起明显的血流动力学变化。但对频发的或出现在前一个心动周期"易损期"的室早要提高警惕,避免出现室颤。评价心功能和排除心肌缺血是急诊处理早搏患者的关键,同时应注意酸碱平衡和电解质以及血氧含量。在排除上述异常后,可转至门诊行24小时心电图等检查。而对于低氧、电解质紊乱、心功能不全或存在缺血可能的患者应留观并给予相应的处理措施。

阵发性室上性心动过速是由于存在房室结内或房室之间的"快慢径"电传导通路所引起的折返性快速性心律失常,心电图具有特征性的表现,但需要注意与房扑2:1传导进行鉴别。患者多从年轻起就有类似"突发突止"的心悸经历,但也有老年患者首次发作。老年患者由于基础心脏功能下降,心率较快或持续时间较长的阵发性室上性心动过速可引起血流动力学异常。对于无法自行复律者,通常首选腺苷进行药物复律,在没有腺苷情况下也可使用普罗帕酮。但在老年患者,使用这些药物前应当充分评估患者的整体状况,如是否存在哮喘和严重肺部疾病,是否存在心肌缺血和显著心功能不全。对于药物有禁忌证者可以考虑经食道超速起搏终止室上速发作。此外,部分老年患者存在窦房结功能不全或心脏电传导阻滞,要尤其小心转律后出现长时间窦性停搏。血流动力学不稳定的阵发性室上速需要电复律。经导管消融是治疗阵发性室上速的首选方案,在老年患者中亦安全有效。

伴有快心室率的房扑和房颤是急诊最常见的快速性心律失常。老年患者心功能下降,舒张功能减退,即使不存在收缩功能异常,房扑和房颤的发作也可能导致患者出现临床心衰体征。而本身有心脏结构或收缩功能障碍的患者则更容易出现房扑和房颤。对于房扑和持续性房颤患者,急诊治疗的重点是改善心脏功能和减缓心室率。对于阵发性房颤的患者,则可以考虑积极复律。但需要注意,房颤超过 24 小时,需要先进行 3 周的标准抗凝再进行复律,否则有导致脑卒中的风险。经导管射频消融是治疗房扑的有效方法。对于房颤,预防脑卒中的发生是治疗中的重点,当前指南推荐使用 CHA2DS2-VASc 和 HAS-BLED 评分表分别评估患者脑梗和出血的风险,并尽早选择抗凝药物或经皮左心耳封堵预防卒中,老年患者经导管房颤消融复律的总体有效性还有待观察。

快速室速常见于有基础心脏疾病的患者,在急性心肌梗死患者中也常出现短阵室速并可能演化为室颤。对于因室速赴急诊的老年患者,因迅速评价心脏功能,心肌缺血和损伤指标以及电解质,并严密监护。

(二) 老年缓慢性心律失常急症

(1)缓慢性心律失常类型:缓慢性心律失常主要见于病态窦房结综合征和各种类型的房室传导阻滞。患者可因为黑矇、晕厥、气促、血压明显升高等原因前往急诊。缓慢性心律失常也可以继发于急性心肌梗死尤其是优势右冠的闭塞,部分肾功能不全患者的高钾血症也可表现为心率缓慢。在老年患者,由于使用 β 受体阻滞剂、抗心律失常药物以及地高辛药物引起的心律缓慢也较为常见。

(2)诊疗要点:心电图是诊断缓慢性心律失常的最重要工具,同时应仔细评估患者的心功能、心肌缺血指标和电解质。使用阿托品可提高窦房结冲动,使用异丙肾上腺素可以改善房室结传导。但在急性心肌梗死患者,目前的药物说明书为禁忌证。高钾血症伴缓慢心律失常患者必要时需要紧急血透治疗。应仔细评估患者所有的用药,寻找可能导致缓慢心律的药物。

起搏器是治疗缓慢性心律失常最有效的手段。如患者存在可逆因素,可植入临时起搏器,紧急情况下可在床边完成。确诊的病窦综合征和房室传导阻滞引起的缓慢性心律失常需要植入永久起搏器治疗。

(三) 老年心律失常急症的预防

对于存在房颤房扑等快速性心律失常的患者,应着重改善基础心脏功能,避免容量负荷过重等因素诱发快速心律。抗心律失常药物有助于维持窦性心律或控制心室率,但需要注意对心功能不全或心肌缺血患者的用药禁忌证,同时避免诱发缓慢性心律失常。在谨慎评估基础上,对于合适患者可选择导管消融技术。

对于有结构性心脏病、既往心肌梗死以及其他显著心功能不全的患者,应评估是否有频发的室性心律失常,并采取相应药物或介入治疗措施。

五、老年患者心血管急症的医疗伦理

(一) 积极策略或保守策略

老年患者伴随疾病多,体质较弱,预期寿命较短,在发生心血管急症等可能危及生命的情况下,往往面对更多的医疗伦理问题。

(1)高龄老人是最弱的弱者须特别谨慎进行治疗方案的抉择：在对常见的心血管急症的医疗处理中，循证医学的证据往往来源于对 75 岁以下的患者进行的临床对照研究，而对高龄患者的治疗更多来自证据级别较低的观察性研究和医生的经验。譬如，对于时间窗内的急性 ST 段抬高心肌梗死患者，大量随机对照研究已经明确在 75 岁以下患者行急诊 PCI 治疗开通血管或者再没有 PCI 手术条件的医院进行溶栓治疗，在降低死亡率和改善长期预后方面都明显优于药物保守治疗。然而对于高龄老龄患者，再灌注这一较为积极的策略是否相较于药物保守治疗有明显获益并不十分清楚。临床经验和观察性研究都表明，在高龄 STEMI 患者行急诊 PCI 时出血、脑卒中、血管并发症、支架植入失败、插管和心肺复苏都显著高于年轻患者，术后出现肾功能损害、心包填塞、心功能不全也明显增加。在溶栓治疗中，高龄患者大出血的风险也明显增高。由于其中的许多并发症与操作因素相关，也增加了潜在医疗纠纷的可能性。因而，对高龄老人是否需要参照年轻患者，动员大量医疗资源进行积极策略的治疗始终是临床上的一个难题。

(2)强调综合评估是个体化诊疗方案抉择的依据：在临床实践中，对高龄心血管急症患者的处理策略更加个体化。策略选择基于几个方面的评估：

①患者和家属意愿：在我国目前的法律框架下，患者直系亲属或法定监护人的意见具有决定性作用。主诊医生应详细介绍积极和保守策略的潜在获益和各自风险，尤其应当解释侵入性积极策略可能引起的医源性并发症，并规范签署所有相关文件。

②患者情况评估：在可能的情况下，尽可能完善患者的病史采集、体格检查和实验室检查指标。高龄患者常有多种合并疾病和多器官的损害，有时仅仅依靠病史描述和体格检查容易疏漏一些重要生化改变。因而，即使家属倾向于积极性策略，对于急性心肌梗死这样强调尽早再灌注治疗的疾病，也应当容许适当的时间延迟，以获得完整的基线实验室检查数据。在这方面，医院检查流程的优化和检查结果的快速呈现可以起到积极的作用。

③多学科急诊联合诊疗：老年心血管急症可引起多个器官的累及，多学科在急诊的快速联合会诊有助于更好确定治疗策略。

总之，对于老年心血管急症患者的治疗策略不能完全照搬来源于年轻患者的循证医学证据，尤其对于高龄患者的治疗，积极但短期风险较高的治疗策略是否带来明确的获益并不清楚，需要结合患者/家属意愿，全面的器官和风险评估后作出医疗建议。

(二) 高龄心血管急症患者的医疗流程和法律规定

(1)强调患者和家属的充分知情和抉择权：老年心血管急症患者病情变化迅速，死亡率高。医生在积极进行诊疗活动同时，应当及时完成相关知情告知和医疗文件的签署工作。

(2)按法律规定确保患者和家属的充分知情和抉择权的执行：在《中华人民共和国医疗机构管理条例》中规定：医疗机构应当将患者病情和医疗风险及时告知患者本人或近亲属；在施行特殊检查、手术和操作以及其他有重大风险或疗效不确定的诊疗措施前必须详细告知患者本人或近亲属并取得规范的书面签字文件。

对老年心血管急症患者的规范化知情告知在医疗实践中非常重要，而在实践中又经常面临一些模糊和棘手的实际情况。医疗机构应当会同法律部分对临床医生进行相关培训和模拟训练，从而更好地维护患者和家属的医疗知情权，同时避免潜在的法律纠纷。

思考题

1.老年患者急性左心衰的一般处理包括哪些?

2.什么叫作高血压急症,老年高血压急症的处理原则是什么?

3.简述老年快速房扑和房颤的诊治特点。

4.病例分析:

患者男,76岁。急性左侧胸痛4小时不能缓解入院。

患者入院前4小时晨练时突然出现左侧胸部压榨性疼痛,向胸背部和下颌部放射,伴有冷汗。否认平时有类似症状发作。休息后胸痛略微缓解,但步行回家后,又出现胸痛加剧,持续不缓解。

既往史:高血压病史10年,口服珍菊降压片,血压常在150/90mmHg。吸烟40年,近年减少,一天10支。血糖血脂不详。

查体:血压左侧155/80mmHg,右侧165/85mmHg。心率100次/分。心尖区收缩期吹风样2/6级杂音。双肺呼吸音存在,肺底可闻及少量细湿啰音。

思考要点:

(1)该患者的诊断和诊断依据?

(2)请按照时间顺序列出下一步该病患的处理原则。

(3)老年急性胸痛需要鉴别的致命性疾病包括哪几个?

(4)快速胸痛鉴别诊断的有效方法有哪几项?

(黄 欢 葛 恒)

参考文献

[1] 中国老年医学学会高血压分会国家老年疾病临床医学研究中心中国老年心血管病防治联盟.中国老年高血压管理指南2019[J].中国心血管杂志,2019,24(1):1-19.

[2] 刘梅林,王禹川.关注老年患者急性ST段抬高心肌梗死的介入治疗[J].中华老年心脑血管病杂志,2012,14(9):897-899.

[3] Suzuki M, Nishihira K, Takegami M, et al. Clinical profiles and outcomes in the treatment ofacute myocardial infarction in Japan of aging society[J]. Heart Vessels, 2020,35(12):1681-1688.

[4] Erbel R, Aboyans V, Boileau C, et al. 2014 ESC Guidelines on the diagnosis and treatment of aortic diseases: Document covering acute and chronic aortic diseases of the thoracic and abdominal aorta of the adult. The Task Force for the Diagnosis and Treatment of Aortic Diseases of the European Society of Cardiology (ESC)[J]. Eur Heart J, 2014,35(41):2873-2926.

[5] Konstantinides S V, Meyer G, Becattini C, et al. 2019 ESC Guidelines for the diagnosis and management of acute pulmonary embolism developed in collaboration with the European Respiratory Society (ERS): The Task Force for the diagnosis and management of acute pulmonary embolism of the European Society of Cardiology

（ESC）[J]. Eur Respir J，2019,54（3）:1901647.

[6] Bader F，Atallah B，Brennan LF，et al.Heart failure in the elderly: ten peculiar management considerations[J]. Heart Fail Rev，2017,22（2）:219－228.

[7] Kumar P，Kusumoto F M，Goldschlager N. Bradyarrhythmias in the elderly[J]. Clin Geriatr Med，2012,28（4）:703－715.

[8] Leal M A，Field M E，Page R L. Ventricular arrhythmias in the elderly: evaluation and medical management[J]. Clin Geriatr Med，2012,28（4）:665－677.

[9] 黄丹文. 对诊疗知情同意书的再认识[J].中华医学杂志,2004,84（16）:1323

第三节　老年急腹症

本节要点

1. 老年急腹症的常见病因和分类。
2. 老年急腹症的特点。
3. 老年急腹症的多学科管理。
4. 老年急腹症的诊断与鉴别诊断。
5. 老年急腹症的治疗原则。

教学目的

1. 了解
   急性腹痛的产生机制。
2. 熟悉
   老年急腹症的病因和分类,老年急腹症的特点及多学科管理。
3. 掌握
   老年急腹症的诊断和鉴别诊断。

一、急腹症定义

急腹症（acute abdomen）是指腹腔内、盆腔内和腹膜后组织或脏器发生了急剧性病理生理改变,产生以急性腹痛为主的腹部病症,同时伴有全身反应。引起急腹症的病因复杂,腹腔脏器病变可分为:炎症性、脏器破裂或穿孔、梗阻或绞窄性、出血性、脏器扭转性、脏器损伤及血管性疾患等。腹腔外脏器病变和全身性疾病也可引起急性腹痛。急腹症的特点是起病急、变化快、病情重,需要紧急诊治。

二、急腹症概述

(一)急性腹痛机制

腹痛分三类:内脏痛(visceral pain)、躯体痛(somatic pain)和牵涉痛(referred pain)。

(1)内脏痛由交感神经传入,脊髓神经基本不参与。疼痛特点:深部的钝痛、灼痛;疼痛部位不确定,往往比较广泛或近腹中线;不伴有局部肌紧张和皮肤感觉过敏;常伴有恶心、呕吐、出汗等。

(2)躯体痛仅有体神经或脊髓神经传导,无内脏神经参与。来自腹膜壁层、肠系膜根部等处的疼痛信息通过体神经传到相应皮肤节段的脊髓根,疼痛就反映到该脊节所支配的皮肤区。疼痛特点:具有脊髓节段性分布特点,定位准确;疼痛剧烈而持久;腹式呼吸受限;可有局部腹部压痛、反跳痛和肌紧张。

(3)牵涉痛是腹部器官疾患引起远隔部位疼痛的现象,是因为病变器官与牵涉痛部位具有同一脊髓节段神经分布。疼痛特点:多为锐痛、程度较剧烈;疼痛部位明确;局部可有肌紧张或皮肤感觉过敏。

外科急腹症的腹痛常有多种疼痛机制共同参与,腹痛类型随疾病发展而变化,需仔细观察予以甄别。

(二)急腹症常见病因与分类

许多甚至不是外科的或腹腔内的疾病都可导致腹痛,尽早明确病因至关重要。急腹症病因有外科性和非外科性病因之分。

1. 外科性病因

可分为炎症感染性、脏器穿孔性、出血性、梗阻性和腹腔血管性疾病(见表 19 - 3 - 1)

表 19 - 3 - 1　外科性急腹症病因与分类

(1)炎症感染性疾病 　　急性胆囊炎 　　急性胆管炎 　　急性阑尾炎 　　急性胰腺炎 　　急性出血坏死性肠炎 　　急性结肠憩室炎 　　Meckel 憩室炎 　　急性盆腔炎 　　急性肠系膜淋巴结炎 (2)脏器穿孔性疾病 　　胃肠道溃疡穿孔 　　胃肠道肿瘤穿孔 　　憩室穿孔 　　异物损伤胃肠道致穿孔 (3)出血性疾病 　　肝破裂 　　脾破裂 　　移位妊娠破裂 　　卵巢滤泡 　　动脉瘤破裂	(4)梗阻性疾病 　　粘连性肠梗阻 　　胃肠道恶性肿瘤 　　胆道蛔虫症 　　嵌顿性疝 　　炎症性肠病 　　乙结肠扭转 　　盲肠扭转 　　大网膜扭转 　　卵巢囊肿蒂扭转 (5)腹腔血管性疾病 　　急性肠系膜动脉栓塞 　　肠系膜静脉血栓形成 　　急性门静脉血栓形成 　　急性肝静脉血栓形成 　　脾梗死 　　肾梗死 　　腹主动脉瘤 　　夹层动脉瘤

2. 非外科性病因

可分为内分泌和代谢性疾病、出血性疾病、毒物或药物、变态反应及结缔组织病和神经源性与神经官能性等。内分泌和代谢性病因包括尿毒症、糖尿病危象、艾迪生病危象、急性间歇性卟啉症、急性高脂蛋白血症和遗传性地中海热。出血性疾病包括镰状细胞危象、急性白血病和其他血液恶病质。毒物和药物病因有铅中毒、其他金属中毒、毒药麻药戒断和黑寡妇蜘蛛中毒。变态反应及结缔组织病病因有腹型过敏性紫癜、腹型风湿热和结缔组织疾病。神经源性与神经官能性病因有腹型癫痫、癔症性腹痛等。

(三) 老年外科急腹症的常见病因

(1) 炎症感染性疾病:其最常见病因是急性化脓性/坏疽性胆囊炎、急性化脓性/坏疽性阑尾炎、急性梗阻性化脓性胆管炎,急性胰腺炎和急性憩室炎也较为多见。

(2) 脏器穿孔疾病:胃十二指肠溃疡合并穿孔是最常见的穿孔性病因,其次是胃肠肿瘤或异物造成胃肠穿孔。

(3) 梗阻性疾病:肠粘连、嵌顿性疝是小肠梗阻的常见原因,肿瘤是结直肠梗阻最常见的病因,肠扭转、急性结肠憩室炎甚至粪石造成结肠梗阻在老年急腹症中也不少见。

(4) 血管性疾病:血管性疾病造成肠血供障碍在老年急腹症较多见,常见病因有急性肠系膜动脉栓塞、肠系膜静脉血栓形成等,可发生于肠系膜上血管、下血管或腹腔干等。

三、老年急腹症特点

(一) 机体反应力降低

随着年龄增长老年人各器官功能逐步衰退,机体对内在和外部的反应力下降,老年急腹症时症状和体征较轻,但实际病理改变较重。老年急腹症时患者的腹痛主诉比较轻,即使存在严重的腹腔感染,体温也可能正常或仅有低热,脉搏增快不显著。老年人痛阈提高,对腹痛的反应性比较差,且腹肌逐步萎缩,发生腹膜炎时腹壁肌紧张可不明显,腹膜刺激征不典型。白细胞计数可以不增高,但常有核左移。

(二) 增龄退行性改变

老年人各脏器功能逐步退化,胃肠道黏膜逐渐萎缩、血管退行性变和淋巴组织减少。老年急腹症时对疾病的抵抗力下降、病变局部易造成血循环障碍,因此容易发生胃肠器官的坏疽和穿孔。老年急腹症中急性坏疽性阑尾炎合并穿孔、急性坏疽性胆囊炎及绞窄性肠梗阻的发生率较高,老年人嵌顿性疝更容易发生绞窄,手术后也更易发生下肢深静脉血栓和肠系膜血栓等并发症。

(三) 老年共病

随着年龄增加,老年人多伴有老年性心肺肝肾疾患、脑血管及代谢性疾病等,有时多系统多病共存。因此老年急腹症时病情更为复杂,内环境失衡更明显,对药物耐受力降低,药物副作用更为凸显。

(四) 多脏器功能不全

老年人患急腹症前可能已有重要脏器功能不全,即使平素无严重疾病史,一旦患急腹症,其疾病进展较快、病情危重,尤其是伴有多种老年疾病的情况下,感染难以有效控制,更容易造成组织器官损害,引发多脏器功能障碍。因此对老年急腹症应认真评估其重要脏器功能,尽早采取有效的保护措施。

（五）老年急腹症的预后

老年急腹症诊断困难、需鉴别的疾病更多,加上老年人机能减退、多伴有基础疾病或重要脏器功能不全,就诊时往往病症较重,老年急腹症的并发症多、死亡率高。因此在患者就诊时需及时甄别病因,全面评估患者状况,采用积极合理的治疗措施。老年外科急腹症需行急症手术的比例明显高于年轻患者,术后并发症发生率及围手术期死亡率明显增高。对需急症手术的要权衡利弊、当机立断,以免错失治疗良机。如果患者生命体征不稳:血压降低、心率增快、脉搏减弱、体温升高,肠鸣音异常改变,腹部体征加重,腹部影像学检查出现孤立扩张肠祥、游离气体、肠腔气液平加大增多等改变,白细胞升高伴核左移等,均是需手术探查的重要依据。

四、老年急腹症的多学科管理（Multidisciplinary Team，MDT）

老年急腹症的诊断与鉴别诊断有异于年轻患者,老年急腹症患者就诊时通常已不是急腹症病程早期,病情往往较重。由于老年人机能减退、同时合并老年性疾病和可能存在多脏器功能不全,临床诊治更显复杂困难,需要多学科团队的通力协作,紧扣主要病症及时救治,并兼顾合并症的管理,以获得最佳疗效。

（一）MDT 的必要性

老年急腹症的病因众多,更由于老年人体能减退、组织器官退行性改变、较多合并症的存在,给老年急腹症的诊断和处理带来极大的挑战。迅速组织多学科团队参与诊疗过程,可以从多学科的角度进行思考分析并制定较为周全的治疗方案。MDT 管理可以明显降低老年急腹症围手术期的风险,减少并发症,改善患者长期生活质量和预后。在紧急状态下,有时难以实现所有相关学科参与大讨论,这就要求主诊医生具有 MDT 管理理念和丰富的临床经验,及时组织小型有效的 MDT 讨论或相关学科有序的急会诊,提高诊治效率和准确性。

（二）MDT 的组成

老年急腹症的 MDT 团队由急诊科、普外科、老年科、内科、重症监护室（ICU）、麻醉科等共同参与。急诊科、普外科等常是首诊科室,相关医生应做好病史采集和体格检查,提出合理的辅助检查。检验、放射、病理等辅助科室及时提供相关的检查结果,及时明确急腹症的病因、疾病的部位和性质。老年科、麻醉科、ICU 等参与评估老年患者有无基础疾病、急症状态下的严重程度及协助判断围手术期风险。介入科、内镜室、B 超室等除协助诊断外,可考虑能否采用局部治疗方法来缓解急腹病症。

（三）MDT 的评估作用

（1）病因评估:MDT 可以充分发挥多学科专长,对老年急腹症患者的起病、发展、转归等做出详尽的分析和总结。首先甄别出老年急腹症病因是外科性还是非外科性。外科急腹症往往起病急、变化快、病症重,需及时做出判断,明确是否需要急症手术。同时需对老年患者的既往史、是否存在慢性合并症或脏器功能不全等做出评估。由于急腹症患者大多诊治工作十分紧急,有时难以组织周全的 MDT 讨论,主诊医生应及时有序组织相关学科的急会诊,共同协作、尽快做出诊断,对需要急症手术者应当机立断,并与麻醉科、ICU 等相关支持团队协作,对患者的转归做出判断,以减少围手术期风险、降低病死率。

（2）外科围手术期综合评估:老年外科急腹症一旦确诊,即面临是否需要急症手术,老年患者能否安全渡过手术关,围手术期综合评估至关重要。应组织麻醉科、ICU、所患疾病学科及老年科等相关学科对患者本次急腹症的病因、病症的轻重缓急,以及患者有无各类基础疾病、各重要脏器的储备功能等做出评估,综合分析患者目前的全身状况和手术耐受力,以便准确判断围手术期风险和疗效。(详见本书第二章)

五、诊断

(一)病史收集

仔细询问腹痛起病时间、性质、诱因、伴随症状和腹痛变化等,注重既往史、手术史、药物史。女性应注意妇科疾病。老年人病情叙述可能不精准或遗漏,接诊医生应耐心询问,结合陪护人员提供的信息,及时整理出可靠的病史。

(二)体格检查

(1)全身情况及生命体征:观察患者神志、意识、面容、皮肤颜色、对答是否切题等,及心率、血压、呼吸、体温、四肢冷暖等,以初步明确患者疾病的轻重缓急。

(2)腹部检查:应严格按视、听、扣、触顺序进行。患者仰卧,两腿自然屈曲,放松腹肌。

视诊:观察腹部外形,舟状腹见于胃十二指肠溃疡穿孔早期;对称性腹胀见于胃肠道梗阻、肠麻痹等;局限性腹部隆起见于腹腔脓肿、肠扭转、嵌顿性疝等。急性腹膜炎时,腹式呼吸减弱或消失。胃型提示幽门梗阻,肠型提示肠梗阻。老年急腹症应检查双侧腹股沟区,避免漏诊腹股沟疝。

叩诊:闻及振水音说明胃内有积液,提示幽门梗阻。肠鸣音次数增多、亢进伴气过水声,多为机械性肠梗阻。肠鸣音减弱或消失,见于麻痹性肠梗阻等。闻及腹部血管杂音提示腹内血管病变。

扣诊:腹膜炎症时常有腹部扣痛。叩诊呈鼓音提示胃肠积气,叩诊浊音提示腹腔内有积液,积液大于500mL时移动性浊音阳性。胃肠道穿孔时,肝浊音界减小或消失。

触诊:从不痛处开始,逐步移到痛处,由浅入深、由轻至重。压痛、反跳痛和肌紧张是腹膜炎的重要体征,其轻重及范围可反应腹膜炎的程度。胃肠道穿孔时,腹膜受消化液刺激,腹壁呈板样强直。胰腺位置较深,急性胰腺炎时腹肌紧张常呈轻中度。触及腹块时需注意其部位、大小、质地、边界、活动度及有无触痛等。老年患者对腹痛的反应性比较差,腹膜炎时腹壁肌紧张可不明显,需仔细甄别。

(三)实验室检查

(1)血液检查:消化和泌尿系统等感染时,外周血白细胞计数可升高,重度感染时中性粒细胞核左移。老年人机体反应力降低,炎症感染时白细胞计数可正常,或仅中性粒细胞核左移。红细胞计数、血红蛋白等有助于诊断出血性疾病。肝肾功能、血淀粉酶等测定,有助于急腹症的鉴别诊断。老年患者需查血糖,重症者应测血电解质及动脉血气分析。

(2)尿液、粪便检查:尿检白细胞升高提示泌尿系统感染,血尿提示急性肾炎、泌尿系统结石等。鲜血便提示下消化道出血,柏油样便示上消化道出血,脓血便伴腹痛多为痢疾。

(3)影像学检查:①X线:腹部平片能显示横膈位置,有无膈下游离气体、肠腔扩张和液平,有无孤立扩张肠袢及异常阴影等。②B超:简便无创,对肝胆胰脾肾及妇科等器官可快速完成检查。③CT:能观察腹腔及盆腔脏器病变,有无肠腔扩张、腹腔积液、游离气体、肿块及异常阴影等,CTA可判断腹腔血管病变。CT联合B超是急腹症时最常用的影像学检查。

④血管造影：急症行血管造影能发现出血部位，同时能栓塞等治疗。⑤内镜检查：可发现消化道出血的部位、病因、有无梗阻，同时取活检。消化道肿瘤合并梗阻时，可在内镜下放置导管或支架，缓解急性梗阻，待全身状况改善后再手术。

（4）腹腔穿刺：急腹症腹腔有积液时可行腹腔穿刺，抽得物的性质、味道、镜检等能提供诊断依据。抽得不凝血，说明有腹腔内出血；抽出物含胆汁、胃肠内容物、粪汁等，提示有消化道穿孔；抽出液体含尿液，提示有泌尿系统损伤。

六、鉴别诊断路径

（一）首先要甄别是外科急腹症还是非外科急腹症

外科急腹症都以腹痛为主要症状，通常是由腹腔内某脏器突发器质性病变所致，其病理改变是破坏性的、多不可逆，即使暂时缓解，病灶仍潜在，易复发，大多需要手术切除。非外科急腹症则是功能性的，脏器没有实质性的破坏，或仅有浅表的炎症或是神经反射性的。外科急腹症因病变在腹部，所以腹痛是首先出现或最主要的症状；而非外科急腹症时腹痛不是最早出现或最重的症状。外科急腹症不仅腹痛程度重，部位明确，腹部压痛、反跳痛、肌紧张等腹膜刺激征明显，且腹部压痛最明显处往往就是病变所在部位；而非外科急腹症的腹痛程度较轻、位置不明确，腹部无明显腹膜刺激征。

（二）老年外科急腹症的病因鉴别

（1）炎症性疾病：老年腹部脏器炎症性疾病起病隐匿，如急性坏疽性胆囊炎时胆绞痛可不显著，仅为轻度右上腹痛，有时恶心呕吐较为突出。急性梗阻性化脓性胆管炎时可能体温正常或仅低热。急性阑尾炎缺乏典型的转移性右下腹痛症状。细致的体检可以甄别病因，往往腹部压痛最明显处就是感染病灶所在部位。恰当的辅助检查有助于明确炎症性病因。

（2）穿孔性疾病：胃十二指肠溃疡合并穿孔、小肠外伤性穿孔或异物造成胃肠穿孔，患者常表现为突发性腹痛，腹部体检时可有明显压痛、反跳痛和肌紧张。由于老年患者有时无法确切表达发病过程，体检时腹部肌紧张有时不显著，此时需仔细观察腹部压痛情况，压痛最显著处多为病变所在位置；结合影像学检查，如有腹腔游离气体，可明确存在胃肠道穿孔。

（3）梗阻性疾病：腹痛、腹胀、呕吐、停止肛门排便排气是肠梗阻的典型症状。急性肠梗阻时腹痛较为剧烈，多为阵发性绞痛。高位小肠梗阻者呕吐出现较早，而梗阻远端的肠道内容物仍可排出。结肠完全性梗阻是闭袢性肠梗阻，易绞窄穿孔。机械性肠梗阻患者的肠鸣音亢进，可闻及气过水声或伴有高亢金属音，麻痹性肠梗阻者肠鸣音减弱或消失。老年肠梗阻患者有时腹痛主诉不强烈，仅述腹胀为主，此时体检更显重要。若患者生命体征不稳，腹膜刺激征明显、或扪及有触痛的孤立肠袢，呕吐物或排泄物含血性物质，甚至出现休克症状等，提示肠绞窄可能，需及时诊治。

（4）血管性疾病：老年人心血管疾患发病增多，肠血管疾病造成肠供血障碍的常见病因有急性肠系膜动脉栓塞、肠系膜静脉血栓形成等。肠供血障碍时患者腹部绞痛剧烈，早期腹痛定位不确切，症状和体征不相符。若有心血管疾病及动脉粥样硬化病史，应及时做腹部增强 CT 予以鉴别。肠血管性疾病往往起病急，一般治疗难以缓解，未及时诊治时易造成肠绞窄坏死穿孔，预后不良。

（三）老年急腹症的综合评估

详尽的病史、细致的体检、精准的实验室检测和影像学、内窥镜检查，有助于老年急腹症的明确诊断。对症状不典型、病情危重的老年急腹症患者，一旦诊断延误、治疗不及时，其预后不佳。需综合分析如下：

（1）首先明确是不是外科急腹症。老年急腹症患者病情复杂，就诊往往较晚，病情叙述不清。应做到病史收集详尽，体检全面细致，辅助检查精准有效，早诊断、早治疗。

（2）是否需要急症手术。老年外科急腹症病情重、进展快，老年患者需急症手术的比例较年轻患者高，应积极评估全身状况，如出现下列情况有急症手术指征：①严重的炎症性疾病如急性坏疽性胆囊炎、急性梗阻性化脓性胆管炎等。②急性穿孔性疾病。③梗阻性疾病出现绞窄症状。④腹腔内急性大出血。⑤病因不明，但症状及腹部体征明显，腹膜炎范围扩大无局限趋势。⑥经积极非手术治疗，症状和腹部体征无好转，生命体征不稳出现休克症状等。

七、治疗原则

尽快去除病因，积极抗感染治疗，使炎症感染局限化，脓液或脓性渗出液充分引流，维持重要脏器功能。对需要急症手术的要当机立断，积极评估全身状况，多学科协作，提高围手术期安全。

（一）基础治疗

禁食、胃肠减压，补液，积极抗感染，维持机体水、电解质和酸碱平衡，补充营养和微量元素，维持各重要脏器功能。

（二）手术治疗

外科急腹症患者大多数需要手术治疗。老年急腹症起病隐匿，加重时才发现，就诊时往往病症较重，但症状和体征与疾病轻重不相关，诊治容易延误，更因为老年人机能减退或伴有脏器功能不全，手术风险极大，因顾虑重重常错失最佳手术时机，使得围手术期风险及死亡率增高。当老年外科急腹症诊断明确、或症状体征明显，已有急症手术指征时，应在充分评估围手术期风险和积极基础治疗下，当机立断行手术治疗，减低围手术期风险和死亡率。

（三）微创治疗

微创治疗对老年急腹症尤为重要，能降低围手术期风险，提高疗效。

（1）鼻胆管引流：通过内镜行逆行性胰胆管检查，放置鼻胆管引流，对急性梗阻性化脓性胆管炎的老年患者及时胆道引流减压，规避紧急手术风险，降低病死率。

（2）腹腔镜：急性胆囊炎和急性阑尾炎腹腔下行胆囊、阑尾切除已成为常规。但对老年患者应积极评估全身状况，适合者方可选用腹腔镜治疗。胃十二指肠溃疡穿孔者也可在腹腔镜下行穿孔修补＋活检。对诊断不明的老年急腹症，在患者条件允许情况下可腹腔镜探查，明确病因后施行相应手术。

（3）DSA：DSA不仅有诊断价值，同样可以治疗：胃肠出血性疾病时可以栓塞止血，如发现血栓形成者可以及时溶栓治疗，改善血管阻塞性疾病的预后。

（4）B超、CT引导下穿刺引流：精准的穿刺引流，不仅有诊断意义，对于腹腔脓肿、膈下脓肿，尤其是重症胰腺炎可引流出大量含有炎性介质和细胞因子的渗液，改善症状、避免风险、提高疗效。

思考题

1. 简述老年急腹症的特点。

2. 简述老年急腹症诊断要点。

3. 病例分析型思考题：

女性,76 岁,上腹部胀痛不适 2 月余,突发上腹痛 2 小时,迅速波及全腹,右下腹最重。既往有慢性肝炎病史 30 年,无手术外伤史。查体:神清,头出冷汗,面色苍白。HR: 96 次/分,BP:100/70mmHg,R20 次/分,T37.5℃。全腹平,腹式呼吸消失,腹部有压痛伴轻度肌紧张,上腹和右下腹最重,WBC9.8×10^9/L,中性核 80％,Hb 90g/L。

思考要点:

(1) 总结该患者的病史特点、主诉,为明确诊断需做哪些辅助检查?

(2) 诊断及鉴别诊断要点。

(3) 治疗原则。

(倪醒之)

参考文献

[1] 吴孟超,吴在德. 黄家驷外科学[M]. 7 版. 北京:人民卫生出版社. 2008.

[2] Eachempati, Soumitra R. Sabiston Textbook of Surgery [J]. Surgical Infections, 2012, 5(3):319 - 320.

[3] Laurell H, Hansson L E, Gunnarsson U. Acute Abdominal Pain among Elderly Patients [J]. Gerontology, 2006, 52(6): 339 - 344.

[4] Fernando J, Loh S M. The Elderly Emergency Laparotomy Patient-More Than Just the Operation [J]. Ann Acad Med Singapore, 2019, 48(11): 382 - 385.

[5] 程俊,李贺,高明. 老年外科急腹症的围手术期治疗探讨[J]. 临床急诊杂志,2020,2(21): 165 - 167.

第二十章　老年多器官功能不全综合征

本章要点

1. 老年多器官功能不全综合征的定义及相关概念。
2. 老年多器官功能不全综合征的发病原因。
3. 老年多器官功能不全综合征的临床特点及其与多器官功能不全综合征的区别。
4. 老年多器官功能不全综合征的诊断要点。
5. 老年多器官功能不全综合征的防治原则。

教学目的

1. 掌握
   (1)老年多器官功能不全综合征的定义及相关概念。
   (2)老年多器官功能不全综合征的发病原因。
   (3)老年多器官功能不全综合征的诊断要点与防治原则。
2. 熟悉
   (1)老年多器官功能不全综合征的分型、分期及临床表现。
   (2)影响老年多器官功能不全综合征预后的因素。
3. 了解
   (1)多器官功能不全综合征的发展过程。
   (2)老年多器官功能不全综合征的发病机制。
   (3)老年多器官功能不全综合征的具体防治措施。

老年多器官功能不全综合征（Multiple Organ Dysfunction Syndrome in Elderly，MODSE）是一种病因繁复、发病机制复杂、临床表现繁多、病死率极高的临床综合征，是目前老年危重病死亡的重要原因。MODSE一旦发生将消耗大量的人力、物力和财力，是目前老龄化社会医护人员面临的严峻挑战之一。

第一节　老年多器官功能不全综合征概述

一、疾病发展的历史沿革

多器官功能不全综合征(multiple organ dysfunction syndrome，MODS)最早是在 1973 年 由 Tilney 等报道一组腹主动脉瘤术后死亡病例时提出来的,当时被称为"序贯性系统衰竭"。随后 Baue 于 1975 年将这一综合征称为"序贯性进行性多系统衰竭"。1977 年由 Eiseman 等首先使用多器官功能衰竭(multiple organ failure，MOF)这一名称,并初步提出了有关 MOF 的概念及诊断标准。在此后长达 20 多年间,MOF 的命名和诊断标准被普遍承认和接受。直到 1991 年,美国胸科医师协会(ACCP)和美国危重病急救医学学会(SCCM)联合在芝加哥召开讨论会,提出将 MOF 改名为 MODS。

我国是在 1995 年的中国危重病急救医学会上,由中国中西医结合学会急救医学专业委员会和中华医学会急诊医学会联名决定正式启用 MODS 这一命名。老年多器官功能衰竭(multiple organ failure in elderly，MOFE)的定义和诊断标准则是由我国王士雯教授于 1987 年在国际上首先提出。随着对 MOFE 研究的逐步深入,以及 MODS 概念的更新与普及,90 年代后期,王士雯教授等又提出了 MODSE 的概念,使人们能够更好地从疾病发展的角度来看待这一综合征。

二、定义及相关概念

(一)多器官功能不全综合征

多器官功能不全综合征,也称为多器官功能障碍综合征(MODS),是指机体遭受一种或多种严重应激因素 24 小时后,序贯或同时发生 2 个或 2 个以上重要器官系统急性功能障碍的临床综合征。

(二)老年多器官功能不全综合征

老年多器官功能不全综合征,也称为老年多器官功能障碍综合征(MODSE),是指老年人(≥65 岁)在器官老化和(或)患有多种慢性疾病的基础上,由某种诱因激发,在短时间内序贯或同时发生 2 个或 2 个以上器官或系统障碍与衰竭的临床综合征。除心、肺、肝、肾及脑等重要脏器的功能发生障碍与衰竭外,也可有血液、消化、神经及免疫系统的功能障碍与衰竭。

(三)全身炎症反应综合征

全身炎症反应综合征(systemic inflammatory response syndrome，SIRS)是指感染或非感染因素刺激宿主免疫系统,释放体液和细胞介质,发生炎症过度反应的结果。SIRS 继续发展对血管张力和渗透性产生影响,导致循环障碍,发生休克和器官衰竭,即 MODS。

研究认为,从炎症反应、SIRS 到 MODS,是一个连续发展的过程。在此过程中,人体发生不同程度的炎症反应,包括局部炎症反应、有限的全身反应、失控的全身反应、过度免疫抑制和免疫失衡。

(1)局部炎症反应(local response):炎症反应和抗炎症反应程度对等,仅形成局部反应。

（2）有限的全身反应（initial systemic response）：炎症反应和抗炎症反应程度加重形成全身反应，但仍能保持平衡。

（3）失控的全身反应（massive systemic inflammation）：炎症反应和抗炎症反应不能保持平衡，形成过度炎症反应即 SIRS。

（4）过度免疫抑制：形成代偿性抗炎症反应综合征（compensatory anti-inflammatory response syndrome，CARS），导致免疫功能降低，对感染易感性增加引起全身感染。

（5）免疫失衡（immunologic dissonance）：即失代偿性炎症反应综合征（mixed antagonist response syndrome，MARS）造成免疫失衡，导致 MODS。

三、流行病学

国内张淑文等对 1087 例 MODS 患者的流行病学调查显示，60 岁及以上患者所占比例达 66.1%；总住院病死率为 60.4%，随着年龄增长，病死率逐渐上升。解放军总医院和沈阳军区总医院对 1995 年 1 月至 2000 年 12 月间的 1 605 例 MOFE 患者进行统计，结果显示病死率高达 67.1%。另有调查资料显示，20 世纪 90 年代美国人口中 SIRS 的年发病率约为 250/10 万，其中 40% 死于 MODSE。可见，MODSE 的发病率和病死率都很高，是危及老年人健康的重要疾病。

第二节　老年多器官功能不全综合征的病因及发病机制

一、发病原因

老年患者基础疾病多、免疫力低下是发生 MODSE 的基础。导致 MODSE 发生的原因包括：

（1）严重感染，包括细菌性和非细菌性（病毒、立克次体、支原体、衣原体、寄生虫等）。

（2）严重或持续的脏器感染（肺炎、腹腔内脓肿、肾盂肾炎、感染性心内膜炎等）、脓毒血症。

（3）严重创伤，如多发性长骨骨折、肺挫伤、灼伤等；严重手术创伤，如过长时间应用人工心肺机。

（4）肺源性因素，如吸入性肺炎、溺水、肺肾综合征等。

（5）免疫性、炎症性、中毒性因素，如系统性红斑狼疮、结节性多动脉炎、系统性血管炎、韦格氏肉芽肿、血栓形成、血小板减少性紫癜；急性坏死性胰腺炎；阿司匹林过量，氨、砷、乙醇、有机磷、汞、甲醇中毒，蝎、毒蛇咬伤等。

（6）急性缺氧、再灌注损伤，如急性心肌梗死溶栓后、PTCA 术后、冠脉旁路术后、心肺复苏术后等。

（7）脏器移植后急性排异，如肝移植、肾移植、骨髓移植等。

（8）免疫功能低下，中性粒细胞减少或缺乏等。

（9）用药及治疗不当，如大剂量皮质激素造成免疫抑制，过多过快输液导致心脏负荷过重，大量输血导致微循环障碍等。

(10)高龄者、器官储备功能低下、营养不良。

在上述各种病因中,又以感染和重要脏器基础疾病的恶化最为常见,其中老年人最常见的原因是肺部感染。肺脏是 MODSE 的主要启动器官,首衰频率高达 45.3%。研究表明,除肺脏居首位外,发生 MODSE 的器官依次为心脏、消化道、肾脏及肝脏。

二、发病机制

MODES 的发生机制错综复杂,有多种学说。

(一)免疫功能异常

老年人的免疫功能低下,除了生理性、增龄性衰退、免疫防御功能锐减外,主要表现为细胞免疫功能缺陷,体液免疫功能紊乱,其特征是免疫的稳定调节功能发生障碍,因此容易感染。已有研究表明,MODES 早期即出现 T 淋巴细胞功能降低、白细胞吞噬功能下降等异常改变。同时,NK 细胞、巨噬细胞和中性粒细胞的功能也随着年龄增长而明显下降。老年患者 Toll 样受体(TLRs)的表达和功能受损,从而使部分老年患者免疫应答反应低下,产生致炎因子数量明显减少。

(二)全身炎症反应失控

当机体受到各种致病因素作用后,可发生炎症反应及免疫应答,产生的致炎因子可导致细胞因子的过度生成,进而又可引起继发的炎性介质释放,各种细胞因子和炎性介质相互构成网络,相互协同或相互制约,结果导致 SIRS 的爆发,如果这一病理过程失控,即可导致多器官功能不全。老年人感染后,由于参与炎性反应的细胞的反应性降低,炎症刺激引起炎性介质升高的过程发生缓慢,峰值浓度较低,但持续时间明显延长,使患者对手术、创伤后并发症的易感性明显增加,这也是造成远隔器官功能障碍的重要因素之一。许多重要的炎性介质还有促进机体炎症反应瀑布效应发生的作用,多种炎性介质的共同作用可能是 MODSE 形成和发展的重要通路。

(三)细胞凋亡的失调

在脓毒症模型中,高表达 Bcl-2 转基因小鼠 T 淋巴细胞和 B 淋巴细胞凋亡数目明显减少,其生存率显著高于对照组。危重症患者常表现为淋巴细胞和肠道上皮细胞凋亡的增加,而中性粒细胞凋亡的减少。随着年龄增长可以导致巨噬细胞在受到炎性刺激时凋亡率增加,这不仅造成感染不易局限,而且容易形成和加重肺组织的局部损伤,并启动全身炎症反应。

(四)微血栓形成和微循环障碍学说

在 MODS 的发病过程中,炎症反应和凝血途径相互影响、相互渗透,最终诱发弥散性血管内凝血(diffuse intravascular coagulation,DIC)。有研究证实,MODS 患者中有 30%~50%表现为 DIC。老年人在发生 MODS 时,较易发生内皮细胞损伤和凝血功能异常。由于脏器血液灌注减少,组织缺氧,ATP 生成不足,细胞能量代谢障碍,导致脏器功能低下,导致血管内皮细胞功能失常,在各种黏附分子和炎性递质作用下,与中性粒细胞发生黏附连锁反应,造成广泛微血栓形成,导致微循环障碍。

(五)蛋白质-热量营养缺乏学说

老年人营养缺乏易出现血浆白蛋白合成障碍。感染、创伤、休克时,糖皮质激素、儿茶酚胺等分泌增多,机体分解代谢加强,自身蛋白质大量分解,机体处于负氮平衡状态。热量供给不足加重蛋白质营养不良,肠黏膜屏障功能障碍,增加肠黏膜通透性,促进细菌、内毒素移位,导致肠源性感染的恶性发展,促进 MODES 的发生。

(六) 低灌注综合征学说

低灌注综合征是指组织短时间急性缺血、缺氧后,尚未重新建立循环灌流时发生的损伤。MODES 时组织损伤与氧自由基的大量产生有关,导致膜代谢障碍,引起微血管通透性增加,造成循环血量不足,心输出量减低,各器官灌注量下降。

第三节　老年多器官功能不全综合征的临床表现

MODS 常累及多个器官,包括肺、心血管、胃肠道、肾、肝、血液、免疫和中枢神经系统等。通常序贯发生,但也可数个器官、系统同时受损。MODSE 与 MODS 的各个器官功能损害表现存在相似之处,但又有自身特点,与青壮年相比,MODSE 的病死率明显增高。

一、临床表现

(一) 肺脏

肺是 MODS 时最易遭受损害的器官之一。各种致病因素都可造成肺功能损害。如缺血缺氧可导致肺泡 2 型细胞代谢障碍,使肺泡表面活性物质缺失,肺泡塌陷,致通气及换气功能障碍;休克可导致肺循环功能障碍;多种炎性介质和细胞因子可造成弥漫性肺泡毛细血管损伤,致通透性增加,引起肺间质水肿和肺泡水肿。上述原因还能造成急性肺损伤和急性呼吸窘迫综合征。

(二) 心脏

心功能不全多在 MODS 晚期出现,但病程早期可能已有心脏损害。由于心脏具有较大的储备功能及机体的内在调节,早期并不出现心功能障碍,晚期才出现心功能不全,临床上表现为血压下降、心排血量减少,肺动脉楔压升高,心动过速或心动过缓,代谢性酸中毒。

(三) 胃肠道

胃肠道功能的主要改变有肠壁水肿、肠麻痹、胃黏膜出血、多发性浅表性溃疡出血、肠黏膜出血、肠黏膜弥漫性斑块状坏死、急性胆囊炎等。小肠选择性吸收及黏膜屏障功能发生障碍,临床表现为消化不良、腹胀、肠蠕动减弱或消失以及消化道出血。

(四) 肾脏

有效循环血量不足使肾血流量发生改变,当肾血流量减少到一定程度,致肾小球滤过率下降,有害物质在体内蓄积,出现氮质血症、电解质和酸碱失衡,临床上表现为少尿、无尿、血尿素氮和肌酐升高等。

(五) 肝脏

各种致病因素可使肝细胞遭受损害,肝细胞的代谢和能量的产生和利用均发生障碍,造成肝细胞的分泌、合成、生物转化功能降低,引起胆汁淤积,肝细胞变性、坏死,出现一系列肝功能不全的临床表现。

(六) 血液系统

MODS 时可有凝血系统激活,导致微循环障碍,广泛形成微血栓,出现 DIC;继而纤维蛋白溶解系统激活,导致继发性纤溶,表现为全身皮肤黏膜、各器官广泛出血。

（七）神经系统

低氧血症、低血压休克、水电解质失衡、酸中毒、血渗透压变化、肝肾功能不全及药物等都可以影响中枢神经系统功能，出现精神异常、神志模糊甚至昏迷。

二、临床分期与分型

（一）临床分期

临床上将 MODSE 病程进展分为三期。

1 期（衰竭前期）：有关器官在老化和慢性疾病基础上，已有组织和功能改变，相应指标介于正常和异常之间。

2 期（衰竭代偿期）：有关器官已不能维持正常功能，但尚有代偿能力，对治疗反应较好。

3 期（衰竭失代偿期）：有关器官明显衰竭，对治疗措施反应差，易进入不可逆阶段。

实践证明，明确 MODSE 的临床分期，有利于掌握病情进展，及时防治，这是提高治疗成效的关键。如：在衰竭前期，一方面应严密观测有关指标，掌握病情进展；另一方面应积极治疗各有关器官基础疾病，并预见性地保护各器官系统功能，以阻止进入衰竭代偿期。如已进入衰竭代偿期，则应不失时机地进行器官功能支持疗法，防止进入衰竭失代偿期。

（二）临床分型

MODSE 根据发病形式分为Ⅲ型。

Ⅰ型（单相或速发型，singly-phase、rapid pattern）：在感染（主要是肺部感染）和心、脑、肾等慢性疾病急性发作等诱因下，首先发生单一器官衰竭（主要是呼吸衰竭或心脏衰竭），继之在短时间内发生 2 个或 2 个以上器官相继衰竭，在短期内恢复或死亡者的占 49.4%。

Ⅱ型（双相或迟发型 two-phase、delayed pattern）：在单相型的基础上，短期内恢复，有 1 个较短的间歇期，此期病情相对平稳，以后在短时间内再次发生 2 个或 2 个以上器官衰竭，经治疗恢复或死亡者，约占 32.4%。

Ⅲ型（多相或再发型 multi-phase、recurrent pattern）：多在双相型基础上反复多次发生 MODS，以后恢复或死亡者，约占 18.2%。Ⅲ型是 MODSE 的特有临床类型。

三、临床特点

（一）具有多种慢性疾病的基础

老年人器官功能随着年龄增长而衰退，处于功能不全的临界状态。此时，某些并不严重的应激即可影响多器官的功能，并导致连锁反应，类似"多米诺"现象，发生 MODS。研究显示：MODSE 患者发病前多患有 1 种以上基础疾病，以冠心病和慢性阻塞性肺疾病最多，肺心病、高血压病、脑血管疾病和糖尿病等多见。

（二）起病隐袭，病程迁延，可反复发作

MODSE 患者起病隐袭，发病时间约 80% 在一周以上，22.1% 在 2 周以上，有些甚至可迁延数月或数年。MODSE 的临床表现与衰竭器官受损程度并不平行。

（三）感染和慢性疾病急性发作为常见诱因

各种感染，尤其是肺部感染是 MODSE 的主要诱因（约占 2/3），但胸、腹、盆腔的重症感染预后更差。其次是各种慢性疾病急性发作。其他诱因中包括败血症、手术和创伤、脑血管意外、消化道出血、大量饮酒、肾毒性抗生素的应用等。

（四）临床表现不典型，易延误诊治

MODSE 时，其临床表现不典型，与衰竭器官受损程度并非平行。这是因为机体老化和长期慢性病作用使老年人对病变刺激的阈值提高或反应性降低，且老年人机体免疫力下降，对长期多种刺激（如低血流灌注、慢性炎症、感染等）产生一定的耐受性，使其易延误诊治。

（五）肺常为首发功能障碍的器官

肺脏作为首先衰竭器官的频率远远高于其他脏器。研究发现，创伤后发生的肺功能不全发生在心、肝、肾功能衰竭之前，其往往是促进创伤后 MODSE 发生发展的重要环节。

（六）受累器官多且难以完全逆转

老年患者受累器官明显多于中青年患者，病死率亦随器官衰竭的增多而增高，由于这些器官衰竭多发生在老化和慢性疾病的基础上，其损害程度严重且迁延持久，很难通过治疗完全逆转。

（七）并发消化道出血或肾功能衰竭死亡率高

临床研究显示，MODSE 患者出现消化道大出血可致循环障碍恶化，病死率显著增高，可高达 96.3%；出现肾功能衰竭时，病死率亦显著增高，可达 90.5%，多与慢性肾功能损害重视不够有关，一旦诱因激惹极易导致肾衰竭。

（八）发生 4 个以上器官衰竭仍有可能救治成功

（九）基础疾病多，用药复杂，治疗中矛盾较多

四、影响预后的因素

（一）累及脏器的个数

累及脏器个数与死亡率呈正相关，累及脏器的个数越多，死亡率越高。

（二）患病年龄

基础病情相同，年龄是发病的首位不可逆因素，高龄患者 MODS 的发生率及死亡率均比中青年高。

（三）受累脏器所存的代偿能力

MODES 时，受累脏器所存的代偿能力越低，预后越差。

（四）患者的免疫能力

患者的免疫能力也是衡量 MODSE 预后的一个重要指标，系统免疫反应能力低下或存在败血症，预后不佳。

（五）诊治是否及时、有效、安全

第四节　老年多器官功能不全综合征的诊断

一、早期诊断的关键

老年人是一个特殊的群体，随着增龄，重要器官功能与细胞功能发生退变、免疫力低下、生理系统储备能力减退；他们通常伴发多种疾病，如高血压、慢性支气管炎、肺气肿、冠心病、糖尿病等，并且几种慢病并存，有的可达十几种甚至更多；而且机体反应能力差，对各种刺激

反应迟钝;加之老年 MODS 的临床表现各异,早期症状和体征不典型而不易被发现,因此提高对 MODSE 病因、诊断标准的认识,监测临床表现、各种参数,以利做到及时、正确评估感染程度、血流动力学、脏器功能等,是早期诊断的关键。

二、诊断与鉴别诊断

(一)诊断

目前,国内外尚无统一的 MODSE 的诊断标准。国内常用的 MODS 诊断标准是 1995 年在庐山制定的 MODS 诊断标准。然而,危重老年患者脏器功能衰竭有其特殊性,成年人的标准不能完全反应老年人的实际情况。因此,在 2003 年北京 301 总院老年医学研究所王士雯教授等提出了适用于老年人的 MODSE 诊断标准(试行草案 2003)(表 20-4-1)。该诊断标准从心脏、肺、肾脏、外周循环、肝脏、胃肠、中枢神经及凝血功能入手,若每项异常值超过 2 条以上即可作出诊断。

表 20-4-1　MODSE 诊断标准(试行草案 2003)

项目	器官功能衰竭前期	器官功能衰竭期
心	新发心律失常,心肌酶正常;劳力性气促,尚无明确心力衰竭体征;肺毛细血管楔压增高(13~19mmHg)	心搏量减少(射血分数≤0.40),肺毛细血管楔压增高(≥20mmHg);有明确的心力衰竭症状和体征
肺	动脉血二氧化碳分压 45~49mmHg;动脉血氧饱和度<0.90;pH 值 7.30~7.35 或者 7.45~7.50;200 mmHg<氧合指数≤300 mmHg;不需用机械通气	动脉血二氧化碳分压≥50mmHg;动脉血氧饱和度<0.80;动脉 pH 值<7.30;氧合指数≤200 mmHg;需用机械通气
肾	尿量 21~40mL/h,利尿剂冲击后尿量可增加;肌酐 177.0~265.2μmol/L,尿钠 20~40 mmol/L(或上述指标在原有基础上恶化不超过 20%);不需透析治疗	尿量<20mL/h,利尿剂效果差;肌酐>265.2μmol/L,尿钠>40mmol/L(或上述指标在原有基础上恶化超过 20%);需透析治疗
外周循环	尿量为 20~40mL/h;平均动脉压 50~60 mmHg 或血压下降>20%,但对血管活性药物治疗反应好;除外血容量不足	尿量<20mL/h,肢体冷、有发绀;平均动脉压<50mmHg,血压需多种血管活性药物维持,对药物治疗反应差;除外血容量不足
肝	总胆红素 35~102μmol/L;丙氨酸氨基转移酶升高≤正常值 2 倍;或酶胆分离	总胆红素≥103μmol/L 或丙氨酸氨基转移酶升高>正常值 2 倍;肝性脑病
胃	明显腹胀、肠鸣音明显减弱;胆囊炎(非结石性)	腹部高度胀气,肠鸣音近于消失;应激性溃疡出血或穿孔、坏死性肠炎,自发性胆囊穿孔
神经系统	明显反应迟钝;有定向障碍;格拉斯哥(Glasgow)昏迷评分 9~12 分	严重的弥散性神经系统损伤表现;对语言呼叫无反应;对疼痛刺激无反应;Glasgow 评分≤8 分
凝血功能	血小板计数(51~99)×10^9/L;纤维蛋白原≥2~4g/L;凝血酶原时间(PT)及凝血酶时间(TT)延长量<3s;D-二聚体升高<2 倍;无明显出血征象	血小板计数≤50×10^9/L,并进行性下降;纤维蛋白原<2g/L;PT 及 TT 延长 3 s;D-二聚体升高≥2 倍,全身出血明显

(二) 鉴别诊断

MODSE 的发生必须是机体遭受了感染、创伤或缺血缺氧的打击,这种打击可以是严重的,也可能不甚严重。经积极抗感染和生命支持,患者往往经受住了这种早期打击,但出现了随之而来的"失控性的全身炎症反应"导致的多器官功能不全乃至衰竭。在诊断中对以下情况应加以鉴别:

(1)长期慢性疾病逐渐发展而来的多脏器功能低下,如肺心病、肺性脑病、肝肾综合征、肝性脑病、恶病质、肿瘤晚期广泛转移等导致的多脏器功能低下,均不属于 MODSE。

(2)MODSE 的发生与机体遭受损伤之间必须有一定的时间间隔(>24h)。如果机体遭受急性损伤后,病情持续恶化,24h 内死亡者,虽然病程中也可能出现一些脏器功能不全或衰竭的症状,但因无一段短暂间歇期的出现,不应诊断为 MODSE。

(3)某些局部因素导致的急性脏器功能损伤,如呼吸道分泌物堵塞导致的低氧血症;急性肺水肿导致的低氧血症;胆管堵塞导致的黄疸;临终前的中枢性呼吸抑制或心律失常;一些疾病终末期出现的急性多脏器功能不全或衰竭,也不属于 MODSE 的范畴。

三、MODSE 与 MODS 的区别

MODSE 有别于 MODS,在发病诱因、发病基础、发病过程、发病特征、发病顺序以及病死率等存在明显的特性(表 20-4-2)。

表 20-4-2　MODSE 与 MODS 的区别

项目	MODSE	MODS
年龄	≥65 岁	中青年
主要诱因	肺部感染、心血管急症	创伤、手术、败血症、休克
发病基础	器官老化、慢性疾病	无
发病方式	多由一个脏器衰竭,随后序贯发生 MODS	在几天内几乎同时出现 MODS
器官病理	明显、复杂、不易逆转	较轻、单一、可逆性
器官衰竭顺序	肺-心-肾,多在诱因作用或慢性病发作(或加重)基础上出现	肺-肝-脑-心,多由出血、休克等诱因引起
临床经过	发病隐袭,病程迁延、反复发生	起病急骤,病程较短
临床分型	Ⅰ、Ⅱ和Ⅲ型	Ⅰ和Ⅱ型
免疫功能	低下	正常
死亡率	高	较高
4 个以上器官衰竭	部分可以救治存活	几乎全部死亡

第五节　老年多器官功能不全综合征的防治

老年人在生理上不可避免地出现生命器官的衰老和功能减退,静息状态下这种影响很小,但在急性病患或手术等应激状态下,生理储备不能像年轻人一样满足需求,器官代偿功能出现明显低下或不足,从而成为影响病情发展和预后的重要因素。MODSE 患者由于器官功能低下,免疫力下降,以及原患有多种疾病,长期使用多种药物,加之多个器官在短时间内相继或同时衰竭,在治疗中常遇到多种棘手的矛盾,因此治疗难度较大。

一、治疗原则

(1)积极治疗慢性基础疾病,阻断或去除引起 MODSE 的原发因素。尽可能的保护各器官功能,防止器官功能衰竭。

(2)积极支持已衰竭的器官功能,阻断已被激活的病理途径,逆转已被激活的体液介质对各器官的不良影响,进而达到使各衰竭器官的功能逆转。

(3)器官功能衰竭是一连续的过程,临床上不但要及早识别,及时给予人工支持和机械辅助,而且应避免因治疗某一器官衰竭而影响其他器官功能。

(4)积极而尽可能早期进行代谢支持,为恢复器官功能提供物质基础。

二、治疗措施

(一)全面评估查体,定期监测各器官功能指标

全面评估查体,除监测肺、肾、心、肝、胃肠道等脏器功能外,还应对免疫系统、凝血机制以及神经内分泌系统等进行监测,并随访炎症指标、酸碱平衡、电解质包括血钙、血镁等,从而达到早期发现、及时治疗的目的。

(二)治疗原发病

积极有效地控制和处理原发病,对于延缓器官功能衰竭、防止 MODSE 发展意义重大。应迅速准确地处理创伤、烧伤、出血等应激因素;及时纠正休克,改善各器官灌注;积极控制感染,特别是严防急性呼吸窘迫综合征(ARDS)的发生;积极控制疼痛,减轻生理和心理性应激反应。

(三)严格控制感染,尤其是肺部感染

及时明确感染部位,及早严格控制感染,重视药物相互作用与副作用所致的医源性病情加重。老年人肺部感染死亡率高,首先是因为症状不典型,不少人无咳嗽、无发热、血中白细胞不增高,可表现出消化道症状如食欲减退或恶心、吐、泻而误诊为"胃肠炎""肝炎"等;亦有以精神淡漠、疲倦、嗜睡、头痛或神志不清、认知障碍等精神神经症状为首先发病者,常可误诊为"脑动脉硬化""脑血管病""老年性精神病"等;还有首先表现为胸闷、心悸、气喘而误诊为"心力衰竭"等。由于被误诊,患病时便得不到及时治疗。其次,老年人抵抗力、体力、排痰能力均差,多数人有长期应用抗生素的历史,故一般常用的抗生素疗效不好。还有更为麻烦的是,不少老年人常有多种疾病并存,如慢性支气管炎、肺心病、高血压、冠心病、糖尿病、肿瘤、胆囊炎等,在这些疾病基础上继发肺部感染,常常使临床症状错综复杂,故不易明确诊

断。老年人一旦肺部感染,因肺部呼吸面积减少造成缺氧、血中氧饱和度下降,极易诱发多脏器功能衰竭而死亡。因此,平时应加强预防措施,以减少感染频度,保护器官功能。肺部感染后,应根据指南选用对肝肾毒性低的抗生素。需大量长期应用时,应警惕菌群失调,结合实际情况加用抗真菌药物,同时做深部真菌培养以便早期发现。与此同时加强排痰,及早不失时机地进行机械通气,以防呼吸衰竭发展为 MODSE。

(四) 维持和保护器官功能

1. 改善心功能

国外报道心脏衰竭为 MODSE 的首发器官(我国为肺),且发生较早,是 MODSE 初期应控制和保护的重点器官。除找出心功能衰竭的直接原因采取对策外,应密切注意周围循环状态如尿量、肢体温度、肤色等临床表现,监测血流动力学变化,指导合理用药。密切监测血压,及早纠正低血压和低灌注状态。原则上不使用升压药,必需时可使用小剂量多巴胺,对提高动脉压、保持器官的灌注水平及改善组织缺氧具有重要意义。

2. 加强呼吸支持

保持呼吸道通畅是保护肺换气的关键,及早不失时机地进行机械通气,根据病情需要可采用气管插管或气管切开,不仅要有合理的氧疗和机械通气,而且要注意改善肺循环的血液动力。

3. 保护肾功能

肾功能衰竭对 MODSE 的预后影响极大,是 MODSE 初期渡过以后的防治关键,故应密切监测肾脏功能。除了尿素氮、肌酐升高以外,尿量逐日减少常是老年慢性肾功能衰竭的先兆,这与外伤后急性肾功能衰竭不同。而且老年人肾功能衰竭前多已先有心肺功能不全,不宜使用血液透析,连续性肾替代治疗(CRRT)与腹膜透析较为安全。利尿药必须在先纠正低血容量后才能使用。限液及胰岛素-葡萄糖-碳酸氢钠治疗高钾,以及输入必要氨基酸可提高存活率。

4. 维持消化系统功能

进行早期肠内营养;应用质子泵抑制剂防治消化道出血;肝功能不全时以综合治理措施,如给予保肝药物、支链氨基酸、减少肠道细菌等。

5. 治疗 DIC

严密监测凝血功能,一旦发生要尽快治疗,根据情况予以肝素、凝血酶原复合物、纤维蛋白原、输注血小板悬液、新鲜血浆或全血等。

6. 防治脑水肿

积极处理低血压、低氧血症,控制液体入量,保护脑功能,一旦出现脑水肿应予以脱水降颅压等措施。

(五) 调节能量代谢障碍,进行合理的代谢支持治疗

MODSE 患者多病程迁延,体质虚弱,免疫力低下,因此调节能量代谢障碍和进行合理的代谢支持治疗是提高抢救成功率的极为重要的措施。MODSE 发生的代谢变化与一般饥饿状态不同,因而营养支持的原则也不同,此类患者需要更多的热量和蛋白质。既要有足够的热量供应,也要考虑当氧耗量下降时脂肪代谢障碍,不宜使用外源性脂肪。静脉补给氨基酸作为能源的底物可满足代谢的需要,并促进蛋白质的合成。尤其在肝功能衰竭时,肝用氨基酸(支链氨基酸)可使血中氨基酸谱恢复正常。能量代谢调节剂兼高能量底物果糖-1,6-二磷酸,通过增强糖酵解的限速酶磷酸果糖激酶活性可调节缺血、缺氧组织的能量代谢,改善

器官功能。

（六）合理使用膜结构稳定剂

膜结构稳定剂如糖皮质激素，可减少溶酶体的释放，也可防止线粒体呼吸功能衰竭，在合并 ARDS 时，可减轻毒性物质对肺的损伤。但由于对感染与消化道出血不利，常不列为常规使用。近年来有人提出钙离子拮抗剂对缺血、缺氧器官的组织细胞具有保护作用，其确切效果尚待进一步证实。

（七）其他

1. 改善微循环

有研究显示，应用药物改善内脏微循环对防治 SIRS 和 MODS 有明显疗效，如多巴胺、前列环素、血管紧张素转化酶抑制剂、钙离子拮抗剂等扩血管药物。

2. 清除或拮抗炎症介质

动物和临床研究发现 TNF-α 单克隆抗体，IL-1 受体拮抗剂等有拮抗炎性介质的作用。此外，炎性介质抑制剂如吲哚美辛、布洛芬可减少前列腺素合成，异吡唑可抑制血栓素生成。

3. 免疫治疗

纠正免疫功能的紊乱对于阻断 MODSE 的进展至关重要。最有效的方法是尽可能地早期阻挡或消除多种致病因素对宿主异常炎症反应和免疫功能的激活，应用大剂量多价免疫球蛋白和可溶性补体、受体中和循环内毒素、外毒素，以防止巨噬细胞的过度活化，注射胸腺肽类激素、γ-干扰素、粒细胞集落刺激因子来增强细胞介导的特异免疫反应，以克服创伤后的免疫功能障碍，重建细胞免疫功能。

三、治疗难点与解决途径

老年患者存在基础疾病多、症状不典型、并发症多、病情迁徙反复、心理障碍及多重用药等特点，在治疗中常会遇到多种棘手的矛盾，如呼吸衰竭机械通气与血压下降、器官低灌注的矛盾；循环衰竭纠正低血容量与心力衰竭、心律失常的矛盾；胃肠道衰竭消化道出血时止血药的应用与诱发心脑血管闭塞性病变的矛盾；肾功能衰竭血透、血滤等净化治疗时肝素应用与凝血功能障碍的矛盾；抗生素应用与肝肾功能不全的矛盾；使用抗生素与肠道菌群失调的矛盾；肠道菌群失调与胃肠营养补充的矛盾；使用激素与胃肠道出血的矛盾；激素应用与感染扩散的矛盾等。面对这些矛盾应根据每个患者的具体情况，全面、个性化分析对比，权衡利弊得失，选择最适合的措施妥善处理，防止顾此失彼。

四、防治建议

（一）强调预防为主的原则，重视早期诊治

强调预防为主，重视早期发现、早期诊断，及时治疗。

（二）制定个体化防治方案

年龄是 MODSE 发病的首危因素，要充分认识和高度重视老年病的临床特点，制定个体化的防治方案，随病情变化及时修正方案。

（三）及早去除病因、积极防治感染

重视 MODSE 的危险因素，高龄、慢性器官功能不全、营养状况不良、免疫功能低下、用药不合理患者危险性增加。重危患者，尤其高龄患者应及早去除病灶，积极防止感染发展，合理

应用抗生素,提高主动与被动免疫能力,这是预防与逆转 MODSE 预后的重要而有效措施。

(四)局限化受累器官功能不全

使受累器官功能不全局限化,避免导致其他器官衰竭。如对败血症及其他严重感染选用敏感抗生素,清除感染灶或行病灶引流;对复合创伤,予以彻底清创,清除坏死组织及血肿,固定骨折;心跳呼吸骤停复苏术后应监护好心肺功能;对大手术后患者,应予以呼吸、循环及营养支持,维持组织细胞的有效血液灌注,使之不至于发生缺血性缺氧,保持内环境稳定等。

(五)规范医疗操作

各类介入或手术,都必须排除绝对和相对禁忌证;严格执行无菌操作,杜绝医源性器官衰竭的诱发因素的产生;重视术前各项检查,改善器官功能;选择适当手术时机、损伤最小的麻醉和术式,尽可能缩短麻醉与手术时间;加强围手术期监测。医护人员必须高度警惕MODSE 的发生,及早发现和处理并发症。

(六)规范化预见性护理

有效的专科专病与全身整体相结合的预见性规范化护理亦是减少 MODSE 发生率、降低致残率及死亡率极为重要的关键所在。

思考题

1. 什么是 SIRS? 从炎症反应到 MODS 经过哪几个阶段?

2. 简述 MODSE 的临床特点。

3. 简述 MODSE 的诊断标准(器官衰竭期)。

4. 简述 MODSE 与 MODS 的区别。

5. 病例分析型思考题:

王某,男,72 岁,因"咳嗽咳痰 3 天,发热 2 天伴气急"入院。入院后予"头孢吡肟＋可乐必妥"抗感染,体温 37.8～38.7℃,咳痰不畅,气急加重,并出现烦躁不安,尿量逐渐减少。

既往史:慢阻肺近 10 年,冠心病 10 余年,高血压病 20 余年,病情稳定。

体格检查:T 38.7℃,P 126 次/分,R 38 次/分,BP 80/50mmHg,SPO$_2$ 86%(吸氧5L/min);神志欠清,呼吸急促,口唇略发绀,两肺呼吸音粗,可闻及明显湿啰音、哮鸣音,心律绝对不齐,双下肢水肿(＋＋)。

实验室检查:血 WBC 10.80×10^9/L,N 91.8%;CRP 69.2mg/L;降钙素原 4.25ng/mL;动脉血 pH 7.19,PO$_2$ 62 mmHg,PCO$_2$ 87mmHg,SPO$_2$ 85.6%(吸氧 5L/min),钠129 mmol/L;尿素氮 15.1 mmol/L,肌酐 312.8μmol/L;白蛋白 31.7g/L;TnI 0.07ng/mL;BNP 456 pg/mL。

辅助检查:心电图:快速房颤;

胸部 CT:两肺多发感染、右肺下叶为甚,两肺气肿。

思考要点:

(1)该患者的病史特点有哪些?

(2)是否可以诊断为 MODSE? 诊断依据是什么? 如何处理?

(3)通过该病例,你对"MODSE"临床特点的认识有哪些提升?

(翁玉蓉)

参考文献

[1] 王士雯,韩亚玲,钱小顺,等.1605 例老年多器官功能衰竭的临床分析[J].中华老年多器官疾病杂志,2002,1(1):7-10.

[2] 王士雯.重视老年多器官功能不全综合征[J].实用老年医学,2004,18(5):227-228.

[3] 王士雯,王今达,陈可冀,等.老年多器官功能不全综合征(MODSE)诊断标准(试行草案,2003)[J].中国危重病急救医学,2004,16(1):1.

[4] 赵玉生.老年多器官功能不全综合征的诊断[J].实用老年医学,2004,18(5):236-237.

[5] 陆惠华.实用老年病学[M].上海:上海科技出版社,2006.

[6] 陆惠华.1633 例老年多器官功能衰竭临床资料荟萃分析[J].老年医学与保健,2006,12(3):146-149,159.

[7] 董磊,张辉,段美丽,等.脓毒性休克的临床流行病学调查——1087 例全国多中心临床研究[J].中国临床医学,2010,17(3):436-438.

[8] Fullerton J N, Singer M. Organ failure in the ICU: cellular alterations[J]. Semin Respir Crit Care Med,2011,32(5):581-586.

[9] Hites M, Dell'Anna A M, Scolletta S, et al. The challenges of multiple organ dysfunction syndrome and extra-corporeal circuits for drug delivery in critically ill patients[J]. Adv Drug Deliv Rev,2014,20(77):12-21.

[10] 中国中西医结合学会急救医学专业委员会. 重修 95 庐山会议"多器官功能障碍综合征"病情分期诊断及严重程度评分标准(2015)[J].中华危重病急救医学,2016(2):99-101.

[11] 李春辉.老年多器官功能不全综合征的研究进展[J].实用老年医学,2018,32(10):911-914.

[12] 国家老年疾病临床医学研究中心(解放军总医院)《感染诱发的老年多器官功能障碍综合征诊治中国专家共识》撰写组.感染诱发的老年多器官功能障碍综合征诊治中国专家共识[J].中华老年多器官疾病杂志,2018,17(1):3-15.

第二十一章　免疫系统老化与疾病

本章要点 🖊

1. 人体免疫系统概述。
2. 免疫系统的增龄性改变。
3. 感染与免疫老化。
4. 肿瘤与免疫老化。
5. 自身免疫疾病与免疫老化。
6. 过敏反应与免疫老化。

教学目的 📑

1. 掌握
   (1) 天然免疫与获得性免疫,免疫系统的增龄性改变。
   (2) 老年常见感染,老年常见自身免疫病。
2. 熟悉
   老年常见肿瘤,老年常见过敏反应。
3. 了解
   (1) 肿瘤的免疫逃逸机制。
   (2) 自身免疫,过敏反应。

第一节　免疫系统老化

一、人体免疫系统概述

(一) 天然免疫

天然免疫系统的组成和功能

天然免疫系统是抗击感染的第一道防线,它由体液中的杀菌物质和固有免疫细胞以及皮肤屏障构成。天然免疫的主要组分是机体屏障(上皮),吞噬细胞(中性粒细胞、巨噬细胞、树突状细胞),NK 细胞,补体系统及各种多样性细胞因子(表 21-1-1)。

组成成分	功能
上皮	防御微生物入侵
补体	调理素作用细菌,杀伤微生物,激活白细胞
甘露糖结合凝集素	微生物调理素,激活补体
细胞因子	炎症,激活吞噬细胞,刺激 IFN-γ 产物
树突细胞	在边缘细胞摄取抗原,提供抗原给淋巴结
中性粒细胞	吞噬杀伤病原体抗体
嗜酸性粒细胞	包被寄生虫并杀伤
肥大细胞和嗜碱细胞	释放含有组胺的颗粒并激活抗原,诱导炎症和组织应答
自然杀伤细胞	释放细胞溶解酶颗粒,杀伤炎症细胞和肿瘤细胞

(二) 获得性免疫(体液免疫和细胞免疫)

1. 获得性免疫系统的组成和主要功能

获得性免疫系统主要由淋巴细胞,即 T 淋巴细胞、B 淋巴细胞及其效应产物组成。根据其不同的增殖分化阶段把 T 淋巴细胞分为初始 T 淋巴细胞、记忆 T 淋巴细胞和效应 T 淋巴细胞。

2. T 淋巴细胞

T 细胞分为 CD4+T 淋巴细胞和 CD8+T 淋巴细胞。CD4+T 淋巴细胞也称为辅助性 T 细胞,因为其在表面表达 CD4,通过与主要组织相容性复合体(MHC)Ⅱ递呈的多肽抗原反应被激活。MHCⅡ在 APCs 表面表达,一旦激活,可以分泌细胞因子,调节或者协助免疫反应。CD8+T 淋巴细胞又称为细胞毒性 T 细胞(CTL),因为其表面表达 CD8,这类细胞可以通过 MHCI 与抗原直接结合,直接杀死靶细胞。

CD4+T 细胞可以分为不同功能的 Th 细胞亚群 Th1 和 Th2,Th1 细胞产生细胞因子 IFN-γ 和 TNF-α 等参与细胞免疫,Th2 细胞产生 IL-4 等协助 B 细胞产生免疫球蛋白参与体液免疫。此外,人们陆续发现其他功能的 Th 细胞亚群,包括 Th9、Th17、滤泡辅助性 T 细胞(Tfh)和调节性 T 细胞(Treg)等。

3. B 淋巴细胞

B 细胞通常分为三个亚群:B1 细胞、B2 细胞、边缘区(MZ)B 细胞。①B1 细胞属固有免疫细胞,在免疫应答早期发挥作用。能产生针对自身抗原的抗体,与自身免疫病的发生有关。②B2 细胞与抗原接触后,在次级淋巴组织中成熟,产生更高亲和力的不同亚型的免疫球蛋白,并分化成浆细胞和记忆 B 细胞。长寿的记忆 B 细胞和浆细胞定居体内组织,可在再次遇到相同病原体时迅速发挥作用。外周血液 B 细胞主要由 B2 细胞构成。③MZB 细胞位于脾脏白髓边缘的区域,不参与再循环。

当接触特异性抗原时,B 细胞分泌 IgM,是初次免疫应答中的主要 Ig。在细胞因子和 Tfh 的诱导下,抗体经过重链基因重排,完成类别转换,产生不同类别的免疫球蛋白,如

IgG、IgA 或 IgE。各类抗体执行不同的效应功能。如 IgG 抗体可中和病原体毒性、IgG 的 Fc 段可与多种细胞表面的 FcγR 结合,发挥调理作用及 ADCC 效应,有效抵御大多数病毒和细菌。IgA 抗体主要是由黏膜固有层的浆细胞分泌,多数转入到黏膜分泌物中,具有阻止病原体黏附到细胞表面或通过中和毒素的毒性而发挥局部抗感染作用,是防御黏膜表面微生物入侵的第一道防线。IgE 抗体在抗寄生虫感染和 I 型超敏反应中发挥重要作用。

二、免疫系统的增龄性改变

(一) T 细胞改变

1. T 细胞库增龄性改变

个体一生中成熟 T 细胞库的数目保持恒定。然而不同 T 细胞亚群的比例,即初始 T 淋巴细胞、记忆 T 淋巴细胞及效应 T 细胞随着年龄增加发生了变化。衰老导致初始 T 细胞减少,同时记忆 T 细胞和效应性 T 细胞蓄积。70 岁以前 CD4+T 细胞构成的多样性一直保持稳定,70 岁以后 CD4+T 细胞多样性明显减少,使得 CD4+T 细胞的各种组分发生缩减,这些变化在 CD8+T 细胞发生更早也更明显。

2. T 细胞在单细胞水平上的增龄性改变

随着机体的老化,机体 CD4+T 细胞对抗原刺激呈低反应性,T 细胞活化信号转导的效率降低,T 细胞活化所需协同刺激分子发生了改变,已有研究表明,个体在漫长的生命活动过程中,反复的抗原刺激可导致 CD28 分子表达减少或沉默。因此,随着增龄,老年人 T 细胞膜上 CD28 分子的表达呈增龄性减少甚至消失,这是免疫老化的重要标志之一。此外,老年人的效应 T 细胞及 NK 细胞某些标志物分子的表达上调,例如 CD57 和杀伤性细胞外源凝集素样受体 Gl(KLRG-1)(表 21-1-2)。

表 21-1-2　T 细胞与增龄相关的变化

与增龄相关的下降	与增龄相关的增加
初始 T 细胞数量	记忆细胞和效应细胞数量
T 细胞各种组分的多样性	衰老相关分子(CD57、KLRG-1)的表达
共刺激分子(CD28、CD27、CD40L)表达	效应细胞扩增的克隆
增殖能力	
T 细胞信号	
初始 T 细胞的活化增殖	

(二) B 细胞改变

1. 与增龄相关的 B 细胞组分变化

衰老对 B 细胞的影响比较复杂,且涉及 B 细胞整体的多样性。老年人 B1 细胞增多,B2 细胞数量减少,这意味着典型的抗体生成细胞减少,而这种细胞对于抵御病原体来说是必不可少的。由于老年人初始 B 细胞数量减少,而记忆细胞增多,导致某些特殊 B 细胞类别的克隆扩增,这种扩增可能限制了细胞整体组分的多样性。

B 细胞发育过程中,要经历免疫球蛋白基因的重排,通过类别转换以产生能清除病原体的高亲和性 IgG 抗体。随着增龄,机体免疫球蛋白基因 V-DJ 的有效重排下降,且 V 基因片段与 DJ 基因片段的重排降低,这种 Ig 类别转换变化导致 IgM 的累积并且伴随 IgG 分泌细胞的缺乏,而 IgM 抗体的抗原亲和性较低,难以彻底清除病原体(表 21-1-3)。

表 21-1-3 B 细胞与增龄相关的变化

与增龄相关的下降	与增龄相关的增加
B 细胞前体增殖	B 细胞数量
B 细胞各组分多样化	自体反应血清抗体
生发中心大小和数量	
共刺激分子(CD27、CD40L)表达	
抗体亲和性	
同型开关	
血清抗体对各种特异外来抗原的应答	

2. 与增龄相关的 T 细胞与 B 细胞相互作用缺陷

B 细胞的正常应答需要从 Th 细胞获取协同刺激信号,即由活化 Th 细胞表达的 CD40L 与 B 细胞表达的 CD40 结合而产生。衰老个体 Th 细胞的活化及表达 CD40L 的能力下降,使其提供的有效辅助减少。再者,B 细胞活化、增殖及分化为抗体分泌细胞,需要 Th2 细胞分泌的 IL-4、IL-5 及 IL-6 等细胞因子参与。随机体的增龄性改变,Th2 细胞分泌上述细胞因子的质和量发生改变,B 细胞出现增殖和成熟调节紊乱以及结合作用障碍,使老年人特异抗体产物常常为低水平且维持的时间短。

(三)非特异性免疫功能的改变

天然免疫系统大多数体液组分例如补体系统受衰老的影响并不明显,但固有免疫细胞发生了增龄相关的变化,导致细胞功能改变及其产物细胞因子和趋化因子发生变化。

1. 中性粒细胞功能

中性粒细胞总数仍保持恒定,但是存在着与增龄相关的功能性改变。中性粒细胞的趋化性作用、吞噬杀伤作用随着年龄增长而下降。与年轻人相比,老年人由中性粒细胞释放的 DNA、组蛋白和抗菌蛋白构成的复合物——胞外菌网减少,而胞外菌网具有捕杀病原体的作用。此外,中性粒细胞上 GM-CSF 受体表达也减少,而该受体通常介导抗凋亡细胞存活。

2. NK 细胞功能

随着年龄的增长,具有细胞毒作用的 NK 细胞(低水平表达 CD56)比例增加,而产生细胞因子的 NK 细胞(高水平表达 CD56)比例下降。老化的 NK 细胞的细胞毒作用减弱,部分原因可能是募集在靶细胞上的穿孔素减少。

3. PRR 功能的年龄相关性改变

随着年龄的增长,单核细胞上 PRR 的表达会受影响,从而影响 APC 细胞的抗原提呈功能。在老年人单核细胞和树突状细胞等 APC 中,TLR 诱导的促炎细胞因子如 IL-6 和 TNF-α 减少。特别是与年轻人相比,老年人的单核细胞中 TLR1/2 诱导产生的细胞因子也减少了。

第二节　免疫系统老化与疾病相关性

一、感染与免疫老化

（一）增龄相关的细胞免疫改变与感染

免疫功能的降低与衰老有关。在老年人群中，由于造血和胸腺的退化，外周血幼稚 T 细胞减少，记忆细胞比例上升，两者比例失衡，导致老年人对新的感染事件的抵抗能力逐步下降，老年人感染的风险增加。在老年人群中，增多的记忆 T 细胞功能退化，无法抵御疾病，初始 T 细胞虽保留免疫应答能力，但随年龄增长，免疫应答能力逐渐下降，故老年人感染反应钝化，往往难以早期诊断。呼吸道感染的患者体内 T 抑制细胞的数量和功能都有显著增高。老年流感病毒感染患者可见 CD3＋、CD4＋细胞数减少，CD8＋细胞数增多，CD4＋/CD8＋比值降低。

（二）增龄相关的体液免疫改变与感染

B 淋巴细胞是机体产生抗体的唯一细胞，同时又是专职性的抗原提呈细胞，在机体的细胞免疫及体液免疫中发挥着重要作用。衰老影响 B 细胞库的变化，使 B 细胞数量和体液免疫质量紊乱，体外产生 IgM 的能力降低。尽管体液免疫在增龄性变化中保持原有的大部分活性，但衰老抑制了 B 细胞产生应对新抗原抗体的能力。未成熟 B 细胞的丧失是免疫衰老的特征，可作为与人类寿命相关的生物标志物，并用于评价抗衰老治疗。

（三）增龄相关的细胞因子变化与感染

炎症是正常修复反应的一种表现，一旦炎症不可控制，就具有破坏性，而这种不能控制的系统性炎症被认为是免疫衰老的另一标志。细胞因子失调，免疫系统呈渐进炎症趋势，称之为"炎性衰老"。在机体衰老机制研究中，目前已经鉴定出与衰老相关的几种常见炎症分子途径，如 IL-4、1L-10、INF-γ、TNF-α、IL-1β 以及 IL-6 等长期刺激可导致慢性、低度的炎性衰老状态，引起与年龄相关的退行性疾病的发生。

（四）老年人常见感染

1. 肺炎

老年人随着机体的老化，免疫功能失调，患肺炎的风险比年轻者高 3 倍。老年性肺炎往往症状不明显或不典型，起病隐匿，因此容易误诊和漏诊而延误治疗。老年性肺炎患者体温正常或不升高者较多，只有半数的患者有咳嗽和咳痰。肺炎链球菌和流感嗜血杆菌是社区获得性肺炎最常见的病原体。老年患者由于基础疾病多、免疫力低下易致反复感染，医院获得性肺炎的病原学检测显示革兰阴性杆菌占主要地位，肺炎克雷伯菌、大肠埃希氏菌及铜绿假单胞菌是常见的致病菌。混合性感染常见。肺部体征主要为干湿啰音及呼吸音减低，典型肺实变少见。胸部 X 线或 CT 检查多呈小片状或斑片状影，少数呈大片状、网状影。治疗以抗感染为主，还要注意全身支持疗法，包括充足的营养、水电解质的平衡及免疫调节剂的应用。

2. 带状疱疹

带状疱疹的病原体为水痘-带状疱疹病毒。初次感染后，病毒潜伏于脊髓后根神经节的神经元中。当各种诱发因素作用时,潜伏的病毒可再次活动。常见于老年人,与细胞介导的免疫力随着年龄的增长而下降有关。

发疹前有轻度乏力、低热、食欲不振等全身症状,也可无前驱症状。患处先出现潮红斑,很快出现粟粒至黄豆大小丘疹,成簇状分布而不融合,继而迅速变为水疱,疱壁紧张发亮,疱液澄清,外周绕以红晕。皮损沿某一周围神经区域呈带状排列,多发生在身体的一侧,一般不超过正中线。神经痛为主要症状,可在发疹前、发疹时以及皮损痊愈后出现。疼痛可为钝痛、抽搐痛或跳痛,常伴有烧灼感,多为阵发性,也可为持续性。老年、体弱患者疼痛较为剧烈。

特殊临床类型:①眼带状疱疹:多见于老年人,表现单侧眼睑肿胀,结膜充血,疼痛常较为剧烈,常伴同侧头部疼痛,可累及角膜形成溃疡性角膜炎。②耳带状疱疹:系病毒侵犯面神经及听神经所致,表现为外耳道疱疹及外耳道疼痛。膝状神经节受累同时侵犯面神经时,可出现面瘫、耳痛及外耳道疱疹三联征,称为 Ramsay-Hunt 综合征。

老年最常见并发症的是带状疱疹后神经痛,急性带状疱疹皮肤疱疹愈后 4~6 周,若皮肤的疼痛仍持续存在,并伴有皮损区感觉异常,则临床上可诊断为疱疹后神经痛,大部分在一年后消退,也可能发展为慢性疼痛或残疾。老年人不仅易患带状疱疹,而且急性期疼痛剧烈持续时间长,疱疹后神经痛的发生率也高。带状疱疹后神经痛典型表现为烧灼样、电击样、刀割样、针刺样痛,疼痛常为自发性或持续性。以抗病毒、镇痛治疗为主。

3. 尿路感染

尿路感染发生率随年龄增长而增高,老年人尿路感染女性发病率高于男性,比例为 2:1。由于女性尿道较短,在排尿后的终末尿液会被尿道口周围的细菌污染,在膀胱收缩后,被污染的尿液就会随着膀胱的收缩被收回,引起上行性尿道感染;另外,女性绝经后,身体雌性激素分泌明显减退,尿道黏膜发生退行性变,导致膀胱内部的黏液层粗糙不平,易积累、吸附细菌,引发尿路感染。老年患者多半合并有肾囊肿、前列腺增生、尿路结石、尿路结构异常、糖尿病等,病情较为复杂,病程长,复发率高,为病情的根治带来困难,尿路感染反复发作也会引起患者肾脏的损害,最终导致慢性肾功能衰竭。

尿路感染的主要临床表现为膀胱刺激症状,即患者会出现尿频、尿急、尿痛等现象,甚至会出现血尿。急性肾盂肾炎主要表现有尿频、尿急、尿痛、腰痛等,另外可能会伴有寒战、发热、恶心、呕吐、头痛等症状,白细胞升高。老年人尿路感染可能没有明显尿路刺激症状,部分患者可能会出现排尿困难、尿失禁、遗尿、夜尿增多等,容易误诊漏诊,易引起败血症、菌血症等并发症。最常见的病原体是大肠埃希菌,其他还有革兰阴性菌和一些革兰阳性菌。治疗以去除病因,抗感染治疗为主。

4. 艾滋病

艾滋病,即获得性免疫缺陷综合征(acquired immunodeficiency syndrome,AIDS)是由人类免疫缺陷病毒 HIV 引起的全身免疫系统严重损害的传染性疾病。我国对"老年人"的界定是≥60 岁的人群,但是在艾滋病研究领域,一般把≥50 岁作为人群分类界限,以便与通常的性活跃人群(15~49 岁年龄组)相区别。老年人症状不典型,常合并不同程度的慢性疾病和机会性感染,表现为发热、消瘦、厌食、乏力、咳嗽、胸闷、呼吸困难、神志模糊等,病变累及多个系统,易误诊或漏诊。老年 HIV/AIDS 的诊断要多方面考虑,既要考虑复杂的机会性感染和各种老年性疾病,还要想到老年人也是 HIV 感染的脆弱人群,及时做 HIV 抗体初筛试验及确认试验,并结合患者的 CD4＋T 淋巴细胞计数、病毒载量,才能做出准确的诊断。治疗以抗病毒治疗和对症治疗为主。老年人由于免疫功能的衰退,一旦感染艾滋病病毒,其发展为艾滋病及从艾滋病到死亡的时间均较短,因此早期抗逆转录病毒治疗尤为重要。

5. 肺结核

结核是由结核分枝杆菌引起的慢性传染病,可侵及多个脏器,以肺部结核感染最为常见。人体感染结核菌后不一定发病,当抵抗力降低或细胞介导的变态反应增高时,才可能引起临床发病。老年人是结核病的高危人群,尤其合并糖尿病、硅肺、恶性肿瘤、长期使用免疫抑制剂、营养不良、经济条件不佳者。老年人结核病(包括肺外结核)属继发性结核病。老年肺结核临床表现不典型,多数患者起病隐匿,无明确发病史,发热、盗汗、咯血等症状较少,而食欲不振、疲乏、无力、消瘦等非特异性症状较多见,当疾病进展时,咳嗽、咳痰、呼吸困难等症状加重,应注意与原有慢性呼吸系疾病鉴别。老年肺结核 PPD 试验常为阴性或弱阳性,但多有血沉增快,C 反应蛋白阳性。胸部 X 线表现有时缺乏继发性肺结核常有的特征,有时以渗出、干酪性病变为主,空洞形成,并发糖尿病者更多见,易被误诊为肺炎、肺脓肿。老年人肺结核的治疗须遵循"早期、联合、规律、全程、适量"的原则,以期达到治愈患者、减少复发、防止耐药、耐多药结核病发生的目的。

二、肿瘤与免疫老化

机体内的免疫系统能识别和杀伤突变细胞,及时根除功能失调的组织或细胞,抑制肿瘤细胞生长。老年人群的免疫功能处于抑制状态,免疫老化与肿瘤发生率增高乃至肿瘤生长有密切的联系。

(一) 机体免疫监视功能随增龄而降低

1. 固有免疫的衰老改变

NK 细胞和巨噬细胞的细胞毒作用减弱,导致肿瘤细胞逃脱人体的第一道防线。随着年龄的增加,树突状细胞(dendritec cell,DC)呈递抗原的能力下降并且分泌的细胞因子减少,这导致 T 细胞向 Th1 分化,而且固有免疫的应答无能导致的自由基不平衡将直接使获得性免疫受到抑制。

2. 获得性免疫的衰老改变

随着衰老的发生,有限的初始 T 细胞库及抗原加工和抗原递呈的过程受损都可能使机体对肿瘤抗原的识别能力下降,结果使肿瘤的发生率升高。获得性免疫主要通过免疫细胞增殖和 IL-2 等细胞因子的产生来发挥抗肿瘤作用,但是随着固有免疫应答的减弱以及获得性免疫随着衰老而发生的本质性改变,其抗肿瘤作用明显下降。

(二) 肿瘤的免疫逃逸机制

肿瘤实现免疫逃逸的途径可归结为肿瘤细胞自身修饰和代谢与肿瘤微环境的改变。

1. 肿瘤细胞自身修饰和代谢

(1)肿瘤抗原性的丢失或改变。

免疫系统通过识别肿瘤表面表达的抗原,诱导特异性免疫应答清除变异细胞。如果肿瘤抗原的抗原性弱,或抗原遮蔽,则无法诱导足够强度的免疫反应。

(2)肿瘤细胞表面分子、受体表达异常,促使肿瘤逃脱免疫应答。

免疫活性细胞活化不仅需要肿瘤抗原提供第一信号,还需要抗原提呈细胞或肿瘤细胞表面的协同刺激分子共同作用。有研究表明,B7-H1/PD-L1在多种肿瘤包括恶性胸膜间皮瘤、食管癌和非小细胞肺癌等中均表达异常,B7-H1同时又称程序性死亡配体-1(PD-L1),其抑制性受体PD-1表达于活化的T细胞表面。B7-H1与受体结合后可使T细胞的免疫信号通路去磷酸化而活性受抑。共同抑制B7家族。B7家族在调节T细胞的免疫反应中起到的重要作用,与肿瘤逃逸相关。

(3)肿瘤细胞分泌免疫抑制因子,抑制肿瘤免疫反应。

肿瘤可分泌可溶性抑制因子及酶来逃避免疫清除,包括TGF-β、IL-10、IL-6、IDO等,这些抑制因子及酶可抑制机体抗原提呈细胞功能,从而使抗肿瘤免疫反应低下或缺失。

2. 肿瘤微环境的改变

肿瘤微环境中聚集了大量的抑制性免疫细胞群,包括髓系来源抑制细胞(MDSC)、Treg,此外同样起到免疫抑制功能的还包括肿瘤基质中的巨噬细胞和树突状细胞(DC),免疫抑制的微环境在很大程度上决定了肿瘤细胞能否成功实现免疫逃逸。

(三) 老年人常见肿瘤

1. 肺癌

老年人如遇到以下情况应警惕肺癌的可能:①老年患者出现不明原因的咳嗽、咳痰,尤其是伴有咯血、胸痛、气急、发热等症状;②原有慢性呼吸道疾病,近期出现咳嗽性质改变;③体检有局部呼吸音降低和(或)局部湿啰音,排除其他原因者;④不明原因的关节疼痛及杵状指趾;⑤不明原因的声音嘶哑/肢体麻木、骨痛、栓塞性下肢静脉炎等症状。⑥孤立性圆形、类圆形病灶和单侧肺门阴影增深增大等。

烟是诱发肺癌的重要因素,老年肺癌患者最常见首发症状是咳嗽、咳痰伴气促,其中气促为晚期肺癌患者最常见主诉之一,呼吸困难伴痰血者占1/3~1/4,这些症状与其他呼吸道疾病十分相似,缺乏诊断特异性。老年人肺癌以鳞癌为主,多见于中央型,易阻塞气道引起气急、咯血等症状,临床误诊少,容易经过淋巴进行转移,治疗方法以部分肺叶切除加放化疗,治疗为主。

2. 前列腺癌

老年人前列腺癌发病隐匿,起始时常无临床症状,早期诊断困难。随着肿瘤生长,前列腺癌可表现为下尿路梗阻症状,如尿频、尿急、尿流缓慢、排尿费力,甚至尿潴留或尿失禁等。直肠指诊发现硬节是早期癌的重要线索,超声发现腺体内低回声灶常提示肿瘤,不易与炎症区分时应做活检,在超声引导下多点活检易成功,优于盲目活检。前列腺特异抗原是前列腺癌的肿瘤标志物,用于诊断,其敏感性和特异性均较高,而且对临床分期有意义。

早期前列腺癌可以通过根治性手术或者根治性放疗等方式达到良好的治疗效果,甚至得以治愈。局部进展期(肿瘤突破前列腺包膜但未发生转移)和转移性前列腺癌一般选择雄激素去除治疗为主的姑息性治疗。晚期前列腺癌局部压迫尿道引起的排尿梗阻,以及侵犯输尿管开口引起的肾脏积水可通过经尿道前列腺电切术得以缓解。化疗、免疫治疗、靶向药物治疗等在晚期前列腺癌,尤其是去势抵抗性前列腺癌(CRPC)的治疗中具有一定价值。

3. 乳腺癌

老年人乳腺癌以浸润性导管癌多见,但一些特殊类型癌较青年女性乳腺癌患者更为多见,如乳头状癌、黏液腺癌,这些病理类型肿瘤进展缓慢,恶性程度普遍较低。另外,老年人乳腺癌ER阳性率较高。因老年患者生理变化,且常同时伴有其他疾病,治疗原则应选择对患者创伤及不良反应最小而能获得最大疗效的综合治疗,除基于疾病的分期外,要注重了解乳腺癌的生物学特征、患者体力情况、重要脏器器官功能及对拟定疗法的耐受能力。外科手术是可手术乳腺癌主要治疗手段之一,手术方式有根治术、改良根治术、保乳术及单纯乳房切除和肿瘤扩大切除术,目前多采用改良根治术。放疗、化疗、内分泌治疗是乳腺癌患者术后辅助治疗的重要组成部分,内分泌治疗疗效确切、治疗方便、毒副反应小、依从性好,对 ER 阳性的患者应作为首选。

三、自身免疫疾病与免疫老化

(一) 什么是自身免疫

机体的免疫系统除了对入侵的细菌、病毒等致病原体有清除作用外,还存在天然自身抗体和自身反应性 T 细胞,可清除体内衰老、凋亡细胞,维持免疫自稳,这就是一种自身免疫。自身免疫是一种正常的生理现象,是免疫系统对自身成分发生免疫应答的能力,存在于所有的个体,水平低,时间短。

自身免疫疾病具有两面性,当自身耐受机制遭破坏,或者由于高滴度自身抗体和自身反应性 T 细胞使自身免疫应答过强、持续时间过长,造成自身组织和器官病理改变和功能障碍时即形成了自身免疫病。

(二) 增龄性自身免疫改变(自身抗体、自身致敏 T 细胞)

(1)自身抗体是以自身组织成分为靶抗原而出现的相应抗体,主要由 B1 细胞产生。包括类风湿因子、抗单链 DNA 抗体、抗 dsDNA 抗体、抗组蛋白抗体、抗心磷脂抗体、抗细胞骨架抗体等,在清除变性的自身抗原、抗细菌感染的黏膜免疫反应和抵御微生物感染、保持内环境的稳定中起着重要作用,但过多的抗体对自身机体产生损伤。年老个体 B 细胞亚群向 CD5+B1 偏移,这可能是老年人罹患自身免疫性疾病的原因之一。

(2)自身致敏 T 细胞 多种器官特异性自身免疫病都是由 T 细胞介导的,如 1 型糖尿病、自身免疫性甲状腺炎、多发性硬化等。即使在抗体介导的自身免疫病中,B 细胞的活化也依赖于 Th 细胞的辅助。自身致敏 T 细胞作为效应细胞可识别与攻击带有特异自身抗原的靶细胞。

(三) 老年常见自身免疫疾病

1. 类风湿性关节炎

类风湿关节炎(RA)是一种以侵蚀性关节炎为主要临床表现的自身免疫病,可发生于任何年龄。临床表现个体差异大,多为慢性起病,以对称性双手、腕、足等多关节肿痛为首发表现,常伴有晨僵,可伴有乏力、低热、肌肉酸痛、体重下降等全身症状。60 岁及以上发病的 RA 称为老年 RA,其发病率占 RA 的 10%~30%。老年 RA 中男性发病率高于女性,多急性起病,首发症状以肩关节、膝关节为主,关节病变相对温和,晨僵时间较短,易合并肺间质性病变。早期诊断、早期治疗有可能阻止关节破坏,改善预后。RA 本身是一异质性疾病,治疗必须高度个体化,再则老年人各器官功能减退,对药物的代谢能力降低,常伴有冠心病、高血压等疾病,发生药物副作用的风险较高,应慎重用药,需选择对肾脏、胃肠道影响较小药物为主。

2. 系统性红斑狼疮

系统性红斑狼疮(SLE)是一种系统性自身免疫病,以全身多系统多脏器受累、反复的复发与缓解、体内存在大量自身抗体为主要临床特点。初发 SLE 者中老年人占总数的 6.8%～18%。老年人 SLE 的临床表现错综复杂,有轻型化和非典型化的倾向,以发热、疲劳、关节痛等非特异性表现为首发症状且常伴发其他疾病,而作为 SLE 主要诊断依据的症状出现率低,易误诊。肾脏损害和中枢神经系统损害这两大 SLE 致死因素发生率较低,贫血、白细胞和血小板减少症、浆膜炎、间质性肺病发生率较高,这些因素均可使心肺功能损害加重,严重感染和出血性并发症的危险性增加,而感染等并发症是老年人 SLE 的主要死因。SLE 的治疗主要依靠糖皮质激素、非甾体抗炎药和免疫抑制剂,老年 SLE 患者因药物副作用引起并发症致死的可能性增大,因此在应用药物时应根据病情轻重权衡利弊,掌握个体化原则,老年人剂量宜偏小,注意病情监测,在控制病情进展的条件下,尽量避免因过度治疗发生的并发症。

3. 干燥综合征

原发性干燥综合征(primary sjogren syndrome,PSS)是一种以淋巴细胞增殖及进行性外分泌腺体损伤为特征的慢性炎症性自身免疫病,患者血清中存在多种自身抗体。除有唾液腺、泪腺功能受损外,可出现多脏器多系统受累。老年人发病率 3%～4%,女性多见。老年 PSS 患者口干、眼干、龋齿症状明显,唇腺活检特异性高,但 SSA 抗体、SSB 抗体阳性率较低。因此,对于疑似老年 PSS 患者建议及早进行唇腺组织病理检查。目前对 PSS 的治疗以抗炎、免疫抑制、对症支持治疗为主,老年 PSS 患者,尤其合并多种慢性病的老年患者应减少激素及免疫抑制剂的用量,否则弊大于利。

四、过敏反应与免疫老化

(一) 什么是过敏反应(I 型超敏反应)

过敏反应是指机体接触到某抗原并且致敏后,再次受到相同抗原刺激时表现出的增高的敏感性或增强的反应性,此类免疫应答导致的机体功能紊乱称为过敏反应,又称超敏反应。具体表现为一组临床表现各异的疾病。决定此类疾病的临床与病理表现的两个关键因素为:免疫应答类型和激发超敏反应抗原的性质及定位。将 Ig 介导的超敏反应称为 I 型、II 型、III 型,而将淋巴细胞介导的超敏反应称为 IV 型。

以下详细介绍 I 型速发型超敏反应。引发速发型超敏反应的危险因素与家族史及个体 IgE 水平有关。

速发型超敏反应的发生包括两个阶段:速发相反应:活性介质作用于血管、平滑肌;迟发相反应:白细胞的募集及发生炎症。

1. 速发相反应

在速发相的致敏阶段,外源抗原包括变应原或病原体进入机体,被 APC 摄取,在细胞内被降解成肽段,再与 MHC II 类分子结合,一起提呈到细胞表面供 T 细胞识别,启动抗原特异性细胞和体液免疫应答,促进 B 细胞产生 IgE 类抗体。致敏个体产生的 IgE 分布于全身,在外周组织中通过高亲和力的 IgE 受体与肥大细胞和嗜碱粒细胞结合。

在激发相阶段,相同变应原再次进入机体后,与已经致敏的肥大细胞或嗜碱粒细胞表面 IgE 抗体特异性结合,使得 IgE 分子发生交联,触发致敏靶细胞释放多种介质,促进血管扩张、增加血管通透性、增进平滑肌收缩,从而引发"速发性反应"。

2. 迟发相反应

在抗原刺激后 2～4h 内发生。表现为炎性淋巴细胞的聚集,如中性粒细胞、嗜酸粒细胞、嗜碱粒细胞和 Th2 细胞。嗜酸粒细胞和 Th2 细胞也可表达多种趋化因子受体,如嗜酸粒细胞趋化蛋白和单核细胞趋化蛋白(MCP-5),并促进两者向炎症局部募集。此处的迟发相反应不同于由巨噬细胞和 Th1 细胞主导的Ⅳ型迟发型超敏反应。

(二)老年常见过敏反应相关疾病

1. 特应性皮炎

特应性皮炎是一种慢性、复发性、炎症性皮肤病。在成人中的特征性表现通常是面颈部的慢性湿疹样改变,躯干四肢部位的苔藓样或渗出性病变伴或不伴瘙痒性丘疹和手部湿疹样改变。老年人的临床特征基本上类似成人,不同之处在于:弯曲部位的苔藓样皮损变得不常见,也可以看到皱褶部位皮损反转的征象,比如肘部和膝盖的伸侧出现蓟样皮损,而肘窝和腘窝却未受影响。老年人治疗主要依靠局部皮质类固醇、钙调磷酸酶抑制剂和系统抗组胺药物,只有在治疗抵抗的情况下才考虑系统用药。但需要适当监测和预防不良事件,如高血压、消化性溃疡、白内障、骨质疏松症、糖尿病和紫癜。

2. 荨麻疹

荨麻疹是以风团和瘙痒或伴随血管性水肿为主要表现的皮肤病。若风团每天发作或间歇发作,持续时间>6周,可归为慢性荨麻疹。相对于其他年龄段患者,老年慢性自发性荨麻疹表现为风团更少,发生血管性水肿的比例也较低,较少合并皮肤划痕症,自体血清皮肤试验检查的阳性率较低。此外,老年慢性荨麻疹常与其他皮肤疾病合并存在,如湿疹或皮炎、瘙痒症、慢性单纯性苔藓、真菌感染等。治疗主要是去除病因,避免诱发因素,老年人应优先选用二代抗组胺药,以避免一代抗组胺药可能导致的中枢抑制作用和抗胆碱作用,防止由此引起的跌倒风险及青光眼、排尿困难、心律失常等不良反应的出现。由感染因素引起者,可以选用适当的抗生素治疗。

3. 过敏性鼻炎

过敏性鼻炎(allergic rhinitis,AR)是由 IgE 介导的以介质释放为开端,并有多种免疫活性细胞和细胞因子等参与的鼻黏膜慢性炎症反应性疾病。老年 AR 患者免疫功能下降,鼻黏膜对过敏原刺激的反应性降低导致喷嚏反射减弱,且鼻黏膜萎缩导致鼻腔容积扩大,故老年人 AR 的临床表现多不典型,症状较轻,一般以水样鼻涕为主,打喷嚏、鼻塞和鼻痒不多见。因此,对于老年患者应仔细询问病史(包括全身性疾病及治疗情况等),鼻腔检查应关注鼻黏膜的状态及分泌物性状,可酌情行鼻内镜和鼻窦 CT 等检查,排除鼻-鼻窦感染和肿瘤。由于老年人对过敏原刺激的免疫应答下降,SPT 可呈假阴性反应,故最好同时行血清 sIgE 检测,为诊断和鉴别诊断提供可靠依据。AR 治疗主要依靠环境控制,避免接触过敏原,减少生活环境中尘螨、霉菌、动物皮毛、蟑螂等吸入性过敏原的数量。药物治疗包括鼻内局部使用糖皮质激素,单纯使用鼻内糖皮质激素症状控制不佳者,可以联合应用口服或鼻内抗组胺药物。过敏原特异性免疫治疗是目前唯一有可能通过免疫调节作用而改变变态反应性疾病自然进程的治疗方法,具有良好的远期疗效和安全性。

思考题

1. 为什么老年女性易发生尿路感染？

2. 简述老年常见免疫性疾病的特点。

3. 病例分析型思考题：

患者，女，66岁，对称性多关节肿痛1年，加重3月。

查体：体温36.6℃、呼吸20次/分、脉率96次/分、血压130/76mmHg，心肺腹(-)。左手第2、3、4近端指间关节、右手第3、5近端指间关节梭形肿胀，左2、3、4掌指关节、右3、4、5掌指关节、双腕关节肿胀，压痛(＋)，双肘关节活动受限，左足第二跖趾关节肿胀，双下肢不肿。

辅助检查：血白细胞4.0×10^9/L，血红蛋白96 g/L，血小板538×10^9/L；尿常规：(-)；免疫学检查：RF：1280U/mL(＋)，ANA(＋)，ANA1:80(斑点型)；抗ds-DNA(-)。

思考要点：

(1)为明确诊断需要做哪些检查？

(2)初步诊断及诊断依据？鉴别诊断及鉴别要点？

(3)治疗原则与措施？

（朱理安　吕良敬）

参考文献

[1] 陆惠华. 实用老年病学[M].上海：上海科技出版社，2006.

[2] 金伯泉. 细胞与分子免疫学[M]. 北京：科学出版社，2003.

[3] Joseph A B. Immunology IV-Clinical Applications in Health and Disease [M]. Bethesda：I Care Press，2012.

[4] Janeway C. Immunobiology：the immune system in health and disease[M].6th ed. New York：Garland Science，2005.

[5] Firestein G S. Evolving concepts of rheumatoid arthritis [J]. Nature 2003，423：353-361.

[6] John H. klippel. Primer on the Rheumatic Diseases [M].13th ed. Berlin：Springer Science & Business Media，2008.

[7] Jeffrey B H. Hazzard's geriatric medicine and gerontology[M].7th ed. New York：McGraw-Hill Education Medical，2017.

[8] Nagaratnam N，Nagaratnam K，Cheuk G. Diseases in the Elderly：Age-Related Changes and Pathophysiology [M]. Switzerland：Springer International Publishing，2016.

[9] Nagaratnam N，Nagaratnam K，Cheuk G. Geriatric Diseases：Evaluation and Management [M]. Switzerland：Springer International Publishing，2018.

第二十二章　老年肿瘤

1. 老年肿瘤特点。
2. 老年肿瘤评估。
3. 老年肿瘤治疗决策。
4. 老年癌痛。
5. 老年肿瘤心理学。
6. 老年肿瘤的综合评价。

教学目的

1. 掌握
   老年肿瘤特点,老年肿瘤治疗决策及癌痛特点。
2. 熟悉
   老年肿瘤评估。
3. 了解
   老年肿瘤心理学、老年肿瘤的综合评价。

第一节　老年肿瘤特点

一、肿瘤学流行病学

来自世界卫生组织的数据显示,2020 年全球确诊癌症患者数量达到 1 930 万,而死于癌症的人数增加到 1 000 万。在我国,2005 年到 2010 年,老年人群的癌症发病率为 1 076.24/10 万,是年轻人的 8.47 倍。老年肿瘤已经成为我国老年人常见死亡病因。由于老年肿瘤患者和青壮年肿瘤患者在诸多方面存在差异,如何采取合适和有效的治疗,使老年肿瘤患者获益,成为临床肿瘤工作者重视的问题。

(一) 社会和人群

美国国立癌症研究所 1994—1998 年癌症发病死亡监测数据显示,近 60% 新诊断的恶性肿瘤和 70%癌症死亡患者年龄都在 65 岁及(要包括 65 岁)以上。65 岁及以上人口恶性肿瘤病死率 1 068.3/10 万,比 65 岁以下人口年龄恶性病死率高 15 倍以上。据估计 2030 年美国恶性肿瘤新病例数将达到 210 万,其中 150 万为 65 岁以上人口,50 万为 80 岁以上人口。我国老年恶性肿瘤患者 60～69 岁占 16.5%,70～79 岁占 68.9%,80 岁以上占 14.6%。

(二) 个体和器官

发达国家定义,年龄 65 岁以上为老年人;发展中国家定义,年龄 60 岁以上为老年人。老年人的肝、肾脏血流量较青年人显著减少。骨髓造血功能减低、细胞免疫和体避免疫也部有所减退。老年人心肌细胞数目减少,收缩力减退,排出量减少,扩张期充盈的阻力增加,收缩恢复时间延长,心肌容易受损。

二、肿瘤与衰老

(一) 老年人的生理特点

(1) 衰老:衰老指机体对环境的生理和心理适应能力进行性降低、逐渐趋向死亡的现象。衰老是循序渐进的。衰老可分为两类:生理性衰老和病理性衰老。前者指成熟期后出现的生理性退化过程,后者是由于各种外来因素(包括各种疾病)所导致的老年性变化。两者实际很难区分。总之,衰老是许多病理、生理和心理过程的综合作用的必然结果,是个体生长发育最后阶段的生物学心理学过程。

(2) 免疫功能下降:老年人的细胞免疫反应中起重要作用的 T 淋巴细胞绝对数量明显减少,与细胞免疫功能相关的胸腺素在血液中的含量降低,反映细胞免疫功能的淋巴细胞转化率也不断减弱,免疫功能的降低使机体清除突变细胞的能力下降,突变细胞在体内转化为癌细胞,癌细胞日益增殖,形成了老年人恶性肿瘤的发生和发热。

(二) 细胞与分子

1. 个体水平

伴随衰老、免疫功能改变的特点是对外源性抗原的免疫应答降低,而对自身抗原免疫应答增强。据 Whittingham 报告,用抗原免疫后,老年人抗体效价与年轻人相比下降。衰老自身抗体的检出率升高,细胞免疫降低。

2. 器官、组织水平

人类的胸腺出生后随着年龄的增长逐渐变大,13～14 岁时达到顶峰,之后开始萎缩,功能退化,25 岁以后明显缩小。新生动物切除胸腺后即丧失免疫功能,年轻动物切除胸腺后,免疫功能逐渐衰退,抗体形成及移植物抗宿主反应下降。

3. 细胞、分子水平

老年动物和人的 T 细胞功能下降,数量也减少。随年龄的增长,机体对有丝分裂原刀豆蛋白 A(con A)、植物血凝素(PHA)及抗 CD3 抗体的增殖反应能力下降。这是衰老的免疫学特征之一。伴随老化,细胞因子的分泌有明显的改变。在 T 细胞的增殖过程中,IL-2 的产生和 IL-2 受体的出现是很重要的,老年人 IL-2 产生减少,IL-2 受体,特别是高亲和性受体的出现亦减少。

(三) 遗传与肿瘤

肿瘤发生、发展是以基因组变化的遗传失调为病变基础。除已知的视网膜母细胞瘤、肾母细胞瘤等单基因遗传肿瘤外,几乎所有其他肿瘤中都能见到特有的遗传失调。在人群及家系中可见一些肿瘤的家庭或家族聚集性,这些家族成员均有肿瘤倾向性遗传,但是最终是否导致肿瘤的形成,还取决于环境致癌因子、其他内因和染色体稳定性等。

第二节 老年肿瘤评估

一、肿瘤的早期发现

(一) 老年肿瘤的易感性

肿瘤的病因非常复杂,常常是一种致癌因素诱发多种肿瘤,而一种肿瘤又可能又多种病因。人类通常是暴露于复杂的致癌性混合物,而不是单一的致癌因素。

1. 内环境因素

(1)目前病因关系比较明确的有乙型肝炎病毒与原发性肝癌;人乳头瘤病毒与子宫颈癌;人 T 细胞白血病病毒-1 与成人 T 细胞白血病;人免疫缺陷病毒(艾滋病病毒)与卡波济氏肉瘤。

(2) 内分泌:癌细胞在体内不是孤立的事物,它与周围组织和其他细胞有着千丝万缕的联系,人体组织总的基质金色蛋白酶活性呈遗传多态性差异。例如:炎症细胞旁分泌产生的机制金属蛋白酶和各种细胞因子抗体与鳞状细胞癌的发生有关,血循环中雌二醇水平与乳腺癌发病风险相关。

(3)营养因素:有研究表明,维生素 A 及其类似物(通称维甲类)与上皮细胞分化有关。补充天然维甲类,实验动物的皮肤、子宫、胃、气管、支气管的上皮组织均有预防化学致癌的能力。食物中天然维甲类 B-胡萝卜素的摄入量与十几年后几种癌的发生呈负相关,其中最突出的是肺癌。

(4)免疫抑制:因器官移植长期需要应用免疫抑制剂的患者,肿瘤发病率明显高于一般人群。目前认为,机体内随时发生着细胞恶变,但只有当恶变的细胞从免疫系统的监视下逃脱时,肿瘤才有可能发生。

2. 外环境因素

(1)物理因素:抽烟、喝酒等可以增加肺癌、食管癌、胃癌等的发病率。环境污染也可以增加癌症的发病率,过度的紫外线照射,可以增加皮肤癌发生概率。慢性损伤以及慢性炎症,都会增加局部组织癌变的风险。放射线可引起白血病、甲状腺癌的发生风险。

(2)化学因素:许多化合物具有致癌性。例如香烟中含有的苯并芘有强烈的致癌作用,可以引起皮肤癌和肺癌。黄曲霉污染食品产生的黄曲霉素可能引发肝癌。砷可以引起皮肤癌、肺癌和肝癌。目前工人的化学致癌物还有石棉、铬、镍、煤焦油、芥子气、矿物油等。

(二) 老年肿瘤特点

老年人与中、青年人在身体情况上最重要的差别是增龄性生理功能减弱.因而耐受肿瘤治疗的能力也降低。老年肿瘤有其特点:

(1)研究发现老年恶性肿瘤的倍增时间随年龄老化而延长,发展相对缓慢,癌的转移机会比年轻人少。

(2)老年人平均患有 6 种疾病,同一脏器也有不同性质的疾病,临床症状轻,隐性癌比例增加，多原发癌增加，多死于并发症。

老年人发病率较高且影响较大的恶性肿瘤主要包括肺癌、前列腺癌、食管癌、胃癌、结直肠癌、肝癌、膀胱癌、胰腺癌。老年妇女还易患乳腺癌、宫颈癌和胆囊癌。

二、常见肿瘤标志

肿瘤标志物又称肿瘤标记物，是指特征性存在于恶性肿瘤细胞，或由恶性肿瘤细胞异常产生的物质，或是宿主对肿瘤的刺激反应而产生的物质，并能反映肿瘤发生、发展，监测肿瘤对治疗反应的一类物质。肿瘤标志物存在于肿瘤患者的组织、体液和排泄物中，能够用免疫学、生物学及化学的方法检测到。年轻人和老年人的肿瘤标志没有差异性，肿瘤标志物升高，并不说明得了肿瘤。

常见的肿瘤标志物：

(1)癌胚抗原(CEA)：大约 70% 的直肠癌、55% 的胰腺癌、50% 的胃癌、45% 的肺癌、40% 的乳腺癌、40% 的尿道癌、25% 的卵巢癌以及胆管细胞癌/甲状腺癌患者，都可出现 CEA 升高。

(2)甲胎蛋白(AFP)：原发性肝细胞肝癌诊断标准之一。AFP 升高，不仅仅见于肝癌。性腺来源的肿瘤，如非精原细胞生殖细胞肿瘤、内胚窦瘤、胚胎细胞癌和一些未成熟畸胎瘤。

(3)消化道肿瘤常见肿瘤指标组合：CA199，CA242，CA724。CA199：在胰腺癌、胆囊癌、结肠癌、肺癌和胃癌中，常见升高。CA242 在胰腺癌、胃癌、结直肠癌、肺癌等肿瘤中升高。CA724 在胃癌中多见升高。

(4)肺癌常见肿瘤指标组合：CA211，SCC，NSE。CA211 在肺鳞癌中阳性率高达 70%，肺腺癌阳性率 60%，大细胞肺癌阳性率 75%。同时乳腺癌，膀胱癌，卵巢癌也会升高。SCC 升高常见于肺鳞癌、宫颈癌、食管鳞癌以及头颈部鳞癌。NSE 是小细胞肺癌及神经内分泌肿瘤的特征性标志物。小细胞肺癌中 NSE 阳性率 91%。

(5)女性肿瘤(乳腺癌、卵巢癌)：CA125 明显升高通常见于上皮性卵巢癌，CA153 升高常见于乳腺癌。早期乳腺癌阳性率 60%，晚期乳腺癌阳性率 80%。

三、肿瘤的影像学诊断

(一) B 超

B 型超声检查的范围很广：腹部检查、妇科检查、泌尿系检查、体表肿物及病变、心脏及四肢血管检查。B 超能做初步的筛查，可以找到异常回声位置、阴影或其他异常发现，以及大小尺寸的测量。因检查安全无创，可以作为某些部位肿瘤的首选检查方法，例如乳腺、肝脏。

(二) CT

CT 检查简单、迅速、安全、无痛苦，CT 图像为断层图像，密度分辨率高，解剖关系清楚，病变显示良好。头颈部、胸部、腹部、四肢部肿瘤都可行 CT。

增强 CT，指的是在 CT 平扫基础上，对发现的可疑部位，在静脉注射造影剂后有重点的进行检查，从而提高诊断准确率的一种手段。

(三) MRI

MRI 可以直接横断面、冠状面和矢状面及斜状面成像，且图像质量高，有利于显示肿瘤的范围和来源。用不同的脉冲程序或改变成像方法能够得到反映不同侧重点的加权图像，这特别有利于清楚地显示肿瘤组织。MRI 对于血管、软组织的分辨强。

（四）PET-CT

PET-CT 是将 PET 与 CT 完美融为一体，由 PET 提供病灶详尽的功能与代谢等分子信息，而 CT 提供病灶的精确解剖定位，一次显像可获得全身各方位的断层图像，具有灵敏、准确、特异及定位精确等特点，可一目了然的了解全身整体状况，达到早期发现病灶和诊断疾病的目的。PET-CT 能早期诊断肿瘤等疾病。由于肿瘤细胞代谢活跃，摄取显像剂能力为正常细胞的 2～10 倍，形成图像上明显的"光点"，因此在肿瘤早期尚未产生解剖结构变化前，即能发现隐匿的微小病灶（大于 5mm）。检查安全无创、检查结果更准确、进行全身快速检查。

第三节　老年肿瘤治疗决策

一、老年肿瘤外科治疗

目前外科治疗仍然是大多数实体肿瘤首选的、主要的、甚至是一些肿瘤唯一的治疗措施，其疗效远远优于单纯的放疗和化疗，在肿瘤治疗中占主导地位。但外科治疗有一定的局限性，只是一种局部治疗。老年人承受手术的能力比年轻人差。

（一）手术治疗

肿瘤外科治疗：外科治疗前病例的选择，治疗中术式的把握、以及治疗全程中强调综合治疗的原则：①依据不同肿瘤疾病的特点，选择适宜的病例实施外科治疗。②最大限度地切除肿瘤组织，最大限度地保留器官和机体的正常功能。③充分认识外科治疗的局限性，遵循肿瘤综合治疗的原则。

恶性肿瘤外科常用手术方式有：

（1）根治术：包括原发肿瘤所在器官的部分或全部，连同周围一定范围的正常组织的整块切除以及相关区域淋巴结的清扫。

（2）扩大根治术：在原有根治术切除范围基础上进一步扩大切除范围和淋巴结清扫范围，期望获得更好的术后生存率。外科肿瘤根治术强调：癌瘤的整块切除，区域淋巴结清扫。

（3）姑息性手术：原发肿瘤外侵明显，累计邻近的重要组织器官或转移性淋巴结累计邻近重要组织器官，无法完全性切除，达不到根治性切除的目标。这类手术能减轻患者的病况，术后配合放疗、化疗、免疫疗法等，部分患者能获得较长的生存时间和良好的生活质量。

（4）诊断性手术：通过手术的方式切取病变组织，进行病理检查，得到确切的病理诊断。

（5）减瘤术：术前已经无法完全切除肿瘤组织，通过手术可以尽可能减轻瘤负荷。

（二）微创外科

微创外科指一切减少手术创伤，降低患者痛苦，促使患者尽快康复的手段。在不影响手术操作、不影响治疗效果的前提下尽可能地缩小切口，精心操作控制出血。

二、老年肿瘤化疗

(一) 化疗药物代谢动力学

药代动力学研究中,常用一些参数来表达药物在体内的动态过程,借以了解药物给机体后的吸收、分布、代谢和排出情况。

(1)血药浓度:药物作用的强度常与药物血浆浓度有关,绝大多数药物的作用强度与毒性大小与血药浓度有关。药物作用强度与血药浓度的关系也并非都是平行关系。如果药物与作用部位的结合是可逆的,属于"量反应"性质的药理作用时,则两者平行,甚至与药效—时间曲线平行。相反,如果结合是不可逆的或对细胞产生损伤(如抗癌药),或作用时间长于药物在血中的停留时间者,则药效—时间曲线的关系就比较复杂,与曲线的走向常不一致。影响血药浓度的因素很多,如药物吸收是否完全、与表观分市容积相关的因素(身材、体质、药物的体内分布)、消除速率等都可影响血药浓度的水平。

(2)半衰期:半衰期是指药物从机体消除快慢程度的指标。有的更细分为生物半衰期和血浆半衰期,前者是指药物效应下降一半所需的时间,后者是指药物自血浆浓度下降一半所需的时间。一般排泄代谢快的药物半衰期短,相反则较长。除药物本身的因素外,半衰期的长短还与用药人的年龄、机体健康状况、肝肾功能,合并用药时药物间的相互作用等因素有关。

(3)平均稳态血浆浓度:在恒定时间内给予固定剂量,药物血浆浓度将达到稳定状态。药物血浆浓度达到稳态后,在任何一个剂量间隔内,药物摄入量与排出量相等,此种状态下的血浆浓度称为平均稳态血浆浓度。如果药物吸收利用较好,给药时间间隔为 1 个半衰期,经 4 个半衰期给药后,血药浓度会接近稳定状态,6 个半衰期后会达到稳定状态,此时药物吸收与排出量持恒。

(4)血药浓度—时间曲线下面积(AUC):血药浓度—时间曲线下面积是指在给药后,以血药浓度为纵坐标,时间为横坐标所绘制出的血药浓度—时间曲线下的面积,也就是由坐标轴与曲线之间形成的空白区。AUC 大,表示药物吸收多,反之则吸收少。AUC 是评估药物生物利用度的决定因素,是药代动力学的重要参数之一。

(二) 化疗的适应证及禁忌证

1. 适应证

(1)对化疗敏感的全身性恶性肿瘤,如白血病、多发性骨髓瘤、恶性程度较高的Ⅲ、Ⅳ期恶性淋巴瘤等患者为化疗的首选对象。

(2)无手术、无放疗指征的播散性的晚期肿瘤或术后、放疗后复发转移患者。对化疗疗效较差的肿瘤,可采用特殊给药途径或特殊的给药方法。以便获得较好疗效,如原发性肝癌采用肝动脉给药,或大剂量化疗加解救治疗的方法。

(3)癌性胸、腹腔和心包积液,采用腔内给药或同时联合静脉化疗的方法。

(4)肿瘤引起的上腔静脉压迫、呼吸道压迫、颅内压增高患者,先作化疗缓解症状,再进一步采用其他治疗。

(5)有化疗、生物治疗指征的综合治疗患者,手术前后需辅助化疗。

2. 禁忌证

(1)白细胞总数低于 $4.0 \times 10^9/L$ 或血小板计数低于 $80 \times 10^9/L$。

(2)肝、肾功能异常者。

(3)心脏病心功能障碍者,不选用蒽环类抗癌药。

(4)一般状况衰竭者。

(5)有严重感染的患者。

(6)精神病患者不能合作治疗者。

(7)食管、胃肠道有穿孔倾向的患者。

(8)妊娠妇女、可先做人工流产或引产。

(9)过敏体质患者应慎用,对所用抗癌药过敏者忌用。

(三) 增龄相关的器官功能变化对化疗的影响

在计划对老年肿瘤患者化疗时,一定要将老年人增龄老化特点估计在内,不能份对待中、青年患者一样。影响疗效的几个重要器官有肝脏—药物代谢、肾脏—药物排泄、骨髓—药物的耐受性。

1. 肝脏功能

老年人的肝血流量较青年人显著减少。有资料显示:65 岁的老年人肝血流量只是 25 岁青年人的 40%～60%,肝脏重量下降,肝细胞数也随之减少,肝功能酌减退.可以推测抗肿瘤药物在肝内的代谢会受到影响。值得注意的是一般常用的肝功能检查如胆红素、谷草转氨酶、谷丙转氨酶、碱性磷酸酶在青年、老年人之间无显著差别,所以在估计老年人肝功能状态时.不宜把上述常见的检查作为检验肝功能的全部指标.即使上述指标部正常。也要对老年人肝代谢药物的能力做相当保留。

2. 肾脏功能

肾脏的情况与肝脏相似。它的重量自人的成熟期(25 岁左右)至老年约减少 30%。

肾单位的数目在出生时每个肾有 100 万个,在 25～85 岁期间.总数减少 30%～40%。肾血浆流量(RPF)自 20～90 岁减少 53%,而肾小球滤过率(GFR)则减少 53%。肾功能的减退,意味着药物排泄率减低。

3. 造血功能

英国学者观察到英国 60 岁以上的老年人,每增长 10 岁,贫血的发生率增加,这与营养、缺铁、出血等一般常见的贫血原因无关。老年人白细胞前体细胞较中、青年组显著减少。此外,早幼粒、中幼粒、杆状核粒细胞及多形核粒细胞数目均显著减少。抗肿瘤药物中绝大多数都有抑制骨髓的副作用、对骨髓造血功能已减退的老年肿瘤患者,使用化疗药物时必须谨慎。对于白细胞下降,要适时使用粒细胞集落刺激因子。老年人非常容易发生感染,特别是化疗实施阶段。病原体常是病房中常见的细菌,有早期感染症状时即应及时使用有效的抗生素,病原体不明时,最好使用广谱抗生素。如有条件,在白细胞显著降低时可使用隔离病房。但对严重血小板减少,目前有效方法尚少,期待促血小板生成家的研制早日用于临床。

此外,老年人心肌细胞数目减少,收缩力减退,排出量降低,扩张期充盈的阻力增加,收缩恢复时间延长。所以在使用对心肌有损害的药物(如阿霉素类)时要特别注意。老年肿瘤患者必须进行综合评估后,才能作出抉择,制定个体化方案。

(四) 老年肿瘤放射治疗

自 20 世纪 20 年代,人们采用 X 线治疗喉癌获得成功而开创现代放射治疗学新开端以来,放射治疗已成为治疗恶性肿瘤的主要手段之一。临床放射治疗学是以放射物理学和放射生物学为基础,结合肿瘤临床(包括肿瘤大小、部位、临床分期及患者状况等)、肿瘤病理以及肿瘤对放射线作用的敏感性等因素。根据治疗目的、选择适当范围和方式的放射治疗。放射线的辐射不仅可杀灭肿瘤细胞,也可无选择性导致正常组织不同程度损伤。因此,临床放射治疗要准确进行放疗计划的设计及实施严格掌握放射治疗的原则、适应证、禁忌证及放射治疗反应的处理等。

1. 适应证

放射治疗包括根治性、姑息性、术前、术中、术后及与其他治疗手段有机结合的综合治疗。随着放射治疗技术的迅速发展,放射治疗的适应证也在不断扩大。一般来说,能对放射线起一定生物效应的恶性肿瘤和一些良性疾患(如血管瘤、瘢痕瘤等),均可采用放射治疗。

2. 禁忌证

临床上影响放射治疗疗效的因素很多,包括了肿瘤本身因素、患者自身情况、放射治疗设备及有关方面技术等均有密切关系。临床上放射治疗的绝对禁忌证并不多见、而相对客观的放射治疗禁忌证有:

(1)患者有明显恶病质广泛转移。

(2)伴有严重感染(如急性炎症、败血症或脓毒血症)未被控制。

(3)伴有严重心脏病、肾脏疾病、肝脏疾病和肺结核以及其他疾病时,放射治疗有可能会加剧病情恶化或致死者。

(4)白细胞$<3.0\times10^9$L、Hb<6g、血小板$<5.0\times10^9$L,或有骨髓再障者。

(5)放射部位已接受过高剂量放射治疗,且已有较严重放射损伤,不允许再程放射治疗者。

(6)估计放射治疗达不到目的,甚至会加重患者痛苦。

(五)老年肿瘤靶向治疗

肿瘤分子靶向治疗是指利用肿瘤细胞与正常细胞分子之间生物学的差异,以肿瘤的原癌基因产物或其信号传导通路为治疗的靶点,通过单克隆抗体或酶抑制剂来阻断信号传导通路,从而达到抑制肿瘤生长的目的。分子靶向治疗药物分为针对特定细胞标志物的单克隆抗体、信号传导抑制剂、抗血管形成药物和针对某些细胞遗传学标志或癌基因产物的药物。分子靶向治疗在发挥更强的抗肿瘤活性的同时,减少对正常细胞的毒副作用。最近几年,新型分子靶向药物在临床实践中取得了显著的疗效,这种有的放矢的治疗方法为肿瘤治疗指明了新的方向。

分子靶向治疗代表药物种类:

(1)小分子表皮生长因子受体(EGFR)酪氨酸激酶抑制剂:如吉非替尼、埃罗替尼。

(2)抗 EGFR 的单抗,如西妥昔单抗。

(3)抗 HER-2 的单抗,如曲妥珠单抗,帕妥珠单抗。

(4)Bcr-Abl 酪氨酸激酶抑制剂,如伊马替尼。

(5)血管内皮生长因子受体抑制剂,如贝伐单抗、瑞格非尼。

(6)抗 CD20 的单抗,如利妥昔单抗。

(7)IGFR-1 激酶抑制剂,如 NVP-AEW541。

(8)mTOR 激酶抑制剂,如 CCI-779。

(9)泛素-蛋白酶体抑制剂,如 Bortezomib。

（10）其他，如 Aurora 激酶抑制剂，组蛋白去乙酰化酶（HDACs）抑制剂等。

（六）老年肿瘤免疫治疗

正常情况下，免疫系统可以识别并清除肿瘤微环境中的肿瘤细胞，但为了生存和生长，肿瘤细胞能够采用不同策略，使人体的免疫系统受到抑制，不能正常的杀伤肿瘤细胞，从而在抗肿瘤免疫应答的各阶段得以幸存。不同肿瘤可以通过不同环节的异常抑制免疫系统对肿瘤细胞的有效识别和杀伤从而产生免疫耐受，甚至促进肿瘤的发生、发展。肿瘤免疫治疗就是通过重新启动并维持肿瘤-免疫循环，恢复机体正常的抗肿瘤免疫反应，从而控制与清除肿瘤的一种治疗方法。包括单克隆抗体类免疫检查点抑制剂、治疗性抗体、癌症疫苗、细胞治疗和小分子抑制剂等。

肿瘤免疫治疗分类：

（1）单克隆抗体类免疫检查点抑制剂：PD-1/PD-L1 通路与 PD-1/PD-L1 抑制剂、CTLA-4 抑制剂等。

（2）癌症疫苗：宫颈癌疫苗、前列腺癌疫苗等。

（3）细胞治疗：CAR-T 治疗，CIK 细胞治疗，NK 细胞治疗等。

（4）小分子抑制剂：吲哚胺-(2,3)-双加氧酶（IDO）抑制剂。

（七）老年肿瘤的多学科治疗

现代肿瘤学涉及的内容非常广泛而且复杂，没有谁能够精通这个领域的各个学科，必须互相依赖，互相协作。多学科治疗需要很多学科的参与，包括诊断、病理、临床医师和护士以及康复部门等。

表 22-3-1 老年肿瘤的多学科治疗成员

专业人员类别	专业人员组成
临床肿瘤学医师	外科、内科、放射科、核医学
非肿瘤学医师	老年科、病理科、家庭医生、精神病科、超声、放射科、麻醉科
其他专业人员	护士、社会工作者、营养师、心理学家、药师、职业病/物理治疗、语言治疗。

（八）老年肿瘤的综合评价

根据患者身体状况，肿瘤的病理类型、侵犯范围（病期）和发展趋向.有计划、合理地应用现有的治疗手段.以期较大幅度地提高治愈率。改善患者的生活质量。这是肿瘤综合治疗的较全面的定义.它重视患者身体和疾病两个方面，并且不排斥任何有效方法。不是所有患者都需要综合治疗。有些播散趋向很低的肿瘤在局限期，单一治疗包括手术、放射甚或局部用药，都可达到治愈，无必要再加其他治疗手段。有些早期癌，单一手术治愈率超过 90%.也无必要加用放射或药物治疗。而另一个常见的情况，是各科医生准先接待患者.就首选自己熟悉的治疗方法.待失败后再转给其他学科.这更不同于综合治疗。强调合理、有计划.就是强调事先多商量讨论，充分估计患者最大的危险是局部复发还是远处播散，辨证论治，最大限度地做到合理安排.给患者带来裨益。

第四节　老年癌痛

国际疼痛研究协会(CASP)对疼痛下的定义可作为研究癌性疼痛的依据。疼痛是一种令人不快的感觉和情绪上的感受,伴随着现存的或潜在的组织损伤。疼痛经常是主观的、不仅是一种简单的生理应答,同时还是一种主观的心理体验。

一、根据疼痛的病理生理机制

可分为躯体痛、内脏痛及传入神经阻滞痛。共同机制是:外周伤害性受体相机械性受体被化学刺激(肾上腺素、缓激肽、前列腺素等)或机械刺激(肿瘤压迫和浸润)所激活和致敏。评估步骤分为八步:①相信患者疼痛主诉;②估计疼痛程度;③评估患者精神状态;④详细记录疼痛病史;⑤仔细进行体检;⑥搜集其他有关资料;⑦首次镇痛方法因人而异;⑧治疗疼痛后的再评估。

二、临床疼痛程度的评估方法

(1)口头叙述法:讲疼痛分为无痛、轻、中、重及极度疼痛。

(2)数字评估:数字分级法则将疼痛分为0~10级共11个级别。而临床上常用的则是将这两种分级方法相结合,将疼痛分为:Ⅰ级没有疼痛;Ⅱ级相当于轻度疼痛,评分为1~3分,睡眠没有受到干扰;Ⅲ级相当于中度疼痛,评分为4~6分,睡眠受到了干扰;Ⅳ级相当于重度疼痛评分为7~10分,睡眠受到严重的干扰,而且日常生活基本不能进行。

(3)综合治疗:是指根据癌痛患者的机体状况,疼痛的不同程度、性质、部位及原因,合理的、有计划应用现有的治疗手段。尽可能地缓解疼痛及其并发症。改善生活质量,提高患者接受抗肿瘤治理的依从性、以及进一步延长其生存期。在综合治疗中,药物镇痛是主要手段,如果应用得当,可使85%~90%的癌性疼痛获得满意缓解。

WHO 大力推广的"癌性疼痛三阶梯疗法"已被广泛接受,并获得良好效果。所谓三阶梯疗法,是指根据轻、中、重不同程度的疼痛,单独相(或)联合应用以阿司匹林为代表的非类固醇杭炎药、以可待因为代表的弱阿片类药、以吗啡为代表的强阿片类药,配合其他必要的辅助药来处理癌性疼痛。应用这些镇痛剂的4个重要原则如下:

(1)首选无创给药途径:口服最方便,不能口服的患者可选择其他给药途径。

(2)按时给药:药物作用有持续时间,不按时给药,容易导致疼痛反复,影响远期治疗效果;对于按时给药期间出现的疼痛(爆发痛)应给与"解救剂量"的药。

(3)按阶梯给药:根据疼痛程度选择不同阶梯的药物。

(4)注意具体细节:注意密切观察患者情况,避免或减少副反应发生。

第五节　老年肿瘤心理学

心理痛苦主要是指面对生活应激事件(如肿瘤)所形成的较为一般的心理不适应的状

态。可以有疼痛引起的心理痛苦,主要表现为焦虑、恐惧、烦躁、失望及抑郁。抑郁、焦虑最常见,可由心理原因、疾病原因、治疗原因等多方面。治疗失败或疾病进展后,可出现焦虑、抑郁反应。既往有抑郁症病史的任发展为严重抑郁的危险性较大,更有甚至有自杀倾向。治疗方面可以通过情绪支持、认知行为干预、社会支持、适应性行为训练、教育性干预。

思考题

1. 肿瘤外科治疗的原则。

2. 简述化疗、放疗适应证和禁忌证。

3. 病例分析型思考题:

患者,女,70岁,自觉右侧乳腺肿块3月,肿块进行性增大,伴有局部肋骨疼痛,口服阿司匹林疼痛能控制。既往史:吸烟史30年,10支/日。查体:血压150/90mmHg,神清,右侧乳腺右上象腺可及一肿块3 * 3.5cm,质硬,与周围组织分界不清。

思考要点:

(1)有什么病史特点?

(2)诊断与鉴别诊断的思路是什么?

(3)诊断标准和治疗原则是什么? 高龄患者治疗有哪些注意事项。

（马　越　王理伟）

参考文献

[1] Li S，Zhang X，Yan Y，et al. High cancer burden in elderly Chinese，2005—2011 [J]. Int J Environ Res Public Health，2015，12(10)：12196 - 12211.

[2] 王鹤,乔友林. 老年恶性肿瘤流行病学,病因学及预防[C] 中国老年学学会老年肿瘤专业委员会年会暨第四届中国老年肿瘤学大会. 2010.

[3] 周际昌,实用肿瘤内科学 [M]. 北京:人民卫生出版社,2003.

[4] Van Parijs L，Abbas A K. Homeostasis and self-tolerance in the immune system：turning lymphocytes off [J]. Science，1998，280(5361)：243 - 248.

[5] Lim J S，Soo R A. Nivolumab in the treatment of metastatic squamous non-small cell lung cancer：a review of the evidence [J]. Ther Adv Respir Dis，2016，10(5)：444 - 454.

[6] Xia Y，Medeiros L J，Young K H. Immune checkpoint blockade：releasing the brake towards hematological malignancies [J]. Blood Rev，2016，30(3)：189 - 200.

第二十三章　老年骨与关节疾病

第一节　老年性骨质疏松症

1. 骨质疏松症分为原发性和继发性。老年骨质疏松症属原发性骨质疏松，是一种全身性、代谢性骨骼系统疾病。其病理特征为骨量降低、骨微细结构破坏、骨脆性增加，骨强度下降，骨折是其最严重的后果。
2. 每个个体患老年性骨质疏松症的风险并不相同，也并非所有老年人都会发生骨质疏松性骨折，所以老年性骨质疏松症首重预防，必要时再行药物治疗。

教学目的 📖

1. 掌握
   (1) 老年性骨质疏松症的定义。
   (2) 骨质疏松症的诊断依据。
   (3) 骨质疏松症的药物治疗。
2. 熟悉
   (1) 骨质疏松症的临床表现。
   (2) 老年性骨质疏松症的预防。
3. 了解
   (1) 骨质疏松症的分类。
   (2) 骨质疏松症的发病机制。

一、概述

国际上普遍采用 1993 年由美国骨质疏松基金会和国际骨关节和皮肤病组织（现在的国际骨质疏松症基金会）等机构共同通过的骨质疏松症（osteoporosis，OP）定义，即骨质疏松症是一种以骨量低下，骨微结构破坏，导致骨脆性增加，易发生骨折为特征的全身性骨骼系统疾病[1]。2001年美国国立卫生研究院(NIH)提出,骨质疏松症是以骨强度下降、骨折风险性增加为特征的骨骼系统疾病,骨强度反映骨骼的两个主要方面,即骨密度和骨质量[2].此定义强调了骨强度的概念,明确了骨密度只反映部分骨强度,是评估骨质疏松症的间接指标。

(一) 骨质疏松症的分类

骨质疏松症可分为原发性和继发性两大类。

(1)原发性骨质疏松症(primary osteoporosis,POP)

①绝经后骨质疏松症(postmenopausal osteoporosis),又称为Ⅰ型,一般发生在女性绝经后5~10年。

②老年性骨质疏松症(senile osteoporosis),又称为Ⅱ型,一般指70岁及以上的男性和女性发生的骨质疏松症。本节内容即主要涉及原发性老年性骨质疏松症。

③特发性骨质疏松症(idiopathic osteoporosis),包括病因不明的特发性低骨量与骨质疏松症,以青少年为主。

总之,原发性骨质疏松症可发生在不同性别的任何年龄,但以绝经后女性和老年人多见。

(2)继发性骨质疏松症,是由任何影响骨代谢的疾病和/或药物导致的骨质疏松。

(二) 骨质疏松症的流行病学

原发性骨质疏松症是一种与增龄相关的骨骼疾病,随着年龄增长发病率增高。随着人口老龄化日趋严重,老年性骨质疏松症已经成为全球面临的重要公共健康问题。

加拿大多中心骨质疏松研究(Canadian Multicenter Osteoporosis Study,CaMOs)中6646名受调者的数据显示,按照WHO规定的以DXA为依据的诊断标准,男性骨质疏松症患病率为3.9%,女性为18.8%。德国50岁以上女性的OP患病率估计为26%,根据不同的研究报道,全国的OP患者在400万~700万。根据国家统计年鉴,截至2015年底,我国60岁及以上人口已超过2.1亿,约占总人口15.5%,65岁及以上人口近1.4亿,约占总人口10.1%,是世界上老年人口绝对数量最多的国家。2016年中国60岁以上的老年人骨质疏松患病率为36%,其中男性为23%,女性为49%,这说明骨质疏松已成为我国面临的普遍性健康问题。骨质疏松的严重后果是发生骨质疏松性骨折,常见部位包括脊柱、髋部和前臂远端。根据流行病学调查,2010年,我国骨质疏松性骨折患者达233万例,其中髋部骨折36万例,椎体骨折111万例,其他骨质疏松性骨折86万例,为此医疗支出649亿元。据预测,至2050年,我国骨质疏松性骨折患者数将达599万例,相应的医疗支出高达1 745亿元。骨质疏松性骨折不但发病率高,其死亡率也很高。研究发现,50岁及以上髋部骨折患者中约24%于1年内死亡,20%的患者将要长期护理;在65~74岁、75~84岁及≥85岁的患者中,髋部骨折后的5年死亡率新高达38%、49%及64%,椎体骨折后的5年死亡率亦高达29%、36%及50%。骨质疏松及其并发症每年给全世界造成了巨大的医疗花费,给社会带来了沉重的负担,严重危害着人类健康。

二、发病机制

(一) 人体骨量变化规律

人体的骨骼系统时刻在进行着骨吸收和骨形成:由破骨细胞清除旧的骨质,成骨细胞分泌形成新骨取而代之,这个持续的动态过程即骨重建。而随着人体自然的衰老,平衡的状态可能会被破坏,导致骨吸收并没有被完全的填充,从而造成衰老相关的骨质流失。人体的骨量变化规律即:自出生后随着生长和发育骨量不断积累,并逐渐在青壮年时期达到人生的最高值,即峰值骨量;一般女性自绝经开始,男性从 50 岁以后,开始出现骨转换失衡,骨吸收大于骨形成,骨量趋于下降,其中女性在绝经早期往往出现快速骨丢失,后再进入缓慢骨丢失阶段。

(二)骨质疏松症发病机制

骨质疏松发病的机制尚未完全阐明,原发性老年性骨质疏松症的发病因素和发病机制是多方面的:衰老造成的机体各器官功能减退是重要的内分泌因素;营养方面,老年人常因日照过少出现维生素 D 合成减少,或皮肤中维生素 D 原向维生素 D 的转化不足,肾功能减退导致维生素 D 的羟化不足;老年人肌力衰退,运动减少,使得对骨细胞的机械应力刺激减少,易出现骨丢失。

三、临床表现及并发症

骨质疏松症早期常无自觉症状,到疾病程度严重时才出现疼痛、驼背等临床表现,很多患者往往在骨折发生后通过检查才确诊,因此骨质疏松症又被称为"沉默的杀手"。

(一)疼痛

最为常见的是不同程度、不同部位的骨骼疼痛,多无关节红肿和变形。常伴腰腿乏力,双下肢抽搐,弯腰、下蹲等活动困难,夜间或活动时疼痛加重。

(二)身高缩短,脊柱变形

骨质疏松症患者可患有锥体压缩骨折,致身高缩短,如与年轻时身高相比缩短≥4cm 或较上一年缩短 2cm,应高度警惕骨质疏松症可能。脊柱变形呈"驼背""弧形"样,又称老年圆背,常渐进性加重。

(三)呼吸功能受限

椎体压缩性骨折会导致胸廓畸形,腹部受压,从而影响心肺功能。患者甚至出现限制性通气障碍、肺部感染、呼吸衰竭和纳差、便秘、消化不良等症状。

(四)对心理状态和生活质量的影响

骨质疏松症及相关骨折对患者的心理有明显的影响,主要包括恐惧、焦虑、抑郁等等,老年人自主活动能力下降,与外界接触和交流减少,会给患者带来巨大心理负担。应重视患者的心理变化和异常,给予必要的关怀和治疗。

(五)骨质疏松性骨折

骨质疏松症患者的骨骼变脆,以致轻微外力即可导致的骨折,被称为骨质疏松性骨折(osteoporosis fracture),也称脆性骨折(fragility fracture)。骨质疏松累及全身所有骨骼,但最常发生骨质疏松性骨折的部位是椎体、腕部和髋部,其次见于骨盆和上臂等等。1/3 女性和 1/5 男性在 50 岁之后遭遇一次骨折。一旦发生脆性骨折,患者的再骨折风险相比未发生过脆性骨折的人群高达 10 倍。

四、诊断依据

1. 骨密度测定

骨密度是指单位体积(体积密度)或者是单位面积(面积密度)所含的骨量。骨密度测量的临床指征很多,女性 65 岁及以上和男性 70 岁及以上者、脆性骨折病史患者、存在一个或多个骨质疏松危险因素者,都建议行骨密度测定。目前骨密度的测定方法较多,如双能 X 线吸收检测法(dual energy X-ray absorptiometry,DXA)、定量计算机断层照相术(quantitative computed tomography,QCT)和定量超声(quantitative ultrasound,QUS)等。不同方法在骨质疏松症的诊断、疗效检测及骨折风险性评估中的作用有所不同。

DXA 骨密度测量目前公认的骨质疏松症诊断金标准,其主要测量部位是中轴骨,包括腰椎和股骨近端,若此两种部位测量受限,也可以选择非优势侧桡骨远端 1/3 测量。骨密度常用 T 值(T-Score)表示,T 值=(实测值-同种族同性别正常青年人峰值骨密度)/同种族同性别正常青年人峰值骨密度的标准差。参照世界卫生组织推荐的诊断标准,基于 DXA 测定结果,对骨密度相应骨质疏松程度进行分类:

表 23-1-1　基于 DXA 测定结果的骨质疏松程度分类

分类	T 值
正常	≥-1.0
骨量减少	-2.5～-1.0
骨质疏松	≤-2.5
严重骨质疏松	≤-2.5+脆性骨折

对于儿童、绝经前女性和 50 岁以下男性,其骨密度水平的判断建议用同种族的 Z 值表示,Z 值=(骨密度测定值-同种族同性别同龄人骨密度均值)/同种族同性别同龄人骨密度标准差,Z 值≤2.0 视为低骨量或"低于同年龄段预期范围"。

2. 实验室检查

(1)常规检查:包括血常规,尿常规,肝、肾功能,血钙、磷和碱性磷酸酶,血清蛋白电泳,钾、钠、氯、肌酐和骨转换标志物等。原发性骨质疏松症患者通常血钙、磷和碱性磷酸酶值处于正常范围,当有骨折时血碱性磷酸酶水平可可轻度升高。

(2)特殊检查:如以上检查发现异常,需要进一步检查,可酌情选择性进行以下检查:如红细胞沉降率、C 反应蛋白、性腺激素、血清泌乳素、25-羟维生素 D、甲状旁腺激素、甲状腺功能、尿游离皮质醇或小剂量地塞米松抑制试验、血气分析、尿本-周蛋白、血尿轻链,甚至放射性核素骨扫描、骨髓穿刺或骨活检等检查。

(3)骨转换标志物(bone turnover marker,BTM)是骨组织本身的代谢(分解与合成)产物,简称骨生化标志物。骨转换标志物分为骨形成标志物和骨吸收标志物,前者反映成骨细胞活性及骨形成状态,后者代表破骨细胞活性及骨吸收-水平。在正常人不同年龄段以及不同疾病状态时,血液循环或尿液中的骨转换标志物水平会发生不同程度的变化代表了全身骨骼代谢的动态状况,这些标志物的测定有助于鉴别原发性和继发性骨质疏松症、判断骨转换类型、预测骨丢失速率、评估骨折风险、选择干预措施,监测药物疗效及依从性等。原发性骨质疏松症患者的骨转换标志物水平往往正常或轻度升高,如果骨转换生化标志物水平明显升高,需排除高转换型继发性骨质疏松症或其他疾病的可能性,如原发性甲状旁腺功能亢进症、畸形性骨炎及某些恶性肿瘤骨转移等。在诸多标志物中,推荐血清Ⅰ型原胶原 N-端肽(procollagen type 1 N-terminal peptide,P1NP)和空腹血清Ⅰ型胶原交联 C-末端肽

（serum cross-liked C-telopeptide of type 1 collagen，S-CTX）分别为反映骨形成和骨吸收敏感性较高的标志物。

表 23－1－2 常用骨转换生化标志物

骨形成标志物	骨吸收标志物
血清碱性磷酸酶（alkaline phosphatase，ALP）	空腹 2 小时的尿钙/肌酐比值（ratio of urinary calcium to creatinine，UCa/Cr）
空腹血清骨钙素（osteocalcin，OC）	血清抗酒石酸酸性磷酸酶（tartrate-resistant acid phosphatase，TRACP）
血清骨特异性碱性磷酸酶（bone alkaline phosphatase，BALP）	空腹血清 I 型胶原交联 C-末端肽（serum cross-liked C-telopeptide of type 1 collagen，S-CTX）
血清 I 型原胶原 C-端肽（procollagen type 1 C-terminal peptide，P1CP）	尿吡啶啉（urinary pyridinoline，Pyr）
血清 I 型原胶原 N-端肽（procollagen type 1 N-terminal peptide，P1NP）	尿脱氧吡啶啉（urinary deoxypyridinoline，D-Pyr）
	尿 I 型胶原交联 C-末端肽（urinary cross-liked C-telopeptide of type 1 collagene，U-CTX）
	尿 I 型胶原交联 N-末端肽（urinary cross-liked N-telopeptide of type 1 collagene，U-NTX）

3. 影像学检查

X 线摄片可观察骨组织的形态结构，是对骨质疏松所致各种骨折进行定性和定位诊断的一种较好的方法，也是一种将骨质疏松与其他疾病进行鉴别的方法。常用摄片部位包括椎体、髋部、腕部等。只有当骨量下降达 30% 以上，才可在 X 线摄片中显现出来，故对早期诊断的意义不大。如果腰痛加重、身高明显缩短时，应该进行椎体 X 线摄片。

五、治疗

（一）原发性骨质疏松症的药物治疗存在适应证

具备下列情况之一者，需考虑药物治疗：

(1)确诊骨质疏松症患者（骨密度 T≤-2.5），无论是否有过骨折。

(2)骨量低下者（骨密度-2.5＜T＜-1.0）并存在一项以上骨质疏松危险因素，无论是否有过骨折。

(3)无骨密度测定条件时，具备以下情况之一者，也需考虑药物治疗：

①已发生过脆性骨折。

②通过脆性骨折风险评估工具评估结果为高风险。

（二）治疗骨质疏松症的三大类药物

1. 促进骨重建药物

甲状旁腺激素（parathyroid hormone，PTH）是人体调节钙、磷代谢及骨转换的最为重要的肽类激素之一，其长期慢性作用能使骨吸收增加，导致骨丢失，但将 PTH 及其类似物短期和间断给药则能促进骨形成。尤其在骨小梁丰富的部位,有效提高骨密度,降低椎体和非椎体骨折发生的危险,可用于治疗骨折高风险的原发性骨质疏松症。采用 PTH 及其类似物治疗的患者较少出现高钙血症,如有持续高钙血症,应限制钙摄入量;若血钙水平仍较高,可将药物用量减半。

2. 抑制骨吸收药物

(1)双膦酸盐类:双膦酸盐类,是焦磷酸盐的类似物,对骨羟磷灰石具有高度亲和力,更容易沉积在骨重建部位,尤其是破骨细胞骨吸收处。双膦酸盐通过以下机制抑制骨吸收:①抑制破骨细胞活性;②诱导破骨细胞凋亡;③作用于破骨细胞前身细胞,减少破骨细胞的生成。另外,双膦酸盐还可通过抑制成骨细胞因子的释放,抑制骨吸收。双膦酸盐类药物总体安全性较好,口服后少数患者可能发生轻度胃肠道反应,有活动性胃及十二指肠溃疡、反流性食管炎者慎用。静脉输注可引起一过性发热、骨痛和肌痛等类流感样不良反应,多在用药 3 天后明显缓解。肌酐清除率<35 mL/min 的患者禁忌静脉输注双膦酸盐类药物。长期和大量使用双膦酸盐类药物尚有下颌骨坏死、非典型性骨折等风险。

(2)降钙素类:是一种钙调节激素,生理的骨吸收抑制药,能减少破骨细胞的形成,阻止破骨细胞在骨组织上黏附,抑制破骨细胞的活性、阻止骨丢失。降钙素还能刺激内啡肽的释放,因而尚具有镇痛作用。使用降钙素的少数患者可有面部潮红、恶心等不良反应,偶有过敏现象。近期提示长期使用降钙素有增加肿瘤的风险,一般使用不宜超过 3 个月。

(3)选择性雌激素受体调节剂:能选择性地与靶器官上的雌激素受体结合,并呈现雌激素样的激动和抗药的作用。能降低雌激素受体阳性浸润性乳癌的发生率,不增加子宫内膜增生及子宫内膜癌的危险。对子宫内膜和乳腺组织无刺激作用、但有增加静脉血栓栓塞性疾病的危险性。

(4)地舒单抗:又称迪诺塞麦(denosumab),是作用于人 RANKL 通路的单克隆抗体,通过绑定 RANKL 的受体 RANK 来抑制 RANKL,从而抑制破骨细胞的发育、激活和生存。该类药物的不良反应包括下颌骨坏死,以及停用后有可能增加多发椎体骨折的风险。另外,该类药物可应用于合并肾功能受损的骨质疏松症患者。

3. 多重作用类药物

活性维生素 D 类:适当剂量的活性维生素 D 能促进骨形成和矿化,并抑制骨吸收。活性维生素 D 的作用强于普通维生素 D。老年人因肾脏合成活性维生素 D 的能力下降,宜使用活性维生素 D 制剂用于骨质疏松的防治。它包括 1α 羟维生素 D(α-骨化醇)和 1,25 双羟维生素 D(骨化三醇)两种,前者在肝功能正常时才有效,后者不受肝、肾功能的影响。应在医师指导下使用,并定期监测血钙和尿钙水平。

六、危险因素与预防

(一)危险因素

(1)固有因素:人种(白种人和黄种人患病风险高于黑种人);老龄;女性绝经;母系家族史。

(2)非固有因素:低体重;性腺功能低下;吸烟;过度饮酒;过度引用咖啡;体力活动缺乏;制动;高钠饮食;光照缺乏等等。

（二）风险评估工具

临床上评估骨质疏松及脆性骨折风险的方法较多,此处列举两种敏感性较高且操作方便的简易评估方法作为初筛工具。

(1)国际骨质疏松症基金会(IOF)骨质疏松症风险一分钟测试题:

①您是否曾经因为轻微的碰撞或者跌倒就会伤到自己的骨骼?

②您的父母有没有过轻微碰撞或跌倒就发生髋部骨折的情况?

③您经常连续 3 个月以上服用"可的松、强的松"等激素类药品吗?

④您身高是否比年轻时降低了(超过 3cm)?

⑤您经常大量饮酒吗?

⑥您每天吸烟超过 20 支吗?

⑦您经常患腹泻吗?(由于消化道疾病或者肠炎而引起)

⑧女士回答:您是否在 45 岁之前就绝经了?

⑨女士回答:您是否曾经有过连续 12 个月以上没有月经(除了怀孕期间)?

⑩男士回答:您是否患有阳痿或者缺乏性欲这些症状?

只要其中有一题回答结果为"是",即为阳性。

(2)世界卫生组织推荐的骨折风险预测简易工具(FRAX)可用于计算 10 年发生髋部骨折的概率及任何主要骨质疏松性骨折发生概率。目前骨折风险预测简易工具 FRAX 可以通过以下网址获得 http://www.shef.ac.uk/FRAX/。该工具的计算参数包括股骨颈骨密度和临床危险因素。在没有股骨颈骨密度时可以由全髋部骨密度取代。在没有骨密度测定条件时,FRAX 也提供了仅用体重指数(BMI)和临床危险因素进行评估的计算方法。在 FRAX 中明确的骨折的常见危险因素包括:

①年龄。

②性别。

③低骨密度。

④低体重指数($\leqslant$19 kg/m^2)。

⑤既往脆性骨折史,尤其是髋部,尺桡骨远端及椎体骨折史。。

⑥父母髋部骨折。

⑦接受糖皮质激素治疗:任何剂量,口服 3 个月或更长时间。

⑧吸烟。

⑨过量饮酒。

⑩合并其他引起继发性骨质疏松的疾病如类风湿关节炎等。

FRAX 适用于无骨折病史,且骨量低下的人群,可以方便快捷地计算出每个个体的骨折绝对风险,为制定治疗策略提供依据。

（三）预防措施

骨质疏松症的预防应贯穿于人的一生,绝不是老年期才应关注。因为骨骼的生长发育自幼开始,骨量的 90% 在 20 岁前积累,30 岁左右达到骨量峰值。骨峰值是一生中最高的骨量值,它决定于遗传因素(70%~80%)和环境因素(20%~30%),前者不可改变,后者已证实与自幼的钙摄入量和运动密切相关。骨质疏松症的预防措施包括:

(1)足量钙、低盐、适量蛋白质和富含维生素的膳食。

(2)坚持规律适度的运动。

(3)适量的光照和户外活动。

(4)建立健康的生活方式。

(5)预防跌倒从而预防脆性骨折。

参考文献

[1] Consensus development conference：diagnosis，prophylaxis，and treatment of osteoporosis [J]. Am J Med，1993，94：646-650.

[2] NIH. Consensus development panel on osteoporosis prevention，diagnosis，and therapy. [J]. JAMA，2001，285：785-795.

[3] Seriolo B，Paolino S，Casabella A，et al. Osteoporosis in the elderly [J].Aging Clin Exp Res，2013，25(Suppl 1)：S27-S29.

[4] 中华人民共和国国家统计局.中国统计年鉴[M].北京：中国统计出版社,2015.

[5] 贺丽英，孙蕴，要文娟，等.2010—2016年中国老年人骨质疏松症患病率 Meta 分析[J].中国骨质疏松杂志，2016，22(12)：1590-1506.

[6] Si L，Winzenberg T M，Jiang Q，et al.Projection of osteoporosis-related fractures and costs in China：2010—2050 [J].Osteoporos Int，2015，26(7)：1929-1937.

[7] Lyet J P. Fragility fractures in the osteoporotic patient：special challenges [J]. J Lancaster Gen Hosp，2006，1：91-95.

[8] 邱贵兴，裴福兴，胡侦明，等.中国骨质疏松性骨折诊疗指南(骨质疏松性骨折诊断及治疗原则).中华骨与关节外科杂志[J].2015，8(5)：371-374.

[9] Bone H G，Wagman R B，Brandi M L，et al. 10 years of denosumab treatment in postmenopausal women with osteoporosis：results from the phase 3 randomised FREEDOM trial and open-label extension [J]. Lancet Diabetes Endocrinol，2017，5(7)：513-523.

[10] 孟迅吾，周学瀛.协和代谢性骨病学[M].北京：中国协和医科大学出版社,2021.

第二节　老年性退行性骨关节病

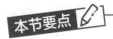

1. 老年退行性骨关节病是严重影响患者生活质量的老年性骨科疾病,其主要特征为关节软骨损害和关节边缘骨质增生。

2. 老年性退行性骨关节病尚无能够彻底治愈的药物,目前采取阶梯治疗的策略:首先采取基础治疗,而后进行药物治疗,最后考虑手术治疗。

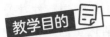

教学目的

1. 掌握
   (1)退行性骨关节病的定义。
   (2)退行性骨关节病的临床表现、诊断与临床分期。
   (3)退行性骨关节病的阶梯治疗。

2. 熟悉
   退行性骨关节病的影像学特点。

3. 了解
   退行性骨关节病的发病机制。

一、概述

（一）什么是退行性骨关节病

老年退行性骨关节病（degenerative osteoathropathy，DO），亦称骨关节炎（osteoarthritis，OA），是最常见的老年性骨科疾病之一，指由多种因素引起关节软骨纤维化、皲裂、溃疡、脱失而导致的以关节疼痛为主要症状的退行性疾病。病因尚不明确，其发生与年龄、肥胖、炎症、创伤及遗传因素等有关。病理特点为关节软骨变性破坏、软骨下骨硬化或囊性变、关节边缘骨质增生、滑膜病变、关节囊挛缩、韧带松弛或挛缩、肌肉萎缩无力等。常受累的关节为膝关节、髋关节、近节指间关节（可出现特征性骨性结节，Bochard 结节）和远节指间关节（可出现特征性骨性结节，Heberden 结节）等，其中膝关节是最为常见的发病关节。

（二）流行病学

退行性骨关节病好发于中老年人群，发病率高，65 岁及以上的人群 50% 以上为 OA 患者。累及部位包括膝、髋、踝、手和脊柱（颈椎、腰椎）等关节。髋、膝关节 OA 的发病率均随年龄增加而增高，且女性发病率高于男性。来自中国健康与养老追踪调查数据库（China Health and Retirement Longitudinal Study，CHARLS）2016 年的研究结果显示，我国膝关节症状性骨关节炎（膝关节 Kellgren & Lawrence 评分≥2 分，同时存在膝关节疼痛）的患病率为 8.1%；女性高于男性；呈现明显的地域差异，即西南地区（13.7%）和西北地区（10.8%）最高，华北地区（5.4%）和东部沿海地区（5.5%）相对较低。从区域特征来看，农村地区膝关节症状性 OA 患病率高于城市地区。随着我国人口老龄化的进展，OA 的发病率还有逐渐上升的趋势。OA 可导致关节疼痛、畸形与活动功能障碍，是影响老年人生活质量的重要因素之一，进而增加心血管事件的发生率及全因死亡率。

二、发病机制

（一）生物学机制

退行性骨关节病的确切发病机制尚未阐明，但软骨组织损伤后组织修复能力降低是可疑的原因。该疾病的特点是关节软骨的退变，通常与关节过度使用或创伤相关。软骨细胞能够合成Ⅱ型胶原蛋白,这种胶原蛋白是关节软骨的主要成分。目前普遍认为,退行性骨关节病是由于合成代谢与分解代谢发生失衡所导致的。疾病的严重性与软骨内蛋白多糖含量的下路及水分增加直接相关。白介素-1β(interleukin-1β,IL-1β)和其他炎症因子通过激活蛋白水解酶破坏Ⅱ型胶原等软骨细胞外基质,从而扰乱软骨稳态。虽然胶原蛋白总体水平没有下降,但是细胞外基质结构遭到破坏,从而变得更为紊乱。在同等年龄、健康状况等条件下,与健康的关节软骨对比,发生骨关节炎的膝关节软骨内水分含量增加。为抵消软骨细胞的减少,残余细胞肥大可维持胶原和蛋白多糖的合成,但其合成量不足以抵消其数量减少所导致的破坏。关节软骨总体水分含量增加、IL-1β水平上升、蛋白水解酶水平升高同时骨赘形成,软骨下骨硬化。

(二)力学机制

当关节软骨过度磨损消耗,将出现关节间隙狭窄,构成膝关节的两侧骨骼可能互相发生直接接触。这种现象所产生的磨损和撕裂性损伤将向骨质扩展,形成软骨下骨硬化和骨赘。虽然关节软骨是该疾病的首发部位,但由于软骨无神经支配,因此该类组织不会传导疼痛。退行性骨关节病的疼痛主要来源于骨骼周围的骨膜。当关节软骨随着磨损消失殆尽,构成关节的骨开始相互摩擦,神经丰富的骨膜开始遭到破坏,从而导致患者关节疼痛。其他产生疼痛的潜在解剖结构包括软骨下骨、关节囊、滑膜及关节周围肌腱和滑囊。肥胖、关节创伤及肌肉无力都是其危险因素。这些因素均会增加受累关节软骨的机械压力。性别、激素、代谢性疾病及遗传因素在疾病进展中同样扮演重要角色。老年人群较年轻人群更容易受累且疾病更为严重。

(三)病理变化

病理变化主要为软骨受累,继而出现软骨下骨板以及滑膜、关节周围组织的受累,表现为软骨下骨出现硬化,囊性变。软骨的形态改变分为早期、进展期、终末期。变化包括失去均一性、变薄;糜烂、溃疡;凹陷、裂开;软骨下骨皮质裸露、骨赘。

三、临床表现

(一)症状

1. 关节疼痛

关节疼痛是退行性骨关节病最为常见的临床表现,发生率为36.8%~60.7%;全身各处关节均有可能受累,其中以负重关节最常见且症状最重,如髋、膝关节等。初期为轻度或中度间断性隐痛,特点是活动时加重,休息后可好转;急性发作时可出现关节的疼痛明显加重伴肿胀;疼痛常与天气变化有关,寒冷、潮湿环境均可加重疼痛。晚期可出现持续性疼痛或夜间痛。

2. 关节活动受限

常见于髋、膝关节。晨起时关节僵硬及发紧感,俗称晨僵,活动后可缓解。关节僵硬持续时间一般较短,常为几至十几分钟,极少超过 30 min。患者在疾病中期可出现关节绞锁,晚期关节活动受限加重,最终导致残疾。

(二)体征

1. 关节畸形

关节肿大以指间关节最为常见且明显,可出现 Heberden 结节和 Bouchard 结节。膝关节因骨赘形成或滑膜炎症积液也可以造成关节肿大。

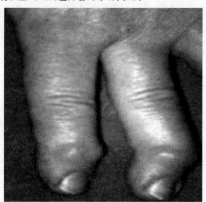

图 23 - 2 - 1   Heberden 结节

2. 骨擦音(感)

常见于膝关节。由于关节软骨破坏,关节面不平整,活动时可以出现骨摩擦音(感)。

3. 肌肉萎缩

常见于膝关节 OA。关节疼痛和活动能力下降可以导致受累关节周围肌肉萎缩,关节无力。

四、诊断

通过评估老年患者的临床表现,考虑 OA 可能为大时,还需通过影像学及实验室检查进一步明确诊断。

(一)影像学检查

(1)X 线检查:为 OA 明确临床诊断的"金标准",是首选的影像学检查。在 X 线片上 OA 的三大典型表现为:受累关节非对称性关节间隙变窄,软骨下骨硬化和(或)囊性变,关节边缘骨赘形成。部分患者可有不同程度的关节肿胀,关节内可见游离体,甚至关节变形。

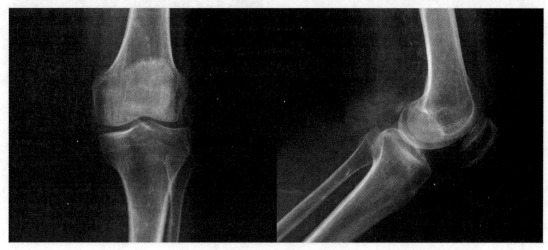

图 23 - 2 - 2   膝关节炎 X 线片

（2）核磁共振：表现为受累关节的软骨厚度变薄、缺损，骨髓水肿、半月板损伤及变性、关节积液及腘窝囊肿。MRI 对于临床诊断早期 OA 有一定价值，目前多用于 OA 的鉴别诊断或临床研究。

（3）CT：常表现为受累关节间隙狭窄、软骨下骨硬化、囊性变和骨赘增生等，多用于 OA 的鉴别诊断。

（二）实验室检查

骨关节炎患者血常规、蛋白电泳、免疫复合物及血清补体等指标一般在正常范围内。若患者同时有滑膜炎症，可出现 C 反应蛋白（C-reactive protein，CRP）和红细胞沉降率（erythrocyte sedimentation rate，ESR）轻度增高。继发性 OA 患者可出现与原发病相关的实验室检查异常。

（三）诊断要点

老年性退行性骨关节病的诊断需根据患者病史、症状、体征、X 线表现及实验室检查做出临床诊断。

表 23 - 2 - 1　髋、膝关节退行性骨关节病的诊断标准

髋关节退行性骨关节病的诊断标准	
序号	症状、实验室或 X 线检查结果
1	近 1 个月内反复的髋关节疼痛
2	红细胞沉降率≤20 mm/1 h
3	X 线片示骨赘形成，髋臼边缘增生
4	X 线片示髋关节间隙变窄
注：满足诊断标准 1＋2＋3 条或 1＋3＋4 条，可诊断	
膝关节退行性骨关节病的诊断标准	
序号	症状或体征
1	近 1 个月内反复的膝关节疼痛
2	X 线片（站立位或负重位）示关节间隙变窄、软骨下骨硬化和（或）囊性变、关节边缘骨赘形成
3	年龄≥50 岁
4	晨僵时间≤30 min
5	活动时有骨摩擦音（感）
注：满足诊断标准 1＋（2、3、4、5 条中的任意 2 条）可诊断	

（四）鉴别诊断

（1）类风湿性关节炎　发病年龄多为 30～50 岁，以多发性、对称性四肢小关节受累为主，多伴有全身性症状，类风湿因子检测常呈阳性。

（2）晶体性关节病　又称痛风，男性多见，表现为关节疼痛，多合并内科疾病，关节液检查可见尿酸或焦磷酸盐晶体

(3)强直性脊柱炎　男性多发,青年为主,下腰痛为早期主要症状,X线片可见骶髂关节炎为主要病变,后期可出现"竹节样"改变,90%患者 HLA-B27 阳性。

(4)感染相关性关节炎　这一类关节炎种类很多,常见类型包括细菌性化脓性关节炎、结核性关节炎、梅毒性关节炎等等,一般通过关节液培养确诊。

五、阶梯治疗

退行性骨关节病的治疗目的是缓解疼痛,延缓疾病进展,矫正畸形,改善或恢复关节功能,提高患者生活质量。其总体治疗原则是依据患者年龄、性别、体重、自身危险因素、病变部位及程度等选择阶梯化及个体化治疗。由于髋膝关节是最常见的退行性骨关节病受累关节,累及患者数量众多,对功能和生活质量影响大,因此本节主要对这两个关节的治疗进行讲解。

(一) 基础治疗

基础治疗对病变程度不重、症状较轻的患者是首选的治疗方式。基础治疗强调改变生活方式,使患者树立正确的治疗目标,减轻疼痛、改善和维持关节功能,延缓疾病进展。

(1)健康教育:医务工作者应通过口头或书面形式进行 OA 的知识宣教并帮助患者建立长期监测及评估机制,根据每日活动情况,建议患者改变不良的生活及工作习惯,避免长时间跑、跳、蹲,同时减少或避免爬楼梯、爬山等。减轻体重不但可以改善关节功能,而且可减轻关节疼痛。

(2)运动治疗:在医生的指导下选择正确的运动方式,制定个体化的运动方案,从而达到减轻疼痛,改善和维持关节功能,保持关节活动度,延缓疾病进程的目的。主要包括低强度有氧运动、关节周围肌肉力量训练和关节功能训练,注意采用正确合理的运动方式,应依据患者发病部位及程度,在医生的指导下选择。

(3)物理治疗:主要是通过促进局部血液循环、减轻炎症反应,达到减轻关节疼痛、提高患者满意度的目的。常用方法包括:水疗、冷疗、热疗、经皮神经电刺激、按摩、针灸等。不同治疗方法适用人群不同,但目前经皮神经电刺激、针灸的使用尚存一定争议,临床医生应根据患者的具体情况选择合适的治疗方法。

(4)行动辅助:通过减少受累关节负重来减轻疼痛和提高患者满意度,但不同患者的临床收益存在一定差异。患者必要时应在医生指导下选择合适的行动辅助器械,如手杖、拐杖、助行器、关节支具等,也可选择平底、厚实、柔软、宽松的鞋具辅助行走。但对改变负重力线的辅助工具,如外侧楔形鞋垫尚存在争议,应谨慎选用。

(二) 药物治疗

目前尚无药物可彻底治愈退行性骨关节病,药物治疗的主要目的为缓解症状,延缓疾病进展。应根据患者病变的部位及病变程度,进行个体化、阶梯化的药物治疗。

(1)非甾体类抗炎药物(nonsteroidal anti-inflammatory drugs,NSAIDs 类):是退行性骨关节病患者缓解疼痛、改善关节功能最常用的药物。包括局部外用药物和全身应用药物。在使用口服药物前,建议先选择局部外用药物,尤其是老年人,可使用各种 NSAIDs 类药物的凝胶贴膏、贴剂等。局部外用药物可迅速、有效缓解关节的轻、中度疼痛,其胃肠道不良反应轻微,但需注意局部皮肤不良反应的发生。对中、重度疼痛可联合使用局部外用药物与口服 NSAIDs 类药物。全身应用药物根据给药途径可分为口服药物、针剂以及栓剂,最为常用是口服药物。

用药原则:①用药前进行危险因素评估,关注潜在内科疾病风险;②根据患者个体情况,剂量个体化;③尽量使用最低有效剂量,避免过量用药及同类药物重复或叠加使用;④用药 3 个月后,根据病情选择相应的实验室检查。需注意用药前评估患者的危险因素,见下表:

表 23‑2‑2　NSAIDs 类药物治疗的危险因素评估

序号	上消化道不良反应高危患者	心、脑、肾不良反应高危患者
1	高龄(年龄>65 岁)	高龄(年龄>65 岁)
2	长期用药	脑血管病史(有过中风史或目前有一过性脑缺血发作)
3	口服糖皮质激素	心血管病史
4	上消化道溃疡、出血病史	肾脏病史
5	使用抗凝药	同时使用血管紧张素转换酶抑制剂及利尿剂
6	酗酒史	冠脉搭桥术围手术期(慎用 NSAIDs 类药物)

　　如果患者上消化道不良反应的危险性较高,可使用选择性 COX‑2 抑制剂,如使用非选择性 NSAIDs 类药物,应同时加用 H2 受体拮抗剂、质子泵抑制剂或米索前列醇等胃黏膜保护剂。如果患者心血管疾病危险性较高,应慎用 NSAIDs 类药物(包括非选择性和选择性 COX‑2 抑制剂)。同时口服两种不同的 NSAIDs 类药物不但不会增加疗效,反而会增加不良反应的发生率。

　　(2)镇痛药物:对 NSAIDs 类药物治疗无效或不耐受者,可使用非 NSAIDs 类药物、阿片类镇痛剂等等。但阿片类药物的不良反应和成瘾性发生率相对较高,需谨慎采用。

　　(3)关节腔注射药物:可有效缓解疼痛,改善关节功能。但该方法是侵入性治疗,可能会增加感染的风险,必须严格无菌操作及规范操作。

　　①糖皮质激素:起效迅速,短期缓解疼痛效果显著,但反复多次应用激素会对关节软骨产生不良影响,建议每年应用最多不超过 3 次,注射间隔时间不应短于 6 个月。

　　②玻璃酸钠:可改善关节功能,缓解疼痛,安全性较高,可减少镇痛药物用量,对早、中期 OA 患者效果更为明显,临床应用广泛。但其在软骨保护和延缓疾病进程中的作用尚存争议,建议根据患者个体情况应用。

　　③医用几丁糖:可以促进软骨细胞外基质的合成,降低炎症反应,调节软骨细胞代谢。具有黏弹性、缓吸收性,可作为关节液的补充成分,减缓关节炎进展,减轻关节疼痛,改善功能,适用于早、中期 OA 患者。

　　(4)缓解 OA 症状的慢作用药物(symptomatic slow-acting drugs for osteoarthritis, SYSADOAs):包括双醋瑞因、氨基葡萄糖等。有研究认为这些药物有缓解疼痛症状、改善关节功能、延缓病程进展的作用,但也有研究认为其并不能延缓疾病进展。目前,该类药物对 OA 的临床疗效尚存争议,对有症状的 OA 患者可选择性使用。

　　(5)中成药:目前,有研究表明中药可通过多种途径减轻疼痛、延缓 OA 的疾病进程、改善关节功能,但对于其作用机制和长期疗效尚需高级别的研究证据。

（三）手术治疗

退行性骨关节病的外科手术治疗治疗方式有很多，包括关节镜下的软骨修复术和清理手术、截骨术、关节融合术及人工关节置换术等，适用于非手术治疗无效、影响正常生活的患者。手术的目的是减轻或消除患者疼痛症状、改善关节功能和矫正畸形。

1. 关节镜手术

关节镜兼具诊断和治疗的作用，对伴有机械症状的膝关节 OA 治疗效果较好，如存在游离体、半月板撕裂移位、髌骨轨迹不良、滑膜病变、软骨面不适合等，通过关节镜下摘除游离体、清理半月板碎片及增生的滑膜等，能减轻部分早、中期 OA 患者症状，但有研究认为其远期疗效与保守治疗相当。还可采用组织工程及外科手段修复关节表面损伤的透明软骨，主要适用于年轻、活动量大、单处小面积负重区软骨缺损，对退行性关节病的老年患者、多处损伤、激素引起坏死等效果较差，包括自体骨软骨移植、软骨细胞移植等技术。

2. 人工关节置换术

退行性骨关节病发展到终末期时成熟且有效的治疗方法，应用日益广泛。人工关节置换术的目的是矫正畸形、减轻或解除疼痛，恢复关节功能，因此原则上对于只要有关节破坏的征象，伴有中到重度持续的疼痛和功能障碍，而且通过其他各种非手术治疗不能得到缓解的疾病，都是施行人工关节置换手术的手术指征。

（1）髋关节置换术：髋关节置换手术是利用手术方法将人工髋关节替代被破坏的关节面、股骨头、髋臼。其目的是切除病灶，消除疼痛，恢复关节的活动与原有的功能。全髋关节置换术，包括髋臼和股骨头的置换，适用于多数非手术治疗无效的终末期髋关节骨关节炎。术后还需要康复和功能锻炼，以恢复运动功能，降低关节脱位的风险。

（2）膝关节置换术：①全膝关节置换，适用于严重的膝关节多间室骨关节炎，尤其伴有各种畸形时其远期疗效确切。②单髁置换术，适用于力线改变 5°～10°、韧带完整、屈曲挛缩不超过 15°的膝关节单间室 OA 患者。单髁置换术后 15 年假体生存率为 68%～71%。③髌股关节置换术，主要适用于单纯髌股关节 OA 患者。

人工关节置换并非一劳永逸，10 年内的假体生存率一般在 90% 左右，但因为关节感染、关节不稳、过度活动、假体周围骨折等种种原因，可能需要进行后期翻修、二次手术。

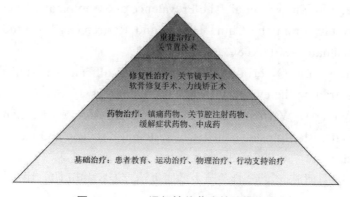

图 23 - 2 - 3　退行性关节病的阶梯治疗

思考题

1. 老年性骨质疏松症的定义和临床表现？

2. 简述退行性骨关节病的阶梯治疗原则。

3. 病例分析型思考题：

患者，女，73岁，因全身疼痛、乏力1年余，加重2月前来门诊就诊。

现病史：患者1年余前开始出现全身疼痛，以腰部及四肢关节疼痛为主，伴全身乏力，当时未予特殊重视。2月前，患者自觉上述症状加重，多次自行服用布洛芬行镇痛治疗。患者平素户外活动少，饮食不佳，睡眠可，二便正常，身高较前减少5cm，体重较前无明显变化。

既往史：高血压病史5年余，口服氨氯地平治疗，服药控制可。否认糖尿病、冠心病等慢性病史。

查体：身高160cm，脊柱无畸形，活动无明显受限，腰部轻叩击痛，双下肢肌力、感觉无异常，病理征阴性。

辅助检查：DXA骨密度检查提示骨密度L2～4 T值均低于－2.5，余部位介于－1.0至－2.5之间。

思考要点：

(1) 该患者的初步诊断是什么，诊断依据是什么？

(2) 若你是患者的主诊医生，还建议行那些检验和检查？

(3) 该疾病的药物治疗的适应证和代表性药物有哪些？

董宇启

参考文献

[1] 中华医学会骨科学分会. 骨关节炎诊疗指南（2018年版）[J]. 中华骨科杂志，2018，38(12)：705－715.

[2] Bijlsma J W, Berenbaum F, Lafeber F P. Osteoarthritis：an update with relevance for clinical practice[J]. Lancet, 2011, 377(9783):2115－2126.

[3] Tang X, Wang S, Zhan S, et al. The Prevalence of Symptomatic Knee Osteoarthritis in China：Results From the China Health and Retirement Longitudinal Study[J]. Arthritis Rheumatol, 2016, 68(3)：648－653.

[4] Xing D, Xu Y, Liu Q, et al. Osteoarthritis and all-cause mortality in worldwide populations：grading the evidence from a meta-analysis[J]. Sci Rep, 2016, 6：24393.

[5] Beumer L, Wong J, Warden S J, et al. Effects of exercise and manual therapy on pain associated with hip osteoarthritis：a systematic review and meta-analysis[J]. Br J Sports Med, 2016, 50(8)：458－463.

[6] 周谋望，岳寿伟，何成奇，等. 骨关节炎的康复治疗专家共识[J]. 中华物理医学与康复杂志，2012，34(12)：951－953.

[7] Parkes M J, Maricar N, Lunt M, et al. Lateral wedge insoles as a conservative treatment for pain in patients with medial knee osteoarthritis：a meta-analysis[J].

JAMA，2013，310(7)：722－730.

[8] Kongtharvonskul J，Anothaisintawee T，McEvoy M，et al. Efficacy and safety of glucosamine，diacerein，and NSAIDs in osteoarthritis knee：a systematic review and network meta-analysis[J]. Eur J Med Res，2015，20：24.

[9] Knutsen G，Drogset J O，Engebretsen L，et al. A Randomized Multicenter Trial Comparing Autologous Chondrocyte Implantation with Microfracture：Long-Term Follow-up at 14 to 15 Years[J]. J Bone Joint Surg Am，2016，98(16)：1332－1339.

[10] Börnert S，Lützner J，Beyer F，et al. Revision Rate and Patient-Reported Outcome After Hip Resurfacing Arthroplasty：A Concise Follow-Up of 1064 Cases[J]. J Arthroplasty，2015，30(12)：2190－2195.

第二十四章 老年妇科疾病

1. 围绝经期综合征的临床表现及防治原则。
2. 老年女性盆腔器官脱垂的临床表现及防治原则。
3. 老年常见妇科肿瘤的临床表现及诊治要点。

教学目的 📄

1. 掌握
   (1)老年常见妇科肿瘤的临床表现及诊治要点。
   (2)围绝经期综合征的临床表现及治疗原则。
   (3)老年女性盆腔器官脱垂的临床表现及防治原则。
2. 熟悉
   (1)妇科三大恶性肿瘤的临床分期;卵巢良、恶性肿瘤进行鉴别诊断。
   (2)子宫内膜癌的高危因素和预防措施;围绝经期的内分泌变化。
3. 了解
   (1)妇科三大恶性肿瘤的转移途径;卵巢肿瘤的并发症。
   (2)盆腔器官脱垂的 POP-Q 分度法。

第一节 绝经综合征

围绝经期是指女性从性成熟期过渡到老年期的特殊时期,是女性必经的生理过程。绝经综合征(menopause syndrome)指妇女绝经前后出现性激素波动或减少所致的一系列躯体及精神心理症状。

人类期望寿命不断延长,预计到 2030 年我国 50 岁以上的女性将增加到 2.8 亿以上。世界卫生组织已将提高晚年生活质量列为 21 世纪促进健康的三大主题之一。

一、内分泌变化

绝经前后最明显变化是卵巢功能衰退,随后表现为下丘脑-垂体功能退化。

1. 雌激素

绝经过渡早期激素水平波动很大,由于 FSH 升高对卵泡过度刺激引起雌二醇分泌过多,甚至可高于正常卵泡期水平,因此在卵泡完全停止生长发育后,雌激素水平才迅速下降。绝经后卵巢分泌极少量雌激素。

2. 孕酮

绝经过渡期卵巢尚有排卵功能,仍有孕酮分泌。但因卵泡期延长,黄体功能不良,导致孕酮分泌减少。绝经后无孕酮分泌。

3. 雄激素

绝经后总体雄激素水平下降,其中雄烯二酮主要来源于肾上腺,量约为绝经前的一半。卵巢主要产生睾酮,由于升高的 LH 对卵巢间质细胞的刺激增加,使睾酮水平较绝经前增高。

4. 促性腺激素

绝经过渡期 FSH 水平升高,呈波动型,LH 仍在正常范围。绝经后下丘脑释放促性腺激素释放激素增加,刺激垂体释放 FSH 和 LH 增加,其中 FSH 升高较 LH 更显著。

5. 促性腺激素释放激素

绝经后 GnRH 分泌增加,并与 LH 相平衡。

6. 抗苗勒氏激素(anti-Mullerian hormone,AMH)

绝经后 AMH 下降,较 FSH 升高、雌二醇下降早,能较早反应卵巢功能减退。

二、临床表现

1. 月经紊乱

多为月经周期不规则,持续时间长及经量增加,系无排卵引起。围绝经期及绝经后妇女出现异常子宫出血,须警惕子宫内膜癌的发生。

2. 血管舒缩症状

主要表现为潮热,是血管舒缩功能不稳定所致,主要表现面部和颈部、胸部皮肤阵阵发红,伴有轰热,继之出汗。

3. 自主神经失调症状

常出现心悸、眩晕、头痛、失眠、耳鸣等自主神经失调状。

4. 精神神经症状

较常见,主要表现是抑郁、情绪不稳、记忆力减退、注意力不集中,绝经后往往比绝经前更为明显。

5. 心血管疾病

绝经后妇女易发生动脉粥样硬化、心肌缺血、心肌梗死、高血压和脑卒中,因绝经后雌激素水平低下,使血胆固醇水平升高,各种脂蛋白增加。

6. 泌尿生殖道症状

主要表现为泌尿生殖道萎缩症状,出现阴道干燥、性交困难及反复阴道感染,排尿困难、尿痛、尿急等反复发生的尿路感染。

7. 骨质疏松症

围绝经期约 25% 妇女患有骨质疏松症,与雌激素下降有关。雌激素不足使骨质吸收增加。最后可能引起骨骼压缩使体格变小,严重者导致骨折,桡骨远端、股骨颈、椎体等部位易发生。

三、诊断

根据病史及临床表现不难诊断,但需注意除外相关症状的器质性病变及精神疾病,卵巢功能评价等实验室检查有助于诊断。

1. 血清 FSH 值及 E_2 值测定

绝经过渡期血清 FSH> 10U/L,提示卵巢储备功能下降。闭经、FSH>40U/L 且 E_2< 10~20pg/mL,提示卵巢功能衰竭。

2. AMH 测定

低至 1.1ng/mL 提示卵巢储备功能下降,若低于 0.2ng/mL 提示即将绝经。

四、治疗

治疗目标:缓解围绝经期症状,并有效预防或早期发现骨质疏松、动脉硬化等老年性疾病。

(一) 一般治疗

可给予适当心理疏导,必要时可选用适量镇静药助眠,如艾司唑仑2.5mg。谷维素有助于调节自主神经功能。为预防骨质疏松,老年妇女应坚持锻炼身体,增加日晒时间,摄入足量蛋白质及含钙丰富食物,并补充钙剂。

(二) 激素替代治疗(hormone replacement therapy, HRT)

有适应证且无禁忌证时即可选用,可有效缓解绝经相关症状,改善生活质量。

1. 适应证

主要包括因雌激素缺乏所致的老年性阴道炎、泌尿道感染、潮红潮热及精神症状,预防存在高危因素的心血管疾病、骨质疏松等。

2. 禁忌证

妊娠、严重肝病、乳腺癌、血栓栓塞性疾病、原因不明的子宫出血及雌激素依赖性肿瘤患者应视为禁忌。

3. 制剂及剂量的选择

主要药物为雌激素,可辅以孕激素。单用雌激素仅适用于子宫已切除者,单用孕激素使用于绝经过渡期异常子宫出血。剂量和用药方案应个体化,以最小剂量且有效最佳。

(1)雌激素制剂:宜选择天然制剂。常用包括①戊酸雌二醇:每日口服 0.5~2mg;②结合雌激素:每日口服 0.3~0.625mg;③17β-雌二醇经皮贴膜:每 1~2 周更换一次。

(2)组织选择性雌激素活性调节剂:替勃龙,根据靶组织不同,其在体内的 3 种代谢产物分别表现为雌激素、孕激素及弱雄激素活性。每日口服 1.25~2.5mg。

(3)孕激素制剂:宜选用天然孕激素制剂,如微粒化孕酮,每日口服 100~300mg,或地屈孕酮,每日 10~20mg。

4. 用药途径及方案

(1)口服:血药浓度稳定,但对肝脏有一定损害。用药方案:①单雌激素:适用于子宫已切除者;②雌、孕激素联合:适用于有完整子宫者,包括序贯和联合两种用药方式,后者连续性用药,无周期性出血,适用于年纪较长或不愿意有月经样出血的绝经后妇女。

(2)胃肠道外途径:能解除潮热,防止骨质疏松。能够避免肝脏首过效应,对血脂影响较小。①阴道给药:常用有雌三醇栓剂及结合雌激素霜,主要用于治疗下泌尿道局部低雌激素症状。②经皮肤给药:可提供恒定的雌激素水平,方法简便,包括皮肤贴膜及涂胶,主要药物为 17β-雌二醇,每周使用 1～2 次。

5. 用药时间

在卵巢功能开始衰退并出现相关症状时即可开始使用。须定期评估,明确获益大于风险时方可继续使用。

6. 副作用及风险

(1)子宫出血:HRT 时异常出血,多为突破性出血,必要时行诊断性刮宫以排除子宫内膜病变。

(2)性激素副作用:①雌激素:剂量过大时可引起乳房胀、白带多、头痛、水肿、色素沉着等,应酌情减量。②孕激素:不良反应包括抑郁、易怒、乳腺痛和浮肿,患者常不易耐受。③雄激素:有发生高血脂、动脉粥样硬化、血栓栓塞性疾等危险,大量应用出现体重增加、多毛及痤疮。口服时影响肝功能。

(3)子宫内膜癌:单一雌激素的长期应用使子宫内膜癌和子宫内膜增生过长的危险增加,而联合应用雌孕激素,则不增加子宫内膜癌发生风险

(4)乳腺癌:应用天然或接近天然的孕激素能够使增加乳腺癌的风险降低,但乳腺癌仍然是 HRT 禁忌证。

(三) 其他药物治疗

(1)钙剂:可用氨基酸螯合钙胶囊,每日口服 1 粒。

(2)维生素 D:适用于围绝经期妇女缺少户外活动者,每日口服 400～500U,与钙剂合用有利于钙的吸收完全。

(3)选择性 5-羟色胺再摄取抑制剂:盐酸帕罗西汀 20mg,每日 1 次早晨口服,可有效改善血管舒缩症状及精神神经症状。

第二节　盆腔器官脱垂

盆腔器官脱垂(pelvic organ prolapse,POP)是由于盆底肌肉和筋膜组织异常造成的盆腔器官下降而引发的器官位置异常及功能障碍,主要症状为阴道口肿物脱出,可伴有排尿、排便和性功能障碍,不同程度地影响患者的生命质量,是中老年妇女的常见疾病。我国的全国多中心横断面调查结果提示,有症状的 POP 占成年女性的 9.6%。

一、病因

1. 妊娠、分娩

特别是产钳或胎吸辅助下的阴道分娩,盆腔筋膜、韧带和肌肉可能因过度牵拉而被削弱其支撑力量。

2. 衰老

年龄增长、尤其是绝经后出现的支持结构萎缩,在POP的发生、发展中起重要作用。

3. 慢性咳嗽、腹水

腹腔内压力增加(如便秘),可导致子宫脱垂。肥胖也可致腹压增加导致盆腔器官脱垂。

4. 医源性原因

包括没有充分纠正手术时所造成的盆腔支持结构的缺损。

二、临床表现

(一)症状

轻症者一般无症状。阴道有块物脱出往往是首发症状,外阴肿物脱出后经卧床休息,有的能自行回缩,即"晨轻暮重"现象。可因盆底器官下移,子宫韧带受牵拉、盆腔充血,患者有不同程度的腰骶部酸痛或下坠感,站立过久或劳累后症状明显,卧床休息后减轻。重症患者常伴有排便、排尿困难,部分患者可伴发压力性尿失禁,严重者可出现排尿困难,甚至需要用手回纳脱垂帮助排尿。暴露在外的宫颈和阴道黏膜长期与衣物摩擦,可导致宫颈和阴道壁发生溃疡而出血,如感染则有脓性分泌物。

(二)体征

妇科检查可见宫颈脱出于阴道口外,往往因长期摩擦导致不同程度的糜烂、溃疡。不能回纳的子宫脱垂常伴有阴道前后壁膨出,病程长的患者可有阴道黏膜增厚角化。阴道前壁膨出的患者,阴道前壁呈球状膨出,阴道口松弛,膨出膀胱柔软,该处阴道壁黏膜皱襞可消失。严重者可出现压力性尿失禁现象。

建议使用POP-Q分度法对POP进行部位特异性描述,这是目前国内外最推荐使用的客观评价方法。此分期系统是分别利用阴道前壁、阴道顶端、阴道后壁上的2个解剖指示点与处女膜的关系来界定盆腔器官的脱垂程度。

三、诊断与鉴别诊断

根据病史及体格检查不难诊断。应嘱患者在膀胱充盈时咳嗽,观察有无溢尿,即压力性尿失禁情况。应用单叶窥器进行阴道检查。当压住阴道后壁时,嘱患者向下用力,可显示出阴道前壁膨出的程度,以及伴随的膀胱膨出和尿道走行的改变。同样,压住阴道前壁时嘱患者向下用力,可显示肠疝和直肠膨出。直肠检查是区别直肠膨出和肠疝的有效手段。诊断时需特别注意,应嘱咐患者向下屏气或加腹压(valsalva动作),判断子宫脱垂的最重程度,并予以分度。此外,还需与以下情况相鉴别:

1. 宫颈延长

阴道脱出物主要为宫颈,双合诊检查阴道内宫颈虽长,但宫体在盆腔内,屏气并不下移。

2. 子宫黏膜下肌瘤

患者有月经过多病史,宫颈口见红色、质硬之肿块,表面无法见到宫颈口,但在其周围或一侧可扪及被扩张变薄的宫颈边缘。

四、治疗

有随访观察、非手术治疗和手术治疗。

（一）随访观察

无自觉症状的轻度 POP 患者，可以随访观察。在此期间 POP 可能加重或缓解。对于可以耐受症状且不愿意接受治疗的患者，特别是 POP-Q Ⅲ～Ⅳ度的患者，必须定期随访监测疾病进展情况，尤其是排尿、排便功能障碍。

（二）非手术疗法

非手术治疗对于所有的 POP 患者均应作为一线治疗方法首先推荐，其目标为缓解症状、避免或延缓手术干预。目前，非手术治疗方法包括生活方式干预、放置子宫托和盆底肌训练。

（1）生活方式干预：对于所有诊断为 POP 的患者，均应积极进行行为指导。包括减重、戒烟、减少使盆底压力增加的活动、治疗便秘和咳嗽等。

（2）放置子宫托：子宫托是一种支持子宫和阴道壁并使其维持在阴道内而不脱出的工具，如下情况较为适合：患者全身状况不适宜做手术，妊娠期和产后，膨出面溃疡手术前促进溃疡面的愈合。子宫托应间断性地取出、清洗并重新放置，否则会出现包括瘘的形成、嵌顿、出血和感染等严重后果。

（3）盆底肌训练：方法简单易行，可以加强薄弱的盆底肌肉的力量和协调性，增强盆底支持力，改善盆底功能。必要时可辅助电刺激等物理治疗。

（三）手术治疗

手术主要适用于非手术治疗失败或者不愿意非手术治疗的有症状的 POP 患者。根据患者不同年龄、生育要求及全身健康状况，治疗应个体化。手术的主要目的是缓解症状，恢复正常的解剖位置和脏器功能，有满意的性功能并能够维持效果。手术途径主要有经阴道、开腹和腹腔镜 3 种，推荐经阴道手术为首选。手术分为封闭手术及重建手术。

（1）阴道封闭术或半封闭术是将阴道管腔部分或全部关闭，从而使脱垂的器官回放至阴道内，具有创伤小、手术时间短、恢复时间快等优点，能明显改善症状。对无阴道性生活要求且有合并症、手术风险大的年老虚弱人群尤为适合。

（2）盆底重建手术主要针对中盆腔的建设，通过吊带、网片和缝线把阴道穹隆组织或宫骶韧带悬吊固定于骶骨前、骶棘韧带，也可行自身宫骶韧带缩短缝合术，子宫可以切除或保留。

第三节　老年常见肿瘤

一、宫颈癌

宫颈癌（cervical cancer）是最常见的妇科恶性肿瘤，85% 发生于发展中国家。宫颈癌以鳞状细胞癌为主，35～39 岁和 60～64 岁为高发年龄段，平均年龄为 52.2 岁。由于宫颈癌有较长癌前病变阶段，因此宫颈细胞学检查可使宫颈癌得到早期诊断与早期治疗。近年来，国内外均已普遍开展宫颈细胞涂片检查，宫颈癌发病率明显下降，死亡率也随之下降。

（一）发病相关因素

（1）病毒感染：HPV（人乳头瘤病毒）能引起人体皮肤黏膜的鳞状上皮增殖，现已分离出

130多种亚型。约75%的女性在其一生中可能感染HPV,多数可自行清除。高危型HPV持续感染是导致宫颈癌的主要危险因素,99.8%的宫颈癌伴有高危型HPV感染,其中以HPV16或18型最为多见。

(2)性行为及分娩次数:多个性伴侣、初次性生活过早、初产年龄小、多孕多产等与宫颈癌发生密切相关。

(3)其他:沙眼衣原体、单纯疱疹病毒Ⅱ型、吸烟、营养不良等因素在宫颈癌发病过程中起协同作用。

(二) 病理

常见鳞癌、腺癌和腺鳞癌三种类型。

1. 鳞状细胞癌

占宫颈癌90%~95%。

(1)巨检:有4种类型,①外生型:最常见。病灶向外生长,状如菜花;质脆,触之易出血。②内生型:癌灶向宫颈深部组织浸润,表面光滑或仅见轻度糜烂,整个宫颈段膨大如桶状。③溃疡型:癌组织坏死脱落形成凹陷性溃疡或空洞样形如火山口。④颈管型:癌灶发生在宫颈外口内,不同于内生型,后者是由特殊的浸润性生长扩散到宫颈管。

(2)显微镜检:①镜下早期浸润癌:原位癌基础上,在镜下发现癌细胞小团似泪滴状、锯齿状穿破基底膜。②宫颈浸润癌:指癌灶浸润间质的范围已超出可测量的早期浸润癌,呈团块状融合浸润间质。根据细胞分化程度分Ⅰ级(高分化)、Ⅱ级(中分化)、Ⅲ级(低分化)。

2. 腺癌

占宫颈癌5%~10%。

(1)巨检:来自宫颈管,并浸润宫颈管壁。癌灶呈乳头状、溃疡或浸润型。宫颈外观完全正常,但宫颈管膨大如桶状。

(2)显微镜检:①黏液腺癌:最常见,来源于宫颈黏膜柱状黏液细胞;②宫颈恶性腺瘤:又称微偏腺癌;③鳞腺癌:同时向腺癌和鳞癌方向发展。

(三) 转移途径

主要为直接蔓延及淋巴转移,血行转移较少见。

(1)直接蔓延最常见,癌组织局部浸润,向邻近器官及组织扩散,常向下累及阴道壁,向两侧扩散可累及宫颈旁、阴道旁组织直至骨盆壁;晚期可向前、后蔓延侵及膀胱或直肠。

(2)淋巴转移:癌灶局部浸润后侵入淋巴管形成瘤栓,随淋巴液引流进入局部淋巴结,在淋巴管内扩散。

(3)血行转移较少见,晚期可转移至肺、肝或骨骼等。

(四) 临床表现

早期宫颈癌常无明显症状和体征,随病变发展,可出现以下表现:

1. 症状

(1)阴道流血:早期多为接触性出血,中晚期为不规则阴道流血,若侵袭大血管可引起大出血。老年患者常为绝经后不规则阴道流血。一般外生型较早出现阴道出血症状,出血量多。

(2)阴道排液:多数患者有阴道排液,液体为白色或血性,可稀薄如水样或米泔状,或有腥臭。晚期患者因癌组织坏死伴感染,可有大量脓性恶臭白带。

（3）晚期症状：根据癌灶累及范围出现不同的继发性症状。如临近组织器官或神经受累时，可出现尿频、尿急、便秘、下肢肿痛等；如癌肿压迫或累及输尿管时，可引起输尿管梗阻、肾盂积水及尿毒症；晚期可有贫血、恶病质等全身衰竭症状。

2. 体征

早期宫颈浸润癌局部无明显病灶，随着病灶生长发展，根据不同类型，局部体征亦不同。外生型见宫颈赘生物向外生长，呈息肉状或乳头状突起，继而向阴道突起形成菜花状赘生物，触之易出血。内生型则见宫颈肥大、质硬，宫颈管膨大如桶状。晚期由于癌组织坏死脱落，形成凹陷性溃疡，整个宫颈有时被空洞替代，犹如"火山口"，并覆有灰褐色坏死组织，恶臭。癌灶浸润阴道壁可见阴道壁变硬，呈现糜烂、溃疡或结节。肿瘤向两侧宫旁组织侵犯，妇科检查时可扪及宫旁组织增厚，质地与癌组织相似，严重时浸润达盆壁，形成冰冻骨盆。

（五）诊断与鉴别诊断

根据病史和临床表现，尤其有接触性阴道出血者，通过"三阶梯"诊断程序或对可疑病灶直接活检可明确诊断。需做详细全身检查及妇科检查（至少由两名妇科肿瘤医生确定临床分期），酌情行 PET-CT、CT、MRI、静脉肾盂造影、膀胱镜或是直肠镜等辅助检查协助评估。

宫颈柱状上皮异位或宫颈息肉均可引起接触性出血，且外观难与 CIN 及早期宫颈癌相区别；宫颈结核偶表现不规则阴道流血和白带增多，局部见多个溃疡，甚至菜花样赘生物；子宫内膜异位症有时波及宫颈及阴道穹隆部，肉眼不易鉴别，需与宫颈癌鉴别，宫颈活检是唯一可靠的鉴别方法。

宫颈癌分期见表 24‑3‑1。

表 24‑3‑1　子宫颈癌的国际妇产科联盟（FIGO 2018）分期

Ⅰ	肿瘤严格局限于宫颈（扩展至宫体将被忽略）	
	ⅠA	镜下浸润癌，间质浸润≤5 mm[a]
	ⅠA1	间质浸润≤3 mm，
	ⅠA2	间质浸润＞3 mm，但≤5 mm，
	ⅠB	最大浸润深度≥5mm 的浸润癌，病变局限于子宫颈
	ⅠB1	癌灶间质浸润深度≥5mm 而最大径线＜2cm
	ⅠB2	癌灶最大径线≥2cm 而＜4cm
	ⅠB3	癌灶最大径线≥4cm
Ⅱ	肿瘤超过子宫颈，但未达骨盆壁或未达阴道下 1/3	
	ⅡA	癌灶累及阴道上 2/3，无宫旁浸润
	ⅡA1	癌灶最大径线＜4 cm
	ⅡA2	癌灶最大径线≥4 cm
	ⅡB	有宫旁浸润，但未扩展至盆壁
Ⅲ	肿瘤扩展到骨盆壁（直肠检查，肿瘤和盆壁之间无正常空间）和（或）累及阴道下 1/3，和（或）引起肾盂积水或肾无功能者，和（或）累及盆腔和/或腹主动脉旁淋巴结	
	ⅢA	肿瘤累及阴道下 1/3，未扩展到骨盆壁
	ⅢB	肿瘤扩展到骨盆壁和（或）引起肾盂积水或肾无功能（需排除其他原因引起的肾脏病变）
	ⅢC	盆腔和/或腹主动脉旁淋巴结累及，无论肿瘤的大小和范围（采用 r 和 p 标记）[b]
	ⅢC1	只有盆腔淋巴结转移
	ⅢC2	腹主动脉旁淋巴结转移

（续表）

Ⅳ	肿瘤侵犯膀胱及直肠的黏膜（活检证实），或肿瘤播散超出真骨盆
ⅣA	肿瘤侵犯邻近的盆腔器官。
ⅣB	肿瘤播散至远处器官。

ª浸润深度不超过上皮细胞或腺体表面的 5mm，血管浸润不改变分期。
ᵇ增加使用符号 r（影像学）和 p（病理学），标明用于划分ⅢC 期病例的结果。例如：如果影像学显示盆腔淋巴结转移，分期归为ⅢC1r。如果经病理结果证实，分期为ⅢC1p。所使用的影像学方法及病理学技术类型，都应该记录。

（六）治疗

子宫颈癌的治疗手段包括手术、放疗、化疗和多种方式联合的综合治疗。总体治疗原则：早中期子宫颈癌患者（Ⅰ-ⅡA）单纯根治性手术与单纯根治性放疗两者治疗效果相当，5年生存率、死亡率、并发症几率相似。各期子宫颈癌均可选择放射治疗，对于ⅡB 以上中晚期子宫颈癌采用应以顺铂为基础的同步放化疗，治疗方式应根据患者年龄、病理类型，分期综合考虑予以选择。

二、子宫内膜癌

子宫内膜癌（endometrial carcinoma）是女性生殖道常见的恶性肿瘤之一，多见于中老年妇女，高发年龄 50～60 岁，近年来其发病有年轻化趋势。

（一）发病相关因素

子宫内膜癌分为激素依赖型（Ⅰ型，约 90%）和非激素依赖型（Ⅱ型，<10%）。Ⅰ型子宫内膜癌常见于相对年轻患者，与雌激素长期作用有关，病理类型主要为子宫内膜样腺癌，恶性程度相对低，预后较好。Ⅱ型子宫内膜癌发病与雌激素无明确关系，可能与癌基因或抑癌基因突变有关，患者多无内分泌代谢紊乱表现，肿瘤细胞分化差，病理学类型多为浆液性癌、透明细胞癌、分化很差的癌肉瘤或未分化癌等类型，对孕激素无反应，预后很差。

病因尚不明确，可能与下列因素有关：雌激素对子宫内膜的长期持续刺激、子宫内膜增生过长、体质因素（如肥胖、高血压、糖尿病等）、绝经延迟、遗传因素等。

（二）病理

病理组织学分类采用 2014 年 WHO 的子宫内膜癌分类标准。

（1）子宫内膜样腺癌（endometrioid adenocarcinoma）：最常见，占 80%～90%，根据细胞分化程度或实性成分所占比例分为 G1（高分化）、G2（中分化）、G3（低分化），级别越高、分化越低，其恶性程度越高；

（2）黏液性癌（mucinous adenocarcinoma）：约占 5%，大多数分化良好，生物学行为与内膜样腺癌相似，预后较好；

（3）浆液性癌（serous adenocarcinoma）：占 1%～9%，恶性程度高，易发生深肌层浸润和转移，预后差；

（4）透明细胞癌（clear-cell carcinoma）：约占 2%，恶性程度高，易发生转移；

（5）癌肉瘤（carcinosarcoma）：在子宫体恶性肿瘤中约占 5%，恶性程度高，预后差；

（三）转移途径

主要转移途径为直接蔓延、淋巴转移和血行转移。

(1)直接蔓延:癌灶初期沿子宫内膜生长,向上可沿子宫角波及输卵管,向下可累及宫颈管及阴道。若癌瘤向肌壁浸润,可穿透子宫肌层,种植于盆腹腔腹膜等部位。

(2)淋巴转移:为主要转移途径。当肿瘤累及子宫深肌层、宫颈间质或为高级别时,易发生淋巴转移。

(3)血行转移:晚期患者经血行转移至全身各器官,常见部位为肺、肝、骨等。

(四)临床表现

1. 症状

(1)阴道出血:常表现为绝经前后的不规则出血,量少至中等,易被误认为月经不调而未能及时就诊,晚期出血中可混有烂肉样组织。

(2)阴道排液:后期发生感染、坏死,可有大量恶臭的脓血样液体排出。有时排液可夹杂癌组织的小碎片。

(3)疼痛:多发生在晚期,如癌组织穿透浆膜或侵蚀宫旁结缔组织、膀胱、直肠或压迫其他组织也可引起疼痛。

(4)其他:晚期患者自己可触及下腹部增大的子宫,压迫输尿管可引起该侧肾盂输尿管积水或致肾脏萎缩;或出现贫血、消瘦、发热、恶病质等全身衰竭表现。

2. 体征

部分患者有糖尿病、高血压或肥胖,贫血见于出血时间较长的患者。妇科检查早期多无明显变化,绝经后妇女子宫不显萎缩反而饱满、变硬,应提高警惕。晚期患者可于腹股沟处触及肿大变硬或融合成块的淋巴结,或有肺、肝等处转移体征。

(五)诊断与鉴别诊断

可通过阴道B超观察病灶部位、有无侵犯肌层;检测肿瘤标记物如CA125,但并无特异性;分段诊断性刮宫及宫腔镜下活检病理学检查确诊,并结合影像学(CT、MRI、PET)进行术前分期。

子宫内膜癌的主要症状为阴道出血及流液,因此在临床上需与排卵障碍型异常子宫出血、萎缩性阴道炎、子宫内膜炎、内生型子宫颈癌、输卵管癌等相鉴别。诊断性刮宫或宫腔镜活检是鉴别诊断的关键。

子宫内膜癌的分期采用国际妇产科联盟(FIGO)的手术病理分期,见表23-3-2。

表23-3-2 子宫内膜癌手术-病理分期(FIGO,2009年)

期别	肿瘤范围
Ⅰ期	肿瘤局限于子宫体
ⅠA	无或<1/2肌层浸润
ⅠB	≥1/2肌层浸润
Ⅱ期	癌瘤累及子宫颈间质,但未扩散至宫外
Ⅲ期	局部和(或)区域扩散
ⅢA	癌瘤累及子宫体浆膜层和(或)附件
ⅢB	阴道和(或)宫旁受累
ⅢC	癌瘤转移至盆腔和(或)腹主动脉旁淋巴结

（续表）

期别	肿瘤范围
ⅢC1	癌瘤转移至盆腔淋巴结
ⅢC2	癌瘤转移至腹主动脉旁淋巴结有/无盆腔淋巴结转移
Ⅳ期	癌瘤累及膀胱和（或）肠黏膜；或远处转移
ⅣA	癌瘤累及膀胱和（或）肠道黏膜
ⅣB	远处转移，包括腹腔转移及（或）腹股沟淋巴转移

（六）治疗

治疗原则是以手术为主，辅以放疗、化疗和激素治疗等综合治疗。根据患者的年龄，全身状况和有无内科合并症及临床分期综合评估制定手术方案。

肿瘤局限于子宫体（Ⅰ期）应施行手术分期：进腹腔后留取盆腹腔冲洗液做细胞学检查，全面探查盆腹腔，对可疑病变取样送病检，行筋膜外子宫切除术及双附件切除术，切除子宫后剖视，观察肿瘤累及范围，必要时冰冻病理检查确定子宫肌层浸润深度。肿瘤累及宫颈（Ⅱ期）应行广泛或改良广泛性子宫切除、双附件切除及盆腹腔淋巴结切除，术后给予阴道近距离放疗；若因高龄、内科并发症无法行手术治疗，可行放疗。肿瘤超出子宫时，治疗应个体化，尽可能切除肿瘤，即行肿瘤细胞减灭术，为术后放疗及化疗创造条件。

三、卵巢癌

卵巢肿瘤（ovarian tumor）是常见的妇科肿瘤，各年龄段女性均可发病。由于卵巢居于盆腔深部，早期病变不易发现，一旦出现症状多为晚期，故卵巢恶性肿瘤的致死率居妇科恶性肿瘤之首，严重威胁妇女生命和健康。卵巢上皮性肿瘤是最常见的卵巢肿瘤，占原发性卵巢肿瘤的50%～70%，占卵巢恶性肿瘤85%～90%，多见于中老年妇女。故本节内容仅介绍卵巢上皮性恶性肿瘤。

（一）发病相关因素

病因尚不清楚。根据临床病理和分子遗传学特征，卵巢上皮性癌可分为Ⅰ型和Ⅱ型两类。Ⅰ型生长缓慢，多为早期，预后较好，组织类型包括低级别浆液性癌、低级别子宫内膜样癌、黏液性癌等，以 *KRAS*、*BRAF* 等基因突变为分子遗传学特征。Ⅱ型肿瘤生长迅速，预后欠佳，组织学类型主要为高级别浆液性癌和高级别子宫内膜样癌，以 *p53* 基因突变为主要特征。有10%～15%的卵巢癌患者可检测到 *BRCA*1/2 基因的胚系突变，高级别浆液性癌者携带比例更高。

（二）病理

肿瘤来源于卵巢表面的生发上皮，具有分化为各种苗勒上皮潜能。卵巢上皮性肿瘤分为良性、交界性和恶性。5%～10%的卵巢上皮性癌有家族史或遗传史。

（1）浆液性癌：占卵巢上皮性癌75%，多双侧，体积较大，囊实性，结节状或分叶状，灰白色，或有乳突状增生，切面为多房，腔内充满乳头，质脆，出血坏死，细胞异型明显，并向间质浸润。

（2）黏液性癌：占3%～4%，囊壁可见乳头或实质区，切面为囊实性，囊液混浊或血性，异型明显,并有间质浸润。

(3)子宫内膜样癌:约占 10%,常见于绝经后女性,镜下与子宫内膜癌相似。

(4)透明细胞癌:常见于绝经后女性,约占卵巢上皮性癌的 5%~10%,其发生也常常与子宫内膜异位症相关,预后相对较差。

(5)其他:包括移行细胞癌、浆黏液性肿瘤。

(三) 转移途径

直接蔓延、腹腔种植和淋巴转移是卵巢恶性肿瘤的主要转移途径,其特点是盆、腹腔内广泛转移灶。

(四) 临床表现

早期常无症状,可在妇科体检发现。晚期主要症状为腹胀、纳差、腹部包块、腹水及其他消化道症状,部分患者伴有消瘦、贫血等恶病质表现。症状的轻重主要取决于:①肿瘤的大小、位置及侵犯邻近器官的程度;②肿瘤的组织学类型;③有无并发症。肿瘤向周围组织浸润或压迫,可引起腹痛、腰痛、下肢疼痛、尿频、便血等症状;压迫盆腔静脉可出现下肢水肿;功能性肿瘤可产生不规则阴道流血或绝经后出血等内分泌症状。妇科检查可初步评估肿瘤的性质、累及周围器官的情况,肿块多为双侧,实性或囊实性,表面凹凸不平,活动度差,与子宫分界不清,常伴有腹水,可在直肠子宫陷凹处触及质硬结节或肿块,或在腹股沟、腋下或锁骨上触及肿大的淋巴结。

(五) 诊断与鉴别诊断

卵巢肿瘤虽无特异性临床表现,结合病史和体征,并辅以必要的辅助检查可初步确定是否为卵巢来源肿瘤,并对其良恶性做出预判。常见的辅助检查如下:

(1)影像学检查:①盆腔和腹部超声:最基本,可了解肿块的部位、大小、形态,囊性或实性,囊内有无乳头等,为判断肿瘤性质提供重要依据。超声若发现附件来源的囊实性或实性包块、囊内有实性乳头状突起、有低阻血流信号、合并腹腔积液者应高度怀疑恶性病变。②CT、MRI、PET 检查:可判断肿瘤的侵犯及远处转移情况,有利于病灶定位及病灶与相邻结构关系的确定,对手术方案的制订有较大优势。

(2)肿瘤标记物:①血清 CA125:80%卵巢上皮性癌患者 CA125 水平升高,与 B 超联合可用于诊断,90%以上患者 CA125 水平与疾病进展相关,多用于病情监测和卵巢癌手术化疗后的疗效评估,黏液性癌可有 CA199 升高。②血清 AFP:对卵黄囊瘤有特异性诊断价值。③性激素:颗粒细胞瘤、卵泡膜细胞瘤可产生较高水平的雌激素。④hCG:对原发性卵巢绒癌有特异性。⑤血清 HE4:上皮性卵巢癌中高表达,可与 CA125 联合用于肿瘤良恶性鉴别。

(3)腹腔镜检查:可直接观察肿块外观和盆腹腔,并于可疑部位行活检,初步临床分期。

(4)细胞学检查:抽取腹腔积液或冲洗液,以及胸腔积液行细胞学检查。

(5)卵巢癌相关基因检测:对确定有 BRCA 基因突变者,在完成生育后可考虑实施降低卵巢癌风险的预防性双附件切除。

除了与良性卵巢肿瘤之外,上皮性卵巢癌还应与以下疾病相鉴别:

(1)盆腔子宫内膜异位症:可有粘连性肿块及直肠子宫陷凹结节,血清 CA125 升高,与卵巢恶性肿瘤有时很难鉴别。需结合进行性痛经、性交痛等症状,及 B 型超声等影像学检查帮助诊断。

(2)结核性腹膜炎:常有肺结核史,合并腹腔积液和盆腹腔内粘连性肿块。多发生于年轻、不孕妇女,伴月经稀少或闭经。有消瘦、乏力、低热、盗汗等全身症状。胸部 X 线摄片、B型超声检查可协助诊断,必要时行剖腹探查或腹腔镜检查取活检确诊。

采用国际妇产科联盟(FIGO)的手术病理分期(表 24 - 4 - 3)。

表 24 - 3 - 3　卵巢恶性肿瘤的手术病理分期(FIGO,2014 年)

Ⅰ期　　肿瘤局限于卵巢或者输卵管

　　ⅠA　　肿瘤局限于一侧卵巢(包膜完整)或者一侧输卵管,卵巢或输卵管表面无肿瘤;腹水或腹腔冲洗液中未找到恶性细胞

　　ⅠB　　肿瘤局限于双侧卵巢(包膜完整)或者双侧输卵管,卵巢或输卵管表面无肿瘤;腹水或腹腔冲洗液中未找到恶性细胞

　　ⅠC　　肿瘤局限于单侧或双侧卵巢或输卵管,有如下情况之一:

　　　ⅠC1　术中肿瘤破裂

　　　ⅠC2　术前包膜破裂或卵巢输卵管表面有肿瘤

　　　ⅠC3　腹水或腹腔冲洗液中出现恶性细胞

Ⅱ期　　肿瘤累及一侧或双侧卵巢或者输卵管,伴有盆腔扩散(在骨盆缘以下)或者原发性腹膜癌

　　ⅡA　　扩散和(或)转移至子宫和(或)输卵管和(或卵巢)

　　ⅡB　　扩散至其他盆腔腹膜内器官

Ⅲ期　　肿瘤侵犯一侧或双侧卵巢或者输卵管或者原发性腹膜癌,伴有组织学或细胞学证实的盆腔外腹膜种植和(或)腹膜后淋巴结转移

　　ⅢA　　转移至腹膜后淋巴结,伴有或不伴有骨盆外腹膜的微小转移

　　　ⅢA1　仅有后腹膜淋巴结阳性

　　　ⅢA1(i)　转移淋巴结最大直径≤10mm

　　　ⅢA1(ii)　转移淋巴结最大直径>10mm

　　　ⅢA2　骨盆外(骨盆缘之上)累及腹膜的微小转移,伴有或不伴有腹膜后淋巴结阳性

　　ⅢB　　骨盆缘外累及腹膜的大块转移,最大直径≤2 cm,伴有或不伴有腹膜后淋巴结阳性

　　ⅢC　　骨盆缘外累及腹膜的大块转移,最大直径>2 cm,伴有或不伴有腹膜后淋巴结阳性

Ⅳ期　　腹腔之外的远处转移

　　ⅣA　　胸腔积液细胞学阳性

　　ⅣB　　转移至腹腔外器官(包括腹股沟淋巴结和腹腔外淋巴结)

(六) 治疗

初次治疗原则是手术为主,辅以化疗、放疗等综合治疗。

(1)手术治疗:是治疗卵巢上皮性癌的主要手段,初次手术是否彻底直接影响预后。

早期(FIGO Ⅰ、Ⅱ期)患者应行全面分期手术。晚期(FIGO Ⅲ、Ⅳ期)患者应行肿瘤细胞减灭术,必要时可切除部分肠管、膀胱等脏器。满意的肿瘤细胞减灭术的标准为最大残存病灶直径小于 1cm,残留肿瘤越小,其对化疗和放疗的敏感性越强。对于经评估无法达到满意手术的ⅢC、Ⅳ期患者,在获得明确的组织学诊断后可先行 2～3 个疗程的新辅助化疗后再进行手术。

(2)化学药物治疗:上皮性卵巢癌对化疗较为敏感,除经过全面分期手术的ⅠA 期和ⅠB期且为 G1 的患者不需化疗外,其他患者均需化疗。常用化疗药物有顺铂、卡铂、紫杉醇、环磷酰胺、依托泊苷等,首选的一线化疗方案是紫杉醇和铂类的联合用药方案。二线化疗主要

用于复发和难治性卵巢癌,可选择的化疗药物有拓扑替康、脂质体阿霉素、吉西他滨、异环磷酰胺等。

(3)其他治疗:放射治疗价值有限。此外还有细胞因子治疗,如白介素-2、干扰素、胸腺素等,靶向治疗如血管内皮生长因子(VEGF)的抑制剂等也有一定疗效。

> **思考题**
>
> 1. 请简述绝经综合征患者激素替代治疗口服药物的治疗方案。
> 2. 请简述盆底器官脱垂的非手术治疗有哪些内容。
> 3. 请简述如何在临床中鉴别卵巢良性肿瘤与恶性肿瘤。
> 4. 病例分析型思考题:
>
> 患者,女,58岁,孕2产1,绝经6年,近一个月性生活后出现出血2次,颜色鲜红,不伴腹痛。近3年未进行正规妇科体检。门诊妇检:宫颈"重糜"样改变,外院宫颈细胞学检查提示:LSIL(低度鳞状上皮内病变)。
>
> 思考要点:
>
> (1)绝经后女性出现阴道出血,一般考虑哪些原因?
> (2)下一步还需要做什么辅助检查?目的是什么?
> (3)你认为该病例的初步诊断与鉴别诊断各是什么?
> (4)请简述宫颈疾病的"三阶梯"筛查诊断内容。
> (5)很多老年女性认为,绝经后无须进行定期妇科体检,你认为该如何进行该内容的宣教?

(顾卓伟 赵爱民)

参考文献

[1] Tempfer C B，Hilal Z，Kern P，et al. Menopausal hormone therapy and risk of endometrial cancer：A Systematic Review[J]. Cancers (Basel)，2020，12(8)：2195.

[2] 中华医学会妇产科学分会妇科盆底学组. 盆腔器官脱垂的中国诊治指南(2020年版)[J].中华妇产科杂志,2020,55(5):300-306.

[3] 李静,索红燕,孔为民.《国际妇产科联盟(FIGO)2018癌症报告:宫颈癌新分期及诊治指南》解读[J].中国临床医生杂志,2019,47(6):646-649.

[4] Nash Z，Menon U. Ovarian cancer screening：Current status and future directions[J]. Best Pract Res Clin Obstet Gynaecol，2020，65：32-45.

[5] Paciuc J. Hormone Therapy in Menopause[J]. Adv Exp Med Biol，2020，1242：89-120.

[6] Minkin M J. Menopause：Hormones，Lifestyle，and Optimizing Aging[J]. Obstet Gynecol Clin North Am，2019，46(3)：501-514.

[7] Lu K H，Broaddus RR. Endometrial Cancer[J]. N Engl J Med，2020，383(21)：2053-2064.

[8] Kuroki L，Guntupalli S R. Treatment of epithelial ovarian cancer[J]. BMJ，2020，371:m3773.

[9] Eun TJ，Perkins RB. Screening for Cervical Cancer[J]. Med Clin North Am，2020，104(6):1063-1078.

[10] Fatton B，de Tayrac R，Letouzey V，et al. Pelvic organ prolapse and sexual function[J]. Nat Rev Urol，2020，17(7):373-390.

第二十五章　老年性皮肤疾病

本章要点 ✎

1. 老年性皮肤的生理特点。
2. 皮肤老化的风险因素与临床特征。
3. 常见老年性皮肤疾病的临床表现、诊断与防治原则。

教学目的 📋

1. 掌握
   (1)皮肤老化的临床特征与风险因素。
   (2)老年性皮肤的表皮生理功能改变。
   (3)老年皮肤瘙痒症的诊断与防治原则。
   (4)老年带状疱疹的临床表现与治疗原则。
2. 熟悉
   (1)老年湿疹的临床表现与治疗。
   (2)常见老年性皮肤良恶性肿瘤。
   (3)足癣的临床分型与表现。
   (4)老年性皮肤的科学护理。
3. 了解
   (1)皮肤老化的形态、结构、功能特点。
   (2)甲癣的临床表现与治疗原则。

　　老年性皮肤病主要是指发生在 60 岁及以上老年人皮肤和皮肤附属器官疾病。皮肤作为人体内外环境联系的主要屏障,不仅是人体的最大器官,也是可视老化变化的器官。皮肤与其他器官一样经历老化过程,包括皮肤屏障功能逐渐丧失,皮肤免疫失调等,皮肤老化不仅影响美容,还与许多皮肤疾病发生密切相关,给老年患者的身心健康带来很大影响。随着全球老龄化的不断加剧,老年性皮肤疾病近年越来越受到医患的共同关注。

第一节　老年性皮肤病概述

一、老年性皮肤病流行病学

近年来研究显示,皮肤科就诊人数随年龄增长而增多,75~84岁年龄组就诊人次最高,达到55%。2017年一项国际系统性回顾分析显示,65岁以上老人常见20种以上皮肤疾病,排在前面的是真菌感染(14.3%~64%)、皮炎(1%~58.7%)、皮肤干燥症(5.4%~85.5%)、皮肤良性肿瘤(1.7%~74.5%)、压力性溃疡(0.3%~46%)。2012年上海社区60岁以上常住居民开展皮肤肿瘤问卷调查及皮肤科检查,2043例受访者中,癌前病变和皮肤癌为3.72%,进而推算2012年上海市日光性角化病患者约112767例,鲍恩病患者约1836例,基底细胞癌患者约16162例,鳞状细胞癌约5509例。尽管缺乏新近的流行病学数据,但估测我国老年人皮肤癌前病变及早期皮肤癌人数已远超过以上数字。我国老年性皮肤问题可能被严重低估。

二、皮肤老化的形态、结构与功能改变

随着年龄的增加,老年人皮肤在形态、结构(图25-1-1)及功能上都发生了改变。

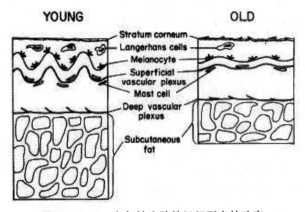

图 25-1-1　老年性皮肤的组织形态的改变

(一)表皮及皮肤附属器

(1)老化皮肤的角质层厚度没有明显改变,但表皮厚度每十年减少6.4%,表皮整体萎缩变薄,尤其是在面部、颈部、上胸部及手背部与前臂伸侧这些曝光区域更加明显。

(2)角质形成细胞体积随老化而增加,黏附能力下降,表皮更替时间延长,表真皮交界逐渐平坦,表皮钉变浅减少,真皮乳头数目减少,表真皮连接不紧密,导致皮肤脆性增加并易受外力损伤。

(3)黑素细胞数量每10年递减8%~20%不等,皮肤虽不易晒黑,但黑色素细胞易局部增殖形成痣或斑,阳光暴露部位尤其明显。

(4)朗格汉斯细胞数量减少,减弱皮肤免疫功能,易发生皮肤感染。

(5)皮脂腺和汗腺分泌功能下降,导致皮肤干燥、粗糙。头发及毛囊数目减少,易发生头发灰白或脱发。

(二)真皮及皮下组织的形态学改变

成纤维细胞数量逐渐减少,合成胶原蛋白和弹性蛋白能力下降。胞外间质中氨基多糖含量下降,同时蛋白水解酶表达增加,使胶原及细胞外基质成分降解增多,胶原减少,进而皮肤易受损。此外,衰老皮肤的真皮乳头弹力纤维降解变性、数目减少,与皮肤松弛和皱纹出现有关。

(三)表皮生理功能改变

随着年龄增长,表皮生理功能如表皮屏障功能、角质层含水量及表皮酸碱度等均发生不同程度的变化。

(1)表皮屏障功能:皮肤具有屏障功能,包括物理性屏障、化学/微生物屏障及获得性免疫屏障等。表皮屏障功能受损可引起皮肤发生一系列生物反应及皮肤病发生或加重。主要包括:① 屏障功能受损使潜在的致敏物质更容易进入皮肤,增加过敏性皮肤疾病风险;② 屏障破坏本身就可以诱发炎症细胞因子释放和炎症细胞浸润,从而导致皮肤炎症。随着皮肤老化,经表皮水分流失(TEWL)降低,表皮屏障比年轻人更容易遭到外界因素的破坏,恢复速度也明显减慢。此外,皮肤表面总脂质含量也下降约65%,皮肤角质层的脂质含量、固醇酯及甘油三酯等含量均有减少。上述因素均导致老年性皮肤的表皮屏障功能出现下降并容易发生相关皮肤疾病。

(2)表皮含水量及皮肤 pH 值改变:水通道蛋白3 对于保持充足的角质层甘油含量以皮肤含水量具有重要作用,其表达与丝聚蛋白降解相关。水通道蛋白3 基因表达在60 岁以上老年中减少。此外,随着年龄的增长,皮肤表面 pH 值也出现明显变化。约55 岁开始,皮肤pH 值酸性减弱,削弱了皮肤对微生物的杀灭作用

三、皮肤老化的临床特征及影响因素:皮肤老化主要分为内源性老化(自然老化)和外源性老化两种形式

(一)内源性皮肤老化

内源性老化主要与年龄有关。皮肤随着年龄的增长及内分泌及免疫功能的改变而出现衰老,其特征为皮肤松弛、皱纹及脚生自化等。此外,其他因素如遗传、内分泌和免疫失调、营养不良、消化吸收功能障碍、过度疲劳、情绪异常及睡眠不足等也都会加速皮肤的衰老。地心引力的长期作用,也可使松弛的皮肤出现下垂,形成褶皱。

(二)外源性皮肤老化

外源性皮肤老化是由环境因素如日光(主要是紫外线)、吸烟、风吹、接触化学物质等外源性因素引起的皮肤老化。其中日光长期反复照射引起的皮肤老化又称为光老化,是环境中影响皮肤衰老最重要的因素,对皮肤的老化程度起到催化和加速作用,占到外源性因素的80%。外源性皮肤老化的主要表现为暴露部位粗糙、皱纹加深加粗、组织结构异常、不规则性色素沉着、血管扩张、真皮弹性纤维变性及降解产物蓄积等,甚至可能出现各种良恶性肿瘤。除日光外,香烟烟雾、热辐射、大气污染物,汽车尾气,生产或生活中排出的有挥发性的有机物、二氧化碳、氮氧化物及硫化物等也与皮肤老化密切相关。此外,气温、风、湿度等因素对皮肤衰老也有影响。寒冷、干燥等环境导致皮肤角质层失水过多,促进皱纹生成。

四、老年性皮肤病的科学管理

(1)老年人是皮肤病发生的特殊群体,在治疗和管理老年人皮肤病时,不仅需要考虑到老年人的皮肤屏障功能和免疫功能低下的特点以及伴发的系统性疾病,更需要考虑到老年患者伴有认知功能障碍以及视力、听力或活动能力受损的特殊情况。临床诊断和治疗时需要详细的问诊、检查和监测。

(2)老年患者药效学、药代动力学或药物相互作用的不耐受风险较高,无论是系统用药还是局部外用药都要考虑药物长期使用的安全性问题,某些常规的治疗方案有时可能并不适合。

(3)皮肤老化是一个综合复杂的漫长过程,环境因素对其发生、发展也起着非常重要的作用。老年人要加强自我保健意识,尽早采取正确防护措施如经常外用皮肤屏障修复剂、避免长期的紫外线照射,避免过度和刺激性的洗浴,健康规律的饮食与作息等,都可以减轻或避免外界因素机体的影响,达到预防皮肤衰老、减少皮肤疾病发生,促进健康、提高生活质量的目的。

第二节　常见老年性皮肤病

一、老年性湿疹

湿疹是一种由多种内外因素引起的皮肤炎症反应,主要临床特征为瘙痒,皮损呈多样性,急性期渗出明显,慢性期表现为皮肤干燥脱屑,角化,苔藓样变。老年人随着皮肤屏障功能下降及人体免疫功能的失调,湿疹的发病率呈增加趋势。老年性湿疹的临床表现具有其自身特点。

(一)病因

湿疹病因复杂,可能与以下内外因素有关

(1)外部因素:食物(如鱼虾,牛羊肉等),吸入物(如花粉,尘螨等),生活环境(如干燥,炎热等),动物皮毛,各种化学物质(如洗涤剂,化妆品等),药物(钙离子拮抗剂)可以诱发或加重湿疹。

(2)内部因素:皮肤屏障的破坏(如热水洗烫等),血液循环障碍(如小腿静脉曲张等),内分泌及代谢改变(如糖尿病,甲状腺功能异常等),慢性感染灶(如扁桃体炎,脚癣等),神经精神因素,遗传因素等可能与湿疹发生有关。

(二)临床表现与诊断

1. 临床表现

湿疹在临床上呈多形改变,根据进程分为三期,① 急性湿疹:皮损多形性,常表现为红斑基础上的针尖至粟粒大小丘疹,丘疱疹,水疱,境界不清,常因搔抓形成点状糜烂面,渗出明显。② 亚急性湿疹:红肿和渗出减少,仍可由丘疹及少量丘疱疹,皮损呈暗红色,可由少量鳞屑及轻度浸润。③ 慢性湿疹:皮损部位皮肤浸润性暗红斑上有丘疹,抓痕及鳞屑,皮肤肥厚,表面粗糙,有不同程度苔藓样变,常伴有色素沉着(图 25-2-1)。

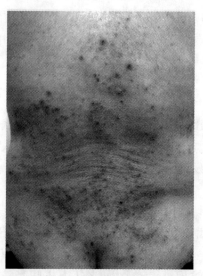

图 25 - 2 - 1 老年性湿疹的临床表现

老年性湿疹特点：男性多发，躯干、四肢伸侧和面颈部为好发部位。多表现为慢性湿疹，通常皮肤更干燥、皮损也更加广泛，不同发病部位皮损表现不同：躯干部位多为苔藓样改变，四肢常常出现瘙痒性的丘疹和结节，面颈部多表现为慢性湿疹。此外，老年性湿疹有较高的红皮病发生率。瘙痒也更为剧烈，但特应性的特质不明显(如哮喘，过敏性鼻炎，环境和食物过敏)。同普通湿疹比较，外周血嗜酸性粒细胞水平、血清总 IgE 水平和特异性 IgE 水平在老年性湿疹患者中无明显增高。

2. 诊断

根据患者年龄、病史和皮损形态进行诊断。发生于老年患者，病程不规则，皮损反复，瘙痒明显，急性期有渗出倾向，慢性期苔藓样变等特征，该病一般不难诊断。

(三) 预防与治疗

老年性湿疹是慢性复发性疾病，治疗目的是缓解或消除临床症状，消除诱发加重因素，减少和预防复发，提高患者生活质量。临床防治包括以下几个原则：

(1)健康生活方式：避免诱发和加重因素，避免搔抓和过度清洗；保持生活环境清洁；减少吸入性变应原摄入，避免食物性过敏原的摄入。衣物以棉质为宜，宽松，凉爽；发病期间避免食用辛辣食物及饮酒；

(2)皮肤屏障的修复：洗浴后使用润肤剂。根据不同的皮肤类型和皮损表现选择合适的润肤剂。霜剂较油腻，乳液较清爽，春夏天用乳液，秋冬天用霜剂。润肤剂足量使用，至少一周 250g。与糖皮质激素联用时主张在糖皮质激素前使用润肤剂；

(3)外用药物治疗：根据疾病严重程度及年龄选择药物。局部使用糖皮质激素是老年性湿疹的一线治疗药物。轻度皮损建议选择弱效糖皮质激素；中度皮损建议选择中效糖皮质激素；重度肥厚性皮损建议选择强效糖皮质激素。钙调神经磷酸酶抑制剂(如他克莫司，吡美莫司)也有较好效果。封包疗法对顽固，肥厚性皮损有一定治疗效果。外用药物治疗时需要注意强度，剂量，疗程足够；

(4)物理治疗：窄谱中波紫外线(NB-UVB)和 UVA1 可以用于老年性湿疹的辅助治疗；

（5）系统药物治疗：当瘙痒严重且影响睡眠时，可以给予抗组胺药物口服。有继发感染患者加用抗感染药物。外用药物和物理治疗无效的患者，可选用糖皮质激素、甲氨蝶呤等免疫抑制剂。

二、老年皮肤瘙痒症

瘙痒症是一种只有皮肤瘙痒而无原发性皮损为特征的疾病，瘙痒会出现在不同部位，患者也会感到不同程度的瘙痒。老年皮肤瘙痒症可定义为老年人个体来源不明的慢性瘙痒症或无原发性皮疹的老年人特发性瘙痒。

（一）病因

老年皮肤瘙痒症目前确切病因尚不明确，与多种因素相关。

（1）生理因素：随着年龄增加，老年人激素水平逐渐下降，汗腺、皮脂腺的分泌功能都逐渐减退，皮肤中含水量减少，皮肤萎缩且比较干燥，容易发生瘙痒。

（2）环境因素：秋冬季气候相对比较干燥，老年人皮肤容易变得粗糙、干燥，且其皮肤的屏障功能被破坏，其皮内神经末梢更易受到刺激进而导致瘙痒的发生。而我国的方气候在春季时比较潮湿，其环境比较适合霉菌生长，潮湿的环境会使衣物变得潮湿，皮肤受到刺激后也会出现瘙痒症状。

（3）疾病因素：一些疾病如糖尿病、消化系统疾病、血液病、甲状腺疾病等都会引发患者出现皮肤瘙痒症状。

（4）饮食因素：食用鱼、虾等食物会刺激皮肤，同时咖啡、油炸、辛辣、酒等刺激性的食物也会导致皮肤出现瘙痒。

（5）药物因素：胺碘酮、吡嗪酰胺、奎尼丁、氯霉素等容易致敏的药物也会引发皮肤瘙痒症状。

（6）理化因素：老年人在日常生活中受冷热温度变化、强冷风、洗澡水温过高、次数过多等因素及使用化学消毒剂或碱性较大的肥皂浸洗衣物都会对患者皮肤造成刺激进而引发皮肤瘙痒症状。

（二）临床表现与诊断

（1）临床表现：老年皮肤瘙痒症在临床中比较常见，女性多于男性，通常情况下瘙痒是阵发性，在夜间时较为严重，主要表现为皮肤干燥、脱屑，搔抓后会出现较重的抓痕及血痂，部分患者也会出现继发性湿疹样变、色素沉着等，甚至还会引发细菌性感染。对老年瘙痒症患者进行皮肤检查时，应着重检查通常易忽视的部位，例如手指缝等间隙部位和生殖器区域，如有皮疹应警惕疥疮的可能。此外，体检还应寻找可能的潜在病因，除外潜在的全身性疾病如慢性肾病性瘙痒、胆汁淤积性瘙痒，真性红细胞增多症、皮肤淋巴瘤、药疹、寄生虫妄想症等。应进行血常规、肝肾功能、空腹血糖和甲状腺功能及癌症相关指标的筛查。

（2）诊断：老年皮肤瘙痒症是经过全面检查和体检后的排他性诊断。诊断的条件包括：① 老年人慢性瘙痒，即 60 岁以上的老年人几乎每天瘙痒大于 6 周或过去 12 月间断性瘙痒；② 慢性病理性搔抓史或体征（即搔抓所致表皮剥脱性抓痕和（或）搔抓性出血或瘀斑紫癜）；和（或）泛发性干皮症；和/或全身泛发性瘙痒性皮疹（如湿疹样皮疹，慢性痒疹，融合性荨麻疹样红斑、紧张性大疱）。

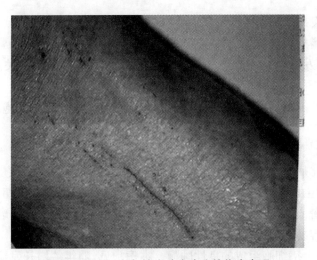

图 25 - 2 - 2　老年性皮肤瘙痒症的临床表现

(三) 预防与治疗

(1)预防措施:老年人应行短时间的温水淋浴,避免使用皂基洗涤剂,避免剧烈摩擦。沐浴后,在尚潮湿的皮肤上大量使用润肤剂。避免频繁洗浴。避免使用风干机。避免冬季过热。在干燥寒冷的冬季使用加湿器来提高室内环境湿度,尽量减少直接接触羊毛和合成纤维服装。剪短指甲,最大程度减少刮擦引起细菌性感染等并发症。

(2)治疗:对于老年皮肤瘙痒症目前无特异性治疗,针对老年患者的所有治疗均应谨慎使用,最大限度避免不良反应。

①局部治疗:具有屏障修复作用的润肤剂可以常规使用,含薄荷醇,苯酚或樟脑等止痒成份外用药物可用于止痒。局部皮质激素可短期用于炎性皮损,不推荐用于无炎症的皮肤和皮肤变薄的患者。外用钙调磷酸酶抑制剂如他克莫司和吡美莫司适于长期主动维持治疗。一些针对性的中药洗剂可以考虑使用。

②系统治疗:因缺乏临床试验,目前尚无全身性治疗建议的指南。老年人常常同时患有其他疾病口服多种内科药物,因此必须根据每位患者的具体情况对治疗方法进行调整。临床可试用口服抗组胺药、加巴喷丁、环孢素、中成药等。

③物理治疗:NB-UVB 和经皮电神经刺激(TENS)可试用。

④心理治疗:通过采用行为治疗法如习惯逆转训练,放松,认知行为治疗,矫正习惯性或慢性搔抓,打破搔抓-瘙痒恶性循环。

三、老年常见皮肤良恶性肿瘤

皮肤肿瘤是皮肤细胞增生性疾病,发生于皮内或皮下,好发于老年人群,临床上分为良性和恶性肿瘤。2012 年上海某社区的流行病调查显示,60 岁及以上人群的皮肤良性肿瘤(脂溢性角化病、色素痣)患病率是 100%,皮肤恶性肿瘤的患病率接近 4%。

(一) 病因

皮肤肿瘤在老年人群中高发的主要原因包括以下几点。

(1)长期日晒:紫外线是皮肤肿瘤的主要致病因素。因许多老年皮肤肿瘤好发于头面部

等曝光部位,认为发病率和紫外线累积剂量有关;

(2)基因突变增加和修复能力减弱:老年人皮肤细胞基因突变较为常见,p53 基因异常与皮肤鳞状细胞癌发生相关,PTCH 基因突变与基底细胞癌的发病相关。同时抑癌基因的功能缺失使老年人群的皮肤细胞基因修复能力较弱;

(3)免疫监视功能减弱。老年人免疫功能减退,在皮肤出现肿瘤细胞后无法有效识别并清除。

(二) 临床表现

(1)脂溢性角化症(SK):又称为老年斑、老年疣,是最为常见的良性皮肤肿瘤。SK 是角质形成细胞良性增生所致,好发于头面部、背部及手背等曝光部位。早期常为淡褐色斑疹或扁平丘疹,表面光滑或略呈乳头瘤状。随发病时间,数目不断增多,且呈乳头瘤样增厚,表面有油腻性的痂,痂容易刮除。很少恶变。

(2)色素痣:是由痣细胞组成的良性肿瘤。本病常见,随年龄增长发病率增加,老年人更加多见。皮疹一般为直径<6mm 的斑疹、丘疹、结节,疣状或乳头状,多为圆形,常对称分布,界限清楚,边缘规则。痣中可有短而粗的黑毛。日晒与色素痣的发病有关。色素痣可以分为交界痣、皮内痣和混合痣。当痣的直径>6mm、形状不对称、颜色多样、边界不清晰、短期内突然增大或瘙痒、破溃时,应注意恶变的可能性。

(3)老年性血管瘤:又称为樱桃状血管瘤。通常青壮年期即可开始出现,随年龄增长增多,以躯干部为主。皮疹多呈卵圆形,芝麻至绿豆大小,深红色丘疹,质软,高出皮面,呈半球状。较大的皮疹容易被抓破出血。很少恶变。

(4)日光性角化病:最常见的皮肤癌前病变,多见于中老年人。主要发生于头面部曝光部位。皮损为褐色角化性斑片,表面覆以不易剥离的鳞屑(见图 25-2-3)。病程慢性。若皮损迅速扩大呈疣状或结节状,甚至破溃,则提示有恶化成鳞癌的可能。皮损部位通常有明显的日光损伤,表现为干燥、皱缩、萎缩和毛细血管扩张。无自觉症状或轻痒。不经治疗有 10%～20%患者皮损可发展为鳞状细胞癌。

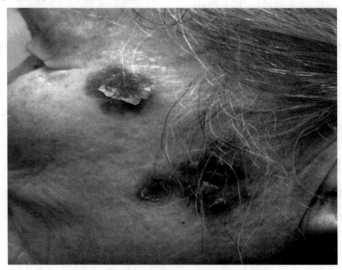

图 25-2-3 日光性角化病的临床表现

（5）基底细胞癌（BCC）：最常见的皮肤恶性肿瘤。多见于老年人，好发于头、面、颈及手背等曝光部位处。皮损初期是正常肤色到暗褐色浸润的小结节，较典型者为蜡样、半透明状结节，有高起卷曲的边缘。皮损扩展增大时中央可以破溃、结痂、坏死，中心坏死向深部组织扩展蔓延，呈大片状侵袭性坏死，可以深达软组织和骨组织。根据组织病理和临床表现可分为结节型、表浅型、色素型和硬斑型。很少发生转移。

（6）皮肤鳞状细胞癌（SCC）：简称皮肤鳞癌，是发生于表皮或附属器细胞的一种恶性肿瘤。SCC好发于头、面等曝光部位处，与累积性日光暴露和紫外线过度暴露有关。也可继发于离子射线、砷等化学物质的累积，人乳头瘤病毒感染，吸烟，疣状表皮发育不良，长期的盘状红斑狼疮及汗孔角化等疾病长期演变后。SCC常发生侵袭和转移，危及生命。早期SCC可以表现为较小的丘疹、结节或斑片，其后逐渐变大、隆起，成为斑块，最后可形成巨大的疣状损害。侵袭性鳞状细胞癌经常发生溃疡，溃疡易造成继发感染同时伴异味产生。

（三）预防与治疗

1. 皮肤肿瘤的预防包括

（1）防晒：避免头面部等曝光部位长时间的暴晒；

（2）戒烟、戒酒，养成良好的生活习惯；

（3）积极治疗外阴、生殖器和甲周部位的人乳头瘤病毒感染；

（4）高危人群包括户外工作者、经常接触化学品者，经常暴露于电离辐射者，皮肤特别白皙者，有皮肤肿瘤家族史者、长期盘状红斑狼疮患者和有慢性不愈合伤口患者、长期使用免疫抑制剂和免疫缺陷患者。高危人群应定期皮肤科就诊，可以使用皮肤镜、皮肤CT等影像学方法对可疑皮疹进行筛查。

2. 皮肤肿瘤的治疗方法包括

（1）二氧化碳激光和冷冻治疗：适合皮肤良性肿瘤的治疗；

（2）标准切除手术：适合于大部分良恶性皮肤肿瘤的根治；

（3）莫式显微外科手术：适合于恶性皮肤肿瘤，尤其是边界不清晰的恶性肿瘤的治疗；

（4）光动力治疗：适合日光性角化病和较为浅表的基底细胞癌的治疗；

（5）外用药物治疗：如5-FU和咪喹莫特软膏，适用于较为表浅的小皮肤肿瘤治疗。

四、老年性带状疱疹

（一）病因

带状疱疹是由水痘-带状疱疹病毒（varicella-zoster virus，VZV）再激活所引起的一种皮肤病。终生患病风险为20%～30%，发病率为每年3～5‰，发生率随年龄增长而升高，60岁及80岁时分为6～8‰和8～12‰。本病愈后可获得较持久免疫，复发率为12.0‰。年龄及免疫力下降或缺陷是带状疱疹发生及复发的最主要危险因素。

（二）临床表现与诊断

（1）典型表现：典型带状疱疹表现为沿一侧周围神经带状分布的红斑和簇集性水疱，粟粒至黄豆大小，疱壁紧张，疱液清，各水疱群间皮肤正常，伴神经痛（图25-2-4）。发疹前1～5天可有轻度发热，食欲不振、乏力、患部皮肤灼热感或神经痛等前驱症状，亦可无前驱症状。病程一般2～3周，老年人为3～4周。带状疱疹在发疹前、发疹时以及皮损痊愈后均可伴有神经痛，统称带状疱疹相关性疼痛。疼痛性质多样，呈阵发性，也可为持续性。老年患者疼痛发生率高、程度剧烈，＞50 岁患者中 95%有急性疼痛，40%疼痛剧烈。疼痛持续至皮损出现 30 天后继续存在者为带状疱疹后遗神经痛（postherpetic neuralgia，PHN），老年人多见。PHN 是带状疱疹最常见并发症，发生率为 10%～20%，＞80 岁人群发生率超过 30%。

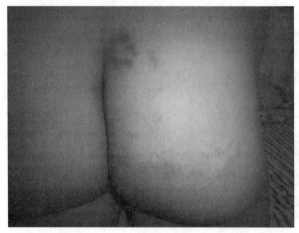

图 25‐2‐4　带状疱疹的临床表现

（2）特殊表现：机体免疫状态低下及侵犯神经的不同导致特殊类型带状疱疹，包括：顿挫/不全型、大疱型、坏疽型、泛发/播散型、眼、耳、内脏等。对于年老体弱者要谨防带状疱疹性眼炎、面神经炎、脑炎、脑膜炎、内脏系统受累、继发感染等相关并发症的发生。

（3）诊断：本病根据典型临床表现单侧沿神经分布的伴有疼痛的典型皮疹即可诊断，疱底刮取物涂片找到多核巨细胞和核内包涵体有助于诊断，必要时可用 PCR 检测 VZV DNA 和病毒培养予以确诊。本病前驱期或无疹型应与肋间神经痛、胸膜炎、坐骨神经痛、偏头痛、胆囊炎等鉴别，发疹后需与单纯疱疹、脓疱疮等鉴别。

（三）预防与治疗

（1）抗病毒治疗：抗病毒药物是带状疱疹临床治疗的主要药物，目前主张 50 岁以上的患者应在发疹后 72h 内尽早使用抗病毒治疗。皮疹出现＞72h 的 50 岁以上的患者，仍建议系统抗病毒治疗，一般疗程为 7d。如果治疗 7d 后仍有新发水疱，排除误诊或耐药后，可延长治疗疗程。目前国内批准使用的药物包括：阿昔洛韦、伐昔洛韦、泛昔洛韦、溴夫定和膦甲酸钠等。一般情况下，因给药方便及药代动力学特性良好，首选泛昔洛韦和伐昔洛韦。老年带状疱疹易致皮肤、内脏播散，肾小球滤过率下降或合并其他系统性并发症时，应调整相关用量，密切观察病情变化与治疗反应。

（2）糖皮质激素：糖皮质激素可以改善炎症反应，保护神经损伤，在带状疱疹治疗中的相对适应证为：年龄＞50 岁、出现大面积皮疹及重度疼痛、累及头面部、并发疱疹性脑膜炎及内脏播散的患者。对于合并高血压、糖尿病等基础疾病及禁忌证的患者，应慎用或禁用，切忌单独使用。通常采用泼尼松 40～60 mg/d，疗程 2～3 周，病情控制后逐渐减量。

（3）止痛：老年患者疼痛剧烈，PHN 发生率高，早期积极控制病毒能够更大限度地减轻疼痛，改善生活质量，降低 PHN 风险。急性期疼痛首选系统止痛药物，包括钙离子通道调节剂（加巴喷丁、普瑞巴林）、非甾体抗炎药、三环类抗抑郁药（阿米替林）、阿片类药物等。局部外用利多卡因凝胶贴膏/软膏和辣椒碱软膏亦有一定疗效。神经阻滞及 He-Ne 激光等疗法亦有效。

(4)中医中药：中医提倡"就近及早出邪"，早期应清热利湿/理气活血，年老体弱及病久者应重视益气养血，扶正固本，兼治活血化瘀。常有中药外敷、针刺、艾灸、刺络放血拔罐、穴位注射/埋线、耳穴等手段，常联合中药汤剂或西医治疗。

(5)疫苗：带状疱疹疫苗是预防疾病发生最为有效的手段，目前有带状疱疹减毒活疫苗和重组带状疱疹疫苗两种疫苗，用于 50 岁以上成人带状疱疹预防。

五、脚癣与甲癣

(一)脚癣

又称为足癣，是常见的累及足部的皮肤真菌感染，人群患病率高，具有传染性，其发病率的高低与环境因素和个体特征关系密切。

1. 病因

气候湿热、足部多汗欠透气是脚癣的重要易感因素；整体免疫功能低下者如糖尿病、HIV 感染者等也是脚癣的高危患者。因老年患者皮肤屏障功能下降，神经血管功能障碍及免疫功能下降等因素，脚癣在年龄上有年龄愈大愈易感的趋势。致病微生物主要为红色毛癣菌，其次为须癣毛癣菌和絮状表皮癣菌。

2. 临床表现

脚癣在临床上可分为三型：

(1)浸渍糜烂型：临床特征主要为 4、5 趾间的浸渍、糜烂(图 25-2-5)，可继发细菌感染，严重者导致淋巴管炎、蜂窝组织炎或丹毒；

(2)丘疹水疱型：临床表现为瘙痒、水疱、脓疱，有时见裂隙，皮损可由趾间区向周围扩展，疱液初起清亮，后可因伴发淋巴结炎、淋巴管炎或蜂窝组织炎而浑浊；

(3)角化增生型：临床表现以糠状鳞屑、角化过度为主要特点，常与甲癣伴发，病程缓慢，常见弥漫于整个足底及侧缘的在增厚红斑基底上的片状银白色鳞屑。

3. 诊断

脚癣的诊断主要依靠临床表现结合真菌镜检及培养。

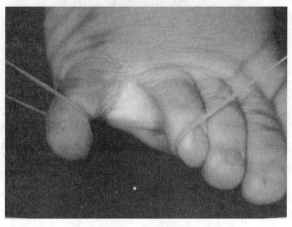

图 25-2-5 脚癣的临床表现

4. 治疗与预防

（1）治疗

① 原则：应依据脚癣的临床类型和病情严重程度选择药物和疗程，患者的依从性对治疗成功与否关系很大；

② 措施：对渗液明显者先进行湿敷收敛，无明显糜烂仅有红斑鳞屑或丘疹可外用各种抗真菌药物，角化增生型可用角质剥脱剂加以封包，有细菌感染发生或倾向者应及时应用抗生素治疗。对泛发型或慢性迁延型应给予口服抗真菌药物，如特比萘芬、伊曲康唑或氟康唑，疗程 2-4 周。用药时需考虑老年患者皮肤状态的改变，如干燥、耐受性差、吸收能力差等减少酒精、添加剂等刺激物质的使用。同时外用药物应用的依从性问题及系统治疗的不良反应和药物相互作用也应在了解病史的基础上充分考虑。

（2）预防：对从根本上治愈脚癣意义重大，接触传染是致病途径，平时足汗多者，要注意保持干燥，可经常在局部撒些抗真菌粉剂；要多注意保持良好的卫生习惯；预防交叉传染。

（二）甲真菌病

（1）病因：是指皮肤癣菌、酵母菌及霉菌引起的甲板和甲下组织的真菌感染，其中大约 90% 由皮肤癣菌引起，称为甲癣。年龄愈大对本病愈易感，大于 60 岁患病率为 20.7%。创伤、肥胖、糖尿病以及免疫功能抑制也是重要的易感因素。

（2）临床表现：甲癣临床上分为五种主要亚型：远端侧缘甲下型、近端甲下型、白色浅表型、甲板内型和全甲毁损型，主要表现为指（趾）甲板白斑、质地松软、增厚、光泽消失、变色、变形或甲板破坏，有时见甲板与甲床的分离。老年人多见全甲毁损型（图 25‑2‑6）。甲癣的实验室诊断仍主要借助镜检和培养，找到菌丝或孢子可诊断。

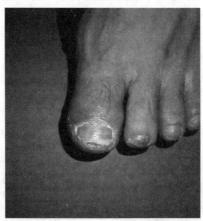

图 25‑2‑6 全甲毁损型甲癣

（3）治疗：甲癣的治疗包括局部和系统抗真菌治疗以及局部非抗真菌治疗（拔甲、清创、封包和光动力等）。因甲的特殊物理结构，局部外用抗真菌治疗并不显著，仅适用轻度甲癣治疗；口服抗真菌药物效果较好，甲癣治疗新观念目前强调个体化。个体化治疗主要依据是病情严重度和甲生长速度，甲癣的临床标准是新甲完全长出，而新甲长出的时间除了与病甲受累面积有关外，还取决于患者本身甲生长的快慢，通常年龄越大甲生长越慢，因此老年患者甲癣治疗需要较长疗程。此外对于老年患者，也要注意对其共患疾病进行识别来综合考虑。系统用药要充分考虑安全性问题,对老年患者鉴于其可能伴有多种疾病并同时口服其他药物,不同药物吸收代谢能力不同,治疗时要结合实际情况调整用药策略并定期监测肝肾功能。同脚癣一样,甲癣治愈后要积极预防,应保持足部通风干燥,避免再次发生脚癣;切忌用修剪病甲的工具修剪健甲;每月预防性外用两次抗真菌药物。

思考题

1. 简述老年性皮肤表皮生理功能的特点。

2. 简述皮肤老化的发生因素与临床特征。

3. 简述老年性皮肤瘙痒症的诊断与防治原则。

4. 老年性湿疹有哪些临床特点?

5. 病例分析型思考题:

王某,男,65岁,因"左侧头面部红斑水疱伴疼痛3天"入院。入院后予阿昔洛韦抗病毒、普瑞巴林止痛、腺苷钴胺营养神经。次日左侧头面部红斑水疱增多,右面部、躯干及四肢新发散在孤立性红色丘疹、丘疱疹,伴低热及肌酸、乏力不适,体温$37.4\sim38.0℃$,无咳嗽咳痰,无恶心呕吐,大小便无殊。

既往史:霍奇金淋巴瘤半年,化疗中。高血压病20余年,病情稳定。

体格检查:T 38.0 ℃,P 89次/分,R 18次/分,BP 123/70mmHg,SPO_2 98%;神志清楚,呼吸正常,口唇无发绀,两肺呼吸音稍粗,未闻及干湿啰音,律齐,双下肢无水肿。专科检查:左侧头面部红斑基础上针尖至粟粒大小水疱,伴同侧额部及眼睑轻度肿胀,巩膜充血,外耳道无皮疹,口角无歪斜,伸舌剧中。

实验室检查:血WBC 10.80×10^9/L,L 50.1%;CRP 33.2 mg/L;尿素氮 3.9 mmol/L,肌酐 100.6 μmol/L;HSV Ⅰ型及 Ⅱ型 IgM (-)。

辅助检查:头颅CT示老年性脑改变,正常心电图,胸部CT未见明显异常。

思考要点:

(1)总结该患者的病史特点。

(2)考虑该患者最可能的诊断?诊断依据?如何处理?

(3)通过该病例你对"老年带状疱疹"发生因素及处理原则的认识有哪些提升?

(鞠 强)

参考文献

[1] Gilchrest B A. Age-associated changes in the skin [J]. J Am Geriatr Soc,1982,30(2):139-143.

[2] Hahnel E,Lichterfeld A,Blume-Peytavi U,et al. The epidemiology of skin conditions in the aged:A systematic review[J]. J Tissue Viability,2017,26:20-28.

[3] 吕婷,王宏伟. 老年性皮肤病概述[J].皮肤科学通报,2019,36(4):407-414.

[4] Wang Z,Man M Q,Li T,et al. Aging-associated alterations in epidermal function and their clinical significance[J]. Aging,2020,12(6):5551-5565.

[5] 赵肖庆,郑捷. 老年性湿疹的临床特征和预后研究[J].皮肤科学通报,2019,36(4):

448 - 456.

[6] Wang S，Zhu R，Gu C，et al. Distinct clinical feature and serum cytokine pattern of elderly atopic dermatitis in China[J]. J Eur Acad Dermatol Venereol，2020，34(10)：2346 - 2352.

[7] 张学军，郑捷. 皮肤性病学[J].9 版. 北京：人民卫生出版社，2018.

[8] Chinniah N，Gupta M. Pruritus in the elderly - a guide to assessment andmanagement [J]. Aust Fam Physician，2014，43(10)：710 - 713.

[9] Clerc C J，Misery L. A Literature Review of Senile Pruritus：From Diagnosis to Treatment[J]. Acta Derm Venereol，2017，97(4)：433 - 440.

[10] 谢志强. 老年瘙痒症：从症状到疾病[J]. 皮肤科学通报，2019，36(4)，480 - 490.

[11] Kim Y J，Lee C N，Lee M S，et al. Recurrence Rate of Herpes Zoster and Its Risk Factors：a Population-based Cohort Study [J]. J Korean Med Sci，2018，34(2)：e1.

[12] 陈曦，黄卓英，赵淮波，等. 带状疱疹治疗及预防 [J]. 中华医学杂志，2021，101(7)：515 - 519.

[13] 涂庆峰，吕婷，赖永贤，等. 上海市某社区老年人皮肤肿瘤流行病学研究 [J]. 老年医学与保健，2013，19(3)：142 - 145.

《老年医学新概念》课程

常用命题模板

一、常用题型

A1 型题：单句型最佳选择题；

[科目] 老年医学概论

[章节] 总论

[知识点] 衰老的定义及老年医学若干基本概念

[题型] A1(标准型)

[预测难度] 易

1. WHO 规定社会老龄化的标准：当一个地区、国家≥60 岁的老年人口占总人口数的比例是多少？

A. 60 岁及以上的老年人占总人口≥10%

B. 60 岁及以上的老年人占总人口≥7%

C. 65 岁及以上的老年人占总人口≥8%

D. 65 岁及以上的老年人占总人口≥10%

E. 65 岁及以上的老年人占总人口≥8%

[标准答案] A

[科目] 老年医学概论

[章节] 总论

[知识点] 衰老的定义及老年医学若干基本概念

[题型] A1(否定型 必须以下划线提示考生)

[预测难度] 易

2. 长寿经验的核心内容中，以下哪一项是错误的？

A. 坚持活动

B. 情绪乐观

C. 体重指数越小越好

D. 戒烟限酒

E. 生活规律

[标准答案] C

[科目] 老年医学概论

[章节] 老年内分泌

[知识点] 甲状腺功能异常判读，英语水平测定

[题型] A1(标准型)

[预测难度] 难

3. Which one of serum thyroid hormone level changes is for primary subclinical hypothyroidism in elderly?

A. TSH $\uparrow$, FT$_4$ $\downarrow$

B. TSH $\uparrow$, FT$_4$ $\rightarrow$

C. TSH $\downarrow$, FT$_4$ $\downarrow$

D. TSH $\rightarrow$, FT$_4$ $\downarrow$

E. TSH $\uparrow$, FT$_4$ $\uparrow$

[标准答案] B

A2 型题：病例摘要型单一最佳选择题；

[科目] 老年医学概论

[章节] 总论

[知识点] 老年医学基本概念的新认识：(衰老等的 10 大新概念)

[题型] A2

[预测难度] 中易

4. 85 岁老年男性，近 1 年来记忆力逐渐下降，常规健康体检发现老花眼(屈光不正)、白内障、前列腺增生、脊柱正常弧度消失、身

高较前变矮,该老人出现的这些状况统称为

A. 老年综合征

B. 老年共病

C. 增龄老化性失能

D. 健康老龄化

E. 成功老化

[标准答案] C

[科目]老年医学概论

[章节]总论

[知识点]老年医学基本概念的新认识:
(老年综合征)

[题型] A2

[预测难度]中易

5.患者,女性,80 岁,因"解便困难 1 月"入院。既往曾有痔疮手术史,入院后考虑肛门狭窄。入院第三天出现烦躁、坐卧不安、胡言乱语、睡眠昼夜颠倒,考虑可能的原因为

A. 安眠药中毒

B. 老年痴呆

C. 谵妄

D. 脑血管意外

E. 焦虑症

[标准答案] C

A3 型题:病例组型最佳选择题,每道作为 1 题论处,连续编号;

病例组型最佳选择题,其结构是开始叙述一个以患者为中心的临床情景;然后提出 **2~4** 个相关的问题,每个问题都与题干的临床情景有关,但测试点不同,且问题之间相互独立。每个问题有 **5** 个备选答案,只有一个最佳答案,可以是标准型或否定型。

[科目]老年医学概论

[章节]总论

[知识点]老年医学基本概念的新认识:
(衰老等的 10 大新概念)

[题型] A3

[预测难度]中难

(6~7 题共用题干)95 岁老年男性,有高血压、糖尿病、前列腺增生、陈旧性脑梗死病史,平时记忆力减退,思维、行动迟缓,生活无法自理,并有尿失禁现象。

6.按照 1982 年世界卫生组织(WHO)老年的年龄划定标准,该老先生属于

A. 老年前期

B. 老年期

C. 高龄老人

D. 长寿老人

E. 百岁老人

[标准答案] D

7.该名老人目前的尿失禁情况属于

A. 老年综合征

B. 老年共病

C. 增龄老化性失能

D. 健康老龄化

E. 成功老化

[标准答案] A

A4 型题:病情进展串型最佳选择题。在共用题干后,每题有新情景提示,每道作为 1 题论处。连续编号;

病情进展串型最佳选择题,至少≥2 题,与 A3 型题的区别在于每题必须有新情景提示。每个问题有 **5** 个备选答案,只有一个最佳答案,可以是标准型或否定型。每道作为 **1** 题论处。连续编号。重点考查考生对患者病情变化过程中的临床思维,分析、处理实际医疗问题的能力。

[科目]老年医学概论

[章节]老年急危重症

[知识点]老年心血管急症

[题型] A4

[预测难度]难

(8～10 题共用题干)男性,61 岁,突然出现胸背部剧痛 1 小时,呈撕裂状,伴大汗。既往有高血压病史。查体:血压 200/110mmHg,两肺呼吸音清,心率 90 次/分,节律整齐,无杂音。

提示:即刻心电图:左室高电压伴 V4－6 导联 ST 段压低 0.15mV

8. 最可能的诊断是

A. 冠心病,心绞痛

B. 冠心病,心肌梗死

C. 肺动脉栓塞

D. 气胸

E. 主动脉夹层

[标准答案] E

提示:患者症状加重,血压为 120/70mmHg,HR 110 次/分

9. 确诊应首选以下哪项检查

A. 多普勒超声

B. 主动脉 CT 血管造影

C. 胸片

D. 胸部 HRCT

E. 继续监测心电图演变

[标准答案] B

提示:患者突然出现肢体运动障碍,神志模糊,血压 140/82mmHg,心率 86 次/分,持续 1 天,之后头部 CT 检查无阳性发现

10. 可能的原因为

A. 脑梗死

B. 短暂脑缺血发作

C. 脑出血

D. 心源性脑缺血

E. 主动脉夹层累及颈动脉和肋间动脉

[标准答案] E

二、简答题:要求简洁,答出关键原则即可。

[科目]老年医学概论

[章节]总论

[知识点]老年医学基本概念的新认识:(衰老等的 10 大新概念)

[题型] 简答题

[预测难度]中易

1. 简述老年人特有疾病的概念?

老年人特有的疾病是指只有老年人才会罹患的疾病,其发生、发展与转归与衰老密不可分。真正意义上的老年病可冠以"老年性",如白内障、神经性耳聋、骨质疏松、老年性痴呆、老年期抑郁症、前列腺肥大、围绝经期综合征、部分睾酮缺乏综合征等。

[科目]老年医学概论

[章节]总论

[知识点]老年医学基本概念的新认识:(老年人文关爱、医患沟通)

[题型] 简答题

[预测难度]中易

2. 简述医患沟通实施中要做到哪四大切合点,保障沟通成功

沟通过程中做到四大切合点

(1)切合言者:社会角色(医生);

(2)切合听者:听懂、听得进、提供方便、换位思维;

(3)切合时间:把握时机、创造时机;

(4)切合空间:合适气氛、创造气氛。

模 拟 试 卷

（一）

一、选择题（每题 1.5 分）

A1 型题：单句型最佳选择题；

1. 下列哪项基本概念是错误的

A. 衰老是老化的结果

B. 衰老是一个可逆的变化

C. 衰老征象简称老征

D. 老化是衰老的动态过程

E. 衰老是一个不可逆变化

【标准答案】B

2. 我国老年人死亡率最高的疾病应是哪一种？

A. 心血管病

B. 脑血管病

C. 糖尿病

D. 恶性肿瘤

E. 感染

【标准答案】D

3. 衰弱的核心病理基础指的是

A. 骨骼肌肉减少症

B. 认知和心理缺陷

C. 运动功能缺陷

D. 营养不良

E. 急性、慢性疾病共存

【标准答案】A

4. 老年抑郁症的临床诊断常依据

A. 临床表现

B. 脑电图

C. 脑 CT

D. 抑郁量表测评

E. 神经内分泌检查

【标准答案】D

5. 老年人体内药物分布的特点，与下面哪点相符

A. 水溶性药物分布容积增加，脂溶性药物分布容积减少

B. 水溶性药物分布容积减少，脂溶性药物分布容积增加

C. 水溶性药物分布容积减少，脂溶性药物分布容积减少

D. 水溶性药物分布容积增加，脂溶性药物分布容积增加

E. 血浆蛋白结合率高的药物浓度降低，分布容积减少

【标准答案】B

6. 以下哪项不是老年人用药原则

A. 受益原则

B. 五种药物原则

C. 预期效应原则

D. 暂停用药原则

E. 大剂量和个体化原则

【标准答案】E

7. 关于 MODS，以下叙述哪个是不正确的？

A. 急性创伤时，只要出现呼吸困难，就可以诊断为 ARDS

B. 对患者的救治必须有整体观念

C. 当患者出现创伤、休克、严重脓毒血症史，应警惕有可能并发 MODS

D. 病因治疗是防治 MODS 的首要措施

E. 防治感染是预防 MODS 极为重要的措施

【标准答案】A

8. 慢性疾病管理的目的是

A. 治愈疾病

B. 教育患者

C. 提高患者满意度

D. 降低卫生经费和提高患者健康水平

E. 达到行政要求的考核标准

【标准答案】D

9. 老年康复护理进程中，为患者提供更好的优质护理，医护间的合作越来越紧密，目前临床最佳的医护合作模式为

A. 主导—从属模式

B. 协作—共享模式

C. 并列—互补模式

D. 合作—分享模式

E. 指导—协同模式

【标准答案】C

10. 加强老年人自身的心理健康维护措施中，不正确的是

A. 指导老年人树立正确的健康观

B. 指导老年人做好社会角色转换时的心理调适

C. 教育老年人正确看待死亡

D. 劝导老年人尽量减少脑力活动避免疲劳

E. 指导老年人日常生活保健

【标准答案】D

11. 询问患者：如"你现在在什么地方?"是对哪项能力的评估

A. 时间定向力

B. 人物定向力

C. 空间定向力

D. 地点定向力

E. 认知定向力

【标准答案】D

12. 下列哪项是有利于改善老年人便秘的

A. 避免运动

B. 过度使用泻药

C. 低纤维饮食

D. 低脂饮食

E. 多饮水

【标准答案】E

13. 老年痴呆的预防不包括以下哪项措施

A. 重点关注有家族史的患者

B. 关爱社会弱势群体

C. 补脑营养品

D. 家庭的温暖及关怀

E. 健康的生活方式

【标准答案】C

14. 高龄老人是指

A. ≥70 岁

B. ≥75 岁

C. ≥80 岁

D. ≥85 岁

E. ≥90 岁

【标准答案】C

15. 关于 MODS，以下哪项是正确的?

A. 凡有三个或三个以上的重要器官功能衰竭即是 MODS

B. 肝脏损害往往是首发器官

C. 全身性炎症反应(SIRS)只表现在感染而与损伤无关

D. 肠道细菌/内毒素移位可触发 SIRS，但不会导致 MODS

E. 有关 MODS 最重要的措施是预防

【标准答案】E

16. 跌倒被认为是老年人最常见的

A. 并发症

B. 意外事件

C. 临床症状

D. 致病因素

E. 致病诱发因素

【标准答案】B

17. 慢病危险因素不包括

A. 不合理膳食与不平衡营养

B. 坚持书法练习

C. 体力活动减少是造成超重肥胖的重要原因，也是多种慢病的危险因素

D. 吸烟、酗酒

E. 社会心理因素：情绪与生活事件也是

慢病发病的危险因素

【标准答案】B

18. 临终关怀意义，不正确的是

A. 真正体现人道主义精神

B. 体现了人类文明的进步

C. 解决临终患者家属照料困难

D. 缓解人口老龄化带来的社会压力

E. 提高临终者的生存质量，维护生命尊严

【标准答案】D

19. 老年人老年痴呆的首发症状是

A. 认知功能减退

B. 记忆障碍

C. 语言明显减少

D. 运动功能障碍

E. 丧失生活自理能力

【标准答案】B

20. 下列哪项不是老年期伦理的原则

A. 尊重患者的自主原则

B. 不伤害或有利原则

C. 生命价值原则

D. 全面照护原则

E. 公平与公益原则

【标准答案】D

21. MODS 最常见的病因是

A. 营养不良

B. 严重创伤和感染

C. 输液过多

D. 免疫力低下

E. 吸氧浓度过高

【标准答案】B

22. 为避免药物不良反应，老年人一般同时使用的药物种类不应大于

A. 4 种

B. 5 种

C. 6 种

D. 8 种

E. 10 种

【标准答案】B

23. 不属于认知评估范围和内容的是

A. 理解力

B. 知觉

C. 结构能力

D. 判断力

E. 审美能力

【标准答案】E

24. 我国老年糖尿病的定义是：

A. 65 岁及以后诊断为糖尿病的老年人

B. 年龄≥65 周岁的糖尿病患者，包括 65 岁以前和 65 岁及以后诊断为糖尿病的老年人

C. 年龄≥60 周岁的糖尿病患者，包括 60 岁以前和 60 岁及以后诊断为糖尿病的老年人

D. 60 岁及以后诊断为糖尿病的老年人

E. 55 岁及以后诊断为糖尿病的老年人

【标准答案】B

25. Which of the statements is the most probably ADR of α—receptor blocker in the elderly?

A. uroschesis

B. postural hypotension

C. tachycardia

D. bradycardia

E. asthma

【标准答案】B

26. The most common cause of cerebral infarction is

A. Atherosclerosis

B. Arterial dissection

C. Erythrocytosis

D. Meningovascular inflammation

E. Mitral valve prolapse

【标准答案】A

27. Which part of body is most vulnerable to suffer pressure injury in supine position?

A. shoulder blade

B. sacrococcygeal region

C. elbow

D. heel

E. occiput

【标准答案】B

A2 型题：病例摘要型单一最佳选择题；

28. 患者宋某，男，70 岁。因左小腿丹毒复发到某医院就诊，医生给他开了价格较为昂贵的新抗生素，患者要求改用过去用过的较便宜且有效的青霉素。

下面对该案例的伦理学分析，正确的是：

A. 治疗活动中医生有处方权，患者的要求是无道理的

B. 医生应向患者解释使用新抗生素的原因，若患者继续坚持应为其换药

C. 治疗活动中医生有自主权，患者必须接受新抗生素

D. 治疗活动中医生的权利与患者的权利发生冲突时，必须绝对服从患者的权利

E. 治疗活动中患者有拒绝治疗权，医生应该给患者换药

【标准答案】B

29. 65 岁老年男性，既往 2 型糖尿病、高血压病史，因"突发胸痛 1 小时"入院，心电图和心肌酶谱提示异常，急诊行冠脉造影，植入支架。按照《2019 年 ESC/EAS 血脂异常管理指南》，这位患者的 LDL－C 控制目标为：

A. <3.4mmol/L

B. <3.0mmol/L

C. <2.6mmol/L

D. <1.8mmol/L

E. <1.4mmol/L

【标准答案】E

30. 患者，女性，80 岁，因"解便困难 1 月"入院。既往曾有痔疮手术史，入院后考虑肛门狭窄。入院第三天出现烦躁、坐卧不安、胡言乱语、睡眠昼夜颠倒，考虑可能的原因为

A. 安眠药中毒

B. 老年痴呆

C. 脑血管意外

D. 谵妄

E. 焦虑症

【标准答案】D

31. 68 岁女性，体重指数 21kg/m² ，无明显驼背，身高稍变矮，肢体活动自如，步态平稳，听力无明显下降，体检提示心、脑、肾、肝、内分泌系统功能正常，少量白发，面部皱纹、少量老年斑，近视眼。评估目前情况属于

A. 常态老化

B. 病态老化

C. 活跃老化

D. 成功老化

E. 早衰综合征

【标准答案】A

32. 患者，男性，68 岁。跌倒后髋部疼痛，不能站立行走，应考虑

A. 股骨颈骨折

B. 腓骨骨折

C. 颈骨骨折

D. 膑骨骨折

E. 肱骨骨折

【标准答案】A

33. 75 岁老年男性，近 5 年来视力逐渐下降，尤其是看东西有扭曲变形，视野中央变暗、变淡，有高血压病史，有抽烟史。这种状况最有可能的是

A. 白内障

B. 沙眼

C. 黄斑变性

D. 青光眼

E. 老花眼

【标准答案】C

A3 型题：病例组型最佳选择题。其结构是开始叙述一个以患者为中心的临床情景（题干），然后提出 2～4 个相关的问题，每个问题都与题干的临床情景有关，但测试点不同，且问题之间相互独立。每个问题有 5 个

备选答案,只有一个最佳答案,可以是标准型或否定型。每道作为 1 题论处,连续编号;

（34～36 题共用题干）

患者 男,76 岁。因"进行性记忆力减退 5 年,加重 1 月,发热三日"入院。患者 5 年前开始出现记忆力减退,最初为近事遗忘,症状进行性加重,出现反应迟钝,近 1 月出现少言寡语,不愿活动,但无肢体活动障碍,生活不能自理,吞咽困难,进食量明显减少,进食时有频繁呛咳,近三天出现发热,体温最高 38 度,体重在最近 3 月内减轻 2.5 千克。既往有高血压、前列腺增生、骨质疏松病史。患者母亲 70 多岁时有类似病情出现。查体:T 36℃、P 75 次/分、R 16 次/分、BP130/70 mmHg,体重 48 kg,神志清楚,反应迟钝,表情淡漠,消瘦体型,听诊双肺呼吸音清,未闻及干湿啰音,心率 75 次/分,律齐,双下肢无水肿。四肢肌力 5－级,肌张力正常,巴宾斯基征未引出,步态迟缓。

34. 该患者目前首先需要采取的治疗措施是:

　　A. 改善记忆力

　　B. 营养支持

　　C. 抗感染

　　D. 留置胃管

　　E. 退热治疗

【标准答案】D

35. 患者吞咽困难最可能的原因:

　　A. 脑卒中

　　B. 帕金森病

　　C. 严重意识障碍

　　D. 阿尔茨海默症

　　E. 代谢性脑病

【标准答案】D

36. 以下哪项不是老年吞咽困难常见的并发症:

　　A. 误吸

　　B. 肺部感染

　　C. 营养不良

　　D. 心理社会交往障碍

　　E. 消化不良

【标准答案】D

（38～39 题共用题干）患者,女性,68 岁,无不适症状,体检查甲状腺激素水平:TSH↑,FT4→,FT3→,甲状腺超声示弥漫性改变。

这位患者可以诊断为:

　　A. 原发性临床甲减

　　B. 原发性亚临床甲减

　　C. 中枢性甲减

　　D. 甲状腺功能亢进症

　　E. 亚临床甲亢

【标准答案】B

39. 对这位患者进行病因诊断,最重要的检查为:

　　A. 甲状腺相关抗体（TPOAB、TGAb、TRAb）

　　B. 甲状腺球蛋白（TG）

　　C. ^{131}I 摄碘率

　　D. 甲状腺核素静态显像

　　E. 甲状腺 B 超

【标准答案】A

A4 型题:病例进展串型最佳选择题,至少≥2 题,与 A3 型题的区别在于每题必须有新情景提示。每个问题有 5 个备选答案,只有一个最佳答案可以是标准型或否定型。每道作为 1 题论处。连续编号。

（39～40 题共用题干）

男性,61 岁,活动中突然出现枕部疼痛、头晕、频繁呕吐、步态不稳。既往有高血压病史。查体:神清,口齿欠清,双瞳等大,0.3 cm,光反应存在,颈抵抗,四肢肌力肌张力正常,病理征（－）,左侧指鼻不准。血压 180/110mmHg,心肺（－）。

39. 提示:即刻头颅 CT:左小脑及四脑室高密度。该患者的诊断是

　　A. 脑室出血

B. 小脑出血

C. 蛛网膜下腔出血

D. 小脑梗死

E. 小脑肿瘤

【标准答案】B

40. 提示：该患者予急诊留观，积极相关治疗，病情相对稳定。家人诉即刻呕吐后出现意识障碍，查体：昏睡，压眶肢体均有活动，双瞳 0.2cm，光反应迟钝，血压 200/120mmHg，T：38.5℃。首先考虑的诊断是：

A. 继发肺部感染

B. 血肿扩大

C. 进展性脑梗

D. 继发电解质紊乱

E. 瘤卒中

【标准答案】B

二、简答题（**40%** 每题 **8** 分）。要求简洁，答出关键原则即可。

41. 简述老年期疾病的分类？评分时每类疾病能列举 1～2 个冠以"老年性"即可。以下各题原则类同。

答：(1)老年人特有的疾病：指只有老年人才会罹患的疾病，其发生、发展与转归与衰老密不可分。真正意义上的老年病可冠以"老年性"，如白内障、神经性耳聋、骨质疏松、老年性痴呆、老年期抑郁症、前列腺肥大、围绝经期综合征、部分睾酮缺乏综合征等。

(2)老年人常见的疾病：年轻人可患，但随增龄其发病率明显增高的疾病：如高血压、冠心病、脑梗死、2 型糖尿病、慢性支气管炎等。

(3)中老年皆可发生的疾病：患病率相差不大的疾病，如急性上呼吸道感染、一般外伤等。

42. 什么是老年综合征？

答：老年人随着年龄的增长，身心疾病逐渐发生、增多或者恶化，会表现出一系列功能减退或功能障碍的临床症状，这些症状在一定程度上很难治愈或解除，这就是老年医学中所讲的老年综合征，如老年谵妄、跌倒、痴呆、尿失禁、便秘、抑郁、多重用药等。它既不能确定其发病部位，也无法用传统的病名来概括，需要全方位的评估和对症治疗的一类老年特有病态。

43. 医学伦理学基本原则是什么？

尊重患者自主性的原则、不伤害原则、有利原则、公平与公益原则。

44. 试述临终关怀的定义

答：临终关怀是对当前医疗方法尚无法治愈的临终患者及其家属提供全面的照顾，解除疼痛及其他不适之症状，包括医疗、护理、心理、精神等方面的照顾，以提高患者及家属的生命质量。

45. 请简述通过《老年医学新概念》课程学习的体会和提升课程质量的建议。

答：略

（陆惠华　袁婷　孟超）

模 拟 试 卷

（二）

一、选择题（每题 1.5 分）

A1 型题：单句型最佳选择题；

1. 世界卫生组织建议老年人口型国家的评价标准为：

A. 60 岁及以上的老年人口数占总人口数的 10% 以上

B. 60 岁及以上的老年人口数占总人口数的 7% 以上

C. 65 岁及以上的老年人口数占总人口数的 8% 以上

D. 65 岁及以上的老年人口数占总人口数的 10% 以上

E. 65 岁及以上的老年人口数占总人口数的 8% 以上

【标准答案】A

2. 关于期望寿命和健康期望寿命，描述正确的是：

A. 健康期望寿命是指在健康条件下的期望寿命，即个人在良好状态下的平均生存年数

B. 期望寿命比健康期望寿命更短

C. 健康期望寿命的终点是死亡

D. 期望寿命是老年人能保持独立维护良好日常生活的年龄

E. 期望寿命的终点是老年人独立日常生活能力的丧失

【标准答案】A

3. 何谓真正意义上的老年病？

A. 老年人的常见病及多发病

B. 年轻人可患，但随增龄其发病率明显增高的疾病

C. 各年龄层都可以发生的疾病，但有老年自身特点的疾病

D. 只有老年人才会罹患的疾病，其发生、发展及转归与衰老密不可分

E. 和青年人患病率相差不大的疾病

【标准答案】D

4. 有关老年疾病的临床特点下列哪一项是不正确的？

A. 起病急、症状典型

B. 一人多病

C. 并发症多

D. 发展迅速、突发易变、猝死发生率高

E. 易并发精神和意识障碍

【标准答案】A

5. 我国老年人死亡原因最高的是哪一种疾病？

A. 心血管病

B. 恶性肿瘤

C. 糖尿病

D. 脑血管病

E. 感染

【标准答案】B

6. 下列哪项不是综合性老年医学评估的内容

A. 体格健康

B. 功能状态

C. 精神健康

D. 社会环境因素

E. 遗传倾向性

【标准答案】E

7. 下列哪项不是确定老年人能量摄入目标的参考依据？

A. 年龄

B. 性别

C. 体力活动

D. 疾病状态

E. 经济状况

【标准答案】E

8. The practical application of dietary guidelines for the elderly suggests that the elderly need to drink enough water. How much water is suggested to drink every day?

A. 800ml～1000 ml

B. 1000ml～1200ml

C. 1200ml～1400ml

D. 1400ml～1500ml

E. 1500ml～1700ml

【标准答案】E

9. 身体健康的离退休老人最适合的照护模式是：

A. 居家养老照护

B. 社区养老照护

C. 机构养老照护

D. 集体养老照护

E. 康养结合照护

【标准答案】B

10. 老年人认知障碍的主要原因是：

A. 年龄

B. 智力下降

C. 痴呆

D. 维生素缺乏

E. 抑郁

【标准答案】C

11. 老年人体内药物分布的特点，下面哪一项是正确的：

A. 水溶性药物分布容积减少，脂溶性药物分布容积增加

B. 水溶性药物分布容积增加，脂溶性药物分布容积减少

C. 水溶性药物分布容积减少，脂溶性药物分布容积减少

D. 水溶性药物分布容积增加，脂溶性药物分布容积增加

E. 血浆蛋白结合率高的药物浓度降低，分布容积减少

【标准答案】A

12. 老年人使用经肾脏排泄药物时，根据以下哪项指标调整剂量最合理？

A. 血肌酐

B. 血尿素氮

C. 肌酐清除率

D. 血尿酸

E. 尿常规

【标准答案】C

13. 给予老年心衰患者口服地高辛治疗，下述哪项不正确？

A. 以小剂量起始

B. 定期监测血药浓度

C. 定期监测心电图

D. 定期监测电解质

E. 以标准剂量，无须调整

【标准答案】E

14. 老年多器官功能衰竭最常见的病因是：

A. 营养不良

B. 严重创伤和感染

C. 输液过多

D. 免疫力低下

E. 吸氧浓度过高

【标准答案】B

15. 老年多器官功能衰竭的临床特点是：

A. 病程短，起病急

B. 恶性肿瘤往往是首要诱因

C. 不伴有慢性基础疾病

D. 临床表现不典型，易延误诊治

E. 肾为首发功能障碍的器官

【标准答案】D

16. 跌倒损伤中后果最严重、致死率最高的是：

A. 肋骨骨折

B. 手臂外伤

C. 关节扭伤

D. 髋骨骨折

E. 桡骨骨折

【标准答案】D

17. 以下哪项**不是**老年功能状态评估内容?

A. 自理能力

B. 视力

C. 尿失禁

D. 精神状态

E. 营养状态

【标准答案】D

18. 下列哪一项**不属于**老年人跌倒的内在风险因素?

A. 增龄性失能

B. 居家环境

C. 疾病因素

D. 药物因素

E. 心理障碍

【标准答案】B

19. 临床龈健康的标准:

A. 在牙周组织完整或有降低的情况下,探诊出血位点＜10%,牙周探诊深度≤4mm

B. 在牙周组织完整或有降低的情况下,探诊出血位点＜20%,牙周探诊深度≤3mm

C. 在牙周组织完整或有降低的情况下,探诊出血位点＜20%,牙周探诊深度≤4mm

D. 经牙周炎治疗后,虽有牙周探诊深度达到3mm的位点,但无探诊出血

E. 经牙周炎治疗后,虽有牙周探诊深度达到4mm的位点,但无探诊出血

【标准答案】E

20. Postural hypotension: which of the following is incorrect?

A. Fall in SBP≥20mmHg on standing for lying

B. Fall in DBP≥10mmHg from lying to standing

C. Often occurs with autonomic failure

D. Found in about 10% of institutionalised people

E. Not a feature of dehydration

【标准答案】E

21. Which one of the following patients should be promptly refereed for endoscopy

A. A 45-year-old women with intermittent right upper quadrant pain following meals

B. A 27-year-old H. pylori positive patient with dyspeptic symptoms

C. A 48-year-old man with a new onset of epigastric pain and weight loss

D. A 22-year-old man whose symptoms are not relieved by antacids

E. A 32-year-old women with intermittent periumbilical abdominal pain and diarrhea

【标准答案】C

22. 慢病不可控制危险因素包括:

A. 吸烟

B. 酗酒

C. 疾病家族史

D. 心理压力

E. 膳食不平衡

【标准答案】C

23. 高血压随访患者中下列哪一项符合社区转诊上级医院的指征:

A. 经过饮食和运动治疗,血压控制不能达标,需要开始药物治疗;

B. 第一次出现血压控制不满意或出现药物不良反应的患者;

C. 对血压控制满意,无药物不良反应;

D. 伴有糖尿病的高血压患者;

E. 对连续2次出现血压控制不满意或药物不良反应难以控制,以及出现新并发症或原有并发症加重的患者;

【标准答案】E

24. 糖尿病患者在随访中需要强化管理的对象**不包括**:

A. 有早期并发症

B. 自我管理能力差者

C. 血糖控制情况差

D. 病程长

E. 成人迟发性自身免疫性糖尿病

【标准答案】D

25. 临终关怀的目的是：

A. 延长临终者生存时间

B. 中止疗效不佳的治疗方案

C. 减轻痛苦，改善临终患者的生命质量

D. 避免药物成瘾

E. 加速临终患者死亡

【标准答案】C

26. 秋水仙碱治疗痛风的机制是：

A. 减少尿酸的生成

B. 促进尿酸的排泄

C. 抑制黄嘌呤氧化酶

D. 选择性消炎作用

E. 碱化尿液

【标准答案】D

27. 以下对老年缺铁性贫血描述哪项是错误的：

A. 老年缺铁性贫血首先要查明病因

B. 老年缺铁性贫血常见舌黏膜萎缩及口角皲裂

C. 老年缺铁性贫血补铁首选注射铁剂

D. 老年中重度缺铁性贫血可以输注红细胞悬液

E. 老年缺铁性贫血尤其要排查消化道肿瘤

【标准答案】C

A2 型题：病例摘要型单一最佳选择题；

28. 许某，78 岁，常年独居，近 1 年发现自身出现体重下降，至老年科医师处就诊，医生选择使用 FRAIL 量表对徐某进行衰弱的评估，以下哪项不是该表评估项目：

A. 体重下降

B. 自由活动下降

C. 握力

D. 疲乏

E. 疾病情况

【标准答案】C

29. 患者，男性，78 岁，因"尿频、尿急 6 年，排尿困难 10 天"入院，诊断为前列腺肥大。入院后行前列腺增生切除术，术顺。术后当晚患者出现躁动不安、幻觉、不能辨认家属，不配合治疗，考虑患者可能的原因：

A. 麻醉药物过量

B. 谵妄

C. 脑血管意外

D. 躁狂症

E. 老年痴呆

【标准答案】B

30. 患者，男性，77 岁，直肠癌晚期、腹腔广泛转移，患者入住临终关怀单元，以下做法正确的是：

A. 患者免疫力低下，为避免交叉感染，禁止家属探视

B. 积极治疗，不惜一切代价挽救生命

C. 努力延长患者生存时间

D. 提供家庭式的照料与关怀

E. 由临床医务人员实施临终关怀，不吸纳非专业人员参与

【标准答案】D

31. 女性，70 岁，右上腹持续胀痛 8 小时，伴寒战发热，既往有类似发作并伴黄疸史。查体：体温 38.5 ℃，血压 70/50mmHg，心率 120 次/分，神志淡漠，巩膜及皮肤黄染，右上腹压痛伴轻度肌紧张，白细胞计数 12×10^9/L，核左移。最可能的诊断是：

A. 胰腺癌

B. 急性胰腺炎

C. 溃疡病穿孔

D. 急性胆囊炎、胆石症

E. 急性梗阻性化脓性胆管炎

【标准答案】E

32. 患者，男，67 岁。高血压和糖尿病史。5 小时前饮酒后出现剧烈胸痛，伴大汗，

呼吸困难,呕吐咖啡色物质一次。查体:BP 90/65mmHg,P 65 bpm,肺底少许湿啰音,心脏及腹部查体未见明显异常,双下肢无水肿。最可能的诊断是:

A. 急性胰腺炎

B. 急性胃黏膜病变

C. 急性肺栓塞

D. 急性心肌梗死

E. 急性肠梗阻

【标准答案】D

33. 女,52岁,关节肿痛3年,以双手近指、掌指关节、腕关节为主,晨僵,近期有低热,查血 ANA1:80(+),RF:256(+),肝功能异常,最可能的诊断是:

A. RA

B. SLE

C. 结核感染

D. 慢性活动性肝炎

E. 骨性关节炎

【标准答案】A

A3 型题:病例组型最佳选择题。其结构是开始叙述一个以患者为中心的临床情景;然后提出2~4个相关的问题,每个问题都与题干的临床情景有关,但测试点不同,且问题之间相互独立。每个问题有5个备选答案,只有一个最佳答案,可以是标准型或否定型。每道作为1题论处,连续编号;

(34~35题共用题干)女性,50岁,发热伴关节和肌肉疼痛1个月,近1周来偶感口、眼发干;实验室检查尿蛋白(+++),颗粒管型6个/HP,抗 SSA 抗体阳性,抗双链 DNA 阳性。

34. 诊断考虑:

A. 系统性红斑狼疮并干燥综合征

B. 原发性肾病综合征

C. 类风湿关节炎

D. 慢性肾炎急性发作

E. 风湿热

【标准答案】A

35. 治疗上优先考虑下列哪一项药物:

A. 甲泼尼龙冲击疗法

B. 抗疟药

C. 生物制剂

D. 糖皮质激素

E. 糖皮质激素+吗替麦考酚酯

【标准答案】E

(36~37题共用题干)男,68岁,半年来腹泻便秘交替,近半月腹痛、解鲜血便,钡剂灌肠示降结肠肠壁僵硬,有充盈缺损。

36. 可诊断为:

A. 肠结核

B. 溃疡性结肠炎

C. 直肠癌

D. 结肠癌

E. 肠克罗恩病

【标准答案】D

37. 下一步确诊采用什么方法:

A. 手术切除结肠

B. 大便隐血试验

C. 肠镜取病理

D. 腹部 CT 增强

E. 全身 PET-CT

【标准答案】C

A4 型题:病例进展串型最佳选择题,至少≥2题,与 A3 型题的区别在于每题必须有新情景提示。每个问题有5个备选答案,只有一个最佳答案可以是标准型或否定型。每道作为1题论处。连续编号。

(38~40题共用题干)80岁老年男性,半年前罹患脑梗死后遗留右侧肢体偏瘫,偶有进食呛咳。此次入院前1天上午患者进食后出现明显咳嗽、咳痰,咳出痰液中带少量食物残渣。

提示:查体:体温:37.2℃,血压:150/86mmHg,氧饱和:95%(吸氧中),心率86次/分,神清,气稍促,右肺听诊可及干湿啰

音。完善痰培养,并急查血指标提示血白细胞、C反应蛋白均明显升高

38.该患者最可能的诊断是:

A.冠心病,急性心力衰竭

B.气胸

C.肺动脉栓塞

D.肺肿瘤

E.老年社区获得性肺炎

【标准答案】E

提示:入院后当天下午出现发热,T 38.5℃,自觉气促加重。

39、确诊应首选以下哪项检查:

A.心电图

B.肺功能

C.胸片

D.胸部 HRCT

E.多普勒超声

【标准答案】D

提示:患者气促进一步加重,伴神志模糊。T 39℃,血压 85/50mmHg,心率 110 次/分,氧饱和:86%(吸氧中)

40.可能的原因为:

A.脑卒中

B.老年重症社区获得性肺炎

C.肺动脉栓塞

D.心功能不全

E.气胸

【标准答案】B

二、简答题(40% 每题 8 分)

要求简洁,答出关键原则即可。

41.简述老年疾病的临床特点?

答:(1)多病共存(共病);

(2)临床表现不典型;

(3)发展迅速,突发易变,猝死率高;

(4)并发症多:易并发意识障碍和精神症状;易并发水、电解质紊乱;易并发血栓和栓塞;易并发多脏器功能衰竭;易并发感染;

(5)用药的特殊性:老年人对药物的耐受性低,易发生不良反应,所以用药必须慎选,以小剂量开始,强调个体化合理用药;

(6)受心理、精神因素影响明显;

(7)护理的特殊性;

(8)正确诊断治疗困难;

(9)老年病防治同样可获益;

(10)老年病诊治掌握"适度"极为重要。

42.什么是综合性老年医学评估?

答:综合性老年医学评估是一个医疗专业团队的基于对衰弱的老年人的系统性评估为前提,揭示可处理的健康问题,有益于改善健康状态。综合性老年医学评估包括 4 个方面:①医疗评估;②躯体功能评估;③认知和心理功能评估;④社会/环境因素。综合性老年医学评估是一个分为三步的程序:①筛选或寻找合适的患者;②评估和发展建议;③完善建议,包括医生和患者对建议的执行。每一步对于最终是否能成功地增进身体功能的健康非常重要。

43.简述老年人用药的原则。

答:(1)受益原则;

(2)五种药物原则;

(3)小剂量和个体化原则;

(4)暂停用药原则;

(5)预期效应原则;

(6)营养干预原则。

44.简述老年社区获得性肺炎的临床表现?

答:(1)老年社区获得性肺炎患者常表现为发热、咳嗽、咳痰等;高龄者常有典型的老年病五联征(尿失禁、精神恍惚、跌倒、不想活动、丧失生活能力等)之一或多项表现。

(2)超过一半的老年人可能没有典型肺部感染的表现,如咳嗽、咳痰、发热、白细胞明显升高等;非呼吸道症状的恶化,如:精神状态的改变、功能状态的下降、厌食或腹痛等胃肠道症状和合并症,反而可能是较先出现的症状,也可能是出现的唯一症状。呼吸急促、呼吸频率增快、肺部湿啰音的出现是老年

CAP 患者中较为敏感的体征。

45. 如何早期发现老年贫血?

答:老年人发生贫血不易被早期诊断,漏诊率、误诊率高。由于老年患者多伴有心脑血管、消化、内分泌等其他内科疾病,症状多为胸闷、心悸、头晕、乏力、食欲不振、恶心、消瘦等,病症无特异性,常因就诊其他科室,贫血易漏诊。故对老年人应当定期进行全面身体检查,早期发现贫血及相关的疾病。如老年人出现以下症状时,一定要提高警惕,及时就医。①近期出现不明原因的消瘦;②大便习惯的改变,如便秘、腹泻;③大便隐血试验阳性;④如缺铁性贫血服用铁剂治疗后,血红蛋白上升不明显,或血红蛋白仍然逐渐下降。

(孟超 陆惠华 袁婷)